“十三五”国家重点图书出版规划项目
上海高校服务国家重大战略出版工程
国家重点研发专项（2016YFC1300700）

主　编　刘建民　黄清海

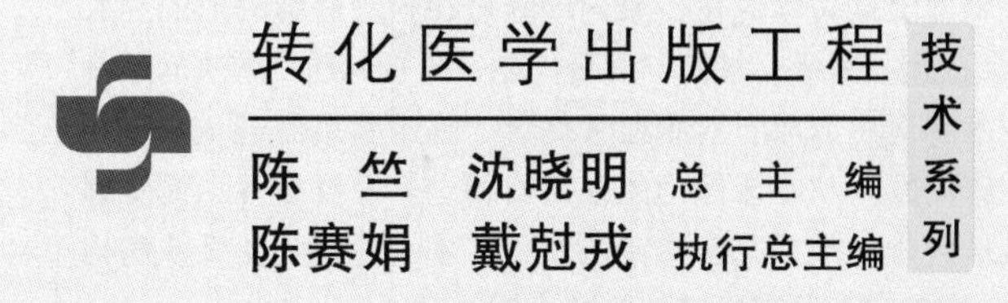

Cerebrovascular Disease: Translational Research and Clinical Practice

脑血管病转化医学研究与临床实践

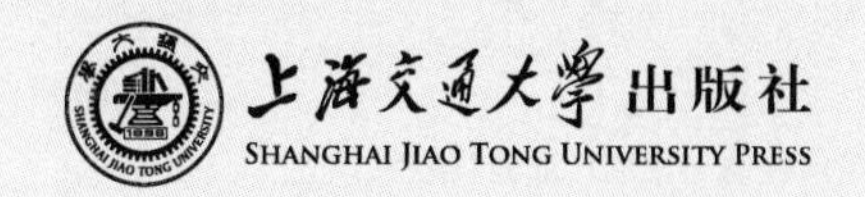

脑血管病

转化医学研究与临床实践

Cerebrovascular Disease: Translational Research and Clinical Practice

内容提要

本书是“转化医学出版工程·技术系列”之一。书中以各种常见的脑血管疾病为切入点，介绍其发病机制方面的探索过程；同时，着重选取了近年来脑血管病领域最为耀眼的一些诊断和治疗技术，如组织及血管影像诊断技术、分子影像诊断技术、脑血管病生物标志物研究、脑血流动力学评价、颅内动脉瘤和脑动静脉畸形的介入治疗技术、神经介入机器人和应用技术等，按照“发现问题—分析问题—解决问题—展望”的思路，介绍这些技术的诞生以及针对脑血管病诊疗临床需求而进一步改良的案例，以及尚未解决的临床问题。从临床医师的视角回顾这些重要技术从诞生到临床应用、临床试验，甚至最终规范成为临床指南的过程。本书适合脑血管疾病相关领域的医务工作者、教师、研究者以及其他感兴趣的人群阅读。

图书在版编目（CIP）数据

脑血管病转化医学研究与临床实践 / 刘建民，黄清海主编.
— 上海：上海交通大学出版社，2018
转化医学出版工程
ISBN 978-7-313-18847-2

Ⅰ.①脑… Ⅱ.①刘… ②黄… Ⅲ.①脑血管疾病—诊疗—研究 Ⅳ.①R743

中国版本图书馆CIP数据核字（2018）第015166号

脑血管病转化医学研究与临床实践

主　　编：刘建民　黄清海
出版发行：上海交通大学出版社　　地　　址：上海市番禺路951号
邮政编码：200030　　电　　话：021-64071208
出 版 人：谈　毅
印　　制：上海锦佳印刷有限公司　　经　　销：全国新华书店
开　　本：710mm × 1000mm　1/16　　印　　张：26
字　　数：408千字
版　　次：2018年5月第1版　　印　　次：2018年5月第1次印刷
书　　号：ISBN 978-7-313-18847-2/R
定　　价：268.00元

主编介绍

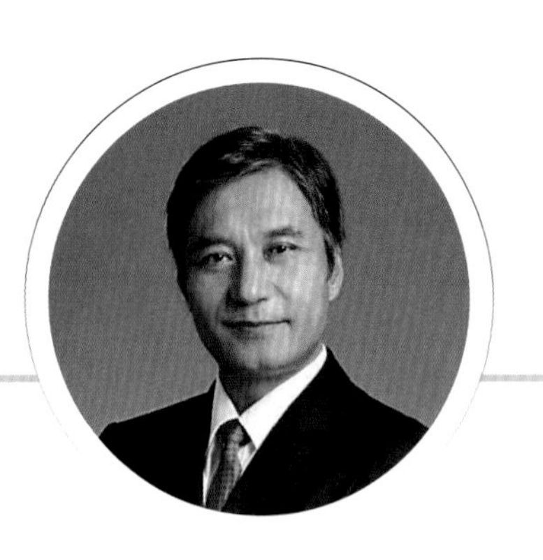

刘建民 教授，主任医师，博士生导师，博士后工作站导师。1979年考入第二军医大学（现海军军医大学）军医系，同时参军入伍。1984年毕业后留在上海长海医院神经外科工作。现任海军军医大学第一附属医院（上海长海医院）临床神经医学中心主任，神经外科主任，全军脑血管病研究所所长，上海市脑卒中临床救治中心主任。荣获神经外科最高奖项——王忠诚神经外科医师奖，先后被评为上海市优秀学科带头人、上海市领军人才，荣获中国人民解放军总后勤部育才银奖和优秀共产党员。

兼任国家卫生计生委脑卒中防治工程专家委员会秘书长，中国卒中中心管理指导委员会副主任委员，中华医学会神经外科分会常务委员及介入学组组长，中国医师协会介入医师分会副会长、神经外科医师分会委员、神经介入专业委员会常务委员，中国抗衰老促进会神经系统疾病分会主任委员，吴阶平医学基金会脑卒中专业委员会主任委员，全军神经外科专业委员会副主任委员，上海市医学会脑卒中专科分会主任委员及青年委员会主任委员、神经外科专科分会副主任委员。加拿大多伦多大学客座教授，担任《中华脑血管病杂志》《脑卒中》（*Stroke*）、《神经外科学》（*Neurosurgery*）和《世界神经外科学》（*World Neurosurgerys*）等10余本杂志副主编、编委或审稿专家。

从事神经系统疾病（脑血管病、脑肿瘤、癫痫、脑外伤等）的医疗、教学和科研工作30余年，以脑血管病（脑卒中）诊治为特色，开展颅内动脉瘤、脑供血动脉狭窄（颈动脉、椎动脉、颅内动脉）、脑梗死、脑（脊髓）动静脉畸形及动静脉瘘等脑血管病的治疗万余例，首创颅内支架成形术等11项新技术，创办“东方脑血管病介入治疗大会”“颈动脉狭窄论坛”“颅内动脉瘤论坛”“东亚神经介入论坛”及卫生部神经介入高级培训班。近三年先后主持国家科技支撑计划、国家自然科学基金、上海市及全军重大攻关课题等科研项目19项。以第一作者或通讯作者发表论文526篇，其中SCI收录论文115篇，累计他引397次；主编专著3部；撰写中国神经外科学学科发展报告1部；主持制定《脑血管病介入治疗规范及专家共识》等3部。研发系列神经介入器具，目前已获得产品注册4项，完成临床验证并上报国家食品药品监督管理局（State Food and Drug Administration，SFDA）待批产品2项，正在进行的临床验证产品2项。先后应邀在牛津大学、纽约大学、加州大学、多伦多大学等7所大学讲学、手术演示以及在国际大会专题发言30余次。荣获教育部高等学校科学研究优秀成果奖科学技术进步一等奖1项、军队成果奖及省部级科技奖11项。

主编简介

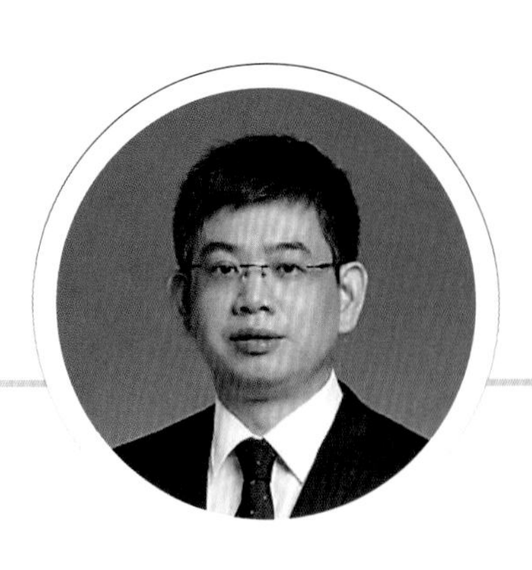

黄清海　副主任医师，医学博士，硕士生导师。现任海军军医大学第一附属医院（上海长海医院）神经外科行政副主任，兼任中国医师协会介入医师分会全国委员、中国介入医师分会神经介入医师专委会副主任委员、中华医学会神经外科分会青年委员、脑防委出血性卒中介入治疗专委会副主任委员、中国生物工程学会介入医学工程分会神经介入学组副组长、中国抗衰老促进会神经系统疾病分会常务委员及总干事、中国卒中学会青年理事会理事、上海市医学会脑卒中专委会委员兼秘书、上海医学会神经外科分会青委会副主任委员、上海医师协会神经外科学医师分会委员兼秘书、海军神经外科学会委员、中国神经科学学会神经外科学基础与临床分会委员；《中国脑血管病杂志》副主编、《中国神经再生研究（英文版）》（*Neural Regeneration Research*）青年编委、《中国微侵袭神经外科杂志》审稿专家、国家自然科学基金评审专家。

专攻脑血管病微创诊疗，在国内率先开展血流导向装置及新型取栓装置的研究与临床应用，特别是在脑动脉瘤的发病机制研究及治疗技术创新上做了大量工作，多次在国际会议进行大会发言和手术演示。担任国家重点研发计划首席专家，主持国家自然科学基金及省部级课题共13项，计1 700余万元，荣获省部级成果一等奖3项。第一或通讯作者发表论文104篇，其中SCI收录论文66篇，影响因子（impact factor，IF）累计157分，编写专著5部。近5年获得3项国家发明专利，10项实用新型专利。获评第二军医大学学习成才标兵、第二军医大学优秀青年学者及研究型医师、个人三等功、入选上海市科技启明星、上海市白玉兰人才计划、中国人民解放军总后勤部优秀青年干部扶持对象。

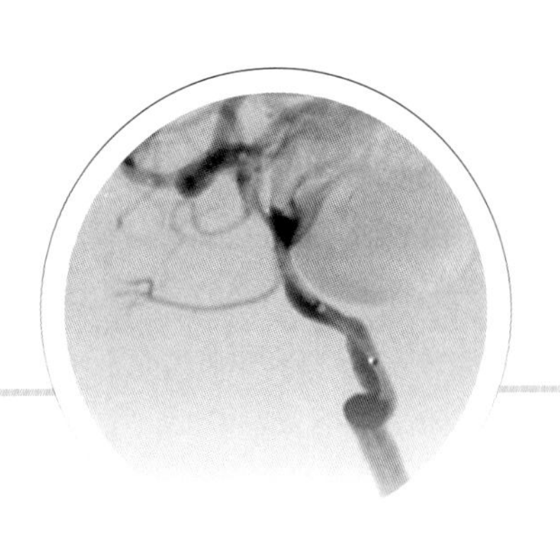

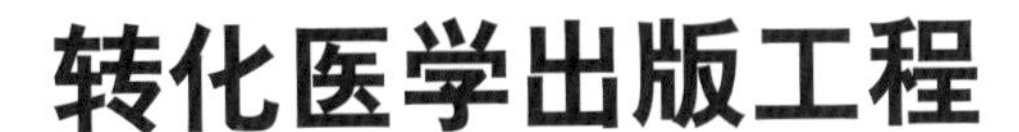

转化医学出版工程

总　主　编　陈　竺　沈晓明

执行总主编　陈赛娟　戴尅戎

总　顾　问　马德秀

学术总顾问　王振义

学术委员会名单（按姓氏汉语拼音排序）

卞修武　陆军军医大学病理学研究所，中国科学院院士

陈国强　上海交通大学医学院，中国科学院院士

陈义汉　同济大学附属东方医院，中国科学院院士

冯　正　中国疾病预防控制中心寄生虫病预防控制所，教授

葛均波　同济大学，中国科学院院士

桂永浩　复旦大学附属儿科医院，教授

韩泽广　国家人类基因组南方研究中心，教授

贺　林　上海交通大学Bio-X研究院，中国科学院院士

黄荷凤　上海交通大学医学院附属国际和平妇幼保健院，中国科学院院士

孙颖浩　海军军医大学，中国工程院院士

王　宇　中国疾病预防控制中心，教授

王红阳　海军军医大学附属东方肝胆外科医院，中国工程院院士

王升跃　国家人类基因组南方研究中心，教授

魏冬青　上海交通大学生命科学技术学院，教授

吴　凡　上海市疾病预防控制中心，教授

本书编委会

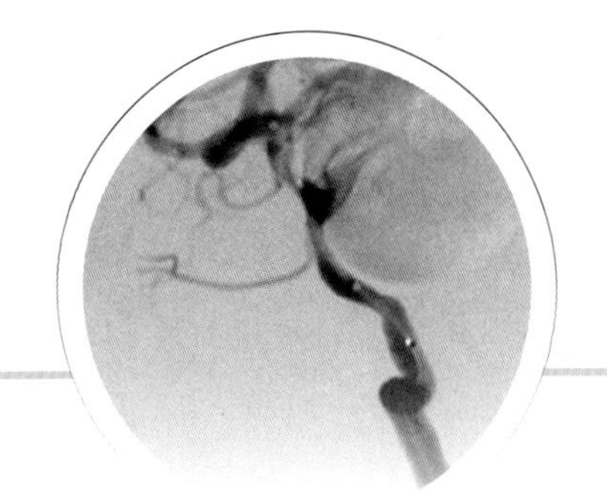

主　编

刘建民　海军军医大学第一附属医院神经外科

黄清海　海军军医大学第一附属医院神经外科

编委会名单（按姓氏汉语拼音排序）

陈爱林　苏州大学第二附属医院神经外科

陈光忠　广东省人民医院神经外科

陈　亮　复旦大学附属华山医院神经外科

陈灵朝　复旦大学附属华山医院神经外科

段　剑　南昌大学第一附属医院神经外科

方亦斌　海军军医大学第一附属医院神经外科

郭书祥　北京理工大学生命学院

黄清海　海军军医大学第一附属医院神经外科

金巧蓉　微创神通医疗科技（上海）有限公司

李　强　海军军医大学第一附属医院神经外科

李铁军　上海市浦东新区浦南医院药剂科

李文强　南昌大学第一附属医院神经外科

李志清　中国医科大学附属盛京医院神经外科

李子付　海军军医大学第一附属医院神经外科

刘　达　北京航空航天大学机器人研究所

刘建民　海军军医大学第一附属医院神经外科

卢旺盛　北京天坛普华医院介入中心
吕　楠　海军军医大学第一附属医院神经外科
秦　岚　强联智创(北京)科技有限公司
史怀璋　哈尔滨医科大学附属第一医院神经外科
唐海双　海军军医大学第一附属医院神经外科
田　冰　海军军医大学第一附属医院影像科
汪　阳　南昌大学第一附属医院神经外科
王朝华　四川大学华西医院神经外科
王川川　海军军医大学第一附属医院神经外科
王利军　北京医院神经外科
魏凡策　南昌大学第一附属医院神经外科
文婉玲　中国人民解放军第306医院神经内科
吴　涛　海军军医大学第一附属医院脑血管病中心
杨光明　强联智创(北京)科技有限公司
杨鹏飞　海军军医大学第一附属医院神经外科
虞　军　浙江大学医学院附属第二医院神经外科
张　磊　海军军医大学第一附属医院神经外科
张　琪　海军军医大学第一附属医院神经外科
张永巍　海军军医大学第一附属医院脑血管病中心
章越凡　海军军医大学药学院药理学教研室
赵普远　海军军医大学第一附属医院神经外科

周　宇　海军军医大学第一附属医院神经外科
朱光明　美国斯坦福大学附属医院神经影像科
朱　卿　苏州大学第二附属医院神经外科
闫亚洲　海军军医大学第一附属医院神经外科
路智文　海军军医大学第一附属医院神经外科

主编助理

文婉玲　中国人民解放军第306医院神经内科

总　序

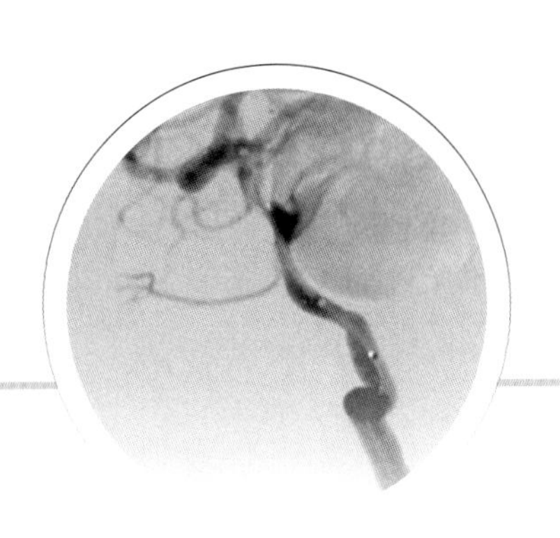

多年来，生物医学研究者与患者间存在着隔阂，而这些患者可能从生物医学研究成果中受益。一方面，无数罹患癌症等疾病的患者急切盼望拯救生命的治疗方案；另一方面，许多重要的基础科学发现缺乏实际应用者。近期涌现的转化医学旨在联结基础研究与临床治疗结果，优化患者治疗，提升疾病预防措施。

转化医学将重要的实验室发现转变为临床应用，通过实验室研究阐释临床疑问，旨在惠及疾病预测、预防、诊断和治疗。转化医学的终极目标是开发更为有效的预防和治疗方案，促进临床预后和健康水平。因此，无论对患者还是大众，转化医学是以人为本的医学实践。

在过去三十年中，中国居民的生活条件、饮食和营养、卫生保健系统得到了巨大发展。然而，随着经济增长和社会快速发展，卫生保健系统面临多种问题。中国具有复杂的疾病谱：一方面，发展中国家常见的感染性疾病仍是中国沉重的负担；另一方面，发达国家常见的慢性病也成为中国致死致残的主要原因。中国的卫生保健系统面临巨大挑战，须举全国之力应对挑战。中国正深化改革，促进居民福祉。转化医学的发展将促进疾病控制，有助解决健康问题。

转化医学是多学科项目，综合了医学科学、基础科学和社会科学研究，以促进患者治疗和预防保健措施，其拓展了卫生保健服务领域。因此，全球各方紧密合作对于转化医学的发展至关重要。

为了加强国际合作，为基础、转化和临床研究工作者提供交流与相互扶持的平台，我们发起编纂“转化医学出版工程”系列图书。该系列图书以原创和观察性调查为特色，广泛涉及实验室、临床、公共卫生研究，提供医学各亚专业最新、实用的研究信息，开阔读者从实验室到临床和从临床到实验室的视野。

“转化医学出版工程”系列图书与“转化医学国家重大科技基础设施(上海)”紧密合作，为医师和转化医学研究者等对快速发展的转化医学领域感兴趣的受众提供最新的信息来源。作为主编，我热忱欢迎相关领域的学者报道最新的从实验室到临床的研究成果，期待该系列图书能够促进全球知识传播，增进人类健康。

陈竺

2015年5月25日

前 言

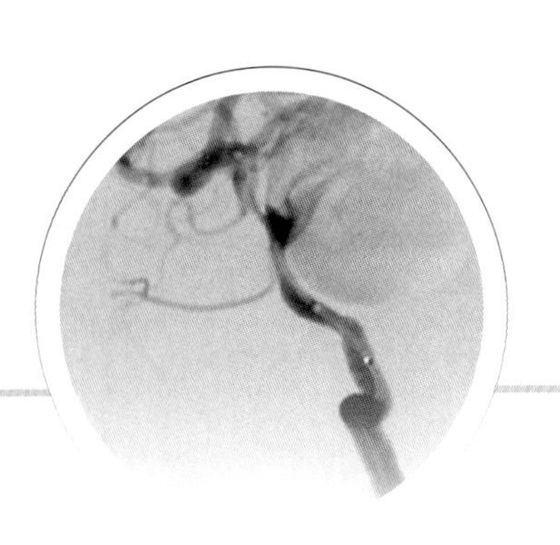

在医学里，脑血管病是一个古老而年轻的学科，谓之“古老”，是因为自早期人类文明起，就有了对“中风”疾病的描述，也在不同医疗模式下诞生了许多理论和学说；之所以年轻，是因为近几十年来，在医学相关基础科学和材料学发展的推动力之下，一些经典理论学说经过反复临床实践的检验和修正，在脑血管病诊疗的某些领域终于取得了前所未有的突破；但同时，随着发展中国家生活水平的不断提高、平均寿命的延长，仍然居高不下的发病率、患病率和残死率又对脑血管病研究和防治工作提出了新的要求。

多年来，脑血管病给社会带来了沉重负担，因此，也一直是基础科学研究和卫生促进投入的重要领域，但人群的获益与巨大的社会资源投入并不成正比，许多重要的科学发现缺乏用武之地，而真正的临床问题又缺乏科学方法的解答，这也正是制约脑血管病进一步发展和疾病负担居高不下的重要原因。

本书稿编者既有经验丰富的脑血管病领域的临床专家，又有活跃的应用科学工作者。作为最了解患者需求和疾病发展演变规律的群体，作者以各种常见的脑血管疾病为切入点，着重选取近年来脑血管病领域最为耀眼的一些诊断和治疗技术，如组织及血管影像诊断技术、分子影像诊断技术、脑血管病生物标志物研究、脑血流动力学评价、颅内动脉瘤和脑动静脉畸形的介入治疗技术、神经介入机器人和应用技术等，按照“发现问题—分析问题—解决问题—展望”的思路，以丰富的一手临床资料、实验结果，生动地展现这些重要技术从诞生到临床应用、临床试验，甚至最终规范成为临床指南的过程，并折射出脑血管病转化医学研究近年来的发展轨迹。因此，本书稿既不同于医学专业基础书籍，也并非单纯的前沿理论进展报告，而是立足于两者的交界点，反思传统的医学研究思路中存在的问题，在科研成果转化方面提供思路上的参考和方法学的借鉴。

本书稿是“转化医学出版工程”丛书之一，已入选“十三五”国家重点图书出版规划。主要着眼于转化医学的特色，尤其突出医药和医疗仪器创新成果在医学临床实践中的研究和应用。

在中国深化改革之际，本书希望为从事脑血管病研究的广大临床医师及科研工作者搭建交流平台，从而真正促进更多的科学研究成果走出象牙塔，成为未来人类脑血管健康的福祉。

刘建民

2017年11月

目 录

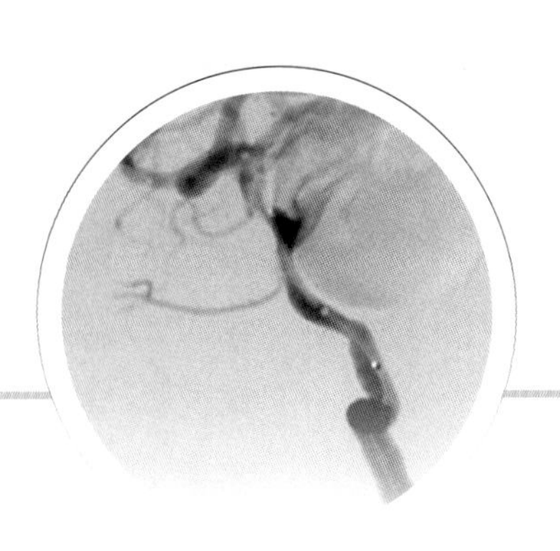

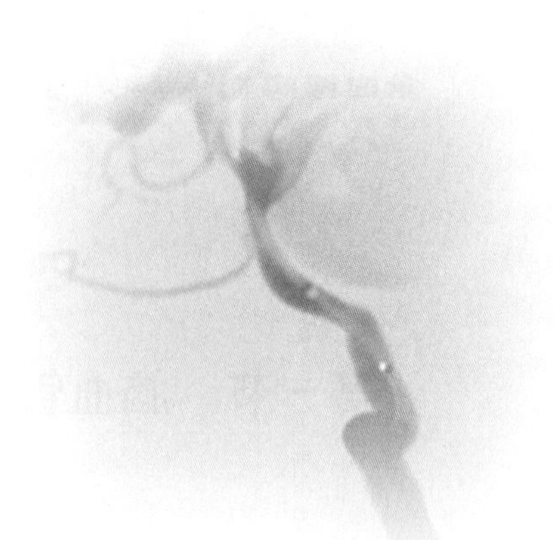

第一章

脑血管病转化医学研究与循证医学的对立与统一

在生物—心理—社会医学模式的影响下，转化医学的理念也在逐渐演变。从最初的“Bridging basic research and medical innovation（成为基础研究与医学创新之间的桥梁）”到“Translating science into better healthcare（让科学服务于健康）”，转化医学早已不仅仅是基础医学与临床医学领域之间的概念，还涉及公共卫生、医疗行政管理者甚至社会学家的参与；需要转化的对象也不再局限于药物，还包括新的诊断方法、新技术、新器械、新术式的有效应用，甚至新的健康管理模式和疾病控制预防体系的建立，而如何科学地整合思路是需要思考的问题。

第一节 脑血管病的转化医学研究

一、脑血管病的历史与发展

人类与脑卒中的斗争可以追溯至公元以前，但“脑血管病”一词却在20世纪才被正式使用，且人类对这类疾病的认识和诊疗方法还在不断更新。

医学的发展得益于科技的进步，脑血管病领域也不例外——基于计算机的疾病数据管理使疾病的危险因素得以确认；X线、计算机断层扫描（computed tomography, CT）、磁共振（magnetic resonance, MR）等技术的应用将人类对疾病的认识从肉眼推进至机体内部；而生物标志物的检测、基因谱的解读使人类对各种急慢性脑血管病发生、发展机制的了解逐步加深。同时，令人欣慰的是，全球范围内由脑卒中直接导致的残死率也呈现下降趋势。对高血压、吸烟等危险因素的控制使脑卒中的复发率得到了控制；对破裂颅内动脉瘤的外科治疗大大降低了自发性蛛网膜下腔出血（subarachnoid haemorrhage, SAH）的再出血率和病死率；早期去骨瓣减压的规范实施使得大量急性大面积脑梗死和脑出血患者生命得以挽救……由此可见，科学的进步对人类脑血管健康具有积极的作用。

二、医学研究的困惑

根据研究目的不同，医学研究大致可分为“兴趣导向型研究”和“目标导向型研究”。多数传统的基础科研以增加对机体或疾病的了解为目的，通过模拟致病因素在动物模型、器官、组织、细胞、分子水平的作用，以了解疾病发生、发展的机制，属于兴趣导向型研究；而以解决临床诊疗实际问题、重大公众卫生难题等为出发点的研究属于目标导向型研究。据统计，2010年，全球健康及生命科学领域总投资高达2 400亿美元，其中大部分用于生物医药研究。以英国为例，各大基金在资助疾病的病因研究、正常生物发育和功能探索方面的投资总和可达基金总额的59.5%～89.7%，而在预防、新疗法研究、疗效评价、健康服务等领域的总投资均不足40%。

很难定论两种研究各自的价值如何，但奇怪的是，近几十年以来，医学上的主要革新多来源于单纯的临床创新和实践，而极少来自实验室研究的转化。以发表在《柳叶刀》(*The Lancet*)期刊的重大影响力论文为例，于2005年被英国研究理事会(Medical Research Council, MRC)评为"具有重大临床价值"的九大基础研究成果分别为DNA芯片技术(1997年)、秀丽线虫全基因序列的破解(1998年)、人类全基因组草图(2000年)、哮喘严重程度基因的发现(2002年)、肌萎缩决定性基因的发现(2003年)、西班牙流感病毒结构的确定(2003年)、干细胞刺激脊髓神经纤维的再生长(2003年)、三维组织成像技术(2004年)、首个唐氏综合征的小鼠模型(2005年)。虽然很多研究成果令人振奋不已，但迄今为止，基因技术、干细胞技术等对疾病的治疗作用仍然有待探索。同样在中国，2004—2014年十年期间国家自然科学基金在脑卒中或脑血管病领域共立项725项，资助总金额高达2.89亿元。如此巨大的投入虽然换来了在疾病机制、新药靶点研究、神经保护等领域许多不俗的成果，收获了大量高水平论文，但距离真正的临床应用却还有很远的距离。"投入"与"产出"的严重不平衡暴露出"所知"与"所用"之间巨大的鸿沟，"知""行"转化的重要性也越来越明显。

以急性缺血性脑卒中(acute ischemic stroke, AIS)为例，在分子生物学飞速发展的时代，通过对脑梗死机制的不断深入探索，数以千计的治疗靶点和药物得以发现，并在动物试验阶段表现出神经保护作用，从而引发了神经保护药物临床试验的热潮，然而，试验结果却纷纷以失败告终。据统计，2000—2013年期间，在www.clinicaltrial.org上注册登记并完成的脑卒中研究数量多达1 168项，其中药物研究512项，但获美国食品药品监督局(Food and Drug Adiministration, FDA)批准的药物却寥寥无几。人们不禁开始反思：在跨越鸿沟过程中的不断失利，是研究方法存在缺陷？还是神经保护根本就是一种妄想？

三、转化医学研究存在的问题

"转化医学"的概念最初来自神经科医师，在对兴奋性氨基酸的研究中提出了将科学研究结果带入临床(bench to bedside)的概念，主要目的是将基础研究获得的知识及成果快速转化为临床可应用的新方法，由此也衍生出规范的药物研发管理体系。人们不断发现传统的转化医学研究仍然存在大量问题。

1. 基础研究的可重复性

在私有企业和药物公司主导药品转化的时代，已发表的文献、学术会议成果是最主要的信息来源。据公司转化研究部门对67个研究项目的统计，发现近2/3的内部实验结果与文献报道存在出入，且研究结果的可重复性与期刊的影响因子（impact factor，IF）并无显著关联。为提高基础实验结果的可信度，有人提出，在确定转化目标之前，应当对现有相关文献进行综述，以避免无用之功。然而，从科学研究到结果报道过程中可能影响实验结果可重复性的环节众多，诸如对实验条件报道的偏差、样本量不足、数据处理方法的差异、发表偏倚等。因此，解决基础实验可重复性问题仍然任重道远。

2. 缺乏对差异大小的系统评估

Victoria E等曾对1 026种药物或治疗方式的动物实验进行分析，发现相对于其他药物或治疗方式（912种），已启动临床试验的药物或治疗方式（114种）并未在动物试验阶段体现出更大的神经保护作用。

3. 研究条件与真实情况之间的距离

研究模型的建立与评估是转化医学研究的关键环节。然而，在各种脑血管病的研究领域，仍然没有理想的模型，只能通过将问题分解的方式，在不同模型中模拟疾病某些方面的特征，而实验中设定的条件也常常无法在临床试验中重复。例如，神经保护剂的研究在动物实验阶段，给药时间大多在缺血处理前或缺血处理后2 h内，而临床试验中却很难在保证早期给药的同时还能短期纳入足够的样本。

4. 淡化了研究对象与机体整体甚至社会环境的关系

基础研究者们通常以“点对点”的思路提出问题并解决问题。仍然以脑梗死后神经保护研究为例，兴奋性氨基酸的神经毒性作用、氧化应激、炎症反应、细胞凋亡等均参与缺血脑组织的损伤过程，然而它们在脑梗死进程中如何相互影响？在不同类型缺血过程中各自地位又如何？缺血后再灌注与持续性缺血的病理生理过程有何不同？这类关乎实际的问题却很少被关注。例如，炎症反应是缺血损伤的重要阶段，也可以通过免疫系统、循环系统等影响患者预后。然而，在炎症反应出现时，是否还存在功能上尚可挽救的脑组织？在人体中，炎症反应究竟如何影响病情发展和临床预后？若在回答这些问题之前，盲目地试图将控制炎症反应的药物用于治疗所有AIS、减轻患者临床症状，恐怕也容易让所做出的尝试付诸流水。由此也说明：逐渐向“微观”发展的基础研究在转化应用中存在实际困难。

因此，当今转化医学研究的实质任务已不再是单向的药物研发，更重要的是以患者需求为中心，不断促进基础科学研究者与了解患者需求的临床医师之间的有效联系，以临床现象为指导，将其凝练为基础医学研究的方向，再将研究成果最终落实到服务患者的“双向”转化的全过程，改善人群健康应成为转化医学研究的初衷和归宿。

（文婉玲，刘建民）

第二节　循证医学与转化医学研究

一、循证医学与临床进展

循证医学是指准确地应用目前所能获得的最佳研究证据，结合医师的专业技能和患者的意愿及价值观，为患者制订最佳的诊疗方案。虽然根据试验设计和实施质量不同，论证强度各有差异，但相对于基础研究，其更加贴近临床需求。从出发点上说，循证医学关注的是有关疾病病因、诊断、治疗、预后等方面的具体问题；从研究方法来说，其证据直接来自人体或人群的试验。同时，随着医学的进步、证据的更新，医疗人员能够通过循证医学的方法保证诊疗手段与时俱进。因此，在临床实践上相对于基础医学转化而言具有极大的可操作性。自循证医学提出以来，在临床上得到了广泛认同，也成为各学科临床实践指南的摇篮。因此，循证医学实践本身也是转化医学实践的重要体现。

二、以循证医学思想为指导的脑血管病转化医学研究

依据严格的评估体系对证据进行评估是循证医学实践的主要方法，而目标

明确、实施严谨的多中心大规模随机对照临床试验结果被视为最佳的证据；同样，这样的思想也有助于基础研究证据的筛选。NXY-059是一种被认为作用机制多样、保护效果显著的神经保护药物，在多项观察性研究中体现出良好效果，然而多中心大规模随机对照临床试验却以阴性结果而告终。当反思此药物究竟是否具有脑保护作用时，一项研究对NXY-059的动物实验进行了分析，发现在实施过程中采用随机原则的研究其药物保护效应显著低于未采用随机原则者（20.3% *vs* 52.8%，$P < 0.001$）；在实施缺血处理到后效评价期间实施"盲法"原则者保护效应亦显著低于无"盲法"组（25.1% *vs* 54.0%，$P < 0.001$）。可见在动物实验中的主观因素严重影响了实验结果。在此基础上，Llovera等报道了首个多中心大规模随机对照临床前研究——抗CD49d抗体用于治疗急性脑缺血（anti-CD49d treatment for acute brain ischemia），不论其结果如何，此实验的实施证明了在临床前研究阶段进行统一协调的多中心随机对照动物实验的可行性，为解决基础研究中的"可重复性"问题提供了新的方法。

以具体的临床问题为主导是循证医学实践的要点。如前所述，由于多方面原因，在动物实验中表现良好的药物不一定能够移植于人体，在某些个体中有效的治疗方法也不一定适用于其他人群，而对人体、疾病仍然缺乏系统化的认知是目前兴趣导向型研究的缺陷之一。

通过临床现象获得的蛛丝马迹是科学研究的珍贵线索，如何通过临床现象细化科学问题从而指导科学研究，也是转化医学研究的重任。颅内动脉瘤的介入治疗发展理念就是一个极佳的例子：在介入治疗颅内动脉瘤的不断尝试中，人们逐渐发现支架辅助技术对促进动脉瘤愈合及降低复发率的作用，从而开始支架辅助技术对动脉瘤闭合过程中机制的探索，继而发现支架植入对改变载瘤动脉血流动力学和促进瘤颈愈合的机制；随着对血流动力学在动脉瘤发生、发展过程中的重要作用认识的不断提高，最终研发了颅内血流导向装置，从而开启了血流导向装置治疗巨大型、复杂动脉瘤的新时代。

当然，如今的循证医学仍然面对着许多挑战，正如血流导向装置并未解决所有颅内动脉瘤治疗的难题，形态及血流动力学特征相似的动脉瘤可能在临床预后上有完全不同的结局，循证医学理念本身也在不断发展和完善。近年来提出的"精准医学"概念正是循证医学思想转化医学研究领域的实践应用。精准医学是指应用现代遗传技术、分子影像技术、生物信息技术，结合患者生活环境和临床数据，实现精准的疾病分类及诊断，制订具有个性化的疾病预防和治疗方案，以使医源性损害最小化、降低医疗耗费，争取患者的最佳康复。精准医学是生物医学科学和临床医学发展到一定程度的必然产物，也是循证医学理念在转化医学实践的高级阶段。如同对于AIS，静脉使用重组组织型纤溶酶原激活物（recombinant tissue-type plasminogen activator, rt-PA）及血管内治疗研究实践的曲折经过让人们逐渐认识到，"时间窗""复流"是改善此类患者预后的关键，及时中止缺血级联反应对神经血管单元的保护作用可能更胜于目前已发现的神经保护剂。然而，复流患者结局的差异性不仅为患者筛选提出了要求，同时又开启了进一步探索侧支循环、神经元对缺血的耐受性、自身保护机制的激活等新的征程。

三、转化医学研究与外科诊疗

从历史渊源来看，外科的发展正是"目标导向型研究"的产物。此外，干预手段多样、可获取组织标本是外科在转化医学研究中的显著优势；同时，近年来外科对微创化的不断追求将使这种技术得到更广泛的应用。

人体生物标本可以弥补转化研究中动物模型的缺陷，对离体标本组织学、病理学乃至力学、生物信息学分析不仅能为准确的诊断结果提供最直接的证据，更是建立疾病相关的多维信息数据库、打通"基础研究"与"临床实践"双向转化闭环通路的重要基础。

手术相关损伤是传统外科学的主要弊病之一。随着材料、技术、影像科学的发展，精准外科应运而生。如何更大限度地降低损伤本身就是转化研究的重要课题之一，而精准外科技术的实现也将为疾病诊断、药物的靶向运输等提供进一步保障。

四、展望

在生物—心理—社会医学模式的影响下，转化医学的理念也在逐渐演变。从最初的"Bridging basic research and medical innovation"（成为基础研究与医学创新之间的桥梁）到"Translating science into better healthcare"（让科学服务于健康)，转化医学早已不仅是基础医学与临床医学领域之间的概念，还涉及公共卫生、医疗行政管理者甚至社会学家的参与，需要转化的对象也不再局限于药物，还包括新的诊断方法、新技术、新器械、新术式的有效应用，甚至新的健康管理模式和疾病控制预防体系的建立。

而对于古老的脑血管病研究，如何保证尽可能多的自发性SAH患者接受规范治疗？如何筛选、分诊缺血性脑卒中患者，并保证其接受最合适的治疗？如何促进脑卒中患者更好地回归社会？这些问题都是现阶段脑血管病转化医学实践的研究方向，而科学方案政策的制定不仅需要来自临床医务工作者的证据，还需要流行病学、卫生经济学、社会心理学的证据。相信通过多方的循证，恰当的实践，将很快有更多的科学研究成果走出象牙塔，成为未来人类脑血管健康的福祉。

(刘建民，文婉玲)

参 考 文 献

[1] Choi DW. Bench to bedside: the glutamate connection[J]. Science, 1992, 258(5080): 241-243.

[2] Feigin VL, Mensah GA, Norrving B, et al. Atlas of the global burden of stroke (1990-2013): the GBD 2013 Study[J]. Neuroepidemiology, 2015, 45(3): 230-236.

[3] Feng MT, Wen WL, Feng ZZ, et al. Endovascular embolization of intracranial aneurysms: to use stent(s) or not? A systematic review and meta-analysis[J]. World Neurosurg, 2016, 93: 271-278.

[4] Huang Q, Xu J, Cheng J, et al. Hemodynamic changes by flow diverters in rabbit aneurysm models: a computational fluid dynamic study based on micro-computed tomography reconstruction[J]. Stroke, 2013, 44(7): 1936-1941.

[5] Krontiris TG, Rubenson D. Matchmaking, metrics and money: a pathway to progress in translational research[J]. Bioessays, 2008, 30(10): 1025-1029.

[6] Lander ES. Cutting the Gordian helix-regulating genomic testing in the era of precision medicine[J]. N Engl J Med, 2015, 372(13): 1185-1186.

[7] Li LM, Menon DK, Janowitz T. Cross-sectional analysis of data from the U.S. clinical trials database reveals poor translational clinical trial effort for traumatic brain injury,

compared with stroke[J]. PLoS One, 2014, 9(1): e84336.

[8] Llovera G, Hofmann K, Roth S, et al. Results of a preclinical randomized controlled multicenter trial (pRCT): Anti-CD49d treatment for acute brain ischemia[J]. Sci Transl Med, 2015, 7(299): 299ra121.

[9] Macleod MR, Michie S, Roberts I, et al. Biomedical research: increasing value, reducing waste[J]. Lancet, 2014, 383(9912): 101−104.

[10] Macleod MR, van der Worp HB, Sena ES, et al. Evidence for the efficacy of NXY−059 in experimental focal cerebral ischaemia is confounded by study quality [J]. Stroke, 2008, 39(10): 2824−2829.

[11] O'Collins VE, Macleod MR, Donnan GA, et al. 1,026 experimental treatments in acute stroke[J]. Ann Neurol, 2006, 59(3): 467−477.

[12] Prinz F, Schlange T, Asadullah K. Believe it or not: how much can we rely on published data on potential drug targets? [J] Nat Rev Drug Discov, 2011, 10(9): 712.

[13] Rothwell PM. Funding for practice-oriented clinical research[J]. Lancet, 2006, 368(9532): 262−266.

[14] Røttingen JA, Regmi S, Eide M, et al. Mapping of available health research and development data: what's there, what's missing, and what role is there for a global observatory? [J] Lancet, 2013, 382(9900): 1286−1307.

[15] Zhou Y, Yang PF, Fang YB, et al. Parent artery reconstruction for large or giant cerebral aneurysms using a Tubridge flow diverter (PARAT): study protocol for a multicenter, randomized, controlled clinical trial[J]. BMC Neurol, 2014, 14: 97.

[16] Zhu L, He D, Han L, et al. Stroke research in China over the past decade: analysis of NSFC Funding[J]. Transl Stroke Res, 2015, 6(4): 253−256.

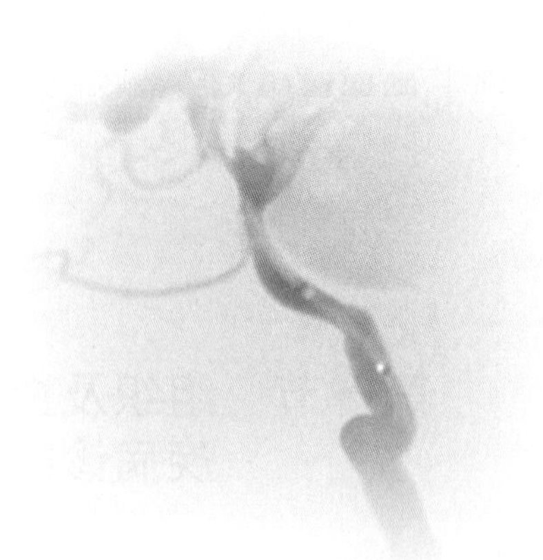

第二章

脑血管病诊断的研究

随着对疾病机制和转归认识的不断深入，诊断的内涵不仅包括对疾病进行识别和判断，也包括定性、定量，并用于指导治疗决策及预后判断。同时，正因为各种诊断技术手段的进步，人们对疾病的理解也越来越多面化、立体化。

通过CT、MR、PET、超声等传统影像技术手段，能够对组织、血管甚至血流储备状态、流体力学改变进行评价；通过对生物标志物的检验，将视野从宏观转向了微观；通过两者的结合，利用分子影像进一步去伪存真……虽然这些最新的转化医学技术手段尚不完善，但在未来疾病诊断、治疗领域的实用价值一定会引起人们更多的关注。

第一节　组织及血管影像技术在脑血管疾病诊断中的应用

一、影像技术在脑血管疾病诊断中的应用进展

（一）急性缺血性脑血管病

如何准确识别组织缺血的严重程度以及梗死位置是AIS的研究热点。随着现代神经影像技术的发展，多模态组织影像技术可以通过一站式工作流程，准确地反映脑组织的形态、梗死核心、缺血半暗带、侧枝灌注以及缺血区域的血流动力学变化等，有助于诊疗决策的制订和治疗有效性的评估。

1. AIS的水肿变化

组织影像学可以检测急性缺血期脑组织的水肿变化，从而确定急性梗死核心的位置及大小。主要采用以下两种技术方法：磁共振弥散加权成像（diffusion-weighted imaging，DWI）和平扫CT（non-contrast computed tomography，NCCT），分别检测细胞毒性水肿和血管源性水肿。

（1）DWI技术检测细胞毒性水肿：人们通常将水分子从血液流入受损组织的细胞间隙中称为“水肿”。与一般的水肿过程不同，细胞毒性水肿是指水分子进入细胞内而不是细胞间隙，引起单个细胞的水肿，是严重缺血、脑血流量（cerebral blood flow，CBF）持续下降的最终结果。从分子角度分析，细胞毒性水肿主要为胞内储存的能量耗竭，最终导致细胞膜能量依赖的离子泵功能紊乱。细胞膜上钠-钾依赖性ATP酶广泛衰竭，钠离子不能向细胞外主动转运，在渗透压的作用下，水分子被动进入细胞内以维持平衡，造成细胞内水肿。DWI是利用水分子弥散特性，即“布朗运动”原理来成像的。组织中发生水分子弥散功能紊乱，DWI即显示出高信号。在超早期灵敏度就可以达到100%，是一种检测细胞毒性水肿或急性梗死病灶的特异性影像学指标。由于细胞毒性水肿尚未改变微观成分，不引起X线的衰减，因此NCCT对此不敏感。

DWI对急性梗死灶的敏感度和特异度相当高，可分别达到94%和96.6%。

值得注意的是，DWI图像的信号强度还受到组织T2值的影响，即T2穿透效应，容易出现假阳性结果。脑梗死发生时，脑组织微结构的改变不但影响了水分子的扩散能力，同时也影响了水分子的扩散各向异性，弥散张量成像（diffusion tensor imaging，DTI）对扩散具有较高的敏感性，能够发现在常规MR成像上显示正常的超急性病灶，是DWI的延伸。它能够在三维空间内直观显示白质纤维束的走行，量化扩散各向异性的信号数据，以评估组织结构的完整性。部分各向异性分数（fractional anisotropy，FA）值与表观扩散系数（apparent diffusion coefficient，ADC）值是描述脑白质纤维各向异性特征的主要参数。FA值的大小与髓鞘完整性、纤维致密性及平行性密切相关，能够反映白质纤维束是否完整，常用于评估重要的传导束有无损伤及严重程度的判定，从而了解临床预后及康复治疗的时机和方式。DTI中的ADC值可反映脑实质水分子整体的扩散率，ADC值越大，水分子的扩散能力越强，信号下降越多，可以反映细胞内的水肿情况。它与组织的T1、T2效应无关，急性梗死时表现为低信号。ADC值的下降与细胞毒性水肿程度呈线性关系，随着梗死的逐步进展，细胞毒性水肿逐步向血管源性水肿转变，水分子扩散不再受限，DWI病灶信号下降，ADC值逐渐增高。由此可见，ADC与DWI相结合，不仅可以提高梗死灶诊断的准确性，还可以用来推断梗死灶的形成时间及演变过程。

（2）NCCT检测血管源性水肿：NCCT通常仅能识别一般意义上的水肿，即血管源性水肿，水分子从受损的血管中流入细胞间隙而引起的水肿。在AIS的病理过程中，缺血区细胞膜上钠-钾依赖性ATP酶最先出现衰竭，钠离子不能外流，反向内流进入细胞，引起细胞毒性水肿。这种逆向内流消耗了细胞外高浓度的钠离子，血液中的钠离子和水分子则顺势流入细胞间隙。与神经细胞相比，水分子吸收较少的X线，所以病灶区显示为低密度影。NCCT对AIS的敏感度仅为39%～45%，诊断的一致性非常低。结合AIS患者临床病史，NCCT才能将脑卒中诊断敏感度提高到38%～52%。有研究发现，采用薄层扫描，设置高对比度的窗宽、窗位等方式，可以将诊断的敏感度提高到57%～71%。

2. 侧支循环的影像学评估

侧支循环是指连接邻近树状动脉群的动脉血管结构，存在于大多数组织中，它可通过改变血流路径，为闭塞血管的供血区提供逆向血流灌注。颅内侧支循环的意义在于当大脑的原有供血动脉严重狭窄或闭塞时，血流可以通过其他血管（侧支血管吻合）到达缺血区，从而使缺血组织得到不同程度的灌注代偿。

颅内侧支循环在缺血性脑卒中的发生、发展、治疗及预后中发挥着极为重要的作用。研究表明，严重颈动脉狭窄的患者如果侧支循环代偿良好，围手术期风险、远期脑卒中或短暂性脑缺血发作（transient ischemic attack，TIA）事件发生率显著降低；侧支循环代偿良好的AIS患者低灌注区域小，缺血半暗带存活时间长，早期临床症状改善明显；侧支循环有助于预测血管内治疗的效果，最终梗死体积及出血转化（hemorrhagic transformation）风险；无论溶栓后闭塞血管是否再通，软脑膜侧支吻合的存在都与患者长期预后较好有关。

（1）人脑侧支循环分级：共分为三级。Ⅰ级侧支循环，是指通过Willis环的血流代偿，它是脑内最重要的代偿途径；Ⅱ级侧支代偿，指通过眼动脉、软脑膜吻合支以及其他相对较小的侧支与侧支吻合支之间实现的血流代偿；Ⅲ级侧支循环属于新生血管，在缺血后一段时间才可形成。一般情况下，Ⅰ级侧支循环代偿起主要作用；如仍不能满足灌注需求，Ⅱ级侧支循环随即开放，如颅内外动脉之间通过软脑膜动脉开放的侧支；而Ⅲ级侧支循环主要为血管新生（angiogenesis），是缺血事件数天后或慢性缺血状态下才会建立的血流代偿。

（2）颅内侧支循环的评估方法：包括经颅多普勒超声（transcranial doppler，TCD）、CT血管造影（CT angiography，CTA）、磁共振血管成像（magnetic resonance angiography，MRA）和数字减影血管成像（digital subtract angiography，DSA），这些方法各有自身的优势与不足。

比如TCD，在评估颈内动脉狭窄或闭塞患者的侧支循环时有良好的性价比，可用于人群筛查或基层医院初步诊断，但其结果易受到操作者的主观影响，稳定性不高，且仅能评估Ⅰ级侧支循环。DSA是判断颅内Ⅰ～Ⅲ级侧支循环的“金标准”，其空间分辨率高，能清楚显示烟雾状血管网小分支，颅内外侧支循环血管及动态观察颅内血液循环。但DSA是有创性检查，有辐射和碘剂过敏的风险，且操作中易出现血管痉挛及诱发缺血性脑卒中，不适用于婴幼儿患者、高危患者以及复杂颅内动脉狭窄患者（如烟雾病）的动态观察。

常规MRA能准确评估Ⅰ级侧支循环——Willis环。研究显示，MRA对前交通动脉的敏感度为89.2%，对后交通动脉的敏感度为81.3%。在MRA原始图像(source image, SI)上，显示最小血管直径为1 mm，而最大密度投影(maximum intensity projection, MIP)方法较MRA-SI特异度更高。但是常规的MRA受到解剖分辨率的限制，只能用于Willis环近端血管，并不能准确评估Ⅱ级侧支循环，更无法完成Ⅲ级侧支循环的检测。颅内大动脉闭塞后，液体衰减反转恢复序列(fluid attenuated inversion recovery, FLAIR)上可看见脑沟中的血管高信号，为软脑膜侧支循环开放后的逆向血流，临床上称为常青藤征(Ivy sign)，是远端侧支血流的间接征象。相似的影像参数包括MR磁敏感成像观察皮层及穿髓静脉数量，增强MR观察有增强剂滞留的皮层侧支血管等，这些均为间接评估的远端侧支循环影像参数，临床上有一定的意义，但并不可靠，定性和定量的价值并不大。也有学者应用高分辨MR在狭窄的大脑中动脉周围发现存在着异常的血管网，提示这种非烟雾状侧支可能是颅内动脉粥样硬化性狭窄的一种新的病理性侧支循环种类。

灌注影像技术的发展为定量检测颅内远端侧支循环提供了可能，如Wu等利用血管标记的动脉自旋标记(vessel encoding arterial spin-labeling, VE-ASL)方法评估颈内动脉狭窄或闭塞的患者，发现VE-ASL可以较好地显示软脑膜侧支循环。Chen等利用灌注CT首过数据得到的通透性参数Ktrans图进行远端侧支循环的评估。然而实践中发现，ASL与DSA相比较，结果并不满意，在一些复杂动脉病变(如Moyamoya病)中甚至出现与DSA结果完全相反的结论。虽然Chen等利用不同的动脉自旋标记(arterial spin-labeling, ASL)技术证实其在远端侧支循环的评估中有效，但研究同时也指出，与单支动脉病变相比，基于灌注成像的ASL对于多发颅内动脉狭窄或闭塞患者的准确性并不高。

CTA的空间分辨率高于MRA，对于Willis环的评估优于MRA。CTA-MIP能够较清晰地显示软脑膜侧支循环；CTA原始图像(CTA sourse images, CTA-SI)也能提供一部分Ⅱ、Ⅲ级侧支循环信息。多个国际研究也认为采用CT技术得到的侧支循环信息，与DSA的一致性最好，而且观察者之间的差异也较小。动态CTA(或4D-CTA)是最近开始应用到临床上，能够动态评估脑血流(cerebral blood flow, CBF)的新技术，它通过320排CT扫描可一次性获得全脑的灌注及血管信息，成像质量几乎可以和DSA媲美(**见图2-1-1**)，具有良好的临床应用前景。目前多个国际临床课题(如INSPIRE研究等)正在应用此项技术进行侧支循环及脑灌注等方面的研究。4D-CTA的缺点在于：一次性接

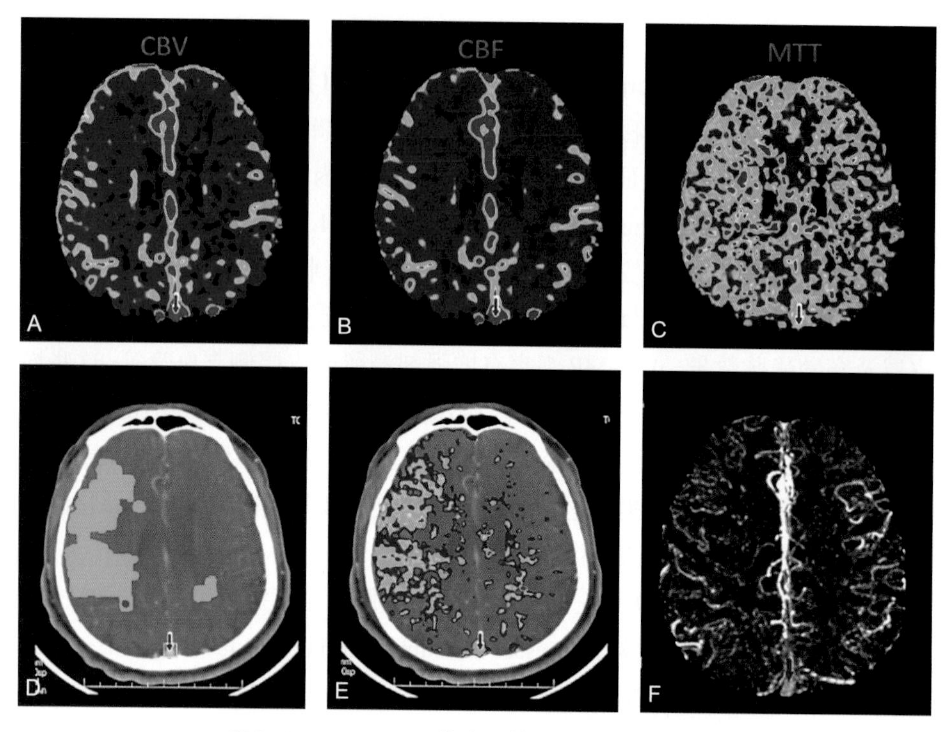

图2-1-1 4D-CTA检查评估脑灌注及侧支循环

注：A～D. 51岁男性，既往高血压及高血糖病史，主诉为头晕1年余，影像评估提示右侧大脑中动脉慢性闭塞。4D-CTA检查提示右侧大脑中动脉供血区低灌；E. 造影剂有明显的滞留，达峰时间延长；F. 血管评估提示软脑膜侧支循环形成，代偿充分。CBV：脑血容量；CBF：脑血流；MTT：平均通过时间

受造影剂及辐射剂量偏大；获取的信息量大，后期处理耗时；结果不够直观，评估者之间的差异较大且难以定量评估；对于Ⅲ级侧支循环的意义并不明确。

DSA检查是评价侧支循环最为准确的检查手段，可以准确地反映各级侧支循环开放情况以及血流方向。同时因为其具备更好的空间分辨率，可以观察到新生血管等无创血管影像所不能反映的侧支循环情况。

因此，DSA检查仍为评价Ⅰ～Ⅲ级侧支循环的"金标准"，但是有创且并发症多，使其在临床应用中受限。常规的MRA和CTA检查可以准确地反映Ⅰ级侧支，但对于Ⅱ、Ⅲ级侧支的评估则力不从心，灌注影像及4D-CTA检查可能有较好的发展前景。

3. 神经血管单元及血-脑屏障损伤的影像评估

缺血性脑血管病的治疗必须跨越单一细胞损害的理念，应更多重视神经系

统结构和功能的整体微单元–神经血管单元(neuro vascular unit, NVU)的动态变化。即把神经元、血管内皮细胞、星形胶质细胞以及维持脑组织完整性的细胞外基质看作为一个统一体,其中血–脑屏障构成了NVU的核心结构。

然而,如何才能准确且定量地评估NVU功能障碍目前国际上尚无统一的认识。一些研究者通过检测血或脑脊液的特异性标志物,如基质金属蛋白酶(matrix metalloproteinase, MMPs)、血管内皮生长因子(vascular endothelial growth factor, VEGF)、血小板衍生生长因子(platelet derived growth factor, PDGF)及成纤维细胞生长因子(fibroblast growth factor, FGF)等,定量NVU的受损程度。此方法特异度不高,尤其是空间特异性差,不能够区分NVU受损的位置及不同脑区NVU的受损程度。双光子激光扫描显微成像技术可用于动态检测活体组织微血管与周围结构的关系,是检测NVU成像的理想方法,然而扫描程序复杂,且需开颅手术暴露感兴趣区域,目前仅用于动物模型的研究。

由于血–脑屏障在NVU中的核心作用,血–脑屏障的损伤严重程度多与NVU的功能障碍直接相关。常规的增强MR成像可用于评估血–脑屏障的破坏,当血–脑屏障受损后,低分子量的造影剂会从血管中外渗,在血管外细胞间隙积聚,在T1序列中显示出高信号。然而,常规的增强MR成像更多地表现为某个时间点的截图(snapshot),不能真实地反映造影剂进出血–脑屏障的动态过程,而且常受到血流增多的信号干扰,病灶强化出现的时间点存在差异。如Lacerda等研究胶质瘤和放射性脑病的增强病灶出现时间点后发现,在注射造影剂后,胶质瘤的病灶增强要早于放射性脑病近40 s,按照相对固定延迟时间的常规增强MR扫描方式并不能反映血–脑屏障的真实损伤程度。基于动态增强的灌注影像和通透性影像则能够有效地避免这一不足。

近年来,利用通透性影像进行神经系统疾患的治疗决策及预后评估是国际研究的热点。基于T1的动态对比增强(dynamic contrast-enhance, DCE)MR成像是血–脑屏障通透性(blood-brain barrier permeability, BBBP)的特异性检测方式,也是目前研究BBBP最多、方法最成熟的影像模式。当血–脑屏障破坏时,BBBP升高,低分子量的造影剂会从血管中外渗,在血管外细胞间隙积聚,在T1序列中显示出高信号。DCE重复采集T1序列的影像,通过检测一定时间内感兴趣区血管外对比剂的信号强度可以定量或半定量BBBP,从而检测血–脑屏障破坏的程度。

与以前的方法（如DSC－CT/MR）相比，DCE获得的信息量大，能够分别量化每个立体像素下血管内和血管外的信号，信噪比高，可较好地动态反映BBBP的变化。DCE－MR是血–脑屏障损害的特异性检测方式，在以前常被用于脑肿瘤的诊断与预后评估。近年来也被用于缺血性脑小血管病及血管性痴呆患者BBBP的评估。血–脑屏障破坏的严重程度与脑组织的损伤或缺血缺氧程度呈正相关。一些国际研究证实，DCE－MR可用于定量评估NVU的受损严重程度。Liu等利用DCE－MR对慢性及急性脑缺血动物模型的研究提示，通透性参数中的容量转移常数（volume tramsfer constant，K^{trans}）和速率常数（rate constant，Kep）与血管分离指数有较好的相关性，从病理学角度验证了通透性影像可以预测NVU的损伤。DCE－MR有可能是未来NVU影像评估的发展方向之一。

4. 多模态影像与出血转化的风险评估

目前常用的影像学技术并不能直接评估AIS后的多模态影像与出血转化的风险。既往多依据脑卒中的严重程度、类型，以及梗死灶的大小和部位、再灌注治疗时间、溶栓治疗方式及既往应用抗凝治疗等多种因素来预测出血转化的可能性。Kim等在AIS患者动脉溶栓后立即行脑CT平扫，通过分析造影剂滞留来评估患者的出血转化风险。研究结果证实，此方法对于预测出血转化的敏感度较高，而特异度较低。

由于脑组织的灌注水平与出血转化相关，于是一些研究者利用灌注影像中缺血灶的大小或其缺血程度直接评估出血转化的风险。如Lev等认为相对脑血流量（relative cerebral blood flow，rCBF）< 0.48和相对平均通过时间（relative mean transmit time，rMTT）> 11.3的脑区发生出血转化的风险较高，其预测能力可能优于DW－MRI。然而从本质上来说，这种预测方式与通过NIHSS评分、梗死灶体积或侧支循环等来评估出血转化风险并无差异，定位意义不强，特异度不高，且难以定量；无法判断灌注水平、再通方式与出血转化之间的相关性。

病理学研究证实血–脑屏障的破坏是AIS后继发出血转化的关键步骤。缺血、再灌注损伤均可引起血–脑屏障结构紊乱，BBBP增加。缺血再灌注损伤和氧化应激引起的级联反应、白细胞浸润、血管反应性增加以及细胞外蛋白酶的失调均可破坏血–脑屏障的基膜和内皮细胞紧密连接的完整性。此外，常用的溶栓药物tPA可以直接激活金属蛋白酶活性，引起基质降解，加重了血–脑屏障的损伤,从而引发出血转化。

近年来,很多研究者致力于通过各种影像学技术获得BBBP信息,用于预测出血转化的发生。如Wintermark等利用PCT的首过数据,采用Patlak模型计算出BBBP的绝对值,结果发现梗死区与缺血半暗带区域的BBBP值并无差异,而两者的BBBP值均高于未缺血区;进一步研究提示,BBBP可用于出血转化的预测。Mazighi等分析128例接受血管内治疗的AIS患者发现,有BBBP紊乱的患者出血并发症可高达42.2%,远远高于对照组的8.7%。然而由于影像学采集方法和后处理方法的不同,同时还包括造影剂的分子大小和电荷的影响,所得到的结果并不稳定。

Kassner等在33例发病4 h内的AIS患者的常规MR中加入DCE序列后发现,9例患者(5例接受tPA溶栓治疗)在急性期出现BBBP进行性升高,这些患者在48 h内均出现出血转化。此外,有研究者应用DSC-PWI和DCE-T1两种增强方式,前者观察CBF、脑血容量(cerebral blood volume, CBV)及平均通过时间(mean transit time, MTT)等脑灌注指标,后者观察BBBP,两者的优缺点互补,用于预测AIS患者的预后可能更为准确。然而,连续两次应用对比剂的不良反应及相互干扰,使得这一方案未能获得广泛认可。Chen等将灌注CT中的T_{max}与通透性参数(K^{trans})相结合,对接受血管内治疗的缺血性脑卒中进行分析发现,低灌注与高通透性之间的不匹配区域是出血转化的好发部位(**见图2-1-2**)。

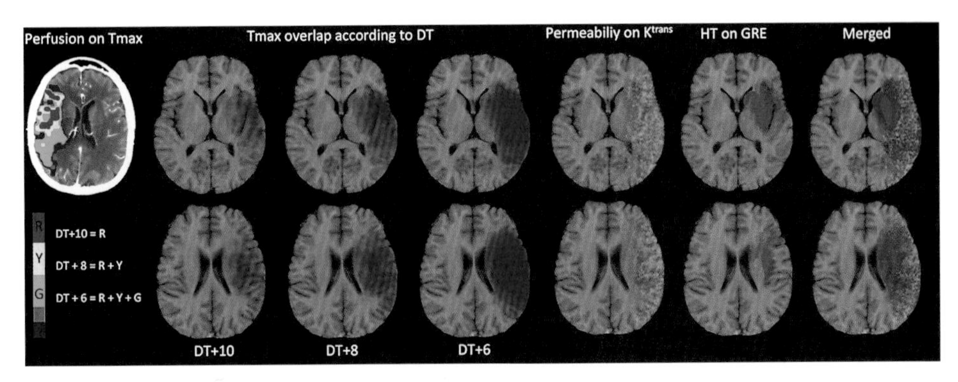

图2-1-2 联合T_{max}与K^{trans}图预测急性缺血性脑卒中(AIS)的出血转化部位

注:脑内蓝色区域为41例AIS患者的T_{max}改变累加图,按照DT+10、DT+8及DT+6分为3个等级;脑内绿色区域为通透性参数K^{trans}的累加图;脑内红色区域为GRE提示的出血转化区域累加图。融合图提示,DT+6与K^{trans}的不匹配区域,与出血转化的区域高度重合

（二）慢性缺血性脑小血管病及血管性认知功能障碍的影像评估

慢性缺血性脑小血管病(chronic ischemic cerebral small vessel disease, CICSVD)可能是亚裔人群最主要的缺血性脑卒中类型。张微微等统计了2004年北京市由MR诊断的AIS患者647例，发现腔隙性及小梗死分别占46.6%和37.7%，提示CICSVD可能也是国内缺血性脑卒中的最主要病理类型，这与国际报道相一致。尽管CICSVD从单个病灶、单条血管开始发病，但最终导致多个病灶融合成片，形成大面积损害，从而出现认知、精神、心理以及运动等多方面的障碍；其治疗更具综合性，不能仅限于单纯的脑卒中二级预防；起病相对隐袭，现阶段确诊的患者多处于中期或后期，治疗效果不佳，因而早期通过影像评估来发现CICSVD是最好的防治手段。

临床上，CICSVD表现为腔隙性脑梗死、无症状性脑卒中以及白质疏松等，以上病变均可以通过现代MR成像技术进行评估。但需要注意的是影像学中发现的腔隙性脑梗死和小梗死仅提示病灶的大小，在病理分型上并不等同于小血管病变。事实上，很多临床及影像上仅表现为腔隙或小的梗死灶，之后的血管评估中才发现大血管的异常。那些静息性脑梗死又称无症状性脑梗死不被重视，终将发展为完全梗死。因此，对于CICSVD的确诊，需要进行综合性的影像评估，大动脉病变的影像学资料是必不可少的。

CICSVD的影像学特点，目前比较统一的观点是，常规MR成像可见腔隙性梗死、白质疏松、血管周围间隙的扩张及微出血病灶。

其中腔隙性脑梗死、白质疏松及血管周围间隙的扩张均可以通过常规的T2加权和FLAIR进行评估。需要注意的是很多T2加权影提示为腔隙性脑梗死的病灶，在FLAIR上则明确为血管周围间隙的扩张(**见图2-1-3**)，由此可见，多参数影像的综合评估必不可少。

微出血则要依靠梯度回波(gradient-echo, GRE)或磁敏感加权成像(susceptibility weighted imaging, SWI)显示，目前国内许多中心已将GRE作为头颅MR扫描的常规序列之一。SWI序列在微出血检测的敏感性和特异性上均明显优于GRE序列。SWI序列可同时获得相位图像(phase image)以及磁矩图像(magnitude image)。SWI相位图可以反映人脑中含磁性物质，是活体研究铁含量病理生理改变的重要工具。

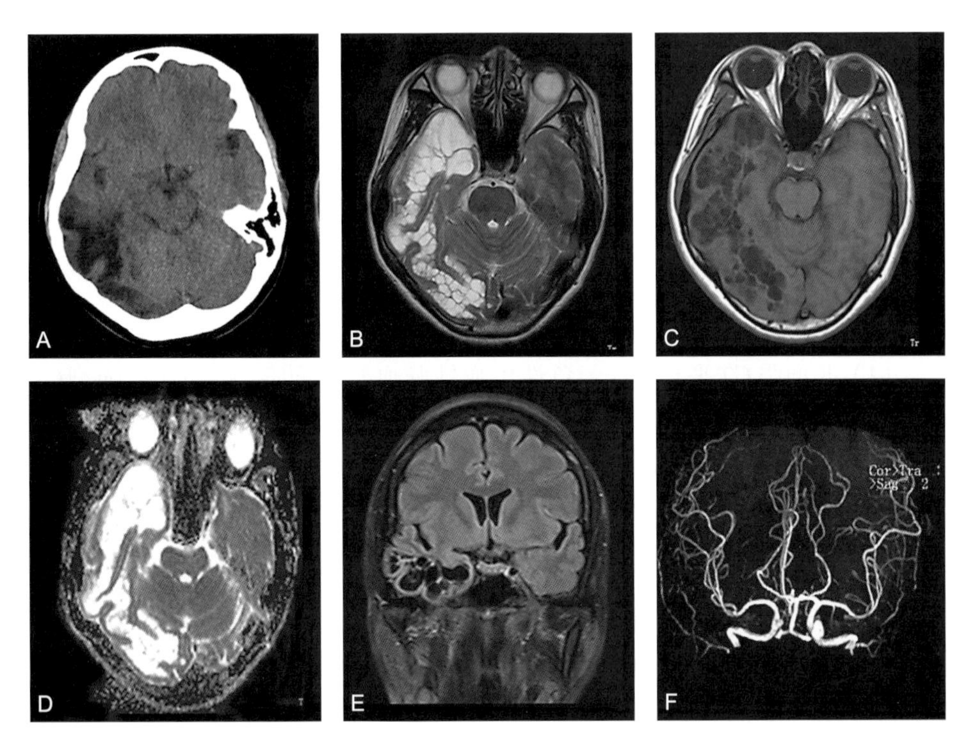

图2-1-3　异常不对称扩张的血管周围间隙的影像表现

注： 患者为50岁女性，慢性头痛20年，加重1个月。A. 头颅CT扫描提示右侧颞叶低密度灶，可疑脑梗死；B～D. T2和T1等相位提示颞叶病灶与脑脊液信号一致；E. FLAIR相提示病灶周边无缺血信号（高信号），考虑为异常不对称扩张的血管周围间隙；F. 血管影像未见大血管异常

DTI中各向异性分数（fractional anisotropy，FA）可较好地显示白质纤维束完整性。由于脑白质疏松改变导致细胞膜崩解、髓鞘结构破坏，使各向异性结构丧失，FA值显著改变，其对脑白质疏松或缺血改变的敏感度要明显优于常规的T2加权成像，因而FA值被广泛地应用于血管性认知功能障碍的研究中。有研究表明血管性痴呆及血管性认知功能障碍非痴呆患者的脑白质FA值与正常对照组存在显著差异。FA值可能与注意执行、记忆功能等有显著的相关性。DTI为血管性认知功能障碍的白质病变提供了更为敏感和准确的研究手段。

静息态脑功能成像（resting state fMRI，rs-fMRI）是近年来基于血氧水平依赖性（blood oxygenlevel dependent，BOLD）序列开发的一种新技术。与传统任务态功能性磁共振成像（functional magnetic resonance imaging，fMRI）不同的是，rs-fMRI要求被试者在MRI扫描时不分配任何任务，保持清醒状态，尽量不进行任何思维活动。其优点在于避免了不同被试之间任务执行的差异，且能够适用于难以完成任务的认知功能障碍患者。从静息态网络中可稳定得到默认网络、注意网络、突显网络、视觉网络、听觉网络、语言网络，未来可能是研究血管性认知功能障碍的重要影像工具。

（三）急性出血性脑血管病的影像评价

1. CT

（1）非增强CT平扫：对于急性出血性脑血管病而言，脑部非增强型CT（non-contrast computed tomography，NCCT）检查依然是首选的检查方法。其敏感度、特异度均较高，但也有学者认为NCCT对于急性期微小出血是否容易漏诊仍然是有争议的。

血肿的部位和形态往往对于病因有一定的提示价值。脑深穿支动脉破裂导致的深部血肿更容易导致脑室内出血，但是颅内动脉瘤也可以导致类似结果。这种情况往往导致患者预后变差，这不仅与脑室内血肿的量有关系，还可能会有一些潜在的病因。比如，可以变化的出血与脑脊液的平面，可能提示有凝血障碍的可能性；边缘不规则或者模糊的脑叶出血需要考虑淀粉样血管变性，这种情况往往出血会破溃进入蛛网膜下腔，并且在皮层、皮层下有多发散在出血点。如果是多发的出血灶或者复发的脑白质出血，需要考虑以下情况：① 需要考虑淀粉样变可能，至少当患者为老年人时需要考虑此病；② 出血形态不规则时还需要考虑为静脉窦血栓导致静脉性出血；③ 如果有恶性肿瘤病史，需要排除转移瘤。当病灶周围有钙化改变时，需要考虑动静脉畸形出血的可能。

当怀疑病灶性质时，可以考虑行增强CT扫描，比如怀疑脑血管畸形或者脑肿瘤卒中时。当然，随着时间的推移，血肿的占位效应会慢慢消失，其病灶性质更容易被检出。

（2）CTA：包括CT动脉成像和静脉成像。当怀疑可能存在颅内动脉瘤或动静脉畸形时，可以选择行CTA检查。当普通的组织影像检查发现存在以下征象时，需要考虑可能存在着特殊的病因：① 合并SAH；② 血肿边缘存在钙化或扩张的血管影像；③ 静脉引流通路或者皮层静脉出现高密度表现；④ 血肿形态不规则；⑤ 血肿周围的水肿与出血时间不符合；⑥ 非常见出血部位；⑦ 存在其他异常结构征象，比如占位病变。当血肿部位、周围水肿状况以及普通影像检查提示静脉窦异常信号或者怀疑静脉窦血栓时，应选择行CT或MR静脉成像检查。

（3）多模态CT对于脑出血血肿扩大风险的预测价值：脑出血后血肿扩大提示预后不佳。发病3 h内行头颅CT检查的患者中，有28%～38%的患者会在CT复查中发现血肿扩大超过基线CT的1/3。CTA和增强型CT中如果出现血肿的强化，则提示脑内血肿扩大风险增加，这种血肿强化的表现就是平时所说的"点征"。

2. 脑出血的MR诊断

随着MR成像技术的发展，MR对于急性期脑出血的诊断价值也越来越被肯定。梯度回波和T2SWI对于急性期出血具有和CT同样的敏感度，而且对于以往出血的敏感度更佳。

脑出血后不同时期其病理生理不同，MR检查的结果也有所区别。脑出血后血肿的病理演变过程大致可归纳为：红细胞悬液—血液浓缩—血凝块形成和收缩—红细胞溶解—低蛋白血肿液。血肿内血红蛋白的演变过程为：氧合血红蛋白（HBO_2）—脱氧血红蛋白（deoxy hemoglobin，DHB）—高铁血红蛋白（methemoglobinemia，MHB）—含铁血黄素（H-S），其中可出现互相重叠现象。根据脑内血肿的病理及血红蛋白变化规律，脑内血肿的MR信号表现规律如下。

（1）超急性期（＜24 h）：血肿主要由完整红细胞内的HBO_2组成，在MR上可分为3个阶段。Ⅰ阶段（0～3 h），血肿在T1加权像上呈低信号，在T2加权像上呈高信号；Ⅱ阶段（3～12 h），血肿在T1加权像上呈略高信号，在T2加权像上呈高信号，此时出现轻度脑水肿；Ⅲ阶段（6～24 h），血肿在T1、T2加权像上可呈等信号，此时出现中等脑水肿。

（2）急性期（2～7 d）：血肿内HBO_2逐渐向DHB演化。Ⅰ阶段（2～3 d），完整红细胞内的HBO_2已演变为DHB。血肿在T1加权像呈等或略低信号，在T2加权像上呈典型的低信号，此期伴重度脑水肿。Ⅱ阶段（3～4 d），血肿除DHB之外，已有相当大部分转化为细胞内MBH，在T1加权像上呈典型的高信号，在T2加权像上呈典型的最低的黑信号，此期伴重度的脑水肿。Ⅲ阶段（5～7 d），此期特征是红细胞开始溶解，血肿在T1加权像上仍呈典型的高信号，在T2加权像上仍呈低信号（但不如Ⅱ阶段黑），脑水肿减轻为中度。

（3）亚急性期（8～30 d）：Ⅰ阶段（8～15 d），血肿周边已经是游离稀释的MHB，中心部仍为未演化的DHB，在T1加权像上最有特征性。周围为高信号厚环，中心为DHB低信号，在T2加权像上周围为略低信号厚环，中心为更低信号DHB，脑水肿从中度变为轻度；Ⅱ阶段（16～30 d），血肿中心的DHB逐渐被游离稀释的MHB所取代，在所有成像序列中均逐渐完成高信号，以T1加权像最明显，T2加权像演变得慢一些，血肿周边可见含铁血黄素黑线，脑水肿从轻度至消失。

（4）慢性期（1～2个月）：血肿由游离稀释的MHB组成，周围包绕着含铁血黄素与沉积环，一个高信号血肿包绕着一个黑色低信号环，是慢性脑内血肿的MR成像特征，在T2加权像上显影最分明。

（5）残腔期（出血后2个月末至数年）：Ⅰ阶段指出血后2个月末至4个月末，血肿内随着囊变与液化，主要由低蛋白囊液组成，MR成像呈液体特有的长T1与T2信号。在T1加权像上呈近于脑脊液的低信号，在T2加权像上呈近于脑脊液的高信号；Ⅱ阶段指出血后5个月至1年，囊液内水分吸收，仅留下游离稀释的MHB，它在所有成像序列中均呈条索状高信号，狭窄残腔周边沉积的含铁血黄素在所有成像序列中均呈低信号；Ⅲ阶段指出血后1年以上，MHB几乎全部消失，残腔中心的高信号MHB消失，仅余下含铁血黄素低信号，在T2加权像上呈低信号。

值得注意的是，对于患者年龄＜55岁，无高血压病史或出血部位位于脑叶时，需要考虑更多的其他病因，此时选择头颅MR检查的价值可能较CT更高。

MR对脑微出血（cerebral microbleeds，CMB）的诊断价值更高。CMB是一种亚临床的终末期微小血管病变导致的含铁血黄素（hemosiderin）沉积，在颅脑磁共振T2加权梯度回波序列（gradient-echo T2-weighted MRI、GRE-T2sWI、GRE-T2）可见局灶性低信号，其周围无水肿，也称为陈旧性（静止性）CMB、静息性CMB、腔隙性出血、Ⅱ型腔隙、慢性微量脑出血或点状脑出血等。CMB一般无临床症状，但如果CMB广泛发生于皮质、皮质下白质和基底节区域，造成相应部位的脑组织损害，则可能引起认知功能障碍。CMB与症状性脑出血、缺血性脑卒中、脑白质病变、腔隙性脑梗死密切相关，是症状性脑卒中的独立危险因素。

颅脑MRI能很好地显示微量出血，通常由GRE-T2和磁敏感序列检出。

GRE-T2序列和SWI是诊断CMB特异性的序列。平面回波成像(echo planar imaging, EPI)是目前最快的MR成像方法，特别适用于不合作、烦躁、小儿以及幽闭恐惧症患者。此外，SWI能显示超急性期的出血，有助于指导临床治疗。

3. MR与SAH

在SAH急性期，尤其是24 h以内，应用MR自旋回波T2加权图像可发现蛛网膜下腔血液呈现高信号表现，这一序列较T2梯度回波序列(呈现低信号表现)、FLAIR、FLAIR抑制等序列更为敏感。FLAIR、快速自旋回波和PD序列对于颅内出血(intracranial hemorrhage, ICH)的诊断更为敏感。如果对于出血有怀疑或者需要排除出血时，需要加做梯度回波序列。值得注意的是，应用钆剂增加检查时，SAH容易出现假阳性结果，尤其是在FLAIR序列上。

一些研究表明，MR检查对于发现后循环动脉瘤具有一定的优势，但目前对于SAH早期MR诊断的价值研究仍有较大的争议，主要原因在于这些研究大多采用非盲法进行，且病例数较少，资料相对不全面。

对于脑出血急性期进行MR检查的敏感性和特异性争论未止，加之MR检查需要增加检查时间，因此对于脑出血患者，尤其是伴有意识障碍的进行快速MR检查的可行性、安全性较CT低。

陈旧性出血的T1加权高信号可持续2周，FLAIR序列甚至可以持续更长时间。因此，当发病1～2周后，CT高密度消失以后，MR可以为临床判断出血动脉瘤的部位提供一定的帮助。当然，有一些患者MR检查只能发现存在着脑凸面出血的情况，对于判断动脉瘤的部位没有特异性诊断意义。发病1～2周后的SAH，可能脑脊液检测比MR检查的诊断价值更高。也有研究发现在动脉瘤破裂3个月后MR的T2加权成像仍可检测出蛛网膜下腔存在着含铁血黄素沉积，尤其是在动脉瘤周围的沉积更为明显，而这一现象在健康对照者中没有发现。因此，突发头痛患者在发病数周后进行MR检查可以有助于检出SAH，但MR检查阴性并不能排除SAH。颅内动脉瘤本身可以通过MR成像流空信号进行诊断，MR成像还可以对动脉夹层的壁间血肿进行准确诊断。

(四) 脑静脉系统血栓性疾病的影像诊断

脑静脉系统血栓(cerebral vein and sinus thrombosis, CVT)是一种相同少见的脑血管疾病，可累及静脉窦、皮质静脉及穿髓深静脉，其临床表现缺乏特异性，常表现为头痛、癫痫及意识障碍等。CT 及 MR 普通扫描较难发现典型的征象，造成假阴性；当合并静脉窦先天异常，硬膜下出血者可掩盖血栓，易造成误诊及漏诊，确诊多依靠DSA 检查确诊。

普通CT及MR扫描常常提示的是间接征象，如CT下静脉或静脉窦区的高密度血栓征——点征、条索征等；MR下静脉窦区的正常血流流空信号的消失、局部慢血流信号等。但是这些间接征象易受年龄、血液状态、伴发疾患及血栓大小等因素影响，阳性结果诊断意义相对较大，影像结果阴性时如伴有临床症状则不能轻易排除。增强CT或MR可以通过强化静脉窦壁及毗邻硬脑膜组织，凸显出静脉窦内未被强化的血栓，从而观察到“空三角征”或“空δ征”，此为静脉窦血栓存在强有力的证据。此外，MR的GRE及SWI参数可以直接显示静脉窦血栓，临床上也常用来观察血栓及血栓形成的时期。其他的影像学间断征象，包括对称性上矢状窦旁梗死灶、对称性丘脑肿胀性病变、出血性脑梗死等，结合临床及危险因素，也有一定的诊断意义。

目前，脑静脉系统的显示主要通过DSA、CTA及MRA检查来实现，每种成像方法各有其自身的特点。DSA具有良好的空间分辨率，可针对性地进行高选择性的血管成像，能够判断血流方向和优势供血，是血管性疾病诊断的“金标准”。但DSA操作过程复杂，且属有创性检查，具有一定危险性，因而使用范围受限，主要用于需要造影确诊或适合介入治疗的患者。

经静脉注入造影剂，螺旋CT在快速的容积扫描后，应用三维血管重建技术来显示脑静脉系统，称脑CT静脉成像（computed tomography venography，CTV）。使用对比剂智能跟踪Smartprep技术或小剂量预注射软件测得个体化的延迟时间，CTV可以精确延迟时间，避开动脉图像，使静脉图像清晰显示。从颅顶向颅底扫描显示脑静脉系统，则有利于显示海绵窦、岩上窦、岩下窦及蝶顶窦，利用CTV-SI也可以较好地显示静脉窦内的血栓信号——空三角征及空δ征。此外，利用各种重建方法包括多平面重建（multi-planar reformation，MPR）、MIP、表面遮盖法重建术（surface shaded display，SSD）、容积再现（volume rendering，VR）等全方位多角度地显示血栓与静脉窦的关系。

用于MR脑静脉血管成像的方法有时间飞跃法（time of flight，TOF）和相位对比法（phasecontrast，PC）。根据采集层面方式不同，分为二维（2D）和三维（3D）。2D-TOF法血流成像层很薄，无饱和效应，对慢血流敏感，用于流速较慢的脑静脉血流成像。3D-PC能用小的像素，减少相位弥散和信号丢失，从而减少伪影的发生和提高图像质量。但上述方法对血液流动敏感，血管拐弯处的血流易丢失信号，受饱和效应影像扫描层面内的快速血流也会出现充盈缺损和中断的假象，且当血管内血流速度较慢时，血管信号亦会明显减弱，易出现假阳性的结果，临床上成像效果并不满意。增强3D-TOF减影技术大大改善了脑静脉显示，可以去掉动脉影像，只剩下静脉血流高信号，是脑静脉系统显示图像最清晰的检查方法。

总体上，CTV和MRV对主要静脉系统的显示基本一致，但CTV对于细小静脉的显示优于MRV。在静脉窦血栓中，慢血流的室管膜下静脉和侧支静脉用CTV比MRV显示得要好。DSA能判别血流方向，而CTV和MRV则不能，对于某些疾病的诊断DSA仍具有明显优势。但是CTV和MRV-SI可以显示血管病变引起脑实质的异常，这是DSA不具备的特点。此外，由于MRV空间分辨率不如CTV高，因此，MRV在血管精细程度及清晰程度上不及CTV的图像。

二、血管影像技术在脑血管疾病诊断中的应用进展

（一）CTA技术

CTA技术是结合螺旋CT薄层扫描技术及图像后处理技术行三维立体血管成像的一种无创血管造影方法。多种后处理方式是CTA的最大优势之一。CTA成像后，最常使用的是3D中的MIP后处理技术，可以很好地还原图像，几乎可以和DSA造影检查相媲美。VR技术是将扫描区内的血管进行重建，细致观察血管的立体解剖关系从而发现病变血管。VR图像精细，具有较强的立体感，尤其适合显示重叠的血管、血管与邻近结构的三维关系，从不同的角度、方向、层面来观测，避免了结构重叠。但由于生理活动或外部伪影带来的干扰，影像图像质量下降会对脑血管疾病判断产生一定偏差。MPR等三维重建显示靶血管，充分显示血管与周边结构尤其是骨性结构的关系，并对单根血管进行多层次的平面分析。Bartlett 等的研究表明CTA可作为DSA的替代方法。Toepker 等研究显示，以DSA作为诊断标准，CTA诊断颈动脉闭塞的敏感度、特异度及准确度分别为100%、97.8%和97.9%；对于狭窄≥70%诊断的敏感度、特

异度及准确度分别是86.4%、97.6%和95.9%。Skutta等研究显示，以DSA作为诊断标准，CTA对于颅内大动脉闭塞诊断的敏感度和特异度达到100%；对于血管狭窄率≥50%的诊断的敏感度和特异度分别是97.1%和99.5%。此外，通过CTA-SI可以观察血管内的栓子情况和部分动脉夹层（**见图2-1-4**）。

如**图2-1-4**所示，CTA-SI辅助诊断颈部动脉腔内病变的典型病例，采用320CT可完成头颅"一站式"扫描，即一次CT扫描、一次造影剂注入就可以获得CT平扫图像、动态CTA图像及全脑灌注图像在内的全套资料，对于AIS患者的超早期诊疗有着不可比拟的优势。320CT具有宽探测器、扫描时间短的优点，可以轻松展示全脑血管，不存在时相的差异，而且管腔内造影剂的浓度峰值相对较高，从血管近端到末端，其峰值浓度都相对一致，各个位置的数据获取均处于同一时相，除了脑动脉的评估可以与DSA相媲美外，脑内静脉系统的显示也优于常规CTA。320CT的不足在于：① 由于扫描时需要对同一部位反复扫面，因此辐射剂量较大；② 血管内造影剂的浓度达到峰值是以相对的大血管为参照物，以至于CTA对小血管的显示不佳。

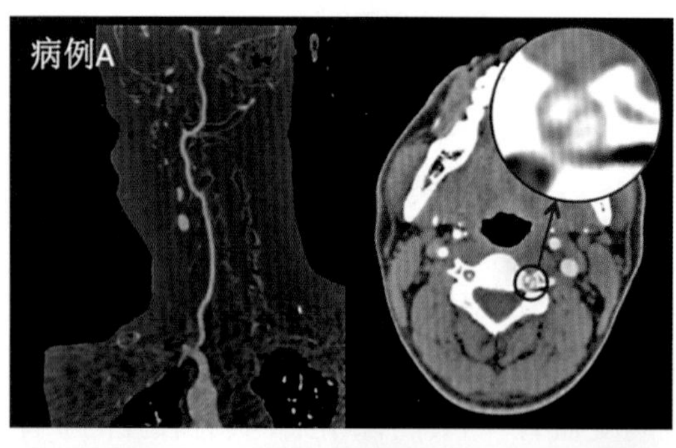

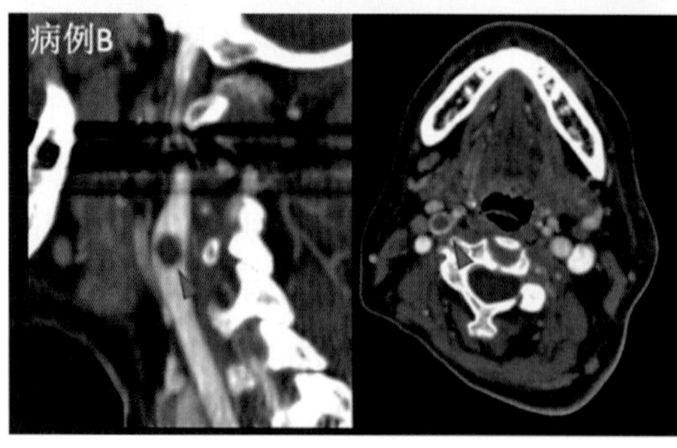

图2-1-4　应用CTA-SI辅助诊断颈部动脉腔内病变的典型病例

病例A：30岁男性，右侧小脑后下动脉急性梗死灶。MR压脂相提示右侧椎动脉夹层，左侧椎动脉未发现异常。但CTA原始图像提示左侧椎动脉内异常信号（红圈及放大图），考虑为动脉夹层。

病例B：56岁男性，右侧大脑中动脉供血区急性梗死，既往有房颤病史。CTA-MPR检查提示右侧颈内动脉内异常信号，原始图像内亦可见，考虑为心源性栓子（蓝色箭头）。

（二）MRA

MRA是一种无创的MR血管成像技术，其中TOF法可无须使用造影剂，且密度分辨率高，可以提供毫米级以下水平的图像。对于肾脏功能受损以及过敏原因，不能接受CTA检查的患者尤为适用。

MRA是以周围静止的机体组织为参考物象，根据流动的血液来显示出被检查者的血管情况，利用的原理包括相位位移、流动增强效应等，目前常用的MRA技术包括TOF-MRA、PC-MRA及CE-MRA。颅内动脉不仅细小，且蜿蜒迂曲，采用TOF-MRA技术比较恰当，其信号强度主要与血液流动速度以及层块的厚度有关。根据信号采集模式的不同，一般分为二维（2D）和三维（3D），颅内MRA 最常用3D-TOF方法。PC-MRA具有背景组织抑制好、对比度好，可清晰地显示小血管情况的特点。利用PC-MRA提供的血流速度和相位关系，不仅可获得血管的生理解剖结构，且可进行血管内血流的定量分析以及血流方向和血流速度的研究。CE-MRA则需注入顺磁性对比剂，由于对比剂的存在，CE-MRA对血液中检测到的信号将明显区别于静态组织，进而形成对比图像，对小血管成像诊断精度很高，主要用于常规MRA的补充，以增加可信度。与DSA相比，其灵敏度为88.3%～100.0%，特异度为94.8%～96.8%。但是血管的弯曲度也会影响MRA的诊断效果，弯曲部分湍流造成血管信号消失，从而难以判断该区域血管是否狭窄。与CTA相比，MRA在脑动脉图像显示方面有所不足，其动脉图像边缘显示较为模糊，因此造成难以正确判断血管的狭窄程度，且血管血流存在的涡流效应、边缘放大效应等可能造成血管狭窄程度的夸大。临床研究表明，MRA的过度诊断情况较为严重，这可能也与MRA图像成像结果无法较好地观测到血管钙化情况，且难以直接观测出血管内情况以及血管内壁斑块厚度等情况有关。

（三）DSA技术

DSA是利用计算机处理数字影像信息，消除骨骼和软组织影像，使得血管显影清晰的成像技术。根据将对比剂注入动脉或者静脉而分成动脉DSA（intra-arterial DSA，IADSA）和静脉DSA（intravenous DSA，IVDSA）。由于动脉DSA血管成像比较清楚，对比剂用量较少，是目前临床上最为常用的方法。DSA对多种疾病的诊断及治疗起到了无法替代的作用，是诊断脑血管病的“金标准”。

随着各种无创影像技术的进步，临床诊疗逐渐趋于微创化等精准医疗，这对DSA技术也提出了更高的要求，同时，DSA各种技术的发展也对临床诊疗水平的提高起到了极大的推动作用。三维DSA（3D-DSA）即是近年来在旋转DSA的基础上发展起来的新技术，并逐渐拓展成为集组织成像、血管成像以及脑灌注功能成像为一体的“一站式”影像平台。

近十年来，各大厂商纷纷研制开发拥有3D-DSA及类CT重建功能的平板探测器，如：Dyna CT、Innova CT、Xper CT等。该技术类似于螺旋CT等3D重建，文献也称之为C臂CT、锥形束CT、C臂平板探测器CT等，其原理都是在旋转DSA技术基础上应用计算机完成3D重建成像。它利用DSA的平板探测器采集C臂带旋转图像，通过计算机重建，既能获得三维血管成像，也能获得软组织、骨骼CT的影像。3D-DSA与螺旋CT带成像不同之处在于普通CT采用二维平行束或扇形束扫描，而3D-DSA技术采用的是三维锥形束X线扫描；普通CT是点状或线状探测器采集，而3D-DSA采用面阵探测器。例如，西门子Artis Zeego 机器，DSA旋转扫描可覆盖的空间范围为22.5 cm × 22.5 cm × 18.5 cm，平板探测器大小为30 cm × 40 cm，扫描时间可以为20 s、8 s或5 s，C臂系统以30帧/s或60帧/s的速度采集图像，除了可以获得横断位、矢状位、冠状位等MPR影像外，还可以进行VR、SSD、MIP、虚拟内镜、模拟机位、透明血管成像等后处理技术，并可以清晰显示钙化斑块（**见图2-1-5**）。

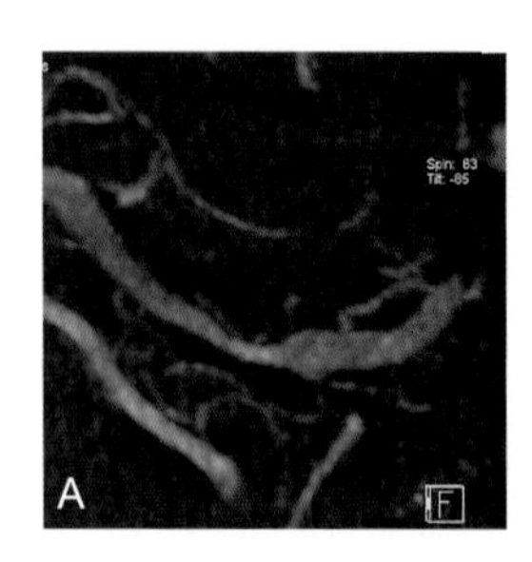

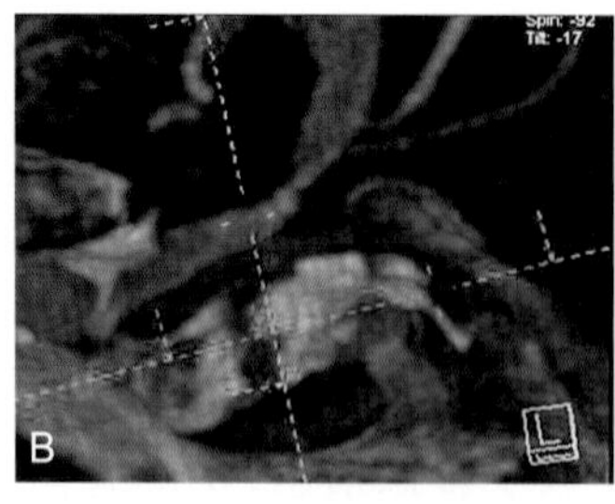

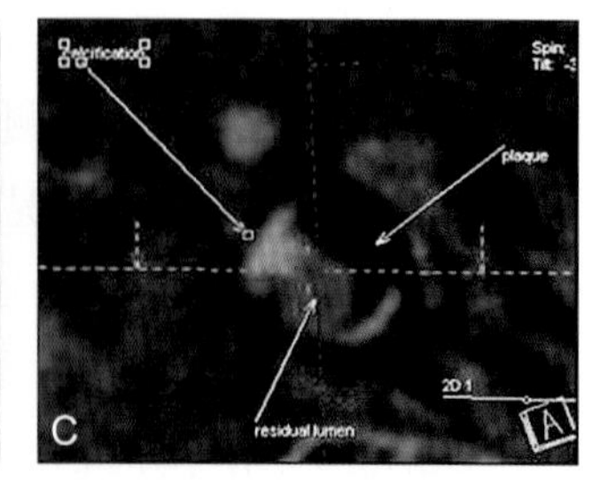

图2-1-5　增强Dyna CT可以清晰反映血管狭窄程度和血管狭窄钙化斑块情况

注：A. 头足位可以清晰显示病变血管的形态和狭窄的程度；B. 表面成像技术可以显示血管周围钙化的位置和分布；C. 任意剖面显示血管内残余血管与周围斑块的位置及关系

（四）动脉管壁成像技术

1. 颈动脉易损斑块的影像评估

易损斑块是指所有具有破裂倾向、易于发生血栓形成和（或）进展迅速的危险斑块。虽然主动脉和冠状动脉粥样硬化斑块的形成要早于颈动脉，但是由于解剖结构的原因，颈动脉斑块的评估远较前两者简单易行，且大规模的临床研究表现，颈动脉斑块的严重程度与心、脑、外周动脉血栓事件明确相关。

在传统的观念上，一直将颈动脉管腔狭窄作为评估动脉粥样硬化程度的指标，并依据颈动脉狭窄百分比来判断是否需要手术治疗。然而，颈动脉管腔狭窄并不是缺血性脑卒中的唯一因素，颈动脉不稳定性斑块的破裂也是其重要的原因。事实上，斑块本身的病变程度可能比管腔狭窄程度更能预测脑血管疾病的发生与发展，甚至在颈动脉轻度狭窄时就可出现斑块破裂，从而导致脑血管事件的发生。北美NASCET研究发现，颈动脉狭窄＜50%的患者中5年内出现相应区域脑卒中事件的比例高达22.2%。美国统计资料指出，在1996—2006年的10年间，依据狭窄程度治疗颈动脉粥样硬化性疾病仅仅减少了7%的脑卒中发生率。8～83个颈动脉内膜切除术仅能减少术后2年内1次脑卒中发生。由此可见，颈动脉的狭窄程度虽然与缺血性脑血管病密切相关，然而它却并不是评估其严重程度或再发风险最好的标准，其他可能影响斑块稳定性的因素亦与缺血性脑血管病相关。

颈动脉内膜切除术后的组织学研究表明，溃疡表面、斑块内出血、大的脂质或坏死核心、纤维帽断裂以及局部炎症细胞浸润都与颈动脉斑块的稳定性密切相关。Naghavi等在2003年拟定了不稳定性斑块的组织学定义和标准，其主要特征为：① 活动性炎症；② 薄的纤维帽，伴大的坏死脂质核心；③ 血管内皮剥脱，伴表面血小板聚集；④ 斑块破裂或受损；⑤ 管腔重度狭窄。次要特征为：① 表面钙化斑；② 亮黄色斑块；③ 斑块内出血；④ 内皮功能异常；⑤ 血管正性重构。一个完整的颈动脉斑块的影像学评估，应该包含以上的特征，这对于预测远期脑卒中事件极为重要。

颈动脉超声可以观察动脉狭窄程度、斑块表面及内部的特性、监测血流动力学等，甚至可以观察局部血流。如Russel等通过超声发现脑卒中事件发生后的30 d内，斑块的滋养血管供应丰富，之后的1～3个月内则逐渐消失，提示脑卒中早期不稳定斑块有重构的过程。但它最大的局限性在于评估者之间的差异较大，而且它不能够进行斑块体积的测量。结合超声造影技术的非线性声学效应，来提高灰阶成像的对比分辨率和空间分辨率，可以更清晰地观察血管的内膜中层厚度、粥样硬化斑块的形态，并检测到斑块内的新生血管。有研究表明，斑块的造影增强强度与斑块病理学检测的微血管密度有良好的相关性。血管内超声也是近年来发展较快的斑块评估手段，但是由于其有创及价格昂贵，国内开展得不多。

随着对比剂MR成像和功能MR成像的应用，以及分子成像和磁化转移技术的发展，颈动脉斑块的MR成像已能为临床提供了更多有价值的信息，如亮血序列（TOF）和黑血序列（基于T1的血流抑制相）等。许多相关研究已经证实了脂质坏死核心、钙化、斑块内出血及表面破损等颈动脉粥样硬化斑块的MR成像特征与组织病理的一致性。颈动脉斑块的MR成像已成为当前的研究热点，被越来越多的学者所关注着。如Fabiano等利用MR扫描体外斑块，证实其敏感度为92%，特异度为74%。增强MR扫描可更好地显示脂核的边界，提升脂核和纤维帽间的对比。斑块内出血在MR成像的信号特征，则取决于血肿内正铁血红蛋白的形成时间。正铁血红蛋白在T1WI和时间飞跃法上表现为高信号，早期的正铁血红蛋白在T2WI为低信号，晚期的则为等或高信号。钙化在T1WI、T2WI、时间飞跃法上，均表现为低信号。病理学上证实，斑块内微血管的数目与炎症细胞的数量、斑块的易损性均有相关性。通过DCE的MR成像技术可以评估斑块内微血管的数目和通透性。有研究证实，分数血浆容量与微血管的面积相关。而造影剂的转移常数与微血管的通透性相关。此外，超顺磁性氧化铁颗粒可通过受损的内皮细胞进入斑块内，并被巨噬细胞所吞噬，MR信号强度明显降低，因而利用氧化铁颗粒进行的巨噬细胞成像，可作为判断斑块稳定性的一种新方法。然而MR成像空间解析度偏低、序列复杂、设备要求高、技术条件不成熟及评估者的经验水平不一等原因，并不适合三级以下医院用于高危患者的筛查。

重组的CT三维立体血管图像可以旋转，从不同的角度、方向、层面进行观测，避免了结构重叠。由于它空间解析度高，不仅可以观察管腔狭窄的程度、确定斑块的位置，同时通过常规薄层轴位图像还能对动脉斑块进行定量评估和定性分析，前者包括斑块的面积、形状、体积，后者包括斑块的成分（坏死脂质核、纤维帽、钙化、斑块内出血），适合国内广大基层医院开展。许多研究认为

MDCTA也可以较理想地评估颈动脉粥样硬化斑块及其重塑过程。如Ohara等发现与向心性斑块相比，伴有偏心性斑块的颈动脉发生相应血管事件的概率更大。Hardie等利用CTA评估颈动脉斑块的偏心指数和重塑率后发现伴有脑缺血症状的患者其扩张性的颈动脉重塑要明显高于无症状患者。Van der Lugt等分析了利用多参数CTA对109例TIA或缺血性脑卒中患者进行平均5年的随访。斑块内容物的体积和成分通过Hu值的阈值进行判定，记录每年斑块体积及内容物的变化情况。他们发现69%的血管斑块体积以每年1.2%的速度增加，同时发现斑块内的纤维组织平均每年减少1.5%，脂质每年减少约1.8%，而钙化则每年增加了3.3%，提示斑块负荷的进展是一个慢性多相的动态过程。MDCTA的缺点则在于不能较好地分辨纤维帽破裂与斑块内出血。

2. 高分辨MR成像对颅内动脉管壁的评估

高分辨MR成像（high resolution magnetic resonance imaging，HR−MRI）的图像质量对于斑块成分和稳定性的判断具有重要作用，更高场强的MR的出现，使得颅内大动脉管壁成像的评估成为可能。目前，针对颅内动脉管壁的MR研究多集中于大脑中动脉。大脑中动脉斑块的HR−MRI评价多采用多对比成像，成像序列包括T2WI、PDWI、TOF和T1WI。“黑血”和“亮血”两种技术相结合可提高对动脉粥样硬化斑块检查的准确度。

影响HR−MRI成像的主要因素包括以下3个方面。① 分辨力：冠状动脉粥样硬化斑块的研究提示一般薄纤维帽厚度＜65 μm，大脑中动脉斑块中薄纤维帽的厚度应与其相当，由于表面线圈能够达到的分辨力为500 μm，对于分辨薄纤维帽尚存在困难，此时应使用对比增强加以弥补；② 血管狭窄程度：由于TOF相中各个成分的辨别主要依赖管腔中血液成分形成的“亮血”信号，一旦管腔过于狭窄或血流速度过慢，都不能形成有效的“亮血”信号；③ 扫描时间过长：时间过长，部分患者不能坚持完成扫描，或扫描过程中移动导致图像模糊。临床应用的3.0T−MR设备具有高梯度、高信噪比、高切换率的特点，提供了更高的图像空间分辨率，大幅度地提高了图像质量，可更细微地显示血管壁结构；同时加快了采集速度，缩短了检查时间，使得HR−MR临床推广应用成为可能。

黄俊等对67例患者的大脑动中动脉应用3.0T HR−MRI和DSA进行对比评估发现，虽然存在一定的假阳性及假阴性结果，HR−MRI对大脑中动脉狭窄的评价效果非常接近DSA。

HR-MRI不仅可发现颅内动脉管壁的狭窄程度及斑块位置，还可明确斑块的数目、形态及分布特点，分析斑块的成分，明确斑块分型和稳定性。国内外对颅内动脉粥样硬化的研究表明易损斑块多为偏心斑块、斑块表面不规则或呈裂隙状说明斑块表面有溃疡形成。Xu等的研究发现，有症状大脑中动脉斑块纤维帽在T2WI图像中多数表现为高信号带，增强扫描可出现不同程度的强化，并证实颅内动脉斑块出血的发生率比颅外低，且多好发于有症状患者。

HR-MRI还可以显示斑块与穿支动脉的关系，比如斑块是否覆盖或突入大脑中动脉的豆纹动脉或基底动脉的旁中央动脉，从而明确了部分不明原因脑缺血事件的原因。如Xu等的研究发现由大脑中动脉供血的深部脑白质腔隙性脑梗死与正常侧相比更好发于上壁；Chung等研究发现腔隙性脑梗死与穿支动脉斑块的形成密切相关。Chen等的动物模型研究也表明HR-MRI对穿支动脉开口处斑块的显示与病理结果相符。

HR-MRI不仅对血管壁的结构显示良好，在对血管重塑的评价方面具有独特的优势。Xu和Ma等的研究认为颅内大动脉症状性狭窄多见为正性重塑，无症状狭窄更多见为负性重塑，而伴有正性重塑的斑块更倾向于易损斑块。此外，HR-MRI可以评价颅内动脉斑块负荷。斑块负荷是指管腔最狭窄处斑块面积与血管面积的百分比。Luo等对颈动脉的在体和离体的血管研究认为斑块的负荷在黑血序列上进行相关数据的测量数值较为准确。

由于受颅内动脉走行的先天或后天的异常及颅底结构的影响，国内外颅内血管的研究主要局限在大脑中动脉的M1段、大脑前动脉的A2～3段及基底动脉。因血管走形的先天或后天异常如M1段血管有上下斜行、凹形、直行和弯曲型种变异的走形，因此不能保证获得的HR-MRI图像每一层都垂直于载体动脉。对于血管重塑由于参考血管横断面选择的不同，可能对结果产生较大影响。另外，HR-MRI在颅内动脉的研究无法获得活体病理学的对照。

HR-MRI是目前发现的唯一适合颅内动脉管壁成像的影像学检查方法，该项技术应用于颅内动脉粥样硬化疾病具有很大的潜力，可进一步明确发病的原因，确定狭窄的程度，识别无管腔狭窄斑块，检出易损斑块或潜在的高风险斑块，有望成为缺血性脑卒中重要的预测因子。

（朱光明，张永巍）

第二节 转化医学理念下的脑血管病诊断分子影像技术

面对脑血管病，特别是缺血性脑卒中这一世界范围内的公共卫生问题，准确、及时的影像学诊断尤为重要。CT灌注（computer tomography perfusion，CTP）、CTA及MR-DWI等影像学手段已在临床广泛应用，对脑卒中的诊断和治疗提供了巨大的帮助。近年来，分子影像学研究发展迅速，能够进一步帮助理解脑卒中的病理生理过程，从而优化临床决策。本节就分子影像学技术在脑血管病诊断中的应用及最新进展进行介绍。

一、分子影像学概述

分子影像学的概念最先由哈佛大学的Weissleder教授在1999年提出，是指活体状态下在细胞和分子水平应用影像学对生物过程进行定性和定量的研究。即采用无创的影像技术在活体的分子水平上研究细胞功能代谢，以达到对疾病早期特异性诊断、疗效观察和制订治疗计划或进行新药研制筛选的目的。分子影响学技术的发展不仅促进了医学影像学技术革命性的发展，也为了解生物过程的复杂性和多变性开辟了崭新的途径，有力地推动了生命科学的进程。

有别于传统的影像学以解剖结构和形态学为基础，分子影像学使我们能够在解剖结构出现变化之前就能观察到脏器血流灌注、组织代谢等情况。双模或多模式图像联合显像的融合成像技术，如PET/CT、PET/MR、SPECT/CT，更使分子影像学如虎添翼，在提供脏器血流灌注及组织代谢图像的同时，也能提供高分辨率的解剖图像，从而提高了检测灵敏度和图像分辨率。

分子影像学有3个关键因素：分子探针、信号放大技术以及敏感、快速、高分辨率的影像技术。分子探针是指能与靶组织特异性结合的物质（如配体或抗体等），与能产生影像学信号的物质（如放射性核素、荧光素或顺磁性原子）以特定方法相结合而构成的一种复合物。借助分子探针，通过靶向结合或酶学激活的原理，及适当地扩增策略放大信号后，高分辨率的成像系统即可检测到这些信号的改变，从而间接地反映分子或基因的信息。分子探针的构建是分子影像学研究的关键环节，常用放射性核素探针，主要包括代谢成像探针、乏氧成像探针、细胞增殖成像探针、凋亡成像探针、血管生成成像探针、受体成像探针（标记相应配体）以及报告基因等。分子探针的研究是该领域最热点、最前沿的问题，也是最变化莫测、最能展现突破的研究课题，更是转化医学最为基础的应用工具。

二、分子影像在脑血管病中的应用

（一）正电子发射计算机断层成像

正电子发射计算机断层成像（positron emission computed tomography，PET）是研究脑血管病理生理的重要手段，它能够提供CBF、脑氧代谢等数据，并通过分子探针进行分子成像，可在病变发生明显形态学改变前早期检测出其病理生理变化。

1. PET常用分子探针

代谢类成像药物能够早期反映组织、细胞生化代谢过程，以显示组织细胞的功能状态。它们具有高灵敏度，但是缺乏特异性。

糖代谢成像：氟代脱氧葡萄糖（fluorodeoxyglucose，FDG）是2-脱氧葡萄糖的氟代衍生物，其完整的化学名称为2-氟-2-脱氧-D-葡萄糖，通常简称为^{18}F-FDG或FDG。FDG最常用于PET类医学成像设备。FDG分子中的氟选用的是属于正电子发射型放射性核素的氟-18，从而成为^{18}F-FDG。^{18}F-FDG是目前临床上应用最广的糖代谢示踪剂。^{18}F-FDG是葡萄糖的类似物，但有结构差异（2-位碳原子上的羟基被F取代），其在体内的生物学行为也与葡萄糖相似。经静脉注射引入体内后，^{18}F-FDG通过与葡萄糖相同的摄取转运过程进入细胞内（通过葡萄糖转运蛋白1和2转运到组织细胞内），在己糖激酶（hexokinase）的作用下被磷酸化形成6-5磷酸-^{18}F-FDG（6-P-^{18}F-FDG）。但与6-磷酸葡萄糖不同的是，6-P-^{18}F-FDG不能被进一步代谢，而是滞留堆积在细胞内。细胞对^{18}F-FDG的摄取量与其葡萄糖代谢率成正比，故体内葡萄糖代谢率越高的器官组织，摄取聚集^{18}F-FDG越多。

在葡萄糖代谢平衡状态下，6-PO_4-^{18}F- FDG滞留量大体上与组织细胞葡萄糖消耗量一致。因此，^{18}F-FDG能用于己糖激酶和葡萄糖转运蛋白表达的PET成像。^{18}F-FDG的分布情况就会很好地反映体内细胞对葡萄糖的摄取和磷酸化的分布情况。^{18}F-FDG是分子成像中基于替代物成像原理的典型代表，也是目前临床应用最广的分子成像方法之一。

2. AIS

早期溶栓治疗可以降低急性脑栓塞患者的病死率，而先进的影像学技术在诊断缺血性脑卒中和选择患者急性期治疗方案等方面扮演着越来越重要的角色。

缺血性脑卒中缺血区的血流动力学变化呈动态过程。血流动力学损害主要表现为灌注不足、不可逆性损伤和过度灌注，PET 脑显像有其特征性改变。

（1）灌注不足：当发生脑缺血时，灌注不足脑组织的局部氧摄取分数从正常值0.4增加至近1.0，如果脑灌注压进一步下降，脑氧代谢率开始急剧下降，此期称为真性缺血期，这一时期脑组织功能发生障碍。

（2）不可逆性损伤：大脑皮质深部区域侧支循环不良，构成缺血的中心区域，CBF降低时易迅速出现不可逆性损伤。如PET研究发现rCBF＜12 ml/（100 g・min）或低于对侧50%以下，或脑氧代谢率＜1.4 ml/（100 g・min）时，可发生不可逆性损伤。

（3）过度灌注：脑卒中发作后5～18 h内有1/3的病例可观察到早期血管再通后灌注水平升高，在PET上表现为局部CBF和CBV增加，局部氧摄取分数降低，局部脑氧代谢率轻度升高。

3. 缺血半暗带

AIS由中心坏死区及周围的缺血半暗带（ischemic penumbra）组成。坏死区由于完全性缺血导致脑细胞死亡；但缺血半暗带仍存在侧支循环，神经细胞仍可存活并有恢复功能的潜力。保护可逆性损伤神经元是AIS治疗的关键，因此应尽早恢复血流灌注以挽救缺血半暗带。缺血半暗带范围大小及部位既对评价AIS预后具有重要参考价值，更是AIS早期血管再通病例选择的重要指标。PET是研究和检测脑缺血半暗带的最有效工具，目前有3种方法可以确定缺血半暗带。

（1）血流和代谢阈值：动物脑缺血实验模型研究发现，缺血脑组织损伤严重程度和范围存在阈值，rCBF＜12 ml/（100 g · min）或$rCMRO_2$＜1.4 ml/（100 g · min）的缺血脑组织将发生不可逆损伤。rCBF在12～22 ml/（100 g · min）之间的缺血脑组织，仍具有形态结构完整性和一定的代谢活性，损伤仍然可逆。PET临床研究中观察到，缺血半暗带的特征是rCBF减低，局部氧摄取分数（rOEF）增加，$rCMRO_2$保持正常或轻至中度减低。在脑卒中发作9 h、18 h和24 h的研究表明，50%的患者有广泛的皮质区CBF下降［通常降至缺血半暗带组织阈值20 ml/（100 g · min）以下］，37%的患者rOEF明显增加（通常rOEF＞0.8），25%的患者$rCMRO_2$轻至中度降低（不超过发生不可逆损伤阈值），这些不同的表现与已受累但可恢复组织（即缺血半暗带）的情况一致。

$^{15}O-H_2O$ PET评价缺血性脑卒中3 h内缺血程度，以rCBF＜对侧脑皮质50%［相当于rCBF＜12 ml/（100 g · min）］为缺血中心区，低于对侧脑皮质50%～70%［相当于 12～18 ml/（100 g · min）］为缺血半暗带区低于对侧脑皮质70%以上为供血不足区。脑卒中后2～3周用MR成像确定最终梗死体积，发现最终梗死区51%～92%由缺血中心区构成，8%～34%由缺血半暗带构成，2%～25%由供血不足区构成。这说明尽管缺血中心区构成最终梗死区的主要部分，但及时的再灌注挽救缺血半暗带和供血不足组织，可缩小最终梗死体积。

（2）脑受体显像：脑内苯二氮䓬类（benzodiazepine，BZ）受体与放射性配体^{11}C-flumazenil（FMZ）的特异结合可反映中枢神经元结构的完整性，用于鉴别缺血性脑卒中后不可逆损伤和可逆性功能受损缺血脑组织。在缺血性脑卒中发生后几小时就可观察到损伤区^{11}C-flumazenil特异性结合明显减少，减少的程度与$CMRO_2$下降程度明显相关。^{11}C-flumazenil特异性结合缺损区、$rCMRO_2$和葡萄糖代谢率均明显下降，并与最终的梗死区一致。一组10例缺血性脑卒中2～12 h的患者，灰质最终梗死或非梗死的95%阳性预测值和阴性预测值分别为正常脑白质^{11}C-flumazenil 特异性结合力的3.4倍和5.5倍，^{11}C-flumazenil特异性结合力低于正常脑白质3.4倍可作为预测不可逆损伤的阈值；平均55.1%的最终梗死区^{11}C-flumazenil特异性结合力低于不可逆损伤的阈值，20.5%的梗死区^{11}C-flumazenil特异性结合力高于不可逆损伤的阈值，rCBF低于缺血半暗带阈值上限，12.9%的梗死区^{11}C-flumazenil特异性结合力高于不可逆损伤的阈值,rCBF 也高于缺血半暗带阈值上限。

(3) 乏氧显像:乏氧PET成像在PET成像中占有十分重要的地位,用F-硝基咪唑(fluoromisonidazole,FMISO)进行乏氧PET成像,为肿瘤乏氧状况提供了无创伤性评估方法,用于测定鼻咽癌、头颈部肿瘤乏氧状态,预测化疗效果,也可区分存活/缺血和坏死/梗死的心肌、脑组织等。目前应用的乏氧成像探针可分为硝基咪唑(misonidazole,MISO)类和非MISO类化合物。

MISO作为一种缺氧细胞感受器,可通过用不同的放射性核素(如:^{18}F、^{125}I、^{99m}Tc等)标记,用PET或平板闪烁扫描来成像。

放射性核素标记的MISO类化合物进入细胞后,在硝基还原酶的作用下,有效基团($—NO_2$)发生还原,在氧含量正常的细胞中,还原后的基团可重新被还原成原来的有效基团。当组织细胞乏氧时,还原后的基团不能再被氧化,此时还原物质与细胞内物质不可逆结合,滞留在细胞内。

目前,^{18}F-FMISO已用来诊断头颈部肿瘤、心肌梗死、炎症、脑局部缺血等疾病。

乏氧显像剂FMISO可用于检测缺血半暗带。FMISO经乏氧组织细胞还原酶作用后,与细胞成分结合滞留于乏氧组织,正常氧化态的细胞和不可逆损伤的细胞均不滞留FMISO。动物实验发现猫大脑中动脉闭塞(middle cerebral artery occlusion,MCAO)后2 h,大脑中动脉灌注区FMISO摄取均增高;5 h后梗死中心区 FMISO摄取缺损,中心区周围FMISO摄取增高;24 h后大片梗死。FMISO摄取相应缺损,说明缺血脑组织FMISO结合方式与梗死的发展方式一致。临床研究也发现,缺血性脑卒中后6 h,FMISO结合区主要在梗死中心区,6~24 h后,FMISO结合区主要在梗死中心区周围或以外。

随着FMISO的诊断价值被肯定,更多地以^{18}F-FMISO PET 来研究半暗带的发展及代谢、结构的变化。一些对猫及狒狒脑梗死模型进行的实验研究也验证了可逆梗死向不可逆梗死的演变与时间和空间都有关,不可逆梗死区随着时间的流逝从中心区不断地向周围缺血组织扩张,这种变化在24 h时达到顶峰。一项根据脑梗死患者的发病时间进行分组,应用^{18}F-FMISO对半暗带进行三维成像的实验也验证了这种可逆梗死向不可逆梗死的演变过程。

4. 脑卒中后神经功能的恢复

脑卒中是主要致残原因之一,脑卒中后存活者中约50%的患者有运动缺陷。大多数患者脑卒中后神经功能的恢复呈指数曲线，发病后早期神经功能快速恢复，然后进入慢性恢复期。到脑卒中后6个月基本已确定恢复的程度。脑卒中后的恢复程度除与脑梗死大小和位置有关外，还取决于脑功能重组（brain functional reorganization）和脑可塑性（brain plasticity）。PET可描绘特异脑激活的神经活动位置和范围图，在系统水平上研究脑卒中的恢复机制和生物学基础，评估脑可塑性。

（1）PET脑激活试验的方法学考虑：PET横向研究（horizontal study）通常选择单个时间点进行脑激活试验。与正常对照群体的脑激活图进行比较。该方法的局限性是难以考察恢复期的活动，仅适用于某些患者。不能充分控制影响个体恢复过程的一些复杂因素，如梗死的位置和时间、个体的年龄和性别、发病前大脑结构和半球优势、个体行为方式等，也难以区分脑激活模式改变在脑卒中恢复中所起的作用是有利、有害，还是偶发现象。

PET纵向研究（longitudinal study）对同一个体在脑卒中后神经功能障碍恢复过程中的多个时间点进行脑激活试验，即可以在同一个体内进行统计分析，也可以与正常对照群体进行统计分析。PET纵向研究可克服横向研究的不足，可以考察脑卒中恢复期脑激活模式改变的动态变化，考察脑激活模式改变与神经功能障碍恢复程度的关系，可以显示脑可塑性的效果。

（2）躯体运动功能的恢复：大脑皮质对运动的发动起着重要作用。通过PET和功能性MRI（fMRI）脑激活功能研究发现正常志愿者在执行简单任务如手指轻敲时运动皮质功能激活呈半球不对称性。右侧运动皮质多在左侧手指运动时激活。左侧运动皮质在右侧和左侧手指运动时都充分激活，运动前和辅助运动区被复杂手指运动和手指运动的精神活动所激活。

PET横向研究和纵向研究可动态观察脑卒中运动功能恢复过程中和恢复后脑激活模式的变化。皮质下脑卒中和皮质脑卒中运动功能完全恢复或部分恢复后，执行简单任务如顺序性手指对拇指运动诱发的脑激活模式不同于正常对照组，主要表现为：① 双侧主要感觉运动皮质（primary sensorimotor cortex）激活，部分患者表现为病变对侧激活；② 运动前区、运动辅助区、后部顶叶皮质等次要运动区和非运动区皮层激活；③ 主要感觉运动区激活范围向面部代表区扩大；④ 梗死灶周围皮质的激活；⑤ 康复运动训练和药物辅助治疗可使病变侧主要感觉运动区激活范围扩大，并与运动功能恢复程度呈正相关。这些结果说明脑卒中后通过发挥储备或休眠状态的神经功能，调整神经元兴奋性，重建神经功能网络，实现脑皮质功能重组，使运动功能障碍得到恢复。脑卒中恢复期对侧运动前区FDG代谢增高，能量利用增加。

（3）语言功能的恢复：通过对左后颞叶梗死导致Wernicke性失语的恢复期患者PET研究发现，与对照组相比，在做假性单词复述和动词产生作业的患者中，左侧额前叶皮质激活，右侧半球语言区活动也增强，提示这些患者语言活动区神经网络出现重分布。PET脑激活试验还发现梗死皮质周围组织的激活对语言等认知功能的恢复具有重要作用，进一步说明抢救缺血半暗带组织的重要性。

PET纵向研究4例左侧大脑中动脉灌注区脑卒中后Wernicke性失语的患者，在经过短期的语言理解强化训练后，4例患者语言能力均明显改善。而且右侧颞上回和左侧楔前叶激活与语言恢复程度明显相关，提示脑皮质功能重组是脑卒中后患者语言功能恢复的重要机制，而康复训练对脑皮质功能重组有重要影响，部分说明脑可塑性的存在。

5. PET在颈动脉粥样硬化中的应用

颈动脉粥样硬化是引起AIS的主要原因，单核巨噬细胞与其发生发展密切相关。^{18}F－FDG作为葡萄糖类似物，可通过葡糖转运蛋白进入细胞生成6－磷酸－^{18}F－FDG，可在代谢活性旺盛的炎症细胞内聚集，如斑块内巨噬细胞。^{18}F－FDG PET显像可以检测动脉粥样斑块，有助于判断斑块的易损性，为早期判断动脉粥样斑块提供了依据，同时可预测脑卒中的复发。有研究者通过对症状性颈动脉狭窄患者的研究发现，FDG摄取增加存在于85%的患者，并在未来6个月内脑卒中的复发率、病死率更高。另有研究者发现，60例症状性颈动脉狭窄患者的^{18}F－FDG－PET检查结果显示：患者从发病到检查的时间越短，FDG摄取值越高；且多因素回归分析表明，斑块的FDG平均摄取值是脑卒中复发的独立预测因素，可以对症状性颈动脉狭窄患者进行危险分层，对临床治疗有指导作用。

（二）融合成像技术

1. PET/CT

近年来，随着PET/CT的不断发展，已经具备同时反映解剖及功能代谢信息的能力。随着这些新技术的出现，PET/CT在对缺血半暗带转归判断上的优势也越来越明显，而且可进一步对CBF、脑组织氧代谢和氧摄取分数进行定量或半定量的测定。

PET/CT代谢显像是属于采用正常或病变组织代谢底物作为显像剂的影像，所以其影像代表分子层面组织或疾病的代谢情况及变化，可以更早、更灵敏地判断疾病的转归。

2. PET/MR

随着PET/CT的普及，CT与PET结合的局限性也逐渐暴露出来，如软组织分辨率差、高剂量X线辐射等，这些局限性很大程度上归咎于CT。MR成像的结果是解剖性图像，它有较高的空间纹理信息。而PET是一种功能性成像，它提供了人体生理代谢信息。PET/MR多模态图像集成了两者成像的优势，可以提供更多的图像细节，已开始应用于临床诊疗中。

PET/MR可对脑缺血性疾病进行早期诊断，其通过CBF灌注和CBV测定反映CBF和血-脑屏障的破坏情况，并检测CBF的通透性。有研究者对1例AIS后小脑皮质失联络（crossed cerebellar diaschisis，CDD）的患者行PET/MR扫描，检测出多种神经联络故障，如纤维变性和代谢障碍等。

PET/MR的研究虽已取得了阶段性成果，但仍然存在许多问题需要解决：成像速度慢；购买及维护费用昂贵；PET/MR融合图像的解读对核医学医师提出了更高的要求；PET与MR系统会相互干扰；同机融合虽然已经实现，但仍需进一步改进；衰减校正技术还不够完善。但是，作为多模态分子影像融合技术的成像系统，PET/MR的优势也是显而易见的，它集成了生物组织的生理和解剖信息，同时减少了射线辐射，必将成为医学影像研究的焦点。

3. SPECT/CT

单光子发射计算机断层成像（single photon emission computed tomography，SPECT）是具有较高特异性的功能代谢性成像方法，虽然在显示细微的解剖结构方面不如CT和MR，但却能较高、特异性地显示脏器或病变的血流、功能和代谢的改变，有利于疾病的早期诊断及特异性诊断。

SPECT/CT是继PET/CT之后迅速推出的新型分子影像设备。它利用单光子核素，并借助CT的功能，同时能提供脏器、组织精细的形态解剖和功能代谢信息，为疾病的定位和定性诊断提供客观依据。对于脑梗死或脑出血患者，

SPECT能显示脑局部血流灌注情况，而CT则可对血流异常病灶进行精确定位，两者的有机结合更有利于早期诊断与早期治疗。SPECT/CT脑血流灌注显像对脑组织形态学的改变、梗死灶内及其周围的血流灌注改变能够很好地显示，可评价脑组织缺血区的生存能力和可逆性，它的定量及半定量分析对临床治疗和预后评价也有所帮助。

（三）MR分子成像

MR分子成像是利用MR成像技术对体内特定生物分子进行成像，以达到对病变早期、特异性诊断与疗效检测等目的。与传统MR的最大区别在于，它是在传统MR技术的基础上，以特殊分子或细胞作为成像对象（靶点），把非特异性的器官、组织水平的物理成像转为特异性的基因、分子水平的分子成像。

目前，MR分子成像已应用于基础及临床医学研究领域并取得突破性进展，在多系统疾病的早期诊断、代谢成像、细胞失踪、基因分析及代谢成像等方面具有广阔的应用前景。超小型超顺磁性氧化铁微粒（ultra super paramagnetic iron oxide particles，USPIO）是一种新型氧化铁纳米MR对比剂，它对中枢神经系统病变及斑块的增强作用为研究脑血管疾病提供了新的方法。

炎症反应是缺血性脑卒中脑损伤的主要病理机制。在缺血性脑卒中早期，USPIO分布范围不定，一项动物研究表明，静脉注射USPIO，脑缺血6 h后，缺血区即可见异常信号，1 d后T2WI水肿区呈低信号，最明显变化出现在第2、3天。T2WI低信号首先出现在缺血灶边缘，表明脑组织损伤与炎症反应关系更密切。

这一特殊对比剂可观察斑块内部炎症反应状态及巨噬细胞的负荷。原理是USPIO被单核巨噬细胞吞噬后，利用自身顺磁效应使斑块内部信号在SE-T1WI、T2WI以及GRE序列呈现低信号特点，说明斑块的MR分子成像具有极大的临床转化前景。

三、小结

转化医学已经成为解决重大疾病诊断、治疗的重要手段之一。分子影像学技术是转化医学中最佳的手段。随着一些高度特异性的放射性探针和一些非放射标记探针研制成功，以及多模式定量分子影像学技术在临床的初步探索和应用，分子影像技术将会在脑血管病的早期诊断和个体化治疗中发挥越来越重要的作用。

（赵普远，黄清海，刘建民）

第三节 基于转化研究的脑血管病生物标志物的研究

一、概述

生物标志物（biomarker）是近年来随着免疫学、分子生物学和基因组学技术的发展而提出的一类与细胞生长、增殖、疾病发生等有关的标志物。生物标志物能反映正常生理或病理过程或对治疗干预的药物反应，其筛选与获得可在疾病诊断、发展、治疗以及疗效监测等多个方面发挥重要的作用。近年来，寻找和发现有价值的生物标志物已经成为目前医学研究的一个热点领域。

生物标志物可以是DNA的甲基化、具有单核苷酸多态性（single nucleotide polymorphisms，SNPs）的模板、蛋白质或代谢的改变、mRNA的改变等，而这些变化都与机体疾病状态的发生密切相关。目前已有多种技术平台被应用于生物标志物研究，如包括基因组学、蛋白质组学、肽组学、代谢组学等在内的组学平台，以及包括纳米技术、生物信息学、抗体芯片、高通量筛选技术、无标记相互作用分析技术等在内的多种前沿技术手段与方法，都为快速获得及筛选生物标志物提供了更多的可能。

最适合应用于临床的生物标志物，应当具有快速、经济、有效、特异度和敏感度高的特性，就像肌钙蛋白用于临床评价心肌梗死、甲胎蛋白用于原发性肝细胞癌评价一样。然而，疾病标志物的挖掘是一个复杂而漫长的过程，一般要经过从发现到验证、确认，直至应用于临床等一系列步骤。虽然大量和脑血管病相关的生物标志物得到了发现，但是单一生物标志物的低敏感度和（或）低特异度，在临床实践中很难应用这些生物标志物，这说明在疾病标志物的发现与应用之间存在着越来越宽的鸿沟。转化医学致力于搭建从实验室通向临床的桥梁，将医学生物学基础研究成果迅速有效地转化为可在临床实际应用的理论、技术、方法和药物，其研究模式能够为疾病标志物研究的环节衔接提供借鉴。

二、生物标志物的筛选过程和方法

临床有效的疾病标志物筛选要经历两个阶段，最初的生物分析验证阶段是在合适的生物中使用对照试样，来建立量化的分析极限并且测定由样品处理引起的误差。接下来的临床验证阶段是使用患者的样品测定分析标志物的灵敏度和特异度。在这两个阶段中，要尽量使过程简化最终达到自动化，并进行一系列的分析标准化、质量保证、参考范围的评估、最优的样本收集与加工、与现有测试的关联和结果解读、成本-效益分析、参考材料和分析标准的发展、新测验的评估等问题的解决，根据选择与需要标准的不同制定相应的措施。

（一）生物标志物的发现

发现疾病标志物的首要一步是筛选候选分子并对其进行定量研究，根据其在某些环境改变、给予药物治疗后或发生疾病的情况下是否发生相应的改变来判断这些候选分子是否为真正的生物标志物，这一过程都需要在大范围的患者或人群中进行筛选工作。筛选新型生物标志物的方法包括分子分析、信息学、药动学或药效学的建模和仿真等。

1. 分子分析

"分子分析"也被称为"组学"。在过去的十年中，组学技术已取得了相当大的进步，使得转化医学中内容丰富的分析方法得到标准化应用。组学技术在识别和发现的生物标记中扮演着重要的角色，其范围包括蛋白质组学、代谢组学、基因组学、药物基因组学、转录和其他高通量的方法。

（1）蛋白质组学：人体绝大多数疾病都是由蛋白质组的变异或破坏引起的，而药物也大多是通过影响或修复蛋白质组起作用的。由于转录表达水平与蛋白质表达水平并不相关，所以基于蛋白质组学技术的生物标志物发现途径成为首选。常用的蛋白质组学技术主要包括蛋白质芯片技术、质谱技术、亚细胞蛋白质组学方法等。蛋白质芯片技术快速、操作简便、样品用量少，可平行检测多个样品，可直接检测不经处理的各种体液和分泌物等。质谱技术又包括基质辅助激光解吸电离飞行时间质谱（matrix-assisted laser desorption/ionization time of flight mass spectrometry，MALDI－TOF－MS）、表面增强激光解吸电离飞行时间质谱（surface enhanced laser desorption/ionization time of flight mass spectrometry，SELDI－TOF－MS）、选择反应监测质谱（selected reaction monitoring mass spectrometry，SRM－MS）、影像质谱（imaging MS）等，此类技术在定量蛋白质组学和生物标志物发现方法中扮演了日益重要的角色。SELDI－TOF－MS分析有效提高了蛋白表达解析能力。使用不同的蛋白芯片和蛋白提取液，可以快速获取某一标本中数百个蛋白的质谱。而且敏感度高达毫微摩尔，需要的标本量相比于其他蛋白分析技术如2－D凝胶电泳等要少得多。Zhang等对32例AIS患者和60例对照者进行SELDI－TOF－MS蛋白质组学分析，筛选了13种相关分子标志物与AIS相关，可能作为快速诊断的潜在标志物应用于临床。

（2）代谢组学：代谢组学是系统生物学中与基因组学、转录组学、蛋白质组学并行存在的一种组学技术，其研究思路为快速精确地分析代谢物、模式识别生物样品、鉴定生物标志物。其技术包括磁共振波谱法（nuclear magnetic resonance spectroscopy，NMR）和质谱色谱联用技术，如气相色谱-质谱（gas chromatography-mass spectrometry，GC－MS）、毛细管电泳-质谱联用（capillary electrophoresis mass spectrometry，CE－MS）、联合液相色谱质谱联用技术（liquid chromatography-mass spectrograph，LC－MS）、高效液相色谱（high performance liquid chromatography，HPLC）、超高效液相色谱（ultra-performance liquid chromatography，UPLC）和超高效液相色谱/飞行时间质谱（ultra-high performance liquid chromatography/time-of-flight mass spectrometry，UPLC－TOF/MS）等。Datta等应用相对和绝对定量放射性核素标记技术结合二维液相色谱-串联质谱定量（iTRAQ－2D－LC－MS/MS）代谢组学方法分析脑卒中患者3个不同大脑区域（壳核、丘脑和顶叶）的蛋白变化，共鉴定出了1 520种蛋白，发现在脑卒中时梗死组织细胞能量代谢障碍，与糖酵解、丙酮酸脱氢酶复合体、柠檬酸循环和氧化磷酸化相关的蛋白表达均发生下调，而反应性胶质增生相关蛋白［波形蛋白、胶质纤维酸性蛋白（glial fibrillary acidic protein，GFAP）］和抗感染相关蛋白（膜联蛋白A_1、膜联蛋白A_2）均呈增长趋势，其中铁蛋白升高（铁蛋白轻链、铁蛋白重链多肽1）可能表明铁介导的氧化失衡将加重线粒体衰竭和神经毒性，这些表达异常的蛋白可能作为缺血性脑卒中的潜在治疗靶点和生物标志物。

（3）基因组学：基因组学是研究生物基因组和如何利用基因的一门学问。用于概括涉及基因作图、测序和整个基因组功能分析的遗传学分支。近年来，现代分子生物学技术，特别是人类基因组学高通量技术的迅猛发展，推动了国内外基础医学研究的发展。目前，基因组学主要的研究方法包括SNPs、全基因组连锁分析（genome-wide lineage analysis）和全基因组关联研究（genome-wide association study，GWAS），而GWAS和生物信息学的综合运用是脑血管病基因组学研究的最主要方法。此外，研究人员还通过结构遗传变异、基因转录水平变异以及表观遗传学水平变异等结构基因组学和（或）功能基因组学研究方法，从基因的不同水平和层次进一步阐明脑血管病发生的遗传机制。人类基因组中20 000～25 000编码蛋白质的基因及其衍生物（如mRNA拼接变异、多态性和基因突变）均有可能成为某些疾病的潜在生物标志物，如已经证实*RNF213*基因低频变异在亚洲人群中能显著增加烟雾病患病风险；对家族遗传性脑海绵状血管瘤进行了分子遗传学研究，已有3个致病基因被克隆并证实与该病发生密切相关，包括*CCM1/KRIT1*、*CCM2/MGC4607*和*CCM3/PDCD10*。然而，并不是所有的标志物都有诊断意义，需要分辨哪些是名副其实的疾病标志物，而哪些仅仅是由于基因"噪声"干扰所造成的伪标志物。迄今为止，通过杂交基因组可确定生物标志物，而微阵列芯片则通过多路复用全基因组基因表达分析方法极大地简化了生物标志物的识别过程。

2. 搜索算法

借助于高通量生物技术的飞速发展，生物学家建立了蛋白交互网络，如果借助复杂网络研究的方法，从这些网络中找出与疾病相关的蛋白质分子网络，将有助于我们更深入地了解生物体的运作机制。樊振杰等提出了一种基于贪婪算法的搜索方法，不但能够用于发现已知的疾病蛋白，而且能够对未知的蛋白进行预测，结合生物芯片技术，将会对疾病基因的研究提供有价值的信息，该方法具有普适性，因此可以用于其他种类的疾病当中。最近，德国德累斯顿工业大学的研究人员发现肿瘤标志物的研究过程与搜索引擎在处理大量重复网页和超链接时所遇到问题颇有几分类似，他们对谷歌网页排名算法进行改造，按与胰腺癌的相关性对2万个蛋白质进行排序，结果从中发现了7个肿瘤标志物。运用搜索算法寻找到的新的生物标志物看起来虽然比目前所使用的更多更全面，但是在探索脑血管病生物标志物筛查上仍欠缺经验，并且还需要经过进一步的研究和临床试验才能获得应用。

（二）疾病标志物的验证和确认

疾病标志物的验证包含两方面的内容：一是评估其准确性、特异性、范围等；二是将被验证的标志物与临床特征和结果相联系。目前最理想的确定标志物的方法是在临床前研究阶段对疾病标志物的有效性进行验证，并提供可能疾病标志物的特异度、灵敏度等信息，找出最有可能成为疾病标志物的候选分子，进入下一步的确认阶段。在确认阶段，实验室中要经过模式生物的验证，通路及相互作用研究等。临床方面包括以回顾性研究验证标志物是否可以作为一种筛检指标并确定其诊断标准；以前瞻性研究进一步验证其对疾病的筛检效果，确定假阳性率；设计随机对照试验来评价这种筛检在人群中应用的价值等。

整个验证与确认过程应从以下几个层面来进行与实现，即分子水平到细胞、到组织、到动物，甚至到人群。候选疾病标志物可以用蛋白质表达和分析、组学技术及系统生物学等来进行验证，例如从缺血性脑卒中组学研究中筛选出来的与疾病相关的蛋白质生物标志物，经过蛋白质组学分析后，开发出了一套数字评价得分系统来评估疾病、临床信息和脑梗死的严重程度。而与位置相关的疾病标志物是在组织上验证的，即通过不同的脑梗死区域中所得的成像数据进行分析后得出结论。建立临床数据库时，要确保符合临床实际情况，这就要求一些专科临床专家的密切配合。例如，在脑出血研究领域，临床相关专家如急诊医学医师、神经内科和外科医师、物理康复治疗师等的参与是很重要的，这样就可以完成转化医学中由基础科研工作向临床应用项目阶段，进一步向实际临床验证工作的转化。

三、脑血管病相关生物标志物

（一）炎症因子

C-反应蛋白（C-reactive protein，CRP）是一种急性期反应物和炎症的非特异性标志物。研究表明超敏C-反应蛋白（hs-CRP）可以作为低水平炎症状态的灵敏指标，是无症状颅内动脉狭窄的独立危险因素，并且作为生物标志物已被广泛应用在动脉粥样硬化的风险预测。大量研究证实，同型半胱氨酸(homocysteine, Hcy)是导致脑卒中的独立危险因素，并可与高血压协同作用增加缺血性脑梗死的发病风险。研究表明Hcy促进动脉粥样硬化的形成和发展。血浆中Hcy浓度越高，对颅内血管影响越明显。Shimizu等发现循环血中白细胞介素6(interleukin−6, IL−6)水平与患者未来发生进展性颅内大动脉粥样硬化密切相关。而这些炎症因子也会在AIS伴随的炎症级联反应过程中升高，研究表明包括CRP、IL−6以及肿瘤坏死因子−α(tissue necrosis factor-alpha, TNF−α)在内的一些炎症因子与缺血性脑卒中的预后、诊断以及风险分层相关，但特异性不足导致这些标志物的临床应用价值有限。

研究发现血清中IL−6是ICH血肿扩大的独立危险因素，发生ICH早期血肿扩大的患者血清中IL−6和TNF−α水平更高，血清中IL−6、TNF−α和细胞间黏附分子1(intercellular adhesion molecule, ICAM−1)的水平可能被用来预测ICH亚急性期的病程来指导治疗，因为它们与出血后3～4 d影像学上血肿周围低密度的体积大小密切相关。同时，IL−6、TNF−α和ICAM−1与出血后3个月mRS评分＞2分的风险以及血肿残余体积有关，因此还可以帮助预测患者的临床预后。而且以上三者与首次出血体积相关，可以部分反映早期脑损伤的严重程度。研究发现，ICH后2～4 d血清中IL−11的水平与病死率有关，而且IL−11水平升高可能引起中脑周围导水管的纤维化，导致脑积水。血清中纤维蛋白原水平是预测ICH后早期神经功能恶化的独立危险因素，原因可能为血肿扩大或脑积水。

颅内动脉瘤患者外周血中一些免疫标志物水平升高，特别是补体C3、C9、免疫球蛋白IgG、IgM、M1/M2巨噬细胞、单核细胞以及B细胞和T细胞。其中的一些炎症细胞存在于破裂和未破裂动脉瘤壁内，提示动脉瘤破裂前后存在活跃血管炎症反应。Pera等发现了动脉瘤患者免疫或炎症反应相关基因上调。近期的一项研究发现了预后差的SAH患者往往伴有更低水平的淋巴细胞或单核细胞，同时淋巴细胞与中性粒细胞的比值更低，而后者提示了免疫抑制以及缺血性脑卒中和脑损伤更差的临床结局。髓过氧化物酶(myeloperoxidase, MPO)在破裂动脉瘤组织中高表达，未破裂动脉瘤组织中高表达MPO也提示了动脉瘤的破裂风险较高。类似的研究还发现了颅内动脉瘤中一些单核细胞和中性粒细胞相关的促炎细胞因子水平升高，包括粒细胞巨噬细胞刺激因子（granulocyte-macrophage colony-stimulating factor，GM－CSF）、IL－1β、单核细胞趋化蛋白（monocyte chemoattractant protein－1，MCP－1）以及TNF－α。研究表明，MCP－1（与2型辅助T细胞相关）和IL－1β（参与细胞凋亡）也可能参与颅内动脉瘤的血管损伤过程。Chou等发现外周血中TNF－α水平升高与SAH患者3个月和6个月的预后不良相关，并且发生脑血管痉挛的风险更大。外周血中CRP水平升高的SAH患者的临床预后更差，并且也与脑血管痉挛的发生相关。黏附因子通过参与免疫细胞的黏附至血管壁并经过血管内皮渗出至组织这一过程介导了炎症反应的发生。当动脉瘤破裂后，外周血及脑脊液中的ICAM－1、E选择素和VCAM－1水平均升高。Kim等的一项回顾性研究发现：SAH后3～7 d，外周血中ICAM－1和血管细胞黏附蛋白－1（vascular cell adhesion protein－1，VCAM－1）水平升高。但目前研究尚未阐明这些黏附因子是如何参与颅内动脉瘤进展与破裂过程。研究显示，L－选择素水平减低与P－选择素和血管假性血友病因子（vWF）水平升高与SAH后迟发型脑缺血的发生相关。

炎症反应和细胞外基质的重构在脑动静脉畸形（arteriovenous malformation，AVM）的生长和破裂过程中起重要的促进作用。AVM血管壁结构中可见炎症细胞浸润，巨噬细胞和中性粒细胞往往可以破坏AVM组织导致影像学阴性的微出血。一些炎症介质（如TGF－β）作用于脑血管内皮细胞会增强其增殖能力而降低其凋亡反应。

（二）细胞损伤相关标志物

脑组织缺血后早期病理生理变化包括胶质细胞激活、神经元损伤、氧化应激以及炎症介质的释放，一些与胶质细胞功能关系密切的蛋白质如S100钙结合蛋白B（S100 calcium binding protein B，S100B）、GFAP、VCAM－1，以及髓鞘基质蛋白（myelin basic protein，MBP）被广泛研究，研究表明这些标志物可能有助于评估AIS的出血转化风险、预后、梗死面积以及脑卒中的早期诊断。除了在缺血性脑卒中被广泛研究外，研究还发现S100水平在ICH后6 h上升，在24 h达到峰值，随即缓慢下降。因此，可以应用S100作为院前区别出血性脑卒中与缺血性脑卒中的一种方法，并且指导治疗。出血5 d内，外周血中S100的水平与脑室出血的发生相关。S100的水平还与1周病死率、总生存率以及患者的临床预后（mRS评分和Barthel指数）相关，而且还可以反映出血导致的早期脑损伤。GFAP的水平在ICH后6 h内升高，可以用来院前鉴别缺血性脑卒中，特异度和敏感度分别达到了98%和79%。

谷氨酸是广泛存在的一种兴奋性神经递质，但可导致细胞损伤及凋亡。AIS导致神经胶质细胞激活和炎症反应，随后出现的谷氨酸兴奋毒性和氧化应激可能加重神经元损伤和死亡。神经元特异性稀醇化酶（neuron-specific enolase，NSE）是目前研究最多的神经元损伤相关标志物，并可能在判断缺氧脑组织损伤的预后方面发挥重要作用。其他神经元特异性标志物包括*N*-甲基门冬氨酸（*N*-methyl-D-aspartate，NMDA）受体和视锥样（visininlike）蛋白（一种钙结合蛋白）。虽然这些标志物有较高的特异性，但是在神经损伤后升高的时间窗较晚，在缺血早期敏感度不高，限制了其在脑梗死急性期中的应用。谷氨酸水平与出血后3～4 d影像学上血肿周围低密度的体积大小相关，同时可以作为预测出血后3个月临床结局以及血肿残余体积的重要因素。

（三）血脑屏障破坏相关蛋白

MMPs是一组Zn^{2+}依赖性蛋白酶，其主要功能是降解和重塑细胞外基质。MMP可引起血-脑屏障基膜成分的降解导致ICH后血-脑屏障的破坏。一些临床研究发现ICH后血清中MMP-9的水平升高可反映血-脑屏障的破坏程度及后续的脑水肿范围。ICH后24 h和48 h的血清MMP-9水平与血肿周围水肿范围相关。MMP-9也与早期血肿扩大相关。ICH发生24 h后的MMP-2水平与脑水肿程度呈正相关，而在7 d后的水平与水肿程度呈负相关。细胞纤连蛋白（cellular fibronectin，C-Fn）是特异性位于血管内皮基膜层的一种糖蛋白，因此ICH后外周血C-Fn水平的升高反映了血-脑屏障破坏导致的急性微血管损伤。而C-Fn可以介导黏附血小板到纤维蛋白参与血栓形成以利于ICH后止血。因此，MMP在降解了C-Fn后会影响凝血功能，从而增加再出血的风险。同时C-Fn的合成也可能被一些转化生长因子和白细胞激活，因此它还可以反映炎症、反应相关通路的活性。一项研究对比了ICH患者外周学中C-Fn和IL-6、TNF-α和MMP-9的水平，发现前者是预测ICH血肿扩大的最重要的独立因素。

Starke等发现AVM患者外周血中MMP-9水平显著高于正常人，而在手术切除后即刻水平显著升高，在随访过程中逐渐下降至治疗前水平。SNPs检测显示MMP-9和MMP-4组织抑制因子（TIMP-4）基因与患者脑AVM的破裂风险增加相关。VEGF通过促进MMP-9的表达与AVM破裂风险相关。破裂的AVM也与MMP-3的过表达相关。

MMPs和组织半胱氨酸酶（CCPs）的释放是导致纤维帽破坏的重要因素。在不稳定斑块中，激活的MMP-9水平明显增高。不稳定斑块患者血中MMP-1、MMP-7、TIMP-1、TNF-α和IL-8水平明显高于稳定性斑块患者。低血浆MMP-2水平与颅内动脉粥样硬化性狭窄密切相关，提示MMP-2可能在颅内动脉狭窄进展中起到重要作用。

（四）凝血以及内皮功能紊乱相关蛋白

脑组织缺血后缺氧内皮细胞会上调细胞黏附因子的表达，并且将内皮下基质蛋白暴露在血流中，通过使血小板表面受体与von-Willebrand因子（vWF）结合以及黏附胶原蛋白将血小板黏附在血管壁表面，从而影响血流并导致继发损害。纤维蛋白原、D-二聚体和vWF这些经典的凝血因子已被认为对AIS有潜在的诊断和预后判断的价值。血浆中可溶性糖蛋白Ⅳ水平是血小板黏附与血栓形成的关键因素，在AIS后也会升高。研究表明纤溶酶原激活物抑制剂（plasminogen activator inhibitor-1，PAI-1）、D-二聚体以及凝血酶活化纤溶抑制剂（thrombin-activatable fibrinolysis inhibitor，TAFI）与tPA溶栓后出血风险相关，血管黏连蛋白1也被认为与tPA后出血转化以及疾病进展相关。不对称二甲基精氨酸（asymmetric dimethylarginine，ADMA）作为一种内皮细胞功能紊乱的标志物也是提示亚临床脑血管损害的潜在生物标志物。

脑出血后一旦血-脑屏障遭到破坏，内皮功能就会直接或间接地受到影响。各种相关的生长因子就会释放以维持内皮功能的完整性，减轻炎症反应、脑水肿及血肿周围细胞坏死。这些因子还可以通过募集成血管细胞促进血管新生，更有利于巨噬细胞清除坏死组织及残留的血肿。研究发现血清中生长因子水平的升高与良好的临床预后相关。粒细胞集落刺激因子（granulocyte colony-stimulating factor，G-CSF）可能促进ICH后感觉运动的恢复，减轻脑水肿、炎症反应及血肿周围细胞坏死。VEGF和Ang-1可能诱导血管新生。

Alexander等发现了SAH患者脑脊液中钙离子水平降低与症状性脑血管痉挛的发生相关。脑脊液中的去氧血红蛋白水平与脑血管痉挛的发生密切相关。Staalso等发现SAH后第1周的血清中精氨酸/ADMA比值降低的患者在30 d内死亡的风险更大。ADMA是一氧化氮合酶(nitric oxide synthase, NOS)的抑制剂,能够引起血管痉挛相关的内皮功能损害。作者还发现SAH后患者大脑中动脉流速与亚硝酸盐/硝酸盐比值呈负相关,且未发现其与精氨酸/ADMA比值有相关关系,提示在调控SAH后血流速度方面亚硝酸盐/硝酸盐比值相对于精氨酸通路更重要。Bellapart等研究发现脑脊液及外周血中的内皮素-1(endothelin 1, Et-1)水平与脑血管痉挛的发生密切相关,且可作为预测SAH患者临床预后的潜在标志物。

一些血管新生因子(如VEGF)一般不在正常的脑血管中产生,但较多的来自AVM的内皮细胞。这将导致AVM血管壁中含有更多的层粘连蛋白而纤连蛋白更少,血管壁发育相对幼稚,以致血管更容易发生破裂出血。

Meng等检测了急性脑静脉窦血栓形成(cerebral venous sinus thrombosis, CVST)和模拟对照组患者的外周血D-二聚体和纤维蛋白原水平,发现D-二聚体可能对疑似CVST患者预测是否需行进一步急症MRI、MRA或DSA检查,以尽早确诊CVST的患者是有效的标志物。D-二聚体与纤维蛋白原同时升高可以增加诊断急性CVST的预测价值。Shahsavarzadeh等对CVST患者外周血中凝血因子水平进行检测,发现因子Ⅷ是CVST最常见的危险因素之一,并且其水平升高可使罹患CVST风险增加十倍,而vWF因子不是CVST的独立危险因素。Javanmard等发现CVST患者外周血中可溶性血栓调节蛋白(soluble thrombomodulin, sTM)的水平较健康人群降低,认为低水平sTM的患者发生CVST风险增加。

(五)血浆中微粒

微粒(microparticles, MPs)类似于在炎症反应激活时的危险信号因子,是细胞在激活死亡时释放的一种囊性小泡。MP表面的标志物是可以确定其细胞来源的,因此MP是一种明确脑卒中病因、评估组织损伤程度的理想标志物。研究表明,由于与AIS中存在动脉粥样硬化病变相关,血小板来源的MP水平可用于提示脑卒中的病因。内皮微粒(endothelial microparticles, EMPs)水平在发生急性脑卒中时升高，目前已经被证实可用来区分颅内、颅外血管狭窄，在脑血管病诊断中有重要价值。研究表明，脑卒中的严重程度、梗死面积以及临床结果与EMP数量相关。目前，MP检测作为脑缺血的一种潜在的生物标志物，还需要更多的研究来确定其时间窗、敏感性以及特异性。

Lackner等的一项回顾性研究发现EMPs水平升高与脑血管痉挛相关。Sanborn等对SAH后外周血中的MPs进行检测发现血小板、内皮细胞、红细胞和白细胞来源的MPs与脑血管痉挛相关，并且血栓形成和内皮功能障碍相关的MPs作用最强。内皮细胞来源的和组织因子表达的MPs与SAH后脑梗死面积呈负相关。

（六）基因与表观遗传学标志物

Matafin等首次利用GWAS研究检测缺血性脑卒中的易感基因，尽管未发现任何单个区域与缺血性脑卒中明显相关，但仍筛选出一些有意义的SNP，且它们大多定位于已知热点候选基因位点或邻近位点。随后，Bersano等对众多已知缺血性脑卒中候选基因进行评估发现，编码因子Ⅴ、因子Ⅱ、ApoE、纤溶酶原激活抑制物-1、血小板受体GP1BA、ACE和亚甲基四氢叶酸还原酶的基因与脑卒中风险显著相关。一项针对冰岛人群家系的研究发现，染色体5q12区域的磷酸二酯酶4D（phosphodiesterase 4D, *PDE4D*）基因突变与缺血性脑卒中相关，提示缺血性脑卒中基因组学研究取得了重大进步。还有研究显示，位于染色体13q12区域的5-脂氧合酶激活蛋白（5-lipoxy genase activating protein, ALOX5AP）基因是诱发脑卒中和心肌缺血的易感位点，而且一个常见SYP（rs17222919）使中国东部人群缺血性脑卒中风险增高1.34倍，在小动脉闭塞性脑卒中和女性中更为显著。除缺血性脑卒中的易感基因研究外，药物基因组学和影响脑卒中预后的基因组学研究也取得了一定的进展。氯吡格雷能降低缺血性脑卒中的复发风险，细胞色素P450酶（cytochrome P450, CYP）能将其转化为活性代谢产物。*CYP2C19*等位基因功能降低可使脑卒中发病风险增高53%。

研究发现染色体19q13是颅内动脉瘤的易感位点。目前发现的颅内动脉瘤易感基因和位点还包括白蛋白启动子结合蛋白D位点、钙结合蛋白富组氨酸位点、尿激酶型纤溶酶原激活物受体基因以及前列环素受体基因等。Tang等发现存在*ApoE-e4*等位基因的SAH患者发生脑血管痉挛的风险大且临床预后往往更差。其他有研究显示结合珠蛋白（Hp）基因突变与SAH患者预后不良相关，Hp2-2基因型的SAH患者发生脑血管痉挛风险更大、预后更差。

烟雾病患者常伴随着大量基因表达的改变，包括多种染色体、基因以及伴随遗传性疾病相关的基因突变。多项研究发现了两种主要的烟雾病相关基因表达的改变。首先是ACTA2位点*R179*基因突变，这是一种血管平滑肌细胞特异性基因突变，动脉病变如果伴有这种基因突变可基本确定为烟雾病。其次是*RNF213*基因突变，虽然这种基因表达的蛋白尚未确定（可能是平滑肌细胞中一种ATP酶的调节蛋白），但是诸多研究提示它是亚裔烟雾病患者的主要病因，而且这种特殊的基因突变可能帮助判断预后，一个碱基对的突变提示是一种严重、早发类型的烟雾病。

遗传性出血性毛细血管扩张症（hereditary hemorrhagic telangiectasia，HHT）是一种常染色体显性遗传病，经常合并AVM。HTT主要的基因突变是TGF-β通路的两种因子失能，包括内皮糖蛋白和活化素受体样激酶1（activinreceptor-likekinase1，ALK-1），前者编码TGF-β复合体上的一种蛋白，后者编码一种跨膜酶。与散发的AVM相比，合并ENG或ALK-1突变的个体发生AVM的风险分别增加了10 000倍和1 000倍。AVM的发生、发展还与多个控制血管新生的VEGF的基因位点相关。IL-1β的启动子（−31T→C和−511C→T）的多态性与AVM的发病率相关。IL-6在-174G→C启动子多态性中GG基因型与ICH相关，G等位基因与切除的AVM组织中IL-6的mRNA和蛋白质水平相关。TNF-α与APOEε2基因型的启动子多态性与AVM诊断后新发ICH相关。

目前已经确认与遗传性CCM相关的包括3个基因位点：7q21.2（CCM1）、7p15-p13（CCM2）和3q25.2-q27（CCM3），对应的功能丧失的突变基因为*KRIT1*（krev interaction trapped 1，位于CCM1位点）、*MGC4607*（位于CCM2位点）以及*PDCD10*（programmed cell death 10，位于CCM3位点）基因。研究表明炎症反应及免疫应答相关基因的改变也参与影响CCM病情的进展，Choquet等发现了*TGFBR2* rs9823731突变与CCM1疾病的严重程度相关，提示*TGFBR2*可能是CCM1进展以及表型转化的关键因素。另一种潜在的方式是分析氧化应激相关基因多态性，结合血液及尿液中氧化应激相关分子标志物作为判断CCM严重程度和病情进展的遗传危险因素。

四、转化医学模式下生物标志物的挖掘

高通量的组学技术已经为人类发现了大量的疾病标志物，而如何有效快速地验证这些候选标志物，并将其最终投入临床应用，至今已成为摆在广大研究人员面前的挑战。疾病标志物在临床上已应用多年，为疾病的诊断和疗效观察起了很大作用，但在应用过程中，单项指标检测存在着特异性不强、阳性率低等不足。例如，S100B蛋白作为一种中枢神经系统特异性生物蛋白，具有广泛的生物学活性，影响着细胞的分化增殖等。在脑损伤的早期，神经细胞受损后，S100B蛋白会被大量释放进入血液，能够被检测出来，是中枢神经系统损伤的特异和敏感的生物标志物。早期多项研究发现AIS后S100B蛋白水平显著增高，且合并大血管、皮质梗死的AIS患者的S100B水平高于腔隙性脑梗死患者，高水平的血清S100B水平与脑梗死后恶性脑水肿以及溶栓术后脑梗死出血转化相关，而且还与大脑中动脉栓塞后静脉溶栓效果相关。S100B的水平还与脑梗死体积及神经功能缺损程度密切相关，对AIS的诊断和预后有要意义。虽然S100B蛋白对AIS严重程度的判断、预后的评估和治疗方案的调整等有重要意义，但S100还不能成为一种有临床应用价值的用于诊断AIS的生物标志物。首先，虽然S100B蛋白主要存在于中枢神经系统，但因黑色素瘤、肌上皮细胞、软骨细胞、脂肪细胞等也可表达S100B蛋白，在AIS时不能排除神经系统以外的因素使S100B蛋白升高的可能性，认为应用S100B蛋白早期诊断MS特异性低；其次，S100B蛋白在脑卒中急性期并没有迅速出现明显升高，而是在症状出现8～10 h后开始逐渐升高，在72 h达到峰值，随后在96 h下降，一项研究对首次CT显示梗死体积＞5 cm^{3}的患者检测血清S100B，发现其水平在发病后10 h才开始升高；最后，临床上尚无健康人群的外周血或脑脊液S100B蛋白正常值的统一标准，这也造成了各项试验中对S100B蛋白的评估标准不统一。

近年来的研究试图寻求联合检测一组生物标志物，选择敏感度和特异度互补的生物标志物以提高标志物的应用价值。比如在AIS的早期诊断方面，近期的研究多从一组标志物入手，寻求更高诊断价值的标志物组合。Lynch等通过对65例AIS患者的26种生物标志物进行检测，筛选出4种具有早期诊断价值的生物标志物，即S100B蛋白、MMP-9、VCAM和vWF，发现预测AIS的敏感度和

特异度均为90%。在一项更大规模的研究中，选择223例脑卒中患者和对照组214例健康体检者，检测50余种生物标志物，从中筛选出5种敏感度和特异度互补的生物标志物：S100B蛋白、B型神经营养生长因子、vWF、MMP-9、MCP-1，发现这组生物标志物对超早期（发病时间＜6 h）AIS的诊断敏感度为91.7%，特异度为93%。Montaner等通过检测707例AIS患者的10种生物标志物，发现这组生物标志物对AIS的诊断敏感度为66.5%，特异度为91.3%。Laskowitz等对多中心1 146例AIS患者检测4种生物标志物，包括MMP-9、B型脑钠肽（brain natriuretic peptide，BNP）、D-二聚体、S100B蛋白，结果显示，对超早期AIS的诊断敏感度为91%，特异度为45%。Whiteley等对21项相关研究、58种单项生物标志物、7种生物标志物组合进行回顾性研究，结果却不容乐观，虽然所有相关研究的结果皆显示相对较高的敏感度或特异度，但都存在这样或那样的问题，如样本少、试验设计存在缺陷、试验报告统计方法不严谨、对照组选择不理想等，并提出现阶段还没有哪种生物标志物可直接应用于AIS的快速诊断和病情评估。由此可见，对于生物标志物的筛选，需要更完善的试验设计、严谨的数据统计处理，而传统的疾病标志物发展途径已渐渐满足不了当今研究的需要，而填补这一从实验室到临床的鸿沟要依靠转化医学模式的发展成果，即转化医学模式下的疾病标志物挖掘方式才是最适用的。

与转化医学相结合的疾病标志物挖掘过程中，有必要整合基因组学、蛋白质组学、生物信息学，并与临床医师加强交流与合作。从组织细胞中个别或少数内容物的检测，到全面审视机体所有基因、蛋白质和代谢物水平，并与生物信息学整合，创造了生物标志物挖掘的全新局面。新近发现的烟雾病易感基因*RNF213*正是整合这些因素挖掘出的典型标志物。

烟雾病自1957年首次报道以来，国内外学者对其发病机制进行了大量研究，但迄今病因仍不明确。然而，由于烟雾病发生的特殊种族背景及家族多发性，使得遗传学在烟雾病发病中逐渐受到重视。2011年，Kamada等对72例烟雾病患者进行GWAS研究，发现了一个与烟雾病发病相关的重要基因——*RNF213*基因。同年Liu等对8个日本烟雾病家系进行了GWAS，将烟雾病易感基因定位在17q25.3区域；随后结合外显子测序及分离分析，发现*RNF213*基因p.R4810K变异在42个烟雾病家系中与烟雾病表型存在共分离现象。后来多项研究对*RNF213* p.R4810K变异与烟雾病的关系进行了验证。该变异在日本、韩国烟雾病人群中携带率分别为73.44%和82.85%，显著高于一般人群中的变异携带率1.88%和2.18%；在中国人群中，烟雾病患者及一般正常对照人群中变异携带率分别为19.95%和0.66%；在中国台湾地区以及印度、孟加拉、菲律宾的烟雾病患者中均发现了*RNF213* R4810K变异，但对照组人群没有变异；白种人烟雾病患者中没有发现该变异。这些研究表明该变异在日本、韩国以及中国烟雾病人群中属于创始者突变，在正常人群中有着一定的携带率，且该变异增加烟雾病患病风险。Miyatake等研究显示*RNF213* R4810K变异与烟雾病表型之间存在剂量反应关系：与杂合子及野生型患者相比，*RNF213* R4810K纯合子患者发病早，有60%的纯合子患者在4岁之前发病，并且以脑梗死为首发症状，病变累及大脑后动脉，病情严重。Kim等在韩国人群中的研究亦显示，*RNF213* R4810K纯合子携带者烟雾病发病年龄＜5岁，脑梗死表现为主，预后不良。

*RNF213*基因在多种组织和细胞中广泛表达，其中以免疫组织中表达最高，编码一个具有双AAA+ATP酶和连接酶E3功能的蛋白质，介导如膜融合/运输、蛋白水解、蛋白解聚/重折叠、DNA重组/修复以及有丝分裂/减数分裂等多种细胞功能。动物实验研究发现，小鼠脾脏及粒细胞等成熟的淋巴组织中*RNF213*表达丰富，当脾池中表达丰富的*RNF213*发生基因多态性，将会使内皮祖细胞功能失调，这可能与烟雾病患者外周血中高水平的内皮祖细胞含量以及烟雾病特征性的血管形态密切相关。通过观察敲除*RNF213*基因的斑马鱼，发现斑马鱼中存在主干动脉管壁不规则及异常血管形成的现象，从而推断*RNF213*基因可能参与了一条与颅内血管生成相关的新的信号通路。Hitomi等发现*RNF213* R4810K患者及携带者诱导性多功能干细胞来源的血管内皮细胞血管生成活性明显降低。在人脐静脉内皮细胞中，*RNF213* R4810K过表达亦能抑制血管生成活性及细胞增殖。Kobayashi等发现*RNF213*能介导IFN-β的抗血管生成活性，作为IFN-β信号通路下游的一个调控者起作用。他们利用过量表达*RNF213*的转基因小鼠进行了缺氧实验，发现新生血管明显地减少，这表明*RNF213* R4810K携带者血管生成作用可能减弱以及对缺氧极其易感。这些研究结果提供了*RNF213*基因是烟雾病致病基因的充分证据，并阐述了*RNF213*基因在异常血管网发生中的生物学作用。*RNF213* R4810K导致血管狭窄（新内膜形成）的机制目前尚未完全阐明。已知伴随IFN升高的缺氧、血管损伤以及

慢性炎症刺激能使内皮细胞活化，促使血管再生，血管再生反过来又导致黏附分子、细胞因子和趋化因子的产生，这些促炎症信号刺激平滑肌细胞增殖、迁移和细胞外基质的分泌，导致新内膜的形成。最近有报道称被IFNα/β激活的IFN调控因子通过去乙酰化酶1（SIRT1）调控新内膜形成。基于*RNF213* R4810K是IFNβ的一种拟物，它可能放大了IFNα/β的效果，从而影响了IRF9/SIRT1轴的新内膜形成作用。

总之，理想的生物标志物应该能够提供疾病病情信息，利于早期发现疾病并进行风险分级，指导治疗方案的选择，并同时监测疾病进展和治疗效果。但是，现有的各类标志物都存在某些方面的缺陷，因而使临床价值存在一定局限性。因此，将基础实验与临床试验结合来发现和验证生物标志物已成为迫切需要。而转化医学是联系临床医学和基础研究的纽带，转化医学的双向关系即实验室研究能够推动临床进步，同时临床进步和不足能促进新的实验研究领域，必将给脑血管病生物标志物研究带来新的历史性发展机遇。

（王川川，唐海双，黄清海）

第四节　血流动力学影像评价在脑血管病诊治中的应用

一、概述

脑血流动力学是指依据脑组织大体血管解剖对脑组织摄氧能力和组织代谢微观变化进行定量评估。脑血流动力学改变在脑血管疾病的进程中具有重要作用，脑血管疾病的发生与发展必然伴有脑血流动力学的改变。因此，对于脑血流动力学的评价在脑血管疾病的诊断、治疗前的评估及治疗后的随访中尤为重要。由于脑血流动力学参数是直接反映脑循环功能的定量指标，因此无论对于脑血管疾病诊断和治疗措施的客观评价，还是对脑循环生理和病理学研究均具有重要的意义。

二、目前评估脑血流动力学的方法及临床应用

目前临床上常用的评估脑血流动力学的方法主要为影像学灌注成像及多普勒超声血流动力学分析。影像学灌注成像方法主要包括CTP和磁共振灌注加权成像(perfusion weighted imaging, PWI),脑组织的血流灌注是指血液通过毛细血管网将携带的氧和营养物质输送给组织细胞,维持组织器官的活性和功能。灌注成像采用弹丸追踪技术,即造影剂从静脉团注后,随着时间的不同,脑组织在每个像素位点上呈现不同的造影剂浓度。灌注影像利用不同的数学模型推算出不同的血流动力学数据,具体参数有:CBV、MTT、CBF、达峰时间(time to peak, TTP)、峰值增强(peak enhancement, PE)、脑氧代谢速率和氧摄取分数等,将各位点测量到的数据汇聚成图,不同的颜色或灰度代表不同血流动力学的区域,综合分析各灌注图,就可以全面了解患者脑组织的血流动力学状态,用于脑血流动力学的定性或定量分析,对临床诊断及治疗能提供重要参考价值。

(一) CTP成像

1. CTP成像的原理及相关参数

CTP的方法最早由Miles于1991年提出,其反映的是生理学功能的变化,因此是一种功能性成像。CTP的理论基础主要源于中心容积定律及放射性核医学示踪剂稀释原理:$BF = BV/MTT$。示踪剂稀释方法要求取样期间示踪剂未遗漏于血管外(丢失血管外需校正),与血液完全混合,并按血流分布,示踪剂对机体的生理观察过程无影响,含碘对比剂静脉注射可满足上述要求。CTP采用碘作为对比剂,经静脉团注碘剂后,多次连续快速同层扫描选定的层面,获得该层面内对比剂通过脑组织的每一像素的时间-密度曲线,该曲线以注药后CT增加值为纵轴,以时间为横轴(一般认为碘浓度增加1 mg可增加CT值25 Hu),该曲线主要反映组织器官中对比剂的浓度改变,间接反映组织器官灌注量的改变。最后应用数学模型按照时间—密度曲线计算得出灌注参数值。

CTP反映脑组织血液循环动力学的常用参数如下所示。

(1) CBF:指在单位时间内流经一定量脑组织血管结构的血流量,包括动脉、静脉、毛细血管、静脉窦,表示方法为每100 g脑组织每分钟的血流量,单位

为ml/(100 g・min)。CBF值越低,意味着脑组织血流量越低。

(2) CBV:指存在于一定量脑组织血管结构内的血容量,根据时间密度-曲线下面积计算得出,表示方法为每100 g脑组织的血容量(ml/100 g),CBF也间接反映了氧和糖的传送速率,因此它是密切关系到细胞内代谢和活力的一个灌注参数。CBF下降到一定阈值后,称之为“缺血”或“低灌注”状态。

(3) MTT:开始注射对比剂到时间-密度曲线下降至最高强化值一半时的时间,主要反映的是对比剂通过毛细血管的时间,单位为秒(s),一般约6 s。

(4) TTP:指在时间-密度曲线上从对比剂开始出现到对比剂浓度达到峰值的时间,单位为秒(s)。TTP值越大,意味着最大对比剂团峰值到达脑组织的时间越晚。

(5) PE:为时间-密度曲线的最高值,PE值越大,意味着脑组织的强化程度越高。

CTP各参数的变化可直接反映脑组织的供血情况。由于受扫描仪、团注对比剂量和速率、成像序列和参数、受检者的血容量和心排血量等因素影响,实际工作中多采用相对值,如相对CBV(relative CBV,rCBV)、相对CBF(relative CBF,rCBF)及相对MRR(relative MTT,rMTT)。

2. CTP成像在脑血管病血流动力学评估中的临床应用

(1) AIS:通过CTP扫描还可以得到在AIS的早期可以明确有无缺血半暗带的存在,作为溶栓治疗的前提。在AIS的前期(特别是超急性期6 h之内),仅为病灶的含水量及组织电解质含量发生变化,CT值变化不大,因此NCCT仅能够观察到大脑侧裂变窄、脑沟迷糊变浅、脑回肿胀、大脑中动脉高密度征、脑基底节和岛叶模糊不清等间接征象,部分患者并无阳性表现。而CTP对超急性期脑梗死诊断的敏感度及特异度则可达到95%以上及100%,并能够从影像学角度证实缺血半暗带的存在,反映脑缺血的范围,指导临床早期治疗。目前,临床上大多利用两种参数的组合来确定缺血组织的分类,如Wintermark等采用的是:① rMTT > 145%且CBV < 2.0 ml/100 g时定义为梗死核心;② rMTT > 145%且CBV > 2.0 ml/100 g时定义为缺血半暗带;③ rMTT在100%～145%之间,且CBV > 2.0 ml/100 g时定义为良性缺血组织。

脑缺血半暗带是指缺血后局部血流灌注低于正常但仍存活的脑组织,由于血流灌注不足,其细胞代谢状态异常,如不及时求治,上述区域将从代谢异常进一步发展为梗死。如何保护缺血半暗带成为AIS救治的关键目标。脑缺血半暗带范围的确定是近年来CTP研究的热点，众多学者做了大量研究试图找到一个确定脑缺血半暗带的阈值，但得出的结论差异较大。国际上流行的灌注参数和阈值超过20种，这可能是目前国际研究中灌注影像用于AIS中的诊疗决策未能取得一致意见的重要原因。有学者认为MTT为5.1 s为缺血半暗带的阈值，MTT为6.05 s为梗死的阈值。Murphy等研究在梗死血管是否再通的前提下采用不同的CBF和CBV阈值来判定半暗带与梗死核心区的范围，并提出使用$CBF \times CBV$交互作用标准更有价值，研究中认为$CBF \times CBV = 8.14$为区分半暗带和梗死核心区的阈值，其敏感度为90%，特异度为94%。Page等将27例患者进行4 cm和16 cm覆盖范围的CTP灌注图像对比，结果发现16 cm宽的全脑灌注图像明显增加了判定梗死核心区的准确性，并能100%对缺血半暗带进行定量评价。

目前，很多研究依靠灌注影像确定半暗带并筛选适合溶栓的患者。普遍采用的方法是依据PWI和DWI的体积比。发病6 h内的急性脑卒中患者，PWI/DWI ≥ 1.2即认为存在半暗带，适合进行溶栓。然而，用PWI和DWI的错配区分梗死核心和半暗带并不准确，经常会高估半暗带的体积。一部分灌注影像提示为低灌注的缺血组织，即使没有血管再通，在后期的随访影像中也没有转化为梗死灶，这一现象已经被许多文献所报道，并称之为良性缺血组织。正是由于良性缺血组织的存在，使得灌注影像高估真正处于梗死危险的半暗带，从而影响临床治疗决策。最新的一项研究利用传统的错配方法（低灌注区域体积≥ 15 ml，梗死核心＜ 70 ml，错配比≥ 1.8）指导溶栓治疗，结果显示在rCBV ＞ 0.93的亚组，血管再通与否与临床预后无关；相反，在rCBV ＜ 0.93的亚组，及早恢复灌注与临床预后密切相关。该研究认为灌注参数rCBV可以反映侧支循环的状态，在一定程度上代表了脑组织抗缺血的实际耐受力，rCBV越高，侧支循环越丰富，细胞抵抗缺血的能力就越强，并认为灌注影像不能准确识别真正的缺血半暗带。一些研究者试图通过设定不同的灌注阈值识别半暗带。Kamalian等通过调整MTT、CBF、CBV等参数，预测半暗带的阈值，认为rMTT和绝对MTT（absolute MTT，aMTT）的准确度要优于CBF和CBV等参数。通过延迟校正算法推算出rMTT和aMTT大于13.5 a及150%时，可以区分缺血半暗带。McVerry等也试图通过设定不同的阈值来区分梗死核心及半暗带，认为延迟时间(delay time，DT)≥2 s的区域有梗死危险，而梗死核心区的rCBF≤45%。

但是从病理及病理生理角度上分析，并不难理解为什么灌注影像难以区分半暗带和良性缺血组织。首先，脑部白质与灰质的灌注水平本身就有差异，而灌注影像的缺血阈值并未对两者加以区分。其次，很多动物研究已经证实，长期缺血环境下存在预适应现象，即机体接受致死性缺血刺激前给予多次非致死性刺激，可以产生对缺血的保护作用。缺血预适应现象普遍存在于机体的各个器官，是机体内内源性保护机制。Weber等发现，发生过TIA的患者，发生急性脑卒中后其预后要显著好于其他患者，表明短暂性脑缺血是可以对脑组织产生缺血预适应的。虽然其生理机制尚不明确，但是这有可能是良性缺血组织存在的重要原因之一，即在缺血预适应的作用下，不同患者或相同患者不同部位的脑组织形成梗死核心、半暗带或良性缺血组织的灌注阈值并不相同。由此可见，单一的脑灌注参数并不能真正反映脑组织的病理生理学状态。如**图2-4-1**

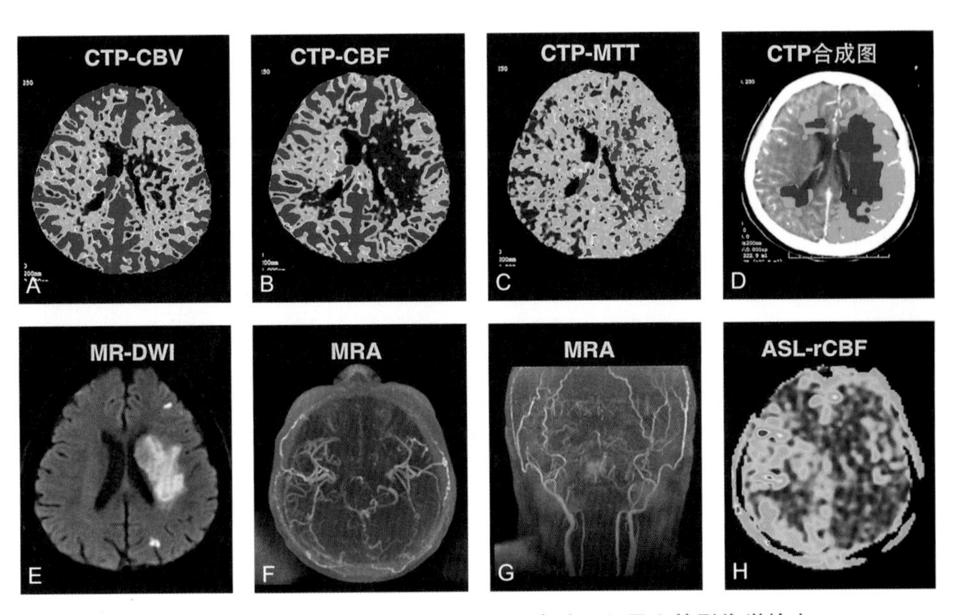

图2-4-1　多发颅内动脉狭窄/闭塞患者脑组织及血管影像学检查

注：患者为一名60岁女性，右侧肢体无力伴言语不能18 h，NIHSS=16分。A～C. PCT提示左侧大脑半球为主的大片低灌注区；D. 梗死灶(红色)及缺血半暗带(绿色)；E. 24 h后DWI见左侧半球急性梗死灶，但范围远小于PCT所见；F、G. 多发颅内动脉狭窄及闭塞，经颅外形成侧支循环；H. MRP提示左侧半球为主的大片低灌注区，与PCT结果相似

所示，患者存在多个颅内动脉慢性狭窄及闭塞，灌注影像提示有大片的梗死核心与缺血半暗带，而DWI发现梗死灶远小于灌注影像的预测，提示灌注影像下的梗死核心或缺血半暗带，实际大部分为良性缺血组织。

近年来，多项循证医学证据证实了多模态影像对于超早期缺血性脑卒中的快速评估的重要性，使用多模态CT即可一站式完成多模态影像评估，方便快捷，且适用于不同层级的脑卒中中心，因此多数有关缺血性脑卒中的随机双盲对照试验都多模态CT放在优先应用的位置上（**见表2-4-1**）。仅有少数研究，例如EPITHET、DIAS-2、MR RESCUE早期使用MRI指导治疗。包括NCCT、CTP/MRP和CTA/MRA在内的多模态影像可以迅速评估AIS患者，排除ICH、定位责任动脉、鉴别梗死核心和半暗带以及评估侧支循环，制订相对个性化的诊疗决策。

表2-4-1 应用多模态影像指导超早期治疗的随机对照试验

试　验	时间窗(h)	治疗方案	影像模式
NINDS	0～3	静脉tPA	NCCT
ECASSⅢ	3～4.5	静脉tPA	NCCT
TNK	0～6	静脉替奈普酶	NCCT+CTA+CTP
MR CLEAN	0～6	动脉溶栓、取栓	NCCT+CTA/MRA/DSA
ESCAPE	0～12	动脉溶栓、取栓	NCCT+多相CTA
EXTEND-IA	0～6	动脉溶栓、取栓	NCCT+CTA+CTP
SWIFT-PRIME	0～6	动脉溶栓、取栓	NCCT+CTA/MRA ± CTP/MRP

注：NINDS：美国国立神经障碍与脑卒中研究所（National Institute of Neurological Disorders and Stroke）；ECASS：欧洲急性脑卒中合作研究（European Cooperative Acute Stroke Study）；TNK：替奈普酶（tenecteplase）；MR CLEAN：荷兰急性缺血性脑卒中血管内治疗多中心随机临床试验（Multicenter Randomized Clinical Trial of Endovascular Treatment for Acute Ischemic Stroke in the Netherlands）；MRP：磁共振灌注成像（MR perfusion）

多个随机对照试验证实了血管内治疗的有效性，强调了脑卒中超早期多模态影像学的重要性，并推荐了合理有效的影像学工作流程。荷兰的一项多中心随机对照试验MR CLEAN认为急性颅内大动脉闭塞的患者，给予积极的血管内治疗，再通率高、获益大，但远期是否能获益尚不明确。加拿大的ESCAPE

临床试验将时间窗延长至12 h，旨在评价颅内大动脉急性闭塞，但是多模态影像学证实侧支循环较为丰富的脑卒中患者快速接受血管内治疗，可显著改善患者的预后功能，同时降低病死率。此外，EXTEND-IA和SWIFT-PRIME两个试验也证实了急性前循环大血管闭塞患者发病6 h内接受积极的血管内治疗，能够明显改善临床预后。静脉溶栓桥接血管内治疗，可使脑卒中的致残率下降14%～31%。

以上这些结论与前期的研究，如MR RESCUE、SYNTHESIS、Stroke-Ⅲ等存在矛盾。主要原因首先是血管内治疗的技术、设备不断进步，使得操作更加安全，更加迅速地恢复再灌注；其次是利用先进的多模态影像学技术快速、准确地选择适合接受血管内治疗的患者。随着多模态影像学的不断发展，先进的技术可以定位血栓、评估缺血区域组织活性、预测梗死体积并评估侧支循环的开放程度。依靠影像学评估急性脑卒中患者，施以个体化、精准的治疗方案已成为一种趋势(**见图2-4-2**)。

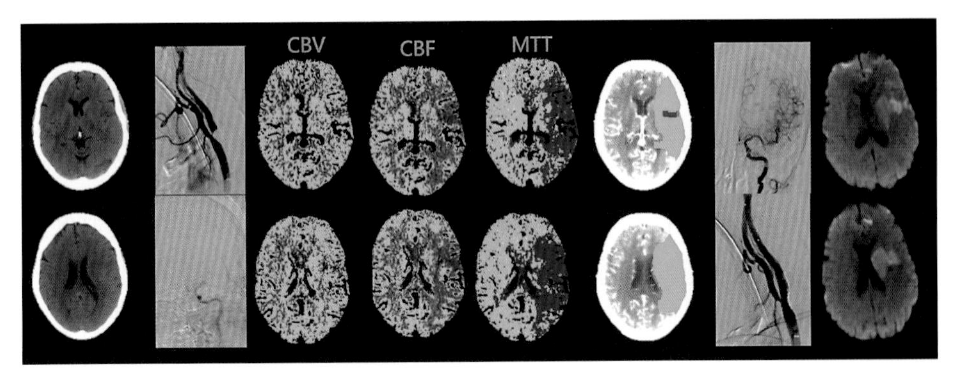

图2-4-2　多模态影像指导下的急性缺血性脑卒中(AIS)超时间窗血管内治疗

注：56岁男性患者，突发右侧肢体无力20 h，NIHSS评分20分。头颅CT扫描未见明确急性梗死灶；DSA显示右侧颈内动脉高度狭窄，右侧大脑中动脉急性闭塞；灌注CT扫描提示梗死核心较小(红色)而缺血半暗带较大(绿色)，给予急性颈动脉支架成形及大脑中动脉取栓术后血管再通理想，术后NIHSS评分8分。随访MR提示梗死灶相对较小，3个月后mRS评分为1分

(2) TIA：TIA患者CTP检查阳性率介于53.33%～100%之间，提示CTP检查可在早期发现多数常规CT无法显示的病变，直接提供脑灌注异常信息。但是，CTP检查阳性率变异较大，其原因包括选择性误差(发病时间窗，在症状缓解期就诊的TIA患者多为阴性)、仪器分辨率和病情严重程度的差异等。另

外，目前相关研究尚存不足之处：未能长期随访异常灌注患者的预后，难以提供TIA患者脑灌注异常与预后不良关系的结论。随着320排容积CT的使用，Siebert等对10例TIA患者进行全脑灌注成像，发现所获得的全脑灌注图像可同时观察大脑前循环和后循环的灌注情况，结合冠状位和矢状位图像，更容易发现小面积灌注异常区并定位，比单纯轴位图像更加精确：除此之外还可以通过4DCTA观察颅内血管有无狭窄或闭塞、有无侧支循环形成，进一步明确TIA的病因诊断和病情严重情况。

（3）脑出血：是具有较高病死率和致残率的脑血管疾病。与缺血性脑卒中相比，即使是损伤的神经组织范围相同，其病死率也较缺血性脑卒中高，并且远期神经功能障碍也较为严重。临床研究表明除了血肿占位效应引起的机械性损伤外，血肿周围组织的继发性损伤，如脑缺血、脑水肿，也是血肿引起组织损伤的重要因素。CTP为了解血肿周围脑组织的血流动力学的改变提供了直观、准确的依据。Siebert等对7例脑出血患者进行全脑灌注扫描，发现其中2例患者并不仅单纯表现为脑出血，通过4DCTA观察整个脑循环过程发现有增粗的引流静脉、供血动脉和异常的毛细血管网，最终诊断为脑动静脉系畸形。因此，全脑灌注不仅可以了解血肿周围脑组织灌注情况，还利于鉴别多种表现为脑出血的脑血管疾病，从而及早明确诊断，制订个性化的治疗方案，改善脑出血患者的预后。

（4）动脉瘤性SAH：研究认为CTP能够评估动脉瘤患者SAH后的迟发型脑缺血进行评估，在迟发性脑缺血出现的时间窗内（4～14 d），迟发性脑缺血的出现常伴有CBF的减少及MTT的增加，然而CTP并不能够预测迟发性脑缺血的发生。Wintermark等通过对比CTP检查与DSA检查诊断脑血管痉挛，发现MTT的敏感度和特异度分别为92%和86%，CBF的敏感度和特异度分别为75%和95%。因此，CTP能够反映SAH后的脑血流动力变化、筛查脑血管痉挛。

（5）烟雾病：对于烟雾病患者，CTP作为脑微循环信息的功能成像能显示早期细微的血流动力学改变，有利于早期预防缺血性脑卒中事件的发生，因此其在烟雾病患者术后疗效的评估中有着不可替代的地位。除常规CTP检查外，临床上也采用Xe-CT来评估脑组织的血流动力学改变。氙（xenon）是有高度脂溶性、无放射性的气体，容易通过血-脑屏障。受试者吸入氙与氧的混合气体后，可通过比较CT成像密度的变化来计算CBF。Xe-CT在临床应用方便、价格便宜，且无须对比剂，可以定量地测算出CBF。McAuley等在儿童烟雾病脑卒中风险的预测中发现，Xe-CT较DSA能更早地提示局部CBF的降低，Xe-CT图像空间分辨率较高，可准确定位，并且可定量评估烟雾病患者CBF情况，但其受患者运动的影响较大，受试者检测过程中可能出现头晕等不适。

（二）PWI

1. PWI的原理及相关参数

PWI主要包括T2*加权磁敏感动态增强灌注成像法（dynamic susceptibility contrast，DSC-PWI）、T1加权动态增强灌注成像法（dynamic contrast enhancement，DCE-PWI）和利用动脉血的水质子作为内源性示踪剂的ASL。DSC-PWI和DCE-PWI通过静脉团注对比剂使局部毛细血管内磁敏感性增加致局部磁场不均匀，质子自旋去相位，引起T2、T2*或T1值的明显缩短，获得一系列动态影像，通过定量的指标反映局部灌注情况。因为需要外源性的对比剂，使其在部分患者的应用具有局限性。ASL则无须外源性对比剂，而是以动脉血内的氢质子为内源性示踪剂，并对其进行标记的无创性灌注成像方法。

DSC的评价参数主要有CBV、CBF、MTT和TTP。由于CBV、CBF受MR扫描仪、团注对比剂量和速率、成像序列和参数、受检者的血容量和心排血量等因素影响，实际工作中多采用rCBV、rCBF。DCE则根据对比剂引起的信号强度变化与时间的关系，绘制时间-信号强度曲线，经工作站处理可得出反映血流动力学状态的各种灌注指标，如K^{trans}、K^{ep}、血管外细胞外间隙容积分数（extravascular extracellular volume fraction，Ve）。

ASL根据标记方法的不同可以分为连续动脉自旋标记（continuous-ASL，CASL）、脉冲式动脉自旋标记（pulsed ASL，CASL）及假连续脉冲动脉自旋标记（pseudo-CASL，pCASL）。虽然目前大部分ASL仅可准确量化CBF，但其无须对比剂，且具有良好的重复性，在临床得到了一定的应用。PLD是pCASL的主要参数，指射频脉冲标记结束的时间到图像采集的时间，而血流从标记层面到达感兴趣区组织或血管的时间为动脉传递时间（arterial transit time，ATT）。对于pCASL扫描，获得较为准确CBF的理想状态是PLD刚好大于最长的ATT。PLD过短则扫描时被标记的血流尚未到达感兴趣区组织或血管，ASL采集得到的CBF图像上的低信号，包括局部脑组织CBF的减低及长的ATT导致的信号减低，并不是局部脑组织真正的CBF值。PLD过长则会引起较强的T1滞留效应，降低信噪比（signal to noise，SNR）。

2. PWI在脑血管疾病血流动力学评估中的临床应用

传统的研究认为，DWI与PWI图不匹配的区域即为缺血半暗带，然而新近的研究结果表明PWI与DWI不匹配区域不仅包括缺血半暗带，还包括良性灌注减低区，并且DWI高信号并不完全代表梗死核心区，缺血半暗带亦可存在于DWI及PWI的异常区域内，而良性灌注减低区无须治疗即可自动恢复。

近年来，ASL在急慢性脑缺血中得到了广泛的应用，但在急慢性脑缺血中的应用价值有待进一步研究。Bokkers等通过ASL与PWI的对比研究发现，ASL与PWI诊断脑组织缺血的符合率为82%。Zaharchuk等则通过研究得出ASL与PWI评估急性脑缺血的符合率仅为60%。而Bivard等同样发现ASL对于缺血面积的评估比较过度。因此，在某些情况下因为脑缺血区标记血流达到时间（ATT）的延长，与其他灌注方法比较ASL可能会过度评估脑组织的缺血程度。为了去除ATT对CBF值的影响，近年来，多个PLD的ASL逐渐得到应用。其扫描时采用4个以上的PLD，不同大小的PLD不仅可以对CBF进行更准确的分析，同样也能通过计算得出ATT，并对侧支循环进行一定程度的评估。随着MR成像技术的发展，近年来出现多种ASL的新技术，如流速选择性动脉自旋标记（velocity selective-ASL，VE-ASL）等拓宽了ASL的应用范围。

Li等通过对25例烟雾病患者术前及术后1周、3个月分别行PWI检查，结果显示术后1周、3个月术侧大脑半球CBF不同程度升高，CBV减少，MTT明显缩短，与临床结果一致。提示PWI在烟雾病患者术后评估中有较高的临床价值。PWI与PET脑灌注、DSA的对照研究显示，DSC-PWI得到的灌注参数中，MTT是一个反映脑缺血比较敏感的指标，其与烟雾病患者血管狭窄程度及其侧支循环有着较好的相关性。

在烟雾病诊断及术后评估方面单个或多个PLD的ASL均与各种灌注成像方法均具有较高的一致性与相关性。Goetti等采用1 500 ms的PLD比较儿童及青少年烟雾病患者ASL与$H_2[^{15}O]$-PET评估CBF的一致性，得出两者在儿童及青少年烟雾病患者CBF定性（$\rho = 0.77$；$P < 0.001$）及rCBF定量（$r = 0.67$；$P < 0.001$）的评估中具有较好的一致性。Goetti等同样采用了1 500 ms的PLD比较儿童烟雾病患者ASL与PWI的一致性，得出在儿童烟雾病患者CBF

（$\rho=0.77$；$P<0.001$）及rCBF（$r=0.79$；$P<0.001$）的评估中具有较好的一致性，且敏感度、特异度及准确度分别达到94%、93%及93%。Wang等在烟雾病的多次延迟ASL（4个PLD分别为1 500、2 000、2 500、3 000 ms）与CTP的对照研究中表明，ASL和CTP呈显著正相关，但与单次2 s延迟成像的常规ASL相比，多次延迟的ASL与CTP成像的一致性更高。该检查方法可以提高患者CBF参数值的准确性。

PWI可以在分子水平反映组织微血管分布和血流灌注情况，该技术通过相关参数可半定量、定量地反映组织血流动力学信息，具有较高的空间分辨率和时间分辨率，无放射性且操作相对简单，因此被广泛地应用于临床。

（三）多普勒超声血流动力学分析

1. 多普勒超声血流动力学分析的原理及相关参数

TCD与经颅彩色多普勒超声（transcranial color doppler, TCCD）是目前临床工作常用的无创性检测颅内外动脉狭窄及闭塞性病变的重要方法。

TCD是单纯多普勒超声，以频谱多普勒为基础分析动脉的功能状态，采用无创性检查方法，能早期发现颅内动脉血管病变，及时进行治疗并为治疗方法的选择提供客观的血流动力学依据。TCD利用超声探头的脉冲超声，经血管内红细胞反射再次被探头接收，获得角度、深度等数据分析，从而得到血管内血流动力学相关参数，如血流速度、搏动指数、频谱等，临床实际运用可反映血管狭窄的部位，梗死区侧支循环代偿，检测栓子的溶解以及血管的再通。有研究表明，大脑中动脉平均流速临界值达到100 cm/s提示其狭窄程度达到50%，收缩期峰值流速达到140 cm/s 以及180 cm/s提示其有50%及75%的狭窄，并在SONIA临床研究中得到了验证。TCD检测颅内动脉粥样硬化性狭窄的敏感度为96%，特异度为75%，阳性预测率为96%，阴性预测率为75%，但对于检测血管狭窄＜50%具有局限性。TCCD是通过彩色血流成像显示颅内动脉的血流充盈及血流动力学参数，但TCCD受颅骨的透声性影响，检测成功率相对低于TCD。因此，将TCD与TCCD联合应用可以明显提高颅内动脉病变的检出率。

颈部血管超声常规检测参数包括动脉管径、内-中膜厚度（intima-media thickness, IMT）和血流动力学参数，后者包括收缩期峰值流速（peak systolic velocity, PSV）、舒张期末流速（end diastolic velocity, EDV）、血管阻力指数

(resistance index, RI)。TCD或TCCD对脑动脉功能检测评价主要通过以下几方面完成。① 检测深度：双侧半球同名动脉检测深度是基本对称的。② 血流速度：计量单位是包括PSV、平均血流速度(mean celocity, MV)、EDV。其中MV可以由检测仪自动计算，也可以用公式计算：$MV=(PSV-EDV)/3+EDV$。③ 血流方向：血流朝向探头为正向，血流背离探头为负向。当多普勒取样门位于动脉分支处或血管走向弯曲时，可以检测到双向血流。④ 血管搏动指数(PI)和血管阻力指数(RI)：PI和RI是评价颅内动脉血管阻力的指标，其计算公式为$PI=(PSV-EDV)/MV$，$RI=(PSV-EDV)/PSV$；常规TCD或TCCD检测分析以PI指数更为准确，正常颅内动脉的PI值为0.65～1.10。

2. 多普勒超声血流动力学分析在脑血管疾病血流动力学评估中的临床应用

目前，TCD及TCCD已成为研究缺血性脑血管病病因、发病机制、治疗观察和预后判断不可或缺的工具。TCD可客观评价颅内动脉血流动力学改变和监测微栓子。动脉狭窄会导致血流速度增快和频谱增宽，当狭窄处直径减少超过60%～80%时，狭窄远端血流速度显著下降。多数作者认为，TIA患者血流速度增高系动脉狭窄或痉挛所致，而低流速则由动脉粥样硬化引起。一项研究显示，66例颈动脉系统TIA患者中有60例TCD检查结果异常，阳性率高达90.0%，提示颈内动脉系统TIA患者颅内动脉存在广泛的血流动力学改变。目前，TCD主要作为检测TIA患者颅内血管情况的常规和筛查方法。

一项研究使用平均流速(V_m)预测缺血性脑卒中再发的风险，发现$V_m \geq$ 120 cm/s时较$V_m <$ 120 m/s时有更多的临床脑卒中事件再发。研究发现升高的收缩期峰值流速($V_s >$ 140 m/s)是缺血性脑卒中再发的独立风险因子。MCA急性脑卒中的患者，脑卒中后6 h内的TCD结果是一个独立的预测早期情况改善的因子，脑卒中后12 h内血流速度< 30 m/s多提示预后不良。因此，TCD提供的早期预后指标可用于指导AIS患者的用药选择方案，并可找出那些更有可能从康复治疗中获益的患者。另外，脑卒中6 h内TCD诊断的MCA近段闭塞对出血性转化的阳性预测值达到72%，该技术更是优于CT的阳性预测值，提示TCD在预测缺血性脑卒中后是否发生出血转化方面也具有一定的价值。

研究认为TCD可以用于CVR的评价，由于大脑中动脉的解剖走行、管径相对恒定，检出率和重复率较其他颅内动脉高，因此TCD常以大脑中动脉作为检测血管来评价CVR功能。常用的检测方法包括屏气试验、CO_2吸入法、乙酰唑胺激发试验，均是基于脑血管在高碳酸血症时反应性扩张的机制，这3种方法获得的CVR功能信息有良好的一致性。另外，TCD是在生理和病理情况下测定CBF速度及其自动调节功能的有效工具，无论对脑卒中风险和预后进行评估还是某些自主神经系统疾病的辅助诊断方面，均发挥了重要作用。除此之外，TCD可有效对颈动脉支架植入后的疗效进行评价，同时及时发现狭窄发生情况以及斑块的形成，并且客观评估支架植入前与植入后血流动力学的改变，为以后的随访提供有利的评级依据。戴旭辉等采用TCD检测单侧颈内动脉重度狭窄（>70%）患者手术前后颅内血管血流、侧支开放情况及CVR。TCD显示术后患侧MCA的PSV、PI及CVR明显高于术前（$P < 0.05$），术后开放侧支循环关闭，颈动脉重度狭窄的颅内动脉侧支循环开放B型（不完全开放）患者的患侧MCA的PSV、RI、CVR改善明显高于A型（完全开放）（$P < 0.05$）。

杨弋等采用TCD比较了大动脉粥样硬化和小动脉闭塞这两种急性脑卒中患者合并动态脑血流调节能力（dynamic cerebral autoregulation，dCA）的改变，而这可能是由于脑动脉病理学改变的不同所导致。他们还评估了无症状单侧MCA狭窄患者dCA的改变，发现只有重度狭窄一侧的dCA受损，而急性脑卒中可能加重这种损害甚至会影响对侧dCA。还运用TCD持续监测43例急性幕上脑内血肿患者的血流动力学参数，发现患者双侧脑动脉的dCA受损，并且持续10～12 d，1个月后得到恢复。该团队还在增强经颅多普勒超声造影（contrast-enhanced transcranial Doppler，c-TCD）方面做了大量研究，通过使用c-TCD监测MCA和椎动脉的血流动力学参数来发现左向右分流，并分析对比了两者的敏感度与特异度。

Wang等采用多普勒超声对17例接受直接、间接联合血流重建的患者进行评估，对比患者术前及术后短期（2周）、长期（6个月）上颌动脉的多普勒超声血流动力学参数PSV、EDV RI，发现术后短期PSV、EDV及RI均较术前无明显变化，6个月后上颌动脉的EDV上升，RI减少，提示术后6个月脑膜中动脉、颞深动脉阻力的减少及MCA供血区的供血增加。

TCD及TCCD技术具有简便、快捷、无创伤、易重复和可监测等特点，便于在临床上推广使用，但其特异性和敏感性较差，无法测量血管管径和流量，且存在人为误差。

三、小结及展望

在目前常用的几种脑灌注影像学检查方法中，SPECT、PET、Xe-CT虽然可以得到较为精准的CBF绝对值，但是考虑到参数比较单一、图像组织分辨率不高、费用昂贵等因素，使其在临床上的应用受限。而CTP、PWI因分辨率较高、操作简单易行、费用较低，使其成为临床上普遍使用的影像学检查方法，尤其是近几年全脑灌注的出现，使得CTP有望成为一种更加符合临床需求的脑血流灌注影像学检查方法。TCD及TCCD技术能够进行血液流速、血流方向、搏动指数、频谱形态等血流动力学指标的测定，可评估脑血管储备功能，为病情的判断和治疗方案的制订提供重要的参考信息。

随着影像学技术的发展，评估脑血管疾病血流动力学改变的手段也在不断地改进。CTP较高的辐射剂量及对比剂用量在一定程度上限值了其临床应用，因此如何降低CTP扫描的辐射剂量及减少对比剂的用量成为研究的热点，而降低管电压和管电流是获得低剂量CT检查的重要途径。不断地解决并提升ASL信噪比低、磁化传递效应、静脉污染、运动伪影及白质量化差等问题，充分发挥其在技术方面拥有的许多优势如非侵袭性、简单易行及成本低等，将大大促进其在临床诊断成像方面的应用。总之，脑血管疾病的血流动力学评估手段正在不断地改进，必将逐渐拓宽其在临床的应用，为临床提供更有价值的参考。

（朱光明，田　冰）

参考文献

[1] Arauz A, Hoyos L, Zenteno M, et al. Carotid plaque inflammation detected by ^{18}F-fluorodeoxyglucose-positron emission tomography. Pilot study[J]. Clin Neurol Neurosurg, 2007, 109(5): 409-412.

[2] Astrup J, Siesjo BK, Symon L. Thresholds in cerebral ischemia-the ischemic penumbra[J]. Stroke, 1981, 12(6): 723-725.

[3] Bacigaluppi S, Retta SF, Pileggi S, et al. Genetic and cellular basis of cerebral cavernous malformations: implications for clinical management[J]. Clin Genet,

2013, 83(1): 7−14.

[4] Baek H, Jayaraman MV, Karniadakis GE. Wall shear stress and pressure distribution on aneurysms and infundibulae in the posterior communicating artery bifurcation [J]. Ann Biomed Eng, 2009, 37(12): 2469−2487.

[5] Barber M, Langhorne P, Rumley A, et al. D−dimer predicts early clinical progression in ischemic stroke: confirmation using routine clinical assays [J]. Stroke, 2006, 37(4): 1113−1115.

[6] Brunswick AS, Hwang BY, Appelboom G, et al. Serum biomarkers of spontaneous intracerebral hemorrhage induced secondary brain injury [J]. Journal of the neurological sciences, 2012, 321(1−2): 1−10.

[7] Calautti C, Baron JC. Functional neuroimaging studies of motor recovery after stroke in adults: a review [J]. Stroke, 2003, 34(6): 1553−1566.

[8] Chen Y, Zhu W, Bollen AW, et al. Evidence of inflammatory cell involvement in brain arteriovenous malformations [J]. Neurosurgery, 2008, 62(6): 1340−1349; discussion 1349−1350.

[9] Dassan P, Keir G, Brown MM. Criteria for a clinically informative serum biomarker in acute ischaemic stroke: a review of S100B [J]. Cerebrovasc Dis, 2009, 27(3): 295−302.

[10] Datta A, Akatsu H, Heese K, et al. Quantitative clinical proteomic study of autopsied human infarcted brain specimens to elucidate the deregulated pathways in ischemic stroke pathology [J]. J Proteomics, 2013, 91: 556−568.

[11] del Zoppo GJ, Levy DE, Wasiewski WW, et al. Hyperfibrinogenemia and functional outcome from acute ischemic stroke [J].Stroke, 2009, 40(5): 1687−1691.

[12] Desestret V, Brisset JC, Moucharrafie S, et al. Early-stage investigations of ultrasmall superparamagnetic iron oxide-induced signal change after permanent middle cerebral artery occlusion in mice [J]. Stroke, 2009, 40(5): 1834−1841.

[13] Dunn WB, Bailey NJ, Johnson HE. Measuring the metabolome: current analytical technologies [J]. Analyst, 2005, 130(5): 606−625.

[14] Foerch C, Wunderlich MT, Dvorak F, et al. Elevated serum S100B levels indicate a higher risk of hemorrhagic transformation after thrombolytic therapy in acute stroke [J]. Stroke, 2007, 38(9): 2491−2495.

[15] Fujimura M, Sonobe S, Nishijima Y, et al. Genetics and biomarkers of moyamoya disease: significance of RNF213 as a susceptibility gene [J]. J Stroke, 2014, 16(2): 65−72.

[16] Gretarsdottir S, Thorleifsson G, Reynisdottir ST, et al. The gene encoding phosphodiesterase 4D confers risk of ischemic stroke [J]. Nat genet, 2003, 35(2):

131–138.

[17] Heiss WD, Graf R, Wienhard K, et al. Dynamic penumbra demonstrated by sequential multitracer PET after middle cerebral artery occlusion in cats[J]. J Cereb Blood Flow Metab, 1994, 14(6): 892–902.

[18] Heiss WD, Kracht LW, Thiel A, et al. Penumbral probability thresholds of cortical flumazenil binding and blood flow predicting tissue outcome in patients with cerebral ischaemia[J]. Brain, 2001, 124(Pt 1): 20–29.

[19] Hussain S, Barbarite E, Chaudhry NS, et al. Search for biomarkers of intracranial aneurysms: a systematic review[J]. World Neurosurg, 2015, 84(5): 1473–1483.

[20] Jung KH, Chu K, Lee ST, et al. Circulating endothelial microparticles as a marker of cerebrovascular disease[J]. Ann neurol, 2009, 66(2): 191–199.

[21] Kuriyama N, Nagakane Y, Hosomi A, et al. Evaluation of factors associated with elevated levels of platelet-derived microparticles in the acute phase of cerebral infarction[J]. Clin Appl Thromb Hemost, 2010, 16(1): 26–32.

[22] Laterza OF, Modur VR, Crimmins DL, et al. Identification of novel brain biomarkers[J]. Clin Chem, 2006, 52(9): 1713–1721.

[23] Lee HJ, Kim KS, Park IH, et al. Human neural stem cells over-expressing VEGF provide neuroprotection, angiogenesis and functional recovery in mouse stroke model[J]. PLoS One, 2007, 2(1): e156.

[24] Marnane M, Merwick A, Sheehan OC, et al. Carotid plaque inflammation on ^{18}F–fluorodeoxyglucose positron emission tomography predicts early stroke recurrence[J]. Ann Neurol, 2012, 71(5): 709–718.

[25] Martin WR, Powers WJ, Raichle ME. Cerebral blood volume measured with inhaled C15O and positron emission tomography[J]. J Cereb Blood Flow Metab, 1987, 7(4): 421–426.

[26] Matarin M, Brown WM, Scholz S, et al. A genome-wide genotyping study in patients with ischaemic stroke: initial analysis and data release[J]. Lancet Neurol, 2007, 6(5): 414–420.

[27] Munot P, Saunders DE, Milewicz DM, et al. A novel distinctive cerebrovascular phenotype is associated with heterozygous Arg179 ACTA2 mutations[J]. Brain, 2012, 135(Pt 8): 2506–2514.

[28] Musso M, Weiller C, Kiebel S, et al. Training-induced brain plasticity in aphasia[J]. Brain, 1999, 122 (Pt 9): 1781–1790.

[29] Nakano E, Taiwo FA, Nugent D, et al. Downstream effects on human low density lipoprotein of homocysteine exported from endothelial cells in an *in vitro* system[J]. J Lipid Res, 2005, 46(3): 484–493.

[30] Pelisek J, Rudelius M, Zepper P, et al. Multiple biological predictors for vulnerable carotid lesions[J]. Cerebrovasc Dis, 2009, 28(6): 601−610.
[31] Penn DL, Komotar RJ, Sander Connolly E. Hemodynamic mechanisms underlying cerebral aneurysm pathogenesis[J]. J Clin Neurosci, 2011, 18(11): 1435−1438.
[32] Persson L, Hardemark HG, Gustafsson J, et al. S−100 protein and neuron-specific enolase in cerebrospinal fluid and serum: markers of cell damage in human central nervous system[J]. Stroke, 1987, 18(5): 911−918.
[33] Peterson TE, Manning HC. Molecular imaging: ^{18}F−FDG PET and a whole lot more [J]. J Nucl Med Technol, 2009, 37(3): 151−161.
[34] Pikula A, Boger RH, Beiser AS, et al. Association of plasma ADMA levels with MRI markers of vascular brain injury: Framingham offspring study[J]. Stroke, 2009, 40(9): 2959−2964.
[35] Pomper MG. Molecular imaging: an overview[J]. Acad Radiol, 2001, 8(11): 1141−1153.
[36] Rangel−Castilla L, Russin JJ, Martinez−Del−Campo E, et al. Molecular and cellular biology of cerebral arteriovenous malformations: a review of current concepts and future trends in treatment[J]. Neurosurg Focus, 2014, 37(3): E1.
[37] Saleh A, Schroeter M, Jonkmanns C, et al. *In vivo* MRI of brain inflammation in human ischaemic stroke[J]. Brain, 2004, 127(Pt 7): 1670−1677.
[38] Sato M, Suzuki A, Nagata K, et al. Increased von Willebrand factor in acute stroke patients with atrial fibrillation[J]. J Stroke Cerebrovasc Dis, 2006, 15(1): 1−7.
[39] Silva Y, Leira R, Tejada J, et al. Molecular signatures of vascular injury are associated with early growth of intracerebral hemorrhage[J]. Stroke, 2005, 36(1): 86−91.
[40] Simak J, Gelderman MP, Yu H, et al. Circulating endothelial microparticles in acute ischemic stroke: a link to severity, lesion volume and outcome[J]. J Thromb Haemost, 2006, 4(6): 1296−1302.
[41] Tamimi M, Gardiner EE, Thom JY, et al. Soluble glycoprotein VI is raised in the plasma of patients with acute ischemic stroke[J]. Stroke, 2011, 42(2): 498−500.
[42] Thomas JM, Surendran S, Abraham M, et al. Genetic and epigenetic mechanisms in the development of arteriovenous malformations in the brain[J]. Clin Epigenetics, 2016, 8: 78.
[43] van Gool AJ, Henry B, Sprengers ED. From biomarker strategies to biomarker activities and back[J]. Drug Discov Today, 2010, 15(3−4): 121−126.
[44] Wang CY, Chen ZW, Zhang T, et al. Elevated plasma homocysteine level is associated with ischemic stroke in Chinese hypertensive patients[J]. Eur J Intern Med, 2014, 25(6): 538−544.

[45] Wang J, Liu Y, Zhang L, et al. Associations of high sensitivity C−reactive protein levels with the prevalence of asymptomatic intracranial arterial stenosis[J]. Eur J Neurol, 2014, 21(3): 512−518.

[46] Weissleder R, Mahmood U. Molecular imaging[J]. Radiology, 2001, 219(2): 316−333.

[47] Weissleder R. Molecular imaging: exploring the next frontier[J]. Radiology, 1999, 212(3): 609−614.

[48] Wunderlich MT, Lins H, Skalej M, et al. Neuron-specific enolase and tau protein as neurobiochemical markers of neuronal damage are related to early clinical course and long-term outcome in acute ischemic stroke[J]. Clin Neurol Neurosurg, 2006, 108(6): 558−563.

[49] Zhang X, Guo T, Wang H, et al. Potential biomarkers of acute cerebral infarction detected by SELDI−TOF−MS[J]. Am J Clin Pathol, 2008, 130(2): 299−304.

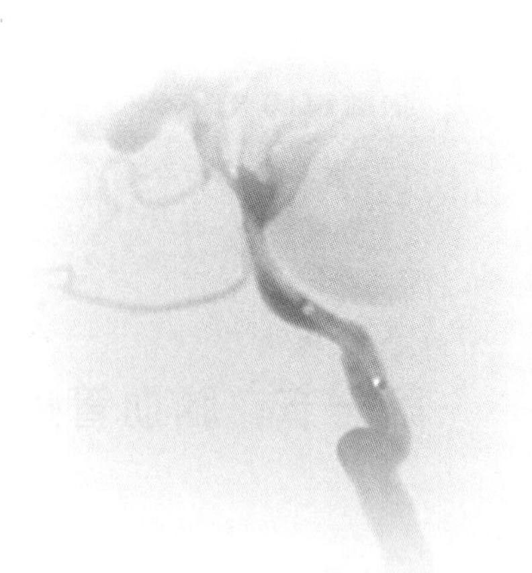

第三章

脑血管病新药研究与开发

药物无疑是疾病治疗中不可或缺的环节。

脑血管病治疗有哪些药物？应用效果如何？这是临床医师每天都在面对的问题。而它们是怎样被发现并使用的？研发过程中存在哪些问题？今后的发展方向如何？这些是脑血管病转化医学研究必须面对的问题……

第一节 脑血管病药物治疗理念的转变

一、神经保护药物

脑卒中是威胁人类健康的重大疾病，具有高患病率、高致残率、高病死率和高复发率的特点。脑卒中是西方国家第3位致死原因和第1位的致残原因，是我国第一位的致死原因。缺血性脑卒中占了脑卒中的60%～70%。在脑血管闭塞后，从空间来看——缺血核心区的血流中断，导致脑组织不可逆性损伤，因而立即出现不可逆损害核心区。核心区周围神经组织呈现功能上的障碍，电活动亦停止，但形态学上尚保持完整，依然存活，如能及时恢复血流尚可挽救，即存在可挽救的组织——缺血半暗带。在缺血半暗带周围又存在轻度缺血区，脑组织并未发生死亡，为寡血区或少血区。及时恢复适量的血流或采用有效的药物治疗，可逆转半暗带缺血脑组织的损伤，否则将转变为不可逆的损伤。另外，通过各种神经保护措施可能延长脑梗死半暗带脑组织缺血耐受时间，为脑缺血再灌注治疗赢得时间，目前尚无方法阻止脑梗死核心区神经脑组织的缺血坏死，因而，脑保护药物只能为AIS半暗带的挽救提供可能。

脑梗死发生后，局部脑组织发生一系列生化改变，在缺血发生数分钟内脑细胞损伤的机制主要是氧和能量的消耗，导致核心区脑组织的缺血坏死；在数小时内主要是缺血神经组织兴奋性氨基酸的释放，引起神经元过度兴奋，导致神经元的凋亡；在数天时主要是脑梗死继发性炎症反应和细胞凋亡。这些级联生化反应造成脑梗死后神经细胞的死亡，其过程称为缺血瀑布效应（ischemic cascades effect），通过干预缺血瀑布效应过程来阻断神经细胞的死亡成为缺血性脑卒中早期治疗的一个重要途径，这种治疗方式称为神经保护治疗。临床研究证明：缺血半暗带的挽救对后期神经功能的恢复起决定性作用。旨在减轻半暗带损伤的理想治疗方案主要针对以下两个方面：① 尽快清除血栓以恢复缺血脑组织的血液供应；② 应用神经保护药物干预缺血瀑布效应，保护半暗带，缩小梗死灶。但面临的难点是血流复流方法只有rt-PA和动脉内取栓治疗有充分的循证医学证据证明疗效。由于溶栓治疗和动脉取栓治疗有时间窗和禁忌证的限制，发达国家的溶栓率仅为5%，该治疗不能被广泛应用。目前所有的神经保护药物临床试验均未能证实其临床疗效，探索新的神经保护药物具有重要的意义。

神经保护的主要目的是干预半暗带的瀑布级联效应，以药物为主要的治疗手段。大多数的神经保护药物是在细胞损伤瀑布级联效应启动前阻断神经元损伤或凋亡的多个环节发挥保护作用，或对神经元具有营养作用能够促使神经元的修复。针对缺血半暗带的损伤节点探索关键的干预靶点和有效的治疗药物可以延长治疗时间窗、缩小梗死范围。目前的研究热点主要有以下几个方面。

1. 兴奋性氨基酸释放抑制剂和受体拮抗剂

基础研究证实，脑缺血时，神经元释放大量兴奋性氨基酸（主要为谷氨酸），刺激兴奋性氨基酸受体，可引起神经元水肿、能量耗竭、钙超载、氧自由基生成、凋亡基因激活等神经损害作用，进而导致神经元死亡。因此，通过抑制兴奋性氨基酸释放或阻断其突触后受体来调节兴奋性氨基酸作用，很可能是神经保护的靶点。谷氨酸受体中的*N*-甲基-*D*-天冬氨酸（*N*-methyl-*D*-aspartie acid，NMDA）和α-氨基-3羟基-5-甲基-4-异恶唑丙酸（α-amino-3-hydroxy-5-methyl-4-isoxazolepropionate，AMPA）等受体拮抗剂是被广泛关注的神经保护药物。

NMDA受体复合物，包含激动剂结合位点、甘氨酸调制位点和离子通道结合位点，介导钙离子和钠离子穿膜过程。阻断谷氨酸受体可降低钙内流从而减轻神经元损伤。NMDA拮抗剂包括竞争性和非竞争性。

竞争性NMDA受体拮抗剂CGS19755（selfotel，塞福太）在大鼠永久性模型缺血后5 min注射，能明显减小脑梗死体积，降低缺血后葡萄糖过度代谢。但一项CGS19755安全性和耐受性小规模临床研究发现，使用剂量为2 mg/kg，甚至更低时，患者出现躁动、谵妄、幻觉和妄想等不良反应。一项前瞻性随机双盲安慰剂平行对照的临床试验表明临床试验中，脑卒中后6 h内给予CGS19755，剂量1.5 mg/kg，治疗组躁动、幻觉等不良反应的发生率远高于对照组，由于治疗组的高病死率，提示该药可能存在神经毒性作用，被迫提前终止研究。

非竞争性NMDA受体拮抗剂MK-801（地佐环平，dizocilpine）、右啡烷

(dextrorphan)和阿替加奈(aptiganel)(CNS-1102, cerestal)是研究较多的NMDA拮抗剂。MK-801能够与NMDA受体结合,具有亲和力强,并有长效阻滞作用。多项动物实验研究显示MK-801能够明显减小多个动物模型的脑梗死体积。右美沙芬(dextromethorphan)是可待因的右旋相似物,其代谢产物右啡烷(dextrorphan)是非竞争性NMDA通道的阻滞剂,亲和力强,局灶性脑缺血动物模型研究证明其神经保护作用。在大鼠大脑中动脉闭塞(middle cerebral artery occlus, MCAO)动物实验研究中,缺血后15 min开始给予阿替加奈能明显缩小脑梗死体积,并且对脑灰质和白质均有保护作用。需要注意的是,使用药物的剂量达3 000 μg/kg,远大于临床试验应用的剂量。

缺血性脑卒中临床试验并未能验证非竞争性NMDA拮抗剂的临床疗效。右啡烷和MK-801在临床试验的初期就遇到困难。一项对发病48 h内的脑卒中患者使用右啡烷剂量效应的研究中发现,试验过程中发现许多与剂量相关的不良事件,包括恶心、呕吐、嗜睡、幻觉和快速症状性高血压;摄入药物速度过快,甚至引起深度木僵或呼吸暂停。MK-801的药物研发在临床试验早期即被暂停。在正常志愿者的药物研究中发现,阿替加奈最高耐受剂量为30 μg/kg,远低于动物实验研究中具有神经保护作用的药物剂量。临床试验中发现阿替加奈会产生高血压及欣快、幻想、精神运动性迟缓、妄想和紧张等中枢神经系统兴奋症状。一项关于NMDA受体离子通道阻滞药阿替加奈治疗急性脑卒中(Ⅱ/Ⅲ期)的双盲、随机对照临床试验中,AIS起病6 h内,给予高、低剂量阿替加奈或安慰剂治疗,结果显示不同剂量阿替加奈组与安慰剂组的疗效无明显差异。在治疗后4个月,高剂量治疗组的病死率(26%)甚至明显高于安慰剂组(19%)。随后,此项研究因缺乏安全和有效性被停止。

甘氨酸是NMDA受体复合物的协同拮抗剂,GV150526(gavestinel)是高选择性、强效的NMDA受体甘氨酸位点拮抗剂。在大鼠MCAO模型中,GV150526(3 mg/kg)能够缩小脑梗死体积,在缺血后1 h内应用药物治疗的保护效果最好。缺血前注射GV150526的保护作用最强,缺血后6 h应用,梗死体积也会减少45%。较其他类型NMDA受体拮抗剂,GV150526具有更好的安全性。GV150526的小型临床试验已证实其具有较好的安全性。在两项有关GV150526的随机、双盲多中心的Ⅲ期临床试验中,美国甘氨酸拮抗剂临床试验(glycine antagonist in neuroprotection, GAIN)纳入急性脑卒中患者1 646例,其中24.4%的患者接受rt-PA溶栓治疗；国际GAIN临床试验纳入1 804例患者，未使用rt-PA治疗。该两项临床试验均根据患者的年龄和脑卒中严重程度进行分组，包括缺血和出血性脑卒中患者，于脑卒中后6 h内随机接受GV150526或安慰剂的治疗。治疗后3个月采用Barthel指数量表评估治疗效果，研究结果显示GVl50526在治疗组与安慰剂组的神经功能改善和病死率的影响差异均无统计学意义，对预后没有明显改善作用。但是，本试验的重大缺陷是同一临床试验中将缺血性脑卒中和出血性脑卒中进行随机分组。

Cochrane系统评价3种NMDA受体拮抗剂——塞福太、阿替加奈和加维斯替奈治疗急性脑卒中的效果，有增高急性脑卒中病死率的趋势；将NMDA受体拮抗剂作为一类药物进行分析时，这种趋势无统计学意义。NMDA受体拮抗剂在临床试验中因没有表现出神经保护作用或产生了患者无法忍受的中枢神经系统不良反应而停止研究。

芦贝鲁唑（lubeluzole）是一种苯并噻唑衍生物，通过阻断电压门控钠通道抑制谷氨酸释放，兼有抑制一氧化氮合酶的作用。芦贝鲁唑能抑制导致缺血半暗带不可逆神经损伤的生化瀑布反应达到神经保护作用，防止细胞外谷氨酸增高和维持梗死边缘区域的神经元正常兴奋性。在局灶性脑梗死动物模型实验中显示能减少梗死面积，具有神经保护作用。芦贝鲁唑Ⅱ期临床试验显示，其可以降低AIS的病死率。但是，Ⅲ期临床试验和Cochrane系统评价未能证实其疗效，反而显示其可显著增高心脏传导阻滞（Q-T间期延长）的风险。在两项Ⅲ期临床试验中，入选时间窗是8 h，设12周的Barthel指数评分为主要终点。因高血浆浓度的芦贝鲁唑可引起人的Q-T间期延长，所以其使用剂量要小于动物实验结果所预测的剂量。试验结果显示，主要终点和次要终点结果都是阴性。

AMPA受体拮抗剂对多种动物脑缺血神经细胞有保护作用。动物实验研究显示AMPA受体拮抗剂YM872能缩小大鼠脑梗死体积和改善神经功能，与rt-PA联合应用后神经保护作用更强。但是，其神经毒性较大，AMPA受体拮抗剂的临床试验并没有证实充分有效，有的则因为其安全性和不良反应被中途停止。目前，尚无有关调节兴奋性氨基酸作用的药物明显有益的证据。

2. 自由基清除剂

脑组织中富含脂质，对氧化损伤尤为敏感，缺血半暗带的血流降低可引起脂质过氧化、氧自由基及NO大量生成等级联反应，可导致类脂膜及DNA的损伤，引起神经元死亡。氧化应激也是缺血再灌注的必然结果，通过脂质过氧化、蛋白质变性或DNA的修饰等途径促使神经细胞坏死，也可以通过线粒体、内质网或死亡受体等途径启动神经细胞凋亡。临床上主要采用抗氧化治疗，使用的抗氧化剂主要通过清除自由基、抑制脂质过氧化而发挥神经保护作用。

自由基清除剂种类繁多，已知的自由基清除剂有超氧化物歧化酶、过氧化氢酶、维生素E、谷胱甘肽、铁螯合剂等。NXY-059是脑卒中治疗专业学术圆桌会议（Stroke Therapy Academic Industry Roundtable, STAIR）一致推荐的第1种神经保护药。NXY-059是一种自由基捕获剂，进行了广泛的临床前期试验，在青年和老年大鼠以及灵长类动物的短暂或永久性中动脉闭塞模型中均显示出良好的神经保护作用。在AIS的NXY-059治疗试验（SAINT）中随机入选了1 722例患者，结果显示NXY-059能改善AIS患者90 d时的改良Rankin量表（mRS）评分，但大多次要终点未显示出优于安慰剂。随后的SAINT-Ⅱ入选了3 306例患者，也未能证实NXY-059对缺血性脑卒中治疗的有效性。两项Ⅲ期试验结果荟萃分析结果也是中性的，虽然，该药物具有较好的耐受性，在不良反应方面与安慰剂无异；但是，NXY-059并未改善神经功能缺失，神经保护剂没有不良反应可能表明药物没有到达治疗靶区。

依达拉奉是一种具有捕获羟自由基活性的自由基清除剂，也是目前唯一证实临床有效的神经保护剂。许多对脑缺血动物模型的体内研究表明，该药物可减轻脑缺血引起的脑水肿及组织损伤。在日本进行的一项随机临床试验中，252例AIS患者在发病后72 h内随机分组接受依达拉奉或安慰剂治疗，结果显示依达拉奉治疗能够显著改善缺血性脑卒中患者发病后3个月时的mRS评分。但是，曾经有过依达拉奉导致肾功能损害不良反应的报道。依达拉奉可能是一种有效的神经保护剂，但尚需进一步临床试验证明其疗效。

3. 钙通道拮抗剂

脑缺氧时形成“钙超载”，钙超载触发的有害代谢是神经细胞死亡的“最后共同通道”。钙离子参与调节包括氧化应激、线粒体功能障碍在内的多条神经元死亡途径，临床前研究表明，钙离子拮抗剂可改善脑血流的循环、抑制钙超载，从而对缺血性脑卒中发挥保护作用。尼莫地平是临床上最常用的钙通道拮抗剂，早期汇总分析提示尼莫地平治疗缺血性脑卒中有效，但Cochrane系统评价未能证实其疗效，反而发现在发病后12 h内给药会使病情恶化。回顾性分析

20项尼莫地平的动物实验研究，发现这些研究的质量普遍不高，且仅有50%的研究证实尼莫地平有效。分析34项随机对照临床试验结果表明，钙离子拮抗剂对缺血性脑卒中近期和远期的功能预后均无改善作用。目前尚无证据显示钙离子拮抗剂对AIS有效。

4. 炎症因子抑制剂

再灌注损伤及炎症反应在脑缺血半暗带区迟发性神经元死亡中占有重要地位。炎症反应可清除坏死组织并可修复损伤，但同时可释放多种酶及炎症反应介质，加重水肿，造成脑组织损伤，因此，炎症反应具有修复和损伤双重作用。阻断炎症反应的抑制剂，如炎症因子拮抗剂抗ICAM-1抗体、IL-1受体拮抗剂等，目前还在临床前研究阶段。恩莫单抗（enlimomab）是一种鼠ICAM-1抗体，在动物实验中发现恩莫单抗能减少白细胞黏附，缩小脑梗死体积。随后一项临床试验中入选625例缺血性脑卒中患者，发病6 h内给予恩莫单抗治疗，结果发现脑卒中后90 d治疗组患者的改良Rankin评分较对照组患者更低，显示恩莫单抗治疗对缺血性脑卒中患者无效，反而会加重脑卒中患者病情。进一步的动物实验发现，恩莫单抗会加剧而不是减轻炎症，这可能是因为不同动物模型和不同时期给药导致相反的结果，显示出临床前研究的复杂性。

针对缺血性脑卒中抗感染治疗的神经保护作用的4项临床研究分析，结果显示虽然临床前期研究表明抗感染治疗对缺血性脑卒中具有良好的保护作用，但抗ICAM-1单克隆抗体、抗CDl8单克隆抗体、重组中性粒细胞抑制因子（recombinant neutrophil inhibitory factor，rNIF）、IL-1β的Ⅱ和Ⅲ期临床试验均无效，甚至可导致病死率和感染率升高等严重的不良作用。近年来，动物实验研究也证实炎症反应在缺血性脑卒中的作用是复杂的。在缺血早期，炎症反应可能加重脑组织损伤，而随着疾病进展，炎症反应在缺血脑组织修复中占有重要作用。

5. 细胞凋亡抑制剂

胱冬肽酶（caspase）是一组与凋亡密切相关的蛋白酶家族。脑卒中时，可观察到胱冬肽酶的活化。胱冬肽酶抑制剂能降低胱冬肽酶活性，阻断胱冬肽酶介导的神经细胞凋亡途径，具有神经保护作用。米诺环素是一种高亲脂性小分子物质，可通过血-脑屏障。体内和体外实验均显示，米诺环素具有拮抗细胞凋亡和神经保护作用，对脑血管也有保护作用，能够延长rt-PA溶栓治疗时间窗和降低rt-PA所致的出血转化，有可能为脑卒中治疗开辟新的途径。一项单中心单盲安慰剂对照临床试验显示，米诺环素能够改善AIS患者的预后，包括美国国立卫生研究院脑卒中量表（National Institute of Health stroke scale，NIHSS）的30、90 d 评分以及mRS的90 d评分和Barthel指数，但样本量小。目前，尚未见大样本多中心随机双盲临床试验证实米诺环素疗效的报道。针对米诺环素对AIS患者的神经功能缺失预后影响的临床研究正在进行。早期剂量研究显示，无论是否与rt-PA联合使用，静脉用米诺环素10 mg/kg以下的剂量具有较好的耐受性，不良反应轻，为将来开展大样本临床试验奠定了基础。

6. 细胞因子

细胞因子包括神经营养因子、造血生长因子、血管内皮生长因子、肝细胞生长因子、胰岛素样生长因子等。临床前试验显示一些细胞因子具有良好的神经保护作用，因此，细胞因子对脑卒中保护作用的临床试验研究逐步开展起来。碱性成纤维细胞生长因子（basic fibroblast growth factor，bFGF）在脑缺血后的自我保护中具有重要作用。基于临床前研究良好的神经保护作用，针对bFGF进行了两项Ⅲ期临床试验，其中一项在北美的临床试验因不良反应发生率高而终止；另一项是在欧洲和澳大利亚进行的随机对照双盲临床试验，在脑卒中后24 h内持续静脉应用5 mg或10 mg bFGF或安慰剂，90 d后神经功能缺失改善并无显著差异，10 mg组则出现白细胞计数升高和血压降低等不良反应，预后反而低于安慰剂组。分析其原因可能与神经营养因子类大分子多肽血-脑屏障的通透性很低，导致低剂量无效，高剂量反而增加不良反应。同样，红细胞生成素（erythropoietin，EPO）在临床前脑缺血动物模型中表现出良好的神经保护和神经再生等作用。德国多中心EPO临床试验中，纳入MCA分布区AIS患者，进行双盲、安慰剂、随机对照试验，发病6 h内给药，随后在24 h和48 h重复给药，结果显示主要终点90 d日常生活活动能力量表评价，EPO并无明显差异，甚至EPO治疗组病死率稍高于安慰剂组。比较基础实验和临床试验，显示现有的研究在给药方法、剂量、动物模型的制作及评估方法等方面存在很大异质性。因此，对于未来的脑卒中神经保护药物的基础研究，亟待制定一种临床前试验标准，避免人力和资金的浪费。

7. 胞二磷胆碱

胞二磷胆碱具有抗氧化和稳定细胞膜的作用，并可促进脑内乙酰胆碱的合成。临床前动物实验显示胞二磷胆碱对脑缺血导致的神经元损伤有保护作用，促进神经元重塑，减轻脑卒中神经功能缺失。小规模临床试验中也显示胞二磷胆碱可以改善急性脑卒中患者神经功能缺失，尤其对年龄＜70岁及发病后1 h给药的患者效果更佳。然而，对于中重度脑卒中患者的国际多中心随机安慰剂对照胞二磷胆碱急性脑卒中试验却未能证实胞二磷胆碱的神经保护疗效。纳入NIHSS评分＞8分的AIS患者，其中心源性脑栓塞和大动脉粥样硬化型约占70%。46.3%患者接受rt-PA静脉溶栓治疗，发病24 h内给药，其中前3天每12 h静脉滴注胞二磷胆碱1 000 mg，随后口服给药（1 000 mg，1次/12 h），疗程6周。结果显示，胞二磷胆碱治疗组和安慰剂组患者总体预后相当，安全性和不良反应无差异。由于该研究纳入的患者病情较重，一定程度上影响了胞二磷胆碱的保护效应。因此，此项临床试验只能提示胞二磷胆碱对于中重度缺血性脑卒中的神经保护效应不明显，胞二磷胆碱在缺血性脑卒中的保护作用还需要进行更细分层的临床试验。

8. 其他

神经保护药物另一个重要作用机制是保护缺血半暗带的脑组织，防止梗死核心区扩大，在血管再通治疗的时间窗内，冻结核心坏死区，提高静脉溶栓治疗和动脉取栓治疗的疗效。2015年，院前使用硫酸镁对急性脑卒中患者的神经保护试验（Prehospital Use of Magnesium Sulfate as Neuroprotection in Acute Stroke，FAST-MAG）是一项安慰剂对照、双盲、随机临床试验，诊断脑卒中之后立即硫酸镁4 g静脉注射，随后持续静脉滴注硫酸镁16 g维持24 h。纳入急性脑卒中患者12 790例，所有患者在发病2 h内给药，大多数患者在1 h内给药。FAST-MAG研究显示院前使用硫酸镁是安全的，但是并不能改善患者90 d的时神经功能残疾。FAST-MAG临床试验再次显示神经保护治疗的命运：动物实验有效，临床试验无效。

目前已有超过1 000种神经保护药物在脑卒中动物实验中有效，超过150项脑卒中临床试验，所有的神经保护药物均未证明其临床疗效。脑卒中临床前研究向临床转化过程存在缺陷，亟待总结神经保护药物失败的经验和今后神经保护药物医学转化的方向。

缺血性脑卒中的疾病基础是脑供血动脉的急性闭塞，引起供血区域脑组织缺血坏死，而早期治疗的关键措施是开通血管，即再灌注治疗。针对闭塞动脉的治疗，rt-PA静脉溶栓治疗和动脉取栓治疗有效说明脑梗死是脑血管病，而非脑组织病。另一方面，多数神经保护药的基础实验有效，而临床试验效果不佳，目前仍无公认的可用于临床的神经保护药。脑血管病的脑组织保护治疗一直是个理论上有效、但临床上难以证实的问题，它在临床前研究向临床转化失败的原因很多。

脑卒中的临床前研究与临床患者实际情况有较大差距，是神经保护药物失败的重要原因之一。实验动物模型可以做到同质性好，脑卒中动物模型多选择年轻、健康的小鼠或大鼠，MCAO引起脑梗死，缺血过程中体温、血压、氧气、血糖浓度均得到控制。而人类脑卒中患者异质性很大，脑梗死类型不同，且机制各异，患者体质、年龄、危险因素、合并症、多重用药等诸多因素均可影响预后。临床前基础研究神经保护药物主要研究对脑灰质的保护作用，对脑白质的影响研究甚少。与动物相比，人脑有大量白质，其损伤机制及干预靶点与灰质不同。神经保护药临床试验效果差的原因可能与其不能减轻脑白质损伤有关。另外，脑梗死患者中约1/3是小血管性病变，而临床前研究很少研究小血管病变引发梗死的神经保护机制。因此，临床试验需要严格进行合理的分层分析。

临床前研究常在动物模型缺血前或之后短时间内给药，剂量常较大，而临床试验中给药时间点不一，常在缺血后数小时才能给药。因此，临床前研究和临床试验给药时间窗存在较大差异，导致神经保护药在临床试验中无效。神经保护药主要针对缺血半暗带的保护，而临床半暗带的持续时间受很多因素的影响，如侧支循环、血糖和血压等，因此，每例患者的半暗带持续时间不同，难以确定合理的药物应用时间窗。

动物实验研究主要评价指标是组织学指标和早期神经功能缺失的状态，而临床试验更重视远期的神经功能恢复。临床试验中患者的预后与脑梗死的部位关系更密切，而不仅是脑梗死的体积。动物组织病理学研究表明，脑梗死可能需要几天到几个月才能获得最终的状态。因此，依赖于急性期动物模型对神经保护药作用的评价是不充分的，甚至可能得出错误的结论。血-脑屏障及因梗死区域血管闭塞导致的血流屏障的存在，限制药物进入病灶发挥作用，尤其是蛋白类药物。因此，尽管临床前研究证明很多有效的神经保护药，但在临床试验中难以证实疗效。面对日益扩大的基础实验与临床试验之间的鸿沟，基础研究人员和临床医师应在科研和临床诊治工作中始终贯彻转化医学这一新理念。

2008年的脑卒中圆桌会议（Stroke Therapy Academic Industry Roundtable，STAIR）迄今耗资数百亿美元，对临床试验均无效的神经保护药物进行了全面的分析和反思，针对临床前研究提出应注意以下几个问题。① 剂量效应：明确最小有效和最大耐受剂量，应有动物的组织学有效靶浓度，并进行行为评估，指导临床应用药物能够临床获益，证实达到脑组织的药物浓度范围。② 治疗时间窗：对动物实验和临床急性脑卒中患者治疗时间窗仍有争议，啮齿类动物实验可以解决溶栓和神经保护药物的治疗时间窗，某些动物模型可以用灌注/弥散MR成像不匹配（mismatch）半暗带用于确定治疗时间窗。③ 结果评价：多种终点评估非常重要，包括评价组织学和行为学结果。④ 生理监测：MCAO诱导动物局灶性缺血脑卒中，包括缝合和线栓法MCAO模型并不完善，有时发生闭塞，随之自发性再灌注，引起梗死大小多变。应常规监测基本生理指标，如血压、体温、血气和血糖，体温应维持在正常范围，应用多普勒监测脑血流或灌注影像证实持续性闭塞或暂时缺血模型监测再灌注，这些都非常重要。⑤ 多种动物：至少2种动物模型，在组织学和行为学结果评估中明确治疗效果。啮齿类或兔可以作为起始研究，多脑回灵长类或猫作为第2类，但有费用、可获得性和伦理接受度的问题。⑥ 可重复性：一个实验室得到的阳性结果需要至少一个独立实验室的重复，才可以进入临床研究。

基于积累的经验，还要考虑其他几个方面。① 加入随机、消除预后评估偏差，界定纳入/排除标准，说明剔除实验动物进入结果分析的理由，进行适当力度和样本量计算，声明相关利益冲突。② 初期研究证实在年轻健康动物的阳性结果后，还需对老龄动物和患有临床试验中相应脑卒中相关的高血压、糖尿病、高脂血症等共病患的动物进行研究。③ 对雄性和雌性动物进行疗效研究。④ 后期临床前药物应进行脑卒中患者常用药物的相互作用研究。⑤ 应包括人类临床试验可用的相关生物标志物终点，如弥散/灌注MR成像和血清组织损伤标志物，显示已达到治疗目标。

为了有效保证临床医学转化，很多专家呼吁应该基于随机对照临床试验，在临床前最后阶段实施随机对照临床前试验，也就是临床前试验。为了神经保护药物治疗更加有效地转化至临床试验和应用，这个概念把临床前评价和临床评价逐渐趋同，按照这个新的理论框架，临床前研究也按临床一样进行分期，从机制研究、证实概念、单中心效果和毒性试验，到多中心、随机临床前试验。

2015年开始第1项临床前试验，由德国8个临床前评价中心合作，开展抗CD49d特异性抗体治疗大鼠脑梗死的多中心、随机对照试验。该临床前试验，由5个中心采用线栓缺血模型大鼠，另外3个中心采用血栓栓塞缺血模型大鼠。多中心研究结果统计分析显示，CD49d特异性抗体能够减轻引起小的皮质梗死的永久大脑中动脉远端闭塞的大鼠模型的梗死面积，并能显著减轻白细胞损害。而对大脑中动脉近段闭塞的一过性闭塞引起大面积梗死的模型中，抗CD49d特异性抗体不能减少梗死面积，也不影响白细胞浸润。这项临床前试验结果证实免疫靶向治疗的获益依赖于梗死的类型和严重性，证明了临床前随机对照试验（pRCT）的可行性，成为临床前药物评价的里程碑。

二、溶栓药物

溶解血栓再通血管是治疗缺血性脑卒中的关键措施，因此，溶栓治疗成为临床治疗AIS的有效措施。tPA是目前唯一被美国FDA批准的AIS治疗的药物，临床试验证明溶栓药物是治疗AIS的有效方法，成为脑卒中救治的里程碑。

根据溶栓治疗的研究进展可将目前临床使用的溶栓药物分为3代。

1. 第1代溶栓药

第1代溶栓药主要是尿激酶（urokinase，UK）和链激酶（streptokinase，SK），为非特异性纤维蛋白溶解剂，能够有效溶解血栓，作用时间较长；同时，也分解全身血液系统纤维蛋白原，易导致全身高纤溶血症。链激酶由于具有免疫原性，易引起过敏反应，不适宜AIS的治疗。第1代溶栓药能够增加ICH的风险，国外已经不再应用于溶栓治疗，但是UK在国内仍有广泛应用。

2. 第2代溶栓药

第2代溶栓药是通过基因工程重组技术生产的tPA。rt-PA静脉溶栓治疗是AIS治疗的突破性进展。临床试验证实，在缺血发生后的3 h内给予静脉rt-PA溶栓治疗，能够显著改善AIS患者神经功能残疾，而在3～4.5 h内给予静脉溶栓治疗对部分患者有效。由于rt-PA治疗时间窗很窄，必须在缺血后4.5 h以内给药，但是大部分AIS患者到达医院急诊时已经超过了静脉溶栓治疗时间窗，即使国外发达国家，静脉溶栓治疗仅占脑梗死患者的8%，国内仅有2%的AIS患者得到静脉溶栓治疗。但是，rt-PA能激活金属蛋白酶，破坏血-脑屏障，增加ICH和脑水肿的风险。

3. 第3代溶栓药

第3代溶栓药是组织型纤溶酶原激活物（tissue-type plasminogen activator，tPA）结构改造获得的活性更优的rt－PA，代表药物如瑞替普酶（reteplase）、TNKase（teneplase，TNK－t－PA）、孟替普酶（monteplase）、拉诺替普酶（lanoteplase或nateplase，n－PA）等。此类药物是rt－PA的修饰产物，是在第2代溶栓药物基础上改造后制成的，具有特异性好、半衰期长和溶栓率高的特点；与rt－PA相比，具有更高的纤维蛋白特异性，ICH和脑水肿并发症预期更低。瑞替普酶和TNKase目前仅在临床试验应用。溶栓治疗时间窗是指从明确脑卒中症状出现到开始溶栓治疗的时间，目前已开展临床研究的延长溶栓治疗时间窗的方法主要是新型溶栓药。在9 h时间窗的AIS患者去氨普酶（desmoteplase，DSPA）溶栓治疗Ⅱ期临床试验（DIAS和DEDAS）中，MR成像显示存在灌注/弥散不匹配的AIS患者，发病后3～9 h静脉给予DSPA治疗，治疗组血管再通率和再灌注率高，临床预后也较好。在DSPA剂量不超过125 μg/kg时，相应的症状性出血发生率也较低。但这一疗效在Ⅲ期临床试验（DIAS－Ⅲ）中未被证实。替奈普酶是tPA的多点突变变异体，纤维蛋白特异性和抗纤溶酶激活物抑制剂－1活性较tPA分别提高14倍和80倍，半衰期更长，溶栓效力更加好，出血风险较低。一项前瞻性随机对照临床试验，在神经影像学指导下纳入影像学灌注/弥散不匹配患者，比较替奈普酶3～6 h内给药和tPA 3 h内给药溶栓治疗的效果，替奈普酶血管再通率更高，短期神经功能缺失改善更明显，且无脑实质出血。与第2代溶栓药物相比，第3代溶栓药物具有很大优势，但剂量、有效时间窗等研究仍然不成熟，还有待于进一步的探索研究。

三、抗血小板聚集药物

自20世纪70年代，发现阿司匹林具有抗血小板作用以来，大规模的临床试验研究显示阿司匹林可降低心脑血管事件，其广泛应用于心脑血管疾病高危患者，对缺血性脑卒中的一级、二级预防具有确切疗效，成为缺血性脑卒中防治的“基石”。已经被普遍承认治疗有效的药物有阿司匹林、氯吡格雷、阿司匹林/双嘧达莫复合制剂、西洛他唑等。在两项大型临床试验研究中，发现48 h内予以阿司匹林在降低脑卒中病死率和致残率方面存在非显著性优势，同时发现出血并发症轻度增加。将两项试验数据综合分析显示，阿司匹林可获得轻度但有统计学意义的获益，其首要作用在于预防复发。尚不明确阿司匹林是否能改善AIS本身所造成的神经功能缺失。氯吡格雷和双嘧达莫应用于AIS的经验有限。予以单次300～600 mg大剂量氯吡格雷可迅速抑制血小板聚集。对20例平均发病25 h的患者以600 mg氯吡格雷治疗，无神经功能恶化或ICH发生。另一项临床试验AIS或TIA患者早期联合使用325 mg阿司匹林和375 mg氯吡格雷，发现联合抗血小板治疗是安全的，可以预防神经功能恶化。一项小型研究显示早期联合使用阿司匹林和双嘧达莫对脑梗死患者同样是安全的。但是，这些临床数据尚不能提供确凿证据证实联合抗血小板药物在AIS患者中的效用。

静脉用抗血小板药物，包括阿昔单抗、替罗非班或埃替非巴肽等。血小板糖蛋白Ⅱb/Ⅲa受体阻断剂可能增加自发再通率及促进微循环通畅，可以用于治疗AIS。阿昔单抗对经皮冠状动脉介入患者和不稳定心绞痛患者有效。一项寻找合适剂量的Ⅱ期临床研究显示该药似乎是安全的，显示了改善预后的趋势。但遗憾的是，随后进行的Ⅲ期试验中，对439例患者数据的中期分析显示，使用阿昔单抗治疗的并无可接受的风险获益比，致该试验被终止。作为Ⅲ期试验的一部分，研究阿昔单抗治疗对觉醒时发病患者的疗效，发现使用阿昔单抗的出血风险超出预期的安全界限，故提前终止纳入此类患者。临床试验提示更强的抗栓治疗可能导致更多的ICH，抵消所有的潜在获益。虽然使用阿昔单抗治疗AIS会导致ICH风险增多，但替罗非班Ⅱ期临床试验显示替罗非班不增加ICH转化或脑实质出血的风险，可降低5个月时的病死率。最近，埃替非巴肽联合rt-PA溶栓治疗AIS（CLEAR）随机双盲剂量递增试验研究中，对比了埃替非巴肽和rt-PA（0.3 mg/kg或0.45 mg/kg）静脉输注联合治疗与rt-PA静脉单药治疗，结果显示使用rt-PA单药常规剂量治疗的患者有更好结局的趋势，但联合治疗还是安全的。研究人员目前正在开展后续的Ⅱ期研究（CLEAR-ER）。一项多中心随机开放性研究比较了在静脉rt-PA治疗后90 min内早期使用静脉阿司匹林与单独使用静脉rt-PA的安全性和有效性，2组患者均在静脉溶栓治疗后24 h口服阿司匹林，因为静脉阿司匹林治疗组内有过多的自发性ICH被提前终止。

目前数据证实，于脑卒中起病48 h内应用阿司匹林可以轻度但有统计学意义地降低病死率及不良结局。阿司匹林首要作用是减少脑卒中早期复发。关于其他抗血小板药物，包括氯吡格雷单药治疗或联合使用阿司匹林，治疗AIS的数据还很有限。静脉用替罗非班或埃替非巴肽的疗效未被证实，故仅限用于临床试验。静脉阻断糖蛋白Ⅱb/Ⅲa受体的抗血小板药物需要开展进一步研究以评估AIS使用这些药物治疗的安全性和有效性。

四、他汀类降脂药

调节低密度脂蛋白胆固醇（low density lipoprotein cholesterol，LDL-C）是减少TIA或缺血性脑卒中患者脑卒中复发风险的重要策略。然而，尽管流行病学指出高水平的LDL-C与缺血性脑卒中高风险之间有一定的联系，但同时也表明较低的LDL-C也增加了ICH的风险。他汀类降脂药是目前对动脉粥样硬化最有效的药物，除降低血脂作用外，他汀类药物尚具有抗炎、抗氧化、减少动脉粥样硬化破裂、改善血管内皮细胞功能，甚至逆转动脉粥样硬化斑块的作用。在唯一一项评估再发脑卒中风险的强化降低胆固醇预防脑卒中（Stroke Prevention by Aggressive Reduction in Cholesterol Levels，SPARCL）的临床研究中，纳入LDL-C介于10～19 mg/L、无冠心病病史的脑卒中或TIA患者，将他们随机分为阿托伐他汀（80 mg/d）强化治疗组和安慰剂两组。经过4.9年（中位值）的随访，阿托伐他汀治疗组和安慰剂组发生脑卒中的概率分别为11.2%和13.1%，主要心血管事件结局5年绝对风险降低3.5%。SPARCL比较引人注意的一项发现是强化他汀类治疗与较高的出血性脑卒中发生率相关。在心脏保护研究（Heart Protect Study，HPS）中也观察到类似的结果，他汀类治疗组出血性脑卒中的风险相对提高了91%。深入分析SPARCL的研究结果显示：出血性脑卒中的风险与他汀类药物之间的关系与年龄、性别、血压控制及LDL-C下降幅度无关。考虑到SPARCL和HPS研究中观察到的对于脑卒中或TIA患者使用他汀类降脂药可能增加出血性脑卒中的风险，尤其是有ICH史的患者，所以对这类患者使用他汀类药物需谨慎。SPARCL研究析因分析显示：LDL-C水平＜7 mg/L与脑卒中风险下降28%有关，而出血性脑卒中并没有明显增加。而且，脑卒中或TIA患者LDL-C减少50%以上，其致死性和非致死性脑卒中的风险降低35%。但是,由于缺乏随机对照临床试验来衡量LDL-C水平为脑卒中或TIA患者带来的获益,所以在预防脑卒中或TIA患者脑卒中复发中尚未确定LDL-C目标值。

许多临床试验及研究均表明,长期服用他汀类药物在脑卒中一级和二级预防中使患者获益,但早期停药可能会影响预后。随访631例AIS患者,约38.9%的患者出院后1年内停用他汀类药物,统计分析显示停用他汀类药物是1年内总病死率升高的独立预测因子。在一项关于缺血性脑卒中急性期中断他汀类药物治疗的前瞻性临床研究中发现,在调整脑卒中严重程度及年龄因素后,与继续使用他汀类药物治疗患者相比,中断他汀药物患者脑梗死面积更大,且死亡风险增加4.66倍,早期神经功能恶化增加8.67倍。但是,AIS患者多有意识障碍或吞咽困难,口服他汀类制剂多不方便。已进行静脉他汀类药物在缺血性脑卒中的应用研究,对MCA缺血再灌注大鼠模型使用他汀类药物的静脉制剂研究发现,静脉制剂可以扩大治疗时间窗,所需药物剂量明显减少。这为AIS患者的早期他汀类药物治疗提供了新的途径,但目前他汀类药物的静脉制剂仍处在研究阶段。

血清中三酰甘油水平升高与缺血性脑卒中和大动脉粥样硬化性脑梗死相关,低水平的高密度脂蛋白胆固醇(high density lipoprotein cholesterol, HDL-C)与缺血性脑卒中相关,脂蛋白a水平升高与脑卒中事件相关。治疗高三酰甘油、LDL-C和脂蛋白a的药物包括纤维酸类、烟酸和胆固醇吸收抑制剂,但目前缺乏这些药物在脑卒中二级预防中作用的数据。由美国NIH启动的动脉粥样硬化对低HDL-C/高三酰甘油代谢综合征的干预及其对全球卫生收益的影响(AIM-HIGH)研究,该试验研究了烟酸联合他汀类药物强化治疗心血管疾病和低HDL-C患者中的作用。入选对象为动脉粥样硬化和动脉粥样硬化的血脂异常患者(HDL-C偏低、三酰甘油水平偏高、小而密的LDL-C颗粒),在他汀类药物治疗的基础上,烟酸组患者接受的烟酸剂量为1 500～2 000 mg/d。两组中他汀类药物调整剂量维持LDL-C水平在400～800 mg/L。由于缺乏有效性,该试验于平均随访3年后而终止。根据2年的随访结果显示,添加烟酸组患者的HDL-C从350 mg/L上升到420 mg/L,三酰甘油水平从1 640 mg/L下降到1 220 mg/L,LDL-C水平从740 mg/L下降到620 mg/L。烟酸组和安慰剂组发生主要终点事件的患者无显著差异。但意外的是,作为首要事件的缺血性脑卒中,在两组中出现了不平衡[烟酸组27例(2.7%) *vs* 安慰剂组15例(0.9%)],即使所有缺血性脑卒中的患者(相对于脑卒中作为第一事件的患者)都考虑进来,结果也是一致的。尚不清楚AIM-HIGH的观察结果是具有一定的因果关系还只是随机出现的。HPS-2控制HDL以降低血管事件(THRIVE)研究的初步报告对症状性血管病(包括缺血性脑卒中、TIA或颈动脉血管重建)人群进行了评估,结果显示在他汀类药物治疗的基础上加用烟酸/拉罗皮兰缓释剂并没有显著减少冠心病死亡、非致死性心肌梗死、脑卒中或者冠状动脉血管重建的复合风险,反而增加了严重的非致死性不良反应的风险。

抑制胆固醇酯转移蛋白能增加HDL-C的水平,基于胆固醇酯转移蛋白抑制剂能改善心血管事件结局的2个临床试验结果并未证实其疗效。脂质管理在动脉粥样硬化事件中的作用(ILLUMINATE)试验纳入了心血管病史的患者,以评估托彻普能否降低临床心血管事件的风险。托彻普治疗12个月后,HDL-C浓度升高了72%,LDL-C浓度下降了25%,但收缩压也增加了5.4 mmHg(1 mmHg = 0.133 kPa),患者出现了电解质紊乱和较高的心血管事件发生率。在达塞曲匹治疗近期急性冠脉综合征的安全性和有效性研究(dal-OUTCOMES)中,纳入近期急性冠脉综合征患者,达塞曲匹治疗后HDL-C水平较基线升高31%~40%,但对LDL-C的影响较小,并没有显著影响包括脑卒中在内的主要终点事件的风险。

综上,现有临床前研究和临床试验证据均提示,AIS早期使用和长期使用他汀类药物的患者获益更多,在使用他汀类药物过程中,要充分注意到脑卒中类型的多样性,临床实践中应根据患者的具体情况,合理用药、联合用药,以提高脑卒中的预防和治疗效果。

虽然经过很多年的不懈努力,但我们在缺血性脑卒中治疗药物的研究中并未获得突破性进展,临床前研究到临床试验存在巨大鸿沟,很多问题仍未解决。如静脉溶栓"时间窗"的扩大、抗血小板治疗和他汀药物的选择、神经保护药物的临床有效性和安全性等,随着对脑梗死病因学和病理生理机制研究的深入,我们对治疗靶点的认识也逐渐清晰、全面,这为脑卒中治疗药物的研究和临床使用提供了更多的研究方向。相信随着对脑卒中基础研究的不断深入,脑卒中治疗药物研究也将会取得更多进步。

(吴 涛)

第二节 脑血管病新药研究技术

一、概述

临床治疗脑血管病药物主要有3类：一是急性期治疗药物，包括溶栓药物、神经保护剂、抗凝剂和抑制血肿扩大的药物；二是处理并发症的药物，如预防血管痉挛药物尼莫地平、法舒地尔，以及脱水药物、抗感染药物等；三是促进康复药物，包括与康复相关的抗焦虑药物、抗抑郁药物和改善认知的药物。另外，临床上还应用降压药、降糖药、调血脂药、抗血小板药物和抗凝剂等降低风险因素的药物。但目前仍缺乏特异性的高效脑血管病治疗药物，因此，世界各国非常重视研制治疗脑血管病新药。

临床医师对于一种新药的诞生过程，尤其是新药进入临床试验之前的研发过程可能比较陌生。因此，首先简单介绍一下新药的研发流程及其部分重要环节。然后，再介绍脑血管病新药研究涉及的技术，主要介绍两个方面的技术：一是新药临床前药效学研究中动物模型的进展情况；二是临床前新药研究所涉及的检测技术。

二、新药的发现及注册简介

（一）对新药的认识

首先，了解一下什么是新药。《中华人民共和国药品管理法实施条例》（2016年2月6日修正版）中第十章附则的第七十七条规定："新药，是指未曾在中国境内上市销售的药品。"也就是说，改变剂型、改变给药途径、增加新适应证的已上市药品，或是在国外上市而未在国内上市的药品，都属于新药范畴。因此，新药研发不仅包括新分子结构或新靶点的药物研发，还包括模仿性创新药物的研发、新制剂产品的研发等。《药品注册管理办法》规定新药注册的类别分为：① 中药、天然药物；② 化学药品；③ 生物制品。《药品注册管理办法》的附件

1、2和3中规定了具体的药物注册分类。

（二）新药注册的常规流程

《药品注册管理办法》第3条规定，药品注册是指国家食品药品监督管理局根据药品注册申请人的申请，依照法定程序，对拟上市销售的药品的安全性、有效性、质量可控性等进行系统评价，并决定是否同意其申请的审批过程。研发一个新药必须经过药品注册的程序，最终才能上市用于临床。

按照《药品注册管理办法》，典型的申请药品注册包括临床前试验、临床试验Ⅰ、Ⅱ和Ⅲ期以及主管部门的批准。药物临床前研究，包括药学方面的研究如药物的合成工艺、提取方法、理化性质及纯度、剂型选择、处方筛选、制备工艺、检验方法、质量指标、稳定性，以及药理学、毒理学、动物药代动力学等。中药制剂还包括原药材的来源、加工及炮制等；生物制品还包括菌种、细胞株、生物组织等起始材料的质量标准、保存条件、遗传稳定性及免疫学的研究等。并且，药物临床前研究应当执行有关管理规定，参照国家食品药品监督管理局发布的有关技术指导原则进行。申请人采用其他的评价方法和技术进行试验的，应当提交能证明其科学性的资料。

药物的临床研究必须经国家食品药品监督管理局批准才可进行，必须执行GCP，包括临床试验和生物等效性试验2种。临床试验分为Ⅰ～Ⅳ期；申请新药注册应当进行Ⅰ～Ⅲ期临床试验；有些情况下可仅进行Ⅱ期和Ⅲ期，或者Ⅲ期临床试验。

（三）新药研发的一般流程

新药研发涉及药物靶点研究；然后针对新靶标去发现先导化合物；进而优化先导化合物并进行成药性评价，获得候选新药；进一步进行临床前试验、注册审评、生产上市等多个环节，是一项需要多学科协作的系统工程。

1. 药物靶点的发现

药物靶点是指药物与机体生物大分子的结合部位。药物靶点必须具备两个基本条件：一是药物与靶点相互作用；二是药物通过与靶点作用而产生药理作用。药物靶点主要包括受体、酶类、离子通道、激酶、转运蛋白、信号通路中关键调节点蛋白等。药物靶点的发现主要有两个途径。一是通过研究药物作用机制，发现药物作用的靶点，是大多数发现药物靶点的途径；二是通过转录组学、基因组学、蛋白质组学以及代谢组学等多种分子生物学技术对生物分子结构进行深入研究，发现药物靶点。

2. 先导化合物的发现和成药性研究

（1）先导化合物的发现：发现先导化合物是新药研发过程中非常重要的环节。先导化合物是指通过生物测定，从众多的化合物中发现和选定具有某种药物活性的新化合物，但尚有许多缺点不能直接作为研发的药物，可用作原形化合物，需要经过结构优化才有可能成为新药候选化合物。发现先导化合物的方法很多，最常用的方法如下所示。① 从天然活性物质中包括植物分离有效成分、微生物及其代谢产物、内源性物质、海洋生物等筛选和发现先导化合物。② 从药物合成中间体发现先导化合物。③ 从药物的代谢产物中发现先导化合物。许多活性代谢物表现出良好的药动学和药效学的特性，可以作为先导化合物。④ 从药物临床不良反应的观察中发现先导化合物。⑤ 通过其他方法发现先导化合物，如利用分子模拟、药效团理论，通过生物大分子和计算机辅助设计方法如分子对接技术发现先导化合物。分子对接技术是通过小分子配体与生物大分子的相互作用，通过计算机预测其结合模式和亲合力以及分子之间的空间匹配和能量匹配。分子对接技术可以用于早期虚拟筛选、发现和优化药物先导物，还可以研究药物潜在作用靶点，药物分子及其靶标之间的相互作用机制。

筛选药物先导物的经典方法是以其体内或体外的药效学活性为基础。高通量筛选是最常用的方法之一，一般要经过化合物的初筛和复筛、深入筛选、确证筛选等过程。高通量筛选（high throughput screening，HTS）是以分子和细胞水平的实验方法为基础，筛选特异性与体内的靶点（受体、酶、离子通道等）结合的化合物，通过灵敏快速的检测仪器采集实验数据、运用计算机对实验数据进行实验结果的分析处理。HTS具有快速大量筛选样品、特异性作用靶点、高灵敏的检测系统、自动化操作和数据分析等优点。

由于先导化合物存在着某些缺陷，如化学结构不稳定、理化性质不适于新药，选择性不够强、药物代谢动力学或安全性不理想等，因此需要对先导化合物进行化学修饰，使之发展为更理想的药物，这一过程称为先导化合物的优化。

（2）成药性研究：成药性是指在先导化合物优化后，在正式进行系统的新药临床前研究之前，一般要进行初步药效学研究、初步药代动力学研究、早期生物药剂学研究和安全性早期评价，以确定该化合物是否具有开发为药物的特性。成药性判断是较早期的决策范围，对于减少新药研发的风险十分必要。

一个药物的安全性和有效性不仅与其药效学性质有关，而且与药物的生物药剂学和药代动力学性质有密切关系。初步药代动力学研究可以判断化合物是否具有进一步开发研究的必要，如果一个药物的有效成分不能进入血液，或者虽然进入血液，但是代谢、排泄的速度太快，就要考虑是否要优化药物的结构或合适的剂型。

生物药剂学主要与药物的吸收过程有关。大多数药物的全身吸收包括：① 制剂崩解；② 药物溶解进入水相；③ 通过细胞膜进入全身循环，最后到达作用位点。要使一个药物到达作用位点，就必须综合考虑水溶性、稳定性、通透性及首过效应等因素。如果一个药物生物药剂学性质差，那么就应该考虑它是否有可开发的可能。

3. 药代动力学研究对新药研发的意义

2014年5月13日SFDA发布的《药物非临床药代动力学研究技术指导原则》指出，非临床药代动力学研究是通过体外和动物体内的研究方法，揭示药物在体内的动态变化规律，获得药物的基本药代动力学参数，阐明药物的吸收、分布、代谢和排泄（absorption、distribution、metabolism、excretion，ADME）的过程和特征。药代动力学一方面是应用动力学原理与数学处理方法，定量描述药物在体内的动态变化规律，另一方面可以探讨药物在体内发生的代谢或者生物转化途径，进一步确证代谢产物的结构，研究代谢产物的药效或者毒性，使其结果为新药的定向合成、结构改造和筛选服务。

非临床药代动力学研究在新药研究开发的评价过程中起着重要作用。① 在药物制剂学研究中，非临床药代动力学研究结果是评价药物制剂特性和质量的重要依据。② 在药效学和毒理学评价中，药代动力学特征可进一步深入阐明药物作用机制，同时也是药效和毒理研究动物选择的依据之一；药物或活性代谢产物浓度数据及其相关药代动力学参数是产生、决定或阐明药效或毒性大小的基础，可提供药物对靶器官效应（药效或毒性）的依据。③ 在临床试验中，非临床药代动力学研究结果能为设计和优化临床试验给药方案提供有关参考信息。

非临床药代动力学试验在新药筛选过程中通常选用啮齿类动物大鼠或者小鼠、大动物可选用比格犬、河蟹猴作为实验对象。除了传统的动物试验以外，目前一些体外实验技术也在新药研发筛选过程中应用，包括组合给药技术，代谢预测模型以及体外肝代谢研究等，将使药物代谢及动力学的筛选变得简便，大大加快新药研发的进程。

三、研发治疗脑血管病新药的动物模型

脑血管病通常分为缺血性脑血管病和出血性脑血管病两大类。因此，涉及的动物模型包括缺血性脑卒中模型和出血性脑卒中模型。

（一）缺血性脑卒中模型

缺血性脑卒中是一种具有复杂的病理生理机制的破坏性疾病。用于治疗急性缺血性脑卒中的主要方法分为两类：溶栓治疗和神经保护作用。目前，阿替普酶、tPA等溶栓药物是唯一批准治疗AIS（NINDS，1995）的药物。但在动物模型上研究并发现具有神经保护作用的众多药物中，至今还没有一个被Ⅲ期临床试验证明是有效的。

缺血性脑卒中的动物模型作为研究缺血性脑损伤的机制和开发新的抗缺血治疗方案都是一个必不可少的工具。大多数脑卒中模型是在啮齿动物上进行的。每个模型都有其特定的优势和劣势。由于缺血性脑卒中本身是一个复杂的过程，在一个动物模型模拟人类脑卒中的各个方面是不可能的。已经开发了非常类似于在患者中可见脑卒中损伤的动物模型。缺血性脑卒中的整体动物模型主要有3类，分别是局灶性脑缺血模型、全脑缺血模型，以及把血管闭塞与呼吸缺氧的混合气体相结合的缺氧/缺血方法。

1. 局灶性脑缺血模型

1）线栓MCAO模型

大脑中动脉和它的分支是人类缺血性脑卒中时最常被影响的脑血管，约占脑梗死的70%。因此，堵塞此动脉是最接近人缺血性脑卒中的。MCAO脑卒中模型中，动脉内线栓MCAO方法是在啮齿类动物中（大鼠和小鼠）制备局灶性脑缺血最常用的方法。

1986年，Koizumi首先在日本创立了不开颅大鼠MCAO模型。该法直接结扎并切断颈外动脉（external carotid artery，ECA）及其分支，沿根部结扎颈内动

脉(internal carotid artery, ICA)的颅外分支翼腭动脉,并用直径0.27～0.28 mm的尼龙缝线从ECA,经颈内和外动脉分叉处、ICA插到大脑前动脉(anterior cerebral artery, ACA),造成MCA血供骤减甚至中断建立MCA缺血模型。Longa等将此法加以改进,用尼龙线顶端烧成光滑圆球来替代顶端覆盖硅胶,由颈总动脉(common carotid artery, CCA)分叉处切口导入,制成相似的动物模型,并通过回抽尼龙线进行再灌注。线栓法制备MCAO模型也越来越多地应用于小鼠中,尤其是转基因和基因敲除小鼠的突变体以及其他物种(如兔)。

局灶性缺血性有两种模型:短暂性局灶性缺血和永久性局灶性缺血模型。在短暂性脑缺血模型,血管闭塞可长达3 h,然后是长时间的再灌注。而在永久性局灶性缺血模型中,动脉阻断被保持在整个实验过程中,通常为一天或几天。该技术包括暂时阻塞CCA,把栓线直接引入进ICA,以及推进栓线直到它中断大脑中动脉供血。主要步骤是将大鼠麻醉后从颈部正中切口,分离出CCA、ECA和ICA,并结扎ECA,将栓线由ECA或CCA经ICA小心插入颅内18～20 mm深度,越过大脑中动脉,到达ACA起始部,阻断大脑中动脉血液供应制成MCAO动物模型。激光多普勒血流仪可以用于测定CBF,确保完全阻断大脑中动脉。

线栓MCAO模型具有明显的优点。技术上,MCAO模型是微创的,不需要行颅骨切除术,从而避免颅脑结构损坏,并且易于以受控的方式实施永久性和暂时性局部脑缺血。这个模型提供了可重复的大脑中动脉区域梗死(同时涉及额顶叶皮层和侧尾壳核),并可通过回缩栓线实施再灌注。根据栓线的形状、尺寸和插入长度,可以对大脑中动脉选择性地闭塞或与后交通动脉、ICA和CCA的分支一起联合闭塞。线栓法被广泛认为是能足够复制出原发的缺血性损伤和随后的神经元细胞死亡,神经胶质细胞活化和血-脑屏障损伤,并且熟练的操作者可以达到高实验成功率。尤其是,MCAO后早期存在显著的缺血半暗带使得该技术适用于神经保护研究。

该方法的缺点包括3点:血管破裂和随后的SAH、高温及MCAO不充分。硅树脂涂层的栓线和激光多普勒制导的栓线放置可以减少SAH的发生率。自发的高热似乎与下丘脑损伤相关,如果不是全部,也是大多数发生在MCAO持续2 h或以上的动物身上。

2)开颅电凝MCAO模型

开颅电凝MCAO模型是经典性局灶脑缺血模型,由Tamura等首先建立,其经典术式为从鼠颞下部开颅，电凝阻断大脑中动脉，造成脑梗死。开颅法MCAO的优点主要是实验条件较恒定，缺血效果可靠，在梗死面积和神经功能障碍方面重复性好、病死率低，并可视觉确认缺血成功。该方法的缺点主要是开颅手术，可能由于钻孔或电凝造成底层皮质损伤或血管破裂。此外，该过程会影响颅内压和血-脑屏障功能。

一个“理想的”直接外科MCAO方法应具有以下5个特征：① 最小的脑损伤（例如，钻孔或电可导致热和机械损伤）；② 最小开颅（颅内内容物最小暴露于大气中）；③ 易于操作（避免不同操作者的差异）；④ 适用于多于一个动物物种；⑤ 能够确保再灌注（与临床前的药物开发研究相适应）。

3）栓塞模型

局灶性脑缺血栓塞模型分为两大类：血栓栓塞模型和非血块栓塞模型。

（1）血栓栓塞性脑卒中模型：比其他脑缺血模型更接近于模拟人类脑卒中，因为大多数人的脑卒中是由血栓引起的。血栓栓塞性模型的优点还包括可以测试溶栓药物，以评估实施溶栓后的缺血病变和研究联合疗法。例如，溶栓药物和神经保护药物的联合应用。

注射自体血栓进入颅外血管进而到达更远侧颅内动脉是最常用的诱导血栓栓塞缺血的方法。在早期的人血液凝块血栓或同源小凝块片段悬浮液都被用来制备栓塞缺血模型。用这些方法诱导的梗死是不稳定的，而且容易发生早期自发性再通。已经进行了各种尝试，以产生类似人类动脉血栓的富含纤维蛋白抗自溶栓子。该模型的制备过程类似于短暂局灶性缺血模型。简要地说，颈部正中切，分离一侧CCA、ECA、ICA，距CCA分叉处结扎ECA，动脉夹夹闭CCA和ICA，切开ECA，从切口处插入内装栓子与生理盐水配置成混悬液的导管，过ICA直至颅底，加压将栓子注入颅内，即可造成主要是大脑中动脉供血区的缺血性损害。

此类模型的优点是较接近于人类大脑栓塞，成功率高、手术损伤小。不足之处有3点：① 不能预见缺血部位和范围，不能控制再通，外源物质的引入可能引起炎症反应；② 对侧支循环的影响较大，不利于神经症状观察和组织定量分析；③ 只适用于溶栓治疗以及血小板微血栓形成后的脑部病理改变等一些特殊研究。

（2）非血块栓塞模型：主要是微球栓塞法MCAO模型。微球体模型包括直径为20～50 μm的不同材料球体，例如葡聚糖、超顺磁性氧化铁、二氧化钛、陶瓷。操作过程涉及使用微导管将微球经由ECA进入大脑中动脉或ICA，是由血流被动进入脑循环。微球体诱导的脑卒中模型会产生多局灶和异质性梗死。注射后损伤大小缓慢增加可达24 h。注射微球的大小和剂量可用于调节损伤的程度和严重性，但是微球栓塞法中的栓子不能很好地模拟人类脑栓塞的栓子性质。

4）光化学诱导血栓模型

光化学诱导血栓致脑卒中模型是基于血管内光氧化反应，会在皮层内产生界限清楚的缺血性损伤和在纹状体改变。腹腔注射（小鼠）和静脉内注射（大鼠）光敏染料（如玫瑰红、赤藓红B）后用特定波长的光束照射完整颅骨数分钟，该过程可产生氧自由基，会导致照射区域内的软脑膜和实质内血管的内皮损伤、血小板活化和聚集。该模型的特征还在于缺血性细胞死亡的快速进展。使用脑立体定位技术确定照射的范围，可诱导希望的区域脑缺血。光化学模型的进一步优点是需要最小的手术介入、损伤的高再现性和低死亡率。该模型的缺点是由于动脉末端闭塞的性质，在同一时间产生的迅速进展的缺血损伤和内皮损伤与早期的细胞毒性（细胞内）和同时的血管性（胞外）水肿的形成相关联。此外，在该模型中只有很少或没有局部缺血半影带和局部侧支血流/再灌注的发生。这些病理机制不同于人的脑卒中过程。近期以修饰的照射特征（光束强度或持续时间的变化）制备的光化学环模型，似乎能够诱导涉及半暗带病变的皮层缺血性损伤。虽然光化学缺血中风模型有一定的局限性，但它可以解决特定的问题。例如，在恢复性药物研究和神经修复评价领域。

5）内皮素-1（ET-1）模型

通过直接或在大脑中动脉附近应用强血管收缩剂ET-1使大脑中动脉可逆性闭塞制备MCAO模型。该模型的优点是在大鼠上高重现性，注射部位无损伤和低死亡率（包括老年动物），与人脑卒中的流行病学高度相关。其他优点还包括低侵袭力，有利于病灶的解剖定位和无麻醉剂下可实施。小鼠脑内注射ET-1常常不产生损伤，因此，小鼠必须ET-1注射结合CCA闭塞或者结合N（G）-硝基L-精氨酸甲酯（1-NAME）注射或三者结合，以产生一个显著运动缺陷的可再现的脑损伤。因此，这种模型在技术上的优点除了比其他大鼠脑卒中模型更容易和更快制备，并没有其他的优点（注射部位和病变部位没有精确定位,死亡率与其他脑卒中模型类似)。

2. 全脑缺血模型

虽然据认为与其他模型相比,局灶性脑缺血模型与典型的人类脑卒中情况更具较大的相关性。然而,全脑缺血与人的心搏骤停和窒息具有明确的临床相关性。此外,应该指出的是,在可逆性全脑缺血的恢复期测定生理、生化和功能指标对于确定潜在的神经保护剂的分子和细胞机制以及药理作用可能是重要的。最广泛使用的全脑缺血动物模型有3种:① 大鼠-四血管闭塞(4-vascular occlusion, 4-VO)模型或两血管闭塞(2-VO)合并低血压模型;② 沙土鼠-2-VO模型;③ 小鼠-2-VO模型。

(1) 4-VO模型:该模型的优点包括易于制备、可预测的缺血性神经损伤的高发生率、癫痫发作的低发生率和以及无须麻醉(例如在颈动脉阻塞时)。这种模型已经是并且现在仍然是广泛应用于研究潜在药物有效性的模型。大鼠4-VO模型涉及椎动脉永久凝固(仅此一项无有害效果)和双侧CCA的暂时结扎。实验结果表明,模型组大鼠15 s内翻正反射缺失,以及在海马、纹状体和新皮质的血流减少到对照组的3%。

(2) 2-VO模型:这个模型需要在全身麻醉和给予肌肉松弛剂的条件下进行。已充分证明单独双侧CCA阻塞不足以使脑血流降到缺血性阈值以下或破坏的脑组织能量状态足以产生可检测细胞死亡的程度。为了产生缺血性损伤,颈动脉闭塞同时使用低血压以进一步降低脑部血流量。通常以下3种方式之一产生低血压:① 控制性放血;② 辅助给予外周血管扩张剂;③ 两种方法的组合。双侧CCA结扎伴随血压降低至50 mmHg可产生与4-VO一样或更严重的脑损伤。血流量在海马、新皮质和纹状体下降到对照水平的3%~5%。然而,在某些情况下,血液量减少到对照水平的15%。大鼠双侧CCA结扎的2-VO,包括2-VO和2-VO结合低血压也适用于小鼠全脑缺血模型的制备。

(3) 全脑缺血的沙土鼠模型:通过暂时结扎CCA制备全脑缺血模型,血压没有降低。因为沙土鼠没有后交通动脉,这将产生深度前脑缺血。区域的中枢神经血流变化类似于在大鼠模型;血流量在皮质约为对照值1%,在海马约为4%。

(4) 完整的全脑缺血:完整的全脑缺血通常由颈部脱臼或心搏骤停或者结扎或压缩所有来源于心脏的动脉。在这些模型中血液流动到整个脑是0或< 1%。由于与该模型相关的死亡率非常高,这是不广泛应用的模型。

（二）治疗缺血性脑卒中新药药效学研究的注意事项

为了帮助克服在动物研究向人体临床试验转化过程中的障碍，1999年美国STAIR对用于AIS的神经保护剂和促恢复药物临床前研究提出了推荐意见。有关治疗急性脑卒中候选药的临床前试验的质量和广度方面已取得了实质性进展。为了更好地向临床转化，2009年更新了STAIR临床前研究推荐意见。

1. 1999年STAIR推荐意见

1999年，STAIR推荐意见在用药剂量、治疗时间窗、给药途径、剂量-效应关系、毒理学、生理监测、联合用药、结果测定和动物模型等方面为治疗缺血性脑卒中药物的临床前研究提供了一系列推荐标准（**见表3-2-1**）。虽然这些推荐意见被认为是合理的，但并未得到严格的遵循和有力验证。

表3-2-1　1999年最初STAIR临床前研究推荐意见

1	合适的剂量-反应曲线
2	在一个典型的模型中确定治疗时间窗
3	采用盲法和生理学可控的可重复性实验
4	进行急性期和长期的组织学和功能结果评价
5	先在啮齿类动物研究，然后考虑多脑回物种-灵长类大动物
6	先进行永久性闭塞实验，然后再进行大多数情况的短暂性闭塞（再灌注）实验

2. 2009年STAIR推荐意见

2009年，更新的STAIR临床前研究推荐意见加强了1999年建议，即在多种动物物种中通过适当的生理学监测，采用组织学和功能结果来确定可重复的剂量反应和时间窗。更新的STAIR推荐意见包括：① 高质量科学研究应遵循的基本原则是随机分组、消除结果评价的偏倚、事先确定纳入/排除标准、报告从最终数据分析中剔除实验动物的原因、进行适当的效能和样本量计算、公开相关的利益冲突。② 在年轻健康动物的初步实验中获得阳性结果之后，如果临床试验中预期的是老年人和有合并症患者，还需在老年动物和伴有合并症（如高血压、糖尿病和高胆固醇血症）的动物中进行进一步研究。③ 应同时在雄性和雌性动物中分别进行疗效研究。④ 为了进一步开发临床前药物的候选药，应进行脑卒中患者常用药物之间的相互作用实验。⑤ 在动物研究中要使用临床相关的生物标志物。如在人体试验中可获得的以提示治疗靶点改变的相关生物学标志物的终点指标如弥散/灌注MR成像和组织损伤的血清标志物。

2009年STAIR推荐意见还在以下6个方面进行了阐述。

（1）剂量效应：应明确最小有效剂量和最大耐受剂量。如STAIR所述，应该有一个靶浓度，该组织水平是根据动物组织学研究有效而确定的，并通过行为学研究可提示当药物应用于人体时可获得临床益处的合理性。同时，还应记录药物在剂量范围内可进入靶器官。

（2）治疗时间窗：在动物上与临床的急性脑卒中患者上的相关性存在争论。一些研究表明溶栓治疗以挽救缺血性脑组织时间窗在动物上（如啮齿类和兔）和人类上可能是相似的，虽然具有模型依赖性。因此，啮齿类动物实验对解决溶栓药和神经保护药的治疗时间窗问题似乎具有相关性。还应指出，在特定模型中采用灌注/弥散不匹配进行半暗带成像测定，有利于指导确定治疗时间窗。

（3）结果指标测定：多终点指标是重要的，应该评价组织学和行为学结果。组织学和行为学研究必须包括在脑卒中发病后至少2～3周或更长时间进行的实验，用强调的延迟生存研究中的行为学结果来证实所获得的持续获益。

（4）生理学监测：栓线法和栓塞法在内的MCAO模型在引起血流量持续减少方面是不完善的。某些情况下，可能发生闭塞后自发性再灌注而导致梗死体积的变异。所以，应常规监测基本生理学指标如血压、体温、血气分析和血糖，体温应维持在正常生理学范围内。重要的是使用多普勒或灌注成像监测CBF，以证实充分的持续性闭塞和暂时性缺血模型中的再灌注情况。

（5）多物种动物实验：建议治疗有效性应该建立在至少2个物种中同时使用组织学和行为学结果测量的基础上。以啮齿类动物或兔进行初步实验是可接受的，多脑回灵长类动物或猫作为第2个物种是理想的，但需要面临成本、来源和伦理学等问题。

（6）可重复性：在进入临床研究前，在一个实验室获得的阳性结果至少还需要在另一个独立的实验室进行重复。

（三）临床前脑卒中试验的啮齿类动物脑卒中模型指南

一个可靠的缺血性脑卒中模型应该具备3个特点：① 诱导脑损伤具有高

度一致性；② 可避免其他因素的影响对结果的判定；③ 能被广泛利用。为此美国实验脑卒中协会于2009年公布了《临床前脑卒中试验的啮齿类动物脑卒中模型指南》(第1版)。指南指出在开始脑卒中治疗药物的临床前实验以前，要求遵守以下步骤：① 回顾STAIR标准以期达到最佳的试验研究设计；② 选择最适当的脑卒中模型，并确定模型的参数包括预期的梗死灶大小和手术步骤；③ 确定麻醉方法，并确定吸入气体的成分；④ 明确插管和通气的必要性和装置；⑤ 建立生理指标如动脉血压、血气和血糖的监测；⑥ 监测并维持体温；⑦ 建立区域性CBF监测；⑧ 确定术后照料动物的规程；⑨ 确定梗死体积测定的方法和时间；⑩ 确定功能缺失评估的实验方法和时间；⑪ 通过预实验调整实验设计到最优化；⑫ 以药物非临床研究质量管理规范(good laboratory practice, GLP)评估实验的顺应性。

(四) 出血性脑卒中模型

出血性脑卒中模型模拟临床ICH的不同方面，如由大脑实质内扩张的肿块引起的物理损伤、血液成分的作用和血肿扩张。SAH动物模型提供一种动脉血流入蛛网膜下腔空间的病理状态，通常在患者上由破裂动脉瘤引起的。出血性脑卒中模型主要包括ICH模型和SAH模型。

1. ICH模型

自20世纪60年代，实验性ICH模型已经面世，包括脑内注入自体血或细菌胶原酶进入大脑、球囊扩张或脑血管撕脱伤。许多物种已经用于模拟ICH患者的病理生理学，如啮齿类动物、兔、猫、犬、猪、狒和其他灵长类动物。在临床前研究中最常见的模型是脑内注入自体血或细菌胶原酶入大脑。

(1) 自体血注入法模型：脑内引入血液和血肿形成的最直接方法是一次性注射。血液来自浅表血管并采取立体定向以不同的量注入纹状体建立一个血肿模型。实质内血液快速聚集与患者的ICH有相关。CBF在血肿周围和出血脑周围均降低。这种变化是高度容量依赖性和脑灌注压不伴随显著的改变。不同研究之间注入的血液量不同，与人类的平均血肿大小相对应。用汉密尔顿微量注射器以超过5 min缓慢注射50 μl血液被推荐用于制备具有高重现性的血肿容量的方法。一些研究者还采用2次或多次注射，以产生一致的神经功能缺损、脑肿胀、皮层低灌注。这种技术已用于小鼠和广泛应用。

（2）胶原酶注射法模型：胶原酶在细胞内以无活性的形式存在，是在炎症部位由单核细胞分泌的蛋白水解酶。脑组织血管的基底层中包含胶原。ICH后的血肿扩张和血管性水肿被认为是由于从受损细胞释放的胶原酶局部浓度升高造成的。胶原酶注射导致基底膜细胞外基质的破坏。为了研究ICH的病理生理机制，Rosenberg等介绍了通常经过数小时可建立的胶原酶诱导ICH模型。这个模型是可重现的，用于研究自发性ICH，进程超过几个小时，在临床前研究中测试血肿和脑水肿的影响。采用纹状体注射自体血（30 μl）或细菌胶原酶（0.075 IU）这两种方法造模可产生一致的出血性梗死，是临床前ICH研究的基本方法，在小鼠上均可产生重现性的神经功能缺陷。

（3）球囊扩张法模型：气囊充气模型用于研究血肿及其去除对脑损伤的占位效应。气囊充气模型是一个不寻常的ICH实验模型。一种改良过程即通过一个钻孔把气囊引入进右侧纹状体而诱导制备仔猪幕上ICH。

（4）脑血管撕脱法模型：这是一个简单的但不经常使用皮质损伤的模型。它涉及剥离血管的皮质表面，从而静脉撕脱造成皮质出血。然而，通过软脑膜剥离使皮质血管撕脱进而产生一个无灌注缺血和出血损伤的混合形式。

2. SAH模型

SAH是通常由动脉瘤破裂造成的动脉血流进入蛛网膜下腔的一种病理状态。在实验动物中用于模仿人SAH的方法包括注入血液进入小脑延髓池一次（单次注射）或两次（双注射），并在前循环颅内动脉血管内穿孔。

（1）注血模型：在单出血模型中平均300 μl全血注入小脑延髓池以诱导SAH。在大多数双出血模型中，用自体动脉血在第1次注入后48 h给予第2次注入。已经在犬、兔、大鼠和小鼠上进行了死亡率可接受的单出血和双出血模型，并且由于固定量的血液被注入蛛网膜下腔，因此模型是高度可重复的。

（2）血管内穿刺模型：在血管内穿刺模型制备中，识别、解剖、烧灼，并分离ECA及其所有分支。缝线插入进ECA，通过ICA推进至大脑中动脉，将血管刺穿。然后通过ICA将缝合线缩回进ECA，允许再灌注和产生SAH，尽可能模仿临床情况。尽管在几项研究中已使用小鼠制作模型，但仍然主要使用大鼠制作血管内穿刺模型。

缺血性脑卒中的常用动物模型总结如表**3-2-2**所示，诱导出血性脑卒中常用动物模型的特点和方法如表**3-2-3**所示。

表3-2-2　缺血性脑卒中的常用动物模型

类　型	诱导途径	特　点
局灶性脑缺血模型		
机械MCAO模型		
手术夹法	夹近端大脑中动脉（MCA）	技术可行和一致的组织学结果
MCA结扎法	结扎MCA	病变限制在皮层
电凝法	通过电凝中断MCA血流	诱导远端和近端MCAO
腔内线栓MCAO	栓线插入到MCA起始端	可再现脑缺血再灌注损伤
栓塞法		
血栓栓塞法	自体血制备的血栓凝块闭塞MCA	研究溶栓药的最佳模型
微球法	注入校准化合物和人工微球到MCA	栓子的大小不同可产生不同的缺血事件
光化学法	注入光敏性染料	有助于研究在特定的解剖功能区缺血引起的行为学
ET-1法	应用ET-1于暴露的MCA	诱导局部CBF剂量依赖性降低
全脑缺血模型		
4-VO模型	结扎颈动脉和椎动脉	诱导可逆性双侧前脑和脑干缺血
2-VO模型	结扎双侧颈总动脉	诱导可逆性前脑缺血
3-VO模型	闭塞颈总动脉和基底动脉	对CBF的控制优于4-VO模型
心室颤动法	诱发室颤心脏骤停	用于研究CA引起的延迟性神经死亡的机制

表3-2-3　出血性脑卒中的动物模型

类　型	诱导途径	特　点
ICH模型		
注入自体血法	立体定位将不同体积的血液注入纹状体	病变是高度体积-依赖性
注入胶原酶法	注入胶原酶	细胞外基质的破坏

续 表

类 型	诱 导 途 径	特 点
球囊扩张法	立体定位放置球囊，然后充气	为了研究血肿的占位效应
脑血管撕脱法	剥离血管的皮质表面	非灌注缺血和出血性损伤的混合形式
SAH模型		
注入血液法	将全血注入小脑延髓池	良好的重复性
血管内穿法	缝线通过MCA穿刺	高度模仿临床情况

四、临床前新药研究的检测技术

（一）影像学技术

在过去的几十年中，基于MR技术已被批准用于非侵入性检测和监测脑缺血诱发脑损伤的定位，程度和进展的强有力的工具。自从20世纪70年代以来，各种组织显像技术已经广泛地应用于评估脑缺血灌注的效果，从最初的PET、XeCT到现在的SPECT、PMR、PCT成像技术。当临床医师开展溶栓剂治疗急性脑卒中时，经常应用组织灌注显像技术甄别已出现梗死的缺血组织是否能够具有潜在挽救的可能，其中一些技术也陆续地应用到了脑缺血动物模型（如MCAO）、急性或慢性双血管闭塞（2VO）、3支血管闭塞（3VO）等模型。由于篇幅有限，我们着重介绍**表3-2-4**中的PMR成像技术和PET显像技术。

1. PMR加权成像

在PMR加权成像中最常用的就是动态敏感增强显像，它的工作原理就是将增强造影剂经静脉注射入血后，造影剂在血管中流经时就会改变MR的磁阈信号。强度发生变化的信号被仪器接收到后灌注图像就会产生，相关参数会得以测定，如CBF、CBV等。PMR加权成像通常是与MR扩散加权成像联用，用以评估液体表观扩散系数值。两种技术联用可以区别缺血组织和已发生梗死的组织，以预测没有开展再灌注前缺血组织的死亡率。这些技术可以用以评估动脉溶栓的治疗效果。另外，MR成像也避免了离子辐射，很少的动物或患者对造

表3-2-4 灌注成像技术一览表

技术名称	测得参数	优 势	劣 势
PCT	CBF、CBV、MTT、TTP	快速扫描,可定量,无特殊需要的设备,适用性较大	定量结果的准确度和重现性较差,可扫描的区域有限,机体遭受辐射,造影剂可以发机体过敏,甚至发生肾衰
PMR	CBF、CBV、MTT、TTP	可全脑扫描,可用扩散系数评估组织生存率,机体无须遭受辐射,增强造影剂对机体不良反应小	扫描时间较长,结果属于半定量,不适用于急性脑缺血
PET	CBF、CBV	评估脑缺血再灌注的“金指标”,能够评价缺血脑组织的能量代谢,可定量	成像技术比较复杂,适用性有限,有辐射,结果定量需要血气分析数据
SPECT	CBF	容易操作,较好的可靠性	适用性有限,结果属于半定量,组织结构空间分辨率较低
XeCT	CBF	可定量,需要与其他设备连用,费用较低,较好的可靠性	适用性有限,医用级氙不易购买

影剂有不良反应。当然,两种技术联用也有其不足。PMR加权成像和MR扩散加权成像相对比较耗时,一般需要15～20 min,且费用也比普通的CT显像技术要贵,所测得的缺血面积属于半定量。

2. PET显像技术

使用氧标记示踪物开展的PET显像技术是评估脑缺血再灌注效果的“金标准”。其工作原理是将发射正电子的放射性核素(如:^{15}O、^{18}F、^{11}C等)标记到能够参与机体组织血流与代谢过程的化合物上,将标有带正电子化合物的放射性核素注射到受试者体内。由于显影剂参与机体生理过程,因此得到反映生理功能、代谢等图像。它可以测定CBF、CBV、氧摄取指数、脑氧代谢率等参数,用以评价脑部能量代谢和脑部灌注水平。PET显像技术将CBF降低、氧摄取指数增加的区域规定为缺血半影区。缺血半影区的血流量值一般在12～22 ml/(100 g · min)。血容量＜7 ml/(100 g · min)的脑缺血组织在灌注后可以恢复。

PET显像技术主要的缺点就是费用昂贵，机体会受到辐射。

值得一提的是随着新型造影剂和核素标记化合物的陆续开发，在临床前实验中，PMR加权成像技术在研究受试动物缺血脑组织CBV和CBF变化的同时，也可以监控血-脑屏障的改变，对脑缺血病生早期变化具有指导意义；PET显像技术也可以有选择性地检测受试动物缺血脑组织中特异性受体或蛋白的代谢水平变化。Nariai等首次应用新型核素标记的化合物对猫缺血脑组织中的腺苷受体A1进行特异性监测，发现腺苷受体A1在重度脑缺血组织中具有潜在神经保护活性。

（二）脑立体定位技术

脑立体定位技术是神经解剖、神经生理、神经药理和神经外科等领域内的重要实验技术，被广泛运用于脑科学研究的精确定位，脑卒中、帕金森病、癫痫、脑内肿瘤等动物模型的建立。脑内注射给药也需用到脑立体定位技术。该技术中使用定位的仪器主要是脑立体定位仪，又称脑固定装置（stereotaxic apparatus），同时配以脑立体定位图谱作为导航图。在确定了颅外标记后，可按脑立体定位图谱所提供的数据进行定位操作。脑立体定位仪是以立体直角坐标系进行三维导航，利用动物颅骨表面的某些解剖标志（如前囟、人字缝尖、矢状缝等）或其他参考点所规定的三度坐标系统，从外部确定脑深部各结构的位置，以便在非直视暴露下对其进行定向操作如注射、刺激、破坏、引导电位等。使用时，先将夹持物的尖端接触前囟点（或人字缝点），并以此时脑立体定位仪X、Y、Z臂上的刻度为相对零点，然后按照脑立体定位图谱上的三维坐标来移动各臂到达指定位置。第一本脑立体定位图谱是澳大利亚新南威尔士大学的Paxinos教授在研究了100多只大鼠的脑切片后于1982年绘制的《大鼠脑立体定位图谱》（*The Rat Brain in Stereotaxic Coordinates*），后来他也成功地绘制出《小鼠的脑立体定位图谱》（*The Mouse Brain in Stereotaxic Coordinates*），这两本图谱为大鼠和小鼠脑内结构的三维定向提供了依据，是进行脑立体定位术时最常用的最权威的参考书。脑立体定位实验中常用的实验动物包括大鼠、小鼠、猫等高等哺乳动物以及鸟类，这些动物均有完全的外耳道，可用（耳棒）来进行定位。

（三）微透析技术

微透析（microdialysis）技术起源于20世纪70年代，目前是药物代谢动力学研究的重要工具，可以更加准确地监测药物在靶器官中的浓度。自从1972年美国耶鲁大学报道了猴脑的微透析研究，该技术也用于脑内神经递质的改变，监测药物在脑内浓度情况的研究；目前已成为实验神经生理学和神经化学的重要研究工具之一。脑内的透析试验要依照大鼠脑立体定位图谱，借助立体定位仪找到目标部位，植入微透析探针引导管。

微透析系统装置主要由微量泵、微透析探头、收集器、连接管及配套设备组成。该技术是以透析原理作为基础，通过对插入生物体内的微透析探头在非平衡条件下进行灌流，物质沿浓度梯度逆向扩散，使被分析物质穿过膜扩散进入透析管内，并被透析管内连续流动的灌流液不断带出，从而从活体组织取样。该技术具有组织损伤小、活体连续取样、采样量小、动态观察、定量分析等优点。该技术仍存在一些缺陷：植入套管手术对脑具有刺激性，测试物的相对回收率较低，透析量微少对检测手段提出挑战，而且收集的透析液量在一定时间内受到限制等。

（四）CBF监测技术

实时、稳定、方便、准确地反映实验局部的CBF情况对于脑卒中的实验研究非常重要。CBF监测技术可以测定CBF的变化，广泛应用于脑缺血、缺血再灌注损伤、ICH、血管性痴呆等各种脑血管疾病的研究中。激光多普勒及激光散斑血流测量系统，可以对实验动物进行CBF连续监测，准确地评价检测部位的CBF水平，是脑缺血模型制备、疗效评价等过程中必不可少的工具。以脑缺血模型制备为例，激光多普勒血流值降至初始值的20%以下已经成为模型制备成功的公认标准。

（李铁军）

第三节 脑血管病新药开发与临床应用进展

脑血管疾病主要由于高脂血症、动脉粥样硬化、高血压、精神状态等诱发的脑血管出血、缺血或者血管痉挛，其中缺血性脑血管疾病最常见。

一、缺血性脑卒中新药

缺血性脑血管病具有高发病率、高病死率、高致残率和高复发率的特点，2008 年已跃居为我国居民死亡的主要病因。动脉粥样硬化是血管壁病变的始动因素之一，也是导致缺血性脑血管病的主要危险因素。心房颤动（atrial fibrillation，AF）是临床上最常见的心律失常，也是脑血管和心源性脑卒中发病的主要原因。

目前对脑缺血的治疗手段主要包括：① 恢复CBF，如溶栓、抗凝、血液稀释、扩血管等疗法；② 脑卒中症状的对症治疗，如降低颅内压、减轻脑水肿和血液黏度等；③ 保护神经细胞，如抗缺血性链锁和再灌注损伤，促进脑代谢和脑功能恢复等。

抗凝治疗能够恢复血供，改善脑循环，防止缺血性损害的进一步发生和发展。

口服抗凝治疗也已被证实使AF患者心源性脑卒中发病率下降超过50%。目前，临床应用抗凝药物主要为阿司匹林和华法林，但是华法林使用的局限性包括治疗窗较窄、难以预测的剂量效应、诸多药物相互作用和药物食物相互作用、起效和失效较慢等，而且使用华法林需进行常规监测和剂量调整才能达到应有的抗凝疗效；而阿司匹林虽然使用方便，但高危患者脑卒中预防方面的保护作用并不充分。

目前，新型的抗凝血剂逐渐在临床上使用，如因子Xa抑制剂利伐沙班、阿哌沙班、依度沙班和凝血酶抑制剂达比加群，能够有效地克服传统抗凝药物的局限性。

有研究机构指出，新型口服抗凝药的推出(尤其是利伐沙班进入市场)将使抗凝药市场迅速扩大，预计2016年将增加到74亿美元。据全球药物数据统计，2012年全球抗凝药物市场上的主要产品是：依诺肝素、达比加群酯、西洛他唑、达肝素钠、低分子肝素钙、磺达肝素钠沙格雷酯、华法林，其中依诺肝素、达比加群酯两个产品占整体市场68.9%的份额。

半个多世纪以来，华法林一直是口服抗凝治疗的主打产品。然而，以利伐沙班、阿哌沙班、达比加群等为代表的新型口服抗凝药与华法林相比显示出较大优势。新型口服抗凝药的问世预示着抗凝、抗栓治疗新时代的到来，只要能规范这些药物的临床应用，使其疗效最大化而并发症风险降至最低，新型口服抗凝药有望取代传统的华法林成为抗凝抗栓治疗的一线药物。

1. 沃拉帕沙 (vorapaxar)

沃拉帕沙(商品名Zontivity®)是由默沙东公司研发的一种口服蛋白酶激活受体-1(protease-activated receptors-1, PAR-1)拮抗剂，能够阻断血小板上凝血酶介导的PAR-1受体的活化而不干扰凝血酶介导的蛋白沉积。目前，沃拉帕沙已获得美国FDA批准用于有心脏病发作史的患者以及下肢动脉栓塞患者，可以有效地降低心脏病发作、脑卒中、心源性死亡的风险。

大型临床试验显示，将沃拉帕沙加入标准抗血小板治疗方案(阿司匹林加或不加氯吡格雷)后，与安慰剂组相比，沃拉帕沙能够显著性降低脑卒中、心肌梗死等心血管事件的风险。但是，沃拉帕沙会增加中度或严重出血的风险，也显著增加ICH的风险，特别是显著增加具有脑卒中史患者ICH的风险。基于这些临床试验结果，沃拉帕沙已被欧盟用于没有脑卒中病史的心肌梗死患者心血管事件的二级预防辅助治疗。

2. 达比加群 (pradaxa)

过去几十年中，临床上常用的传统抗凝药是华法林，一直被认为是此领域抗栓治疗的“金标准”。但华法林由于剂量个体差异大、存在较多的药物—药物和药物—食物的相互作用，为了保证用药安全，患者需频繁去医院抽血监测血药浓度以调整剂量，使用非常不方便，导致患者依从性非常差，临床上华法林的使用率也很低。

达比加群酯是继华法林之后获批的又一种新型口服抗凝药，属于非肽类的凝血酶抑制剂，通过特异性和选择性地阻断凝血酶的活性而发挥抗凝效果，具有可以口服、强效、无须特殊用药监测、药物相互作用少等特点，具有里程碑意义。

勃林格殷格翰公司的新型口服抗凝药达比加群酯于2008年4月在德国和英国率先上市。此后，成为具有丰富临床应用经验的新型口服抗凝药，达比加群是勃林格殷格翰在2008年推出的用于溶栓治疗的新药。2010年10月19日，FDA正式批准达比加群酯上市销售，适应证为AF引发的脑卒中预防。该适应证陆续获得加拿大、日本、欧盟等国家和地区的批准。迄今，达比加群酯已在全球81个国家获批，全球销量超过10亿欧元。

2013年2月，达比加群酯获批进入我国，被批准用于成年非瓣膜性AF患者的脑卒中和全身性栓塞预防。目前达比加群是我国唯一拥有成年非瓣膜性AF患者的脑卒中和全身性栓塞预防适应证的新型口服抗凝药，也是全球范围内近50年来首个获准该适应证的新药。

达比加群酯属于新一代直接凝血酶抑制剂，通过直接抑制凝血酶活性而发挥强大的抗凝疗效，凝血酶是血栓形成过程中的具有核心作用的酶。达比加群的半衰期为14～17 h，血浆蛋白结合率为35%，肝脏功能缺陷的患者口服达比加群无须调整剂量。

与作用于不同凝血因子的维生素K拮抗剂华法林不同，达比加群酯可提供有效、可预测、稳定的抗凝效果，同时较少发生药物相互作用，无药物-食物相互作用，无须常规进行凝血功能监测或剂量调整，所以达比加群酯服用更方便，患者更容易坚持治疗。由于达比加群在疗效和安全性上均优于华法林，又不会产生药物间的相互作用，而且不需治疗监测，可以用于手术后发生的血栓或者AF引起的血栓，以及AF患者脑卒中预防领域。

在RE-LY临床试验中，达比加群酯150 mg与控制良好的华法林相比，每日口服2次可显著降低脑卒中和全身性栓塞风险达35%，显著降低缺血性脑卒中风险达24%，同时降低血管性死亡、ICH、致死性出血风险。达比加群酯110 mg为出血风险高的特殊人群提供了一种更安全的选择，显著降低大出血事件的风险达20%。ICH、致死性出血风险也显著降低。

继RE-LY临床试验之后的RELY-ABLE临床试验研究也显示，达比加群酯组的脑卒中与大出血发生率维持在低水平，与RE-LY临床研究的结果一致。基于RE-LY临床研究的结果，达比加群酯相继通过美国FDA和欧洲药物管理局(European Medicines Administration, EMA)的审批，成为继华法林之后非瓣膜性AF患者预防脑卒中的新选择，欧美房颤指南均推荐达比加群酯用于非瓣膜性AF患者的脑卒中预防。随着达比加群酯在全球各国陆续上市，治疗的患者逐渐增加，来自全球其他临床研究的结果也支持了RE-LY研究的结果，确立了达比加群有效预防AF患者脑卒中的作用。

目前，达比加群酯是全球范围内和华法林相比唯一显著降低缺血性脑卒中风险的新型口服抗凝药物，《心房颤动抗凝治疗中国专家共识》(2012年)、《2012 ESC房颤管理指南》、2012年美国胸科医师协会发布的《抗栓治疗和血栓预防指南(第9版)》，以及《2014AHA/ACC/HRS房颤管理指南》均推荐达比加群酯用于非瓣膜性AF脑卒中预防，达比加群酯在预防非瓣膜性AF患者脑卒中方面具有非常重要的地位。

还有研究报道了RE-LY临床研究中患者肾功能方面的数据。结果表明，与华法林相比，接受达比加群酯治疗的非瓣膜性AF患者的肾功能下降较轻。接受华法林治疗的非瓣膜性AF患者肾脏功能恶化程度均高于达比加群酯组。糖尿病患者由于肾脏损伤风险较高，尤其容易受到华法林的影响，其肾功能下降速度高于不合并糖尿病的非瓣膜性AF患者。上述数据支持达比加群酯可以作为非瓣膜性AF患者的一种良好的长期治疗选择，对于并发其他对肾功能不利影响的疾病(糖尿病)的非瓣膜性AF患者以及维生素K拮抗剂治疗的患者来说，达比加群酯长期治疗可为这些患者提供额外的获益。

在临床研究中，达比加群和华法林的出血发生率均较低。在RE-LY试验中，达比加群组的ICH和致命性出血的发生率均低于华法林，但胃肠道出血发生率较高。美国FDA审查了134 000名65岁以上老年患者的医疗记录，发现与华法林相比，使用达比加群出现脑卒中、ICH和死亡的风险相对较低，但是使用达比加群出现主要消化道出血的概率高于华法林。研究还发现，这两种药物导致心肌梗死的风险相似。临床医师在使用达比加群进行抗凝治疗时需评估患者出血和脑卒中的风险，不可高估出血风险和低估脑卒中风险。

3. 利伐沙班(rivaroxaban)

2008年，拜耳公司开发的防治血栓的新药利伐沙班(商品名Xarelto)在欧洲上市，目前已在全球100多个国家获得批准，并在超过75个国家成功上市。利伐沙班是全球第一个具有高度选择性和竞争性直接抑制呈游离状态的因子

Xa的药物，而且还可抑制结合状态的因子Xa以及凝血酶原活性，对血小板聚集没有直接作用。

利伐沙班的适应证为防治深静脉血栓（deep venous thrombosis，DVT），临床上主要用于预防髋关节和膝关节置换术后患者DVT和肺栓塞（pulmonary embolism，PE）的形成，也可用于预防非瓣膜性AF患者脑卒中和非中枢神经系统性栓塞，降低冠状动脉综合征复发的风险等。

临床试验证实，利伐沙班抗凝作用可预测性好、治疗窗宽、多次给药后无蓄积、与药物和食物相互作用少、无须常规监测凝血指标。利伐沙班与血浆蛋白的结合率高达93%，几乎1/3的药物以原形的形式从肾脏排泄，中度以上肾衰患者利伐沙班的血药浓度会增加，不推荐中度以上肝功能受损患者使用利伐沙班。

利伐沙班的主要不良反应为出血，其他常见不良反应包括恶心、γ-谷氨酰胺转肽酶（gamma-glutamyl transpeptidase，GGT）和转氨酶浓度升高；轻微出血包括鼻出血、牙龈出血、瘀斑、月经量增多等，严重出血表现为消化道出血、肉眼血尿等，危及生命的出血如ICH等，其中严重出血的年发生率＜1%。

尽管服用利伐沙班无须常规监测凝血功能，但是在特殊情况下，如疑似过量服药、急症手术、发生严重出血事件、需要溶栓或者可疑依从性差，可通过测定抗因子Xa活性或敏感性试剂测定凝血酶原时间（prothrombin time，PT）评估利伐沙班的抗凝作用和出血风险。

利伐沙班用于非瓣膜病AF患者与华法林疗效对比的（ROCKET-aV）Ⅲ期临床研究共纳入14 264例非瓣膜病AF患者，利伐沙班与华法林比较显示，利伐沙班组和华法林组主要疗效终点事件（脑卒中或非中枢神经系统全身性栓塞事件）年发生率分别为1.7%和2.2%；治疗期间，利伐沙班组主要疗效终点事件相对风险降低21%，次要疗效终点事件（脑卒中、非中枢神经系统性栓塞、心肌梗死和血管性死亡的复合事件）相对风险显著降低15%，且利伐沙班组心肌梗死死亡风险亦有降低趋势。利伐沙班组大出血和临床相关的非大出血事件率与华法林组相当。与华法林组相比，利伐沙班组患者ICH、关键器官出血和致死性出血的相对风险分别降低33%、31%和50%。亚组分析显示，包括复律、心肌梗死、脑卒中和（或）TIA、肾功能不全、老年、心力衰竭和糖尿病各亚组主要疗效终点和安全性终点与研究总体结果一致。

ROCKET-AF研究中共纳入496例中国非瓣膜病AF患者，结果显示利伐沙班组脑卒中或全身性栓塞事件率与华法林组相当，利伐沙班显著降低出血性脑卒中风险，并且大出血发生率较低。与华法林相比，利伐沙班显著降低关键器官出血、ICH及致命性出血的风险。利伐沙班组的肝功能异常发生率也低于华法林组。

4. 阿哌沙班(apixaban)

2011年5月，欧盟批准口服Xa因子直接抑制剂阿哌沙班(商品名Eliquis)上市，用于择期髋关节或膝关节置换手术的成年患者，以预防静脉血栓栓塞事件。2013年1月国家FDA批准阿哌沙班进入中国。

阿哌沙班与因子Xa活性位点之间以高度互补的方式结合，可以间接抑制由凝血酶诱导的血小板聚集，抑制凝血酶的产生，预防血栓形成。阿哌沙班的生物利用度为50%，口服后3～4 h达血浆峰浓度。阿哌沙班血浆蛋白结合率低，对肾脏的影响小，与华法林相比，肾衰患者使用阿哌沙班的脑卒中发生率、病死率以及出血发生率都更低。除此之外，阿哌沙班可以用于中度肝损伤患者，不推荐给重度肝损伤患者。

在ADVANCE-2临床试验和ADVANCE-3试验中，中国共425名患者被随机分入双盲研究药物治疗，结果显示阿哌沙班治疗组终点事件少于依诺肝素治疗组。使用2.5 mg阿哌沙班每天2次口服给药与使用40 mg依度沙班每天1次口服给药相比，阿哌沙班引起的相关出血发生率及患者的病死率均明显低于依度沙班。

5. 依度沙班(edoxaban)

依度沙班是一种新型的因子Xa抑制剂，空腹状态下的生物利用度为60%，口服1～2 h达血浆峰浓度。蛋白结合率为40%～59%。吸收后50%经由肾脏代谢，其余经肝脏代谢后由肠道排出。健康人群的血浆半衰期为9～10 h，肝、肾功能受损时依度沙班的半衰期将延长。

依度沙班能够降低非瓣膜病AF患者脑卒中和全身栓塞的风险，但是在肌酐清除率＞95 ml/min患者中不应使用依度沙班，因为在高剂量时与华法林比较，依度沙班增加缺血性脑卒中的风险。

6. 普拉格雷(prasugrel)

2009年，欧盟委员会批准了口服抗血小板新药普拉格雷。普拉格雷为新的口服噻吩并吡啶类抗血小板聚集药物。与氯吡格雷类似，普拉格雷为无活性的前体药物，在体内经肝脏代谢为活性代谢物后，不可逆地抑制血小板上的P2Y12受体，抑制血小板的作用。普拉格雷用于预防已接受急诊和将进行延迟经皮冠状动脉干预术的急性冠脉综合征患者的动脉粥样硬化性血栓形成事件。

与氯吡格雷相比，普拉格雷的代谢物转化率更高、生物利用度更高、起效时间更快，也相应地降低脑卒中导致的病死率。

普拉格雷相关的重要试验是TRITON-TIMI临床试验，其结果表明普拉格雷联合阿司匹林较氯吡格雷联合阿司匹林能够更有效地减少复合心血管事件。该药的缺点是增加大出血及致命性出血风险。由于较高的出血风险，TIA或脑卒中病史或需要手术的患者不能服用此药。

7. 替格瑞洛（ticagrelor）

替格瑞洛也是血小板上的P2Y12受体拮抗剂。与普拉格雷相似，替格瑞洛起效很快，具有更强效的抗血小板作用。

PLATO临床试验在急性冠脉综合征患者中评估了替格瑞洛的治疗效果（替格瑞洛加阿司匹林 *vs* 氯吡格雷加阿司匹林），结果显示替格瑞洛不仅降低了复合心血管事件的发生率，还减少了心血管死亡及其他因素引起的死亡事件。

抗血小板治疗是缺血性脑卒中治疗的核心，但目前替格瑞洛临床用药仍存在诸多问题。替格瑞洛能够升高轻型AIS或TIA患者再发缺血事件的风险，在脑血管事件发生后的90 d内再发脑卒中的风险升高尤为显著。

SOCRATES临床研究共入组13 199例40岁以上的AIS或TIA患者，其中中国入组35家医院的1 175例患者，为入组病例数最多的国家。

在复发性脑卒中和AIS患者的抗血小板治疗中，替格瑞洛比阿司匹林更有效地预防心血管事件，未发现替格瑞洛在降低脑卒中率、预防心肌梗死或90 d内死亡方面优于阿司匹林。

8. 正在研发中的新药

突触后致密物-95（postsynaptic density-95，PSD-95）抑制剂正成为神经保护治疗研究的热点。PSD-95的抑制剂NA-1可以选择性抑制NMDA受体突触后膜上的密度蛋白，不影响正常的谷氨酸受体的功能，发挥神经保护作用。在临床前研究中，NA-1能够在大鼠、猴等多种动物模型中具有显著的神经保护作用。2008—2011年开展的一项多中心Ⅱ期临床试验中，NA-1不仅能减少动脉瘤破裂组脑卒中病灶数量，还能缩小病灶体积，显示出较强的脑缺血保护作用，能够缩小梗死体积，保护脑缺血损伤。目前，NA-1正在做Ⅲ期临床研究。NA-1给药组未出现明显的不良反应，部分患者在给药后24 h出现短暂性低血压。目前，一项Ⅱ期临床试验ENACT-2于2015—2019年开展，另外一项Ⅲ期临床试验也在2015—2017年开展，以验证NA-1的有效性和安全性。NA-1的临床研究成果促使PSD-95抑制剂受到广泛关注，许多研究团队正在开发新的抑制剂以提高生物学效应，如Tat-N-dimer和ZL006等。这些PSD-95抑制剂的有效性和安全性仍需更多的临床前研究证实。

小窝（caveolae）在大多数哺乳动物细胞类型中是专门的质膜微内陷。小窝的组织和功能是由其外壳蛋白、小窝蛋白、连接蛋白来实现的。小窝和小窝蛋白的相互作用与膜相关的信号分子和胆固醇结合的功能、信号转导和大分子运输/通透性有关。最近的调查研究发现，小窝在脑缺血的病理生理过程中具有制衡作用。小窝蛋白基因敲除小鼠显示加重缺血性损伤，而小窝肽产生了显著保护作用来抗缺血/再灌注损伤。小窝是脑缺血的新靶点，小窝蛋白肽和相关的microRNA阻断剂有可能成为治疗脑缺血损伤的新药，值得进一步研究其对脑卒中的潜在益处。

脂联素（adiponectin，ADPN）是脂肪细胞分泌的一种内源性生物活性多肽。ADPN是一种胰岛素增敏激素，能改善小鼠的胰岛素抵抗和动脉硬化症。近年来发现，ADPN能上调内皮型一氧化氮合酶（endothelial nitric oxide synthase，eNOS）表达，促使内皮细胞释放NO，松弛血管平滑肌，调节血管舒缩功能，抑制平滑肌细胞增殖并减少胶原诱导的血小板聚集，从而维持血管内皮功能，在脑血管病中起重要作用。经过急性毒性试验研究发现ADPN的小鼠LD_{50}＞10 g/kg体重，未见遗传毒性。ADPN的发现有可能为脑血管病提供一种新的防治方法。

尿酸（uric acid，UA）是人类嘌呤代谢的最终产物，它是血液中主要的内源性抗氧化剂。临床研究中发现，UA的低水平与中枢神经系统的神经退行性疾病和炎症性疾病的患病率增加有密切关系。此外，外源性的给予UA对中枢神经系统疾病模型具有强大的神经保护作用，包括脑缺血、脊髓损伤、脑膜炎和实验性变应性脑炎。在脑缺血中，外源性给予UA与溶栓药物阿替普酶联合给药能发挥更强的神经保护作用。在AIS后UA迅速消耗，高UA水平患者在脑卒中入院后有一个更好的预后和更低的脑梗死率。一项Ⅱ期临床试验表明，UA和阿替普酶联合静脉注射，是防止AIS患者UA水平降低的有效手段。此外，UA抑制循环系统中脂质过氧化代谢产物丙二醛的增加，并抑制MMPs的活性。中等规模的关于UA治疗急性脑卒中有效性和安全性的随机试验（URICOICTUS）Ⅱb期试验结果表明，在90 d内，与安慰剂组相比，UA的溶栓治疗效果增加了6%。试验结果还表明，在预处理高血糖患者、女性患者和中度脑卒中患者中，UA的治疗有良好的预后效果。UA作为治疗AIS的药物在神经保护方面的作用需进一步研究。

Rho激酶信号转导通路的异常激活在心血管疾病发病方面有着复杂的机制。特别是Rho激酶过度激活可以促进血管平滑肌的收缩和细胞骨架的重构，改变血管的完整性和降低异常生长的血管壁内皮通透性。因此，Rho激酶是脑血管疾病治疗的新靶点。在缺血性脑卒中时，患者血-脑屏障通透性增加，允许大量炎症细胞流向大脑，还可以促进水肿和出血性转化，最终增加患者病死率。而这种作用会因tPA的使用而变得更加恶化。在实验模型中，伊马替尼可减少脑缺血大鼠脑梗死体积、水肿，保护血-脑屏障和改善神经功能的作用激活。在接受静脉注射tPA治疗的缺血性脑卒中患者中使用伊马替尼是安全的，且耐受性良好。高剂量的伊马替尼能够提高神经功能评分，而且能够降低HT风险的迹象。临床前研究表明，抑制Rho激酶的活性可降低颅内动脉瘤及脑海绵状血管畸形、增长、断裂的形成，Rho激酶的抑制剂有望成为研发脑血管疾病新药的热点。

DP-b99是一种金属离子螯合剂，通过与锌螯合，降低细胞内锌浓度，减轻细胞损伤。Ⅱ期临床试验表明，与对照组蔗糖和甘露醇相比，DP-b99能够缩小梗死体积。但是，一项在美国的Ⅲ期临床试验结果（NCT00893867）显示，DP-b99未能提供比安慰剂更强的神经保护作用。没有证据表明，在出现症状后9 h内给予该药可提供任何临床益处。

有研究表明，CSF能够促进血管生成，缩小梗死体积，抑制神经元细胞的凋亡，在缺血性脑卒中发挥保护作用，有望成为防治缺血性脑卒中的新药。此外，神经营养因子能够有效地改善缺血性脑卒中大鼠的神经功能，增强突触蛋白的功能，发挥较好的神经保护作用。

目前，全球已经开发上市的神经保护药物有很多，包括NMDA受体拮抗剂、AMPA受体拮抗剂，以及自由基清除剂、钙拮抗剂，还有一些GABA的拮抗剂等。大部分药物在动物实验上有效，但临床效果不佳。基于这种现状，各国的指南都没有把神经保护药物作为重要的推荐药物。

二、ICH新药

ICH约占脑卒中的10%，ICH和SAH会导致不良预后及严重的神经运动障碍。ICH发生的原因主要与脑血管的病变有关。此外，溶栓药物的使用也是ICH的主要诱因。

ICH的治疗以脱水降颅压、调整血压、防止继续出血为主。

（一）达比加群酯的特异性逆转剂（idarucizumab）

2015年10月，美国FDA已批准泰毕全®（达比加群酯）的特异性逆转剂idarucizumab作为逆转达比加群酯抗凝效应的首个药物，获批用于接受达比加群酯治疗的患者，在急症手术、介入性操作或者出现危及生命或无法控制的出血并发症，需要逆转达比加群酯的抗凝效应时使用。

达比加群酯常被用于AF患者以防止心脏内血栓形成，并阻止其流入脑内。Idarucizumab作为抗体能够抵消达比加群酯的抗凝效应。在临床试验中，idarucizumab能够显著逆转达比加群的抗凝作用，最常见的不良反应包括头痛、鼻咽炎、腰痛、皮肤过敏、低钾血症、谵妄、便秘、发热、肺炎，但大多数不良反应是轻微的。

（二）重组活化凝血因子Ⅶ（rFⅦa）

重组活化凝血因子Ⅶ（rF Ⅶa）最初是用来抑制先天性血友病出血的症状。在血友病中，重组活化凝血因子Ⅶ通过结合在活化血小板的损伤部位，从而促进凝血的生成。

随着越来越多的患者被使用抗血小板药物（APAS），患者ICH的风险增加。重组活化凝血因子Ⅶa更多地被用于ICH的治疗。

（三）左西孟旦（levosimendan）

左西孟旦是与肌钙蛋白C具有较高亲和力的强心药，已在欧洲和南美洲约

30多个国家上市,疗效确切、安全性较好。

动脉瘤蛛网膜下隙出血(aSAH)可以导致颅内压突然升高并伴随大量的交感神经放电。过度激活的交感神经刺激导致儿茶酚胺介导的心肌功能障碍和血流动力学不稳定。在aSAH发病时,注射作用于血管的药物旨在稳定已损害的血流动力学。然而,传统的血管性药物治疗可导致Ca^{2+}超载、增加心氧消耗,不利于血流动力学恢复和增加CBF。左西孟旦是一种去甲肾上腺素Ca^{2+}增敏剂,能在不增加心肌耗氧量的情况下使钙输出量快速恢复,并利于脑灌注。左西孟丹不仅有利于血流动力学稳定,还具有抗氧化和抗炎作用的多效性,这有助于它的心肌保护和神经保护作用。左西孟旦正逐渐成为急诊室和特护病房中治疗心肌病、增加CBF的新兴药物。

(四)他汀类药物

他汀类药物通过作用于免疫系统产生多方面的作用,可以抑制炎症、ROS产生和斑块形成、激活内皮,促进血管再生、神经再生和突触再生,能够逆转、延缓斑块进展,稳定动脉粥样硬化斑块,预防脑血管疾病的发生。

在动物模型中,他汀类药物可以降低ICH后组织损伤,缩小血肿体积,促进突触发育,降低ICH后神经损伤。

他汀类药物的血管舒张、抗炎、抗凋亡等作用与内皮及NO产生密切相关。他汀类可以在aSAH中发挥作用,能够抑制白细胞的迁移和增殖,抑制ICAM-1、VCAM-1、TNF-α、IL-1、IL-6和IL-8的活性。

一项包含158名患者的荟萃分析显示,aSAH使用他汀类药物治疗后,降低了血管痉挛的发生率。他汀类药物有望用于SAH的治疗和预防。

三、偏头痛新药

偏头痛是一种常见的、慢性脑血管障碍性疾病,它的特点是反复性发作,严重的头痛往往伴随其他症状出现。女性的偏头痛发病率约为男性的3倍。目前,临床上仅有少数预防性药物,缺乏有效的治疗药物。在过去的10年中,一些新的治疗偏头痛的药物成为研究热点,其中针对降钙素基因相关肽(calcitonin gene related peptide, CGRP)的新药备受关注,但是药物的有效性、安全性尚需进一步确认。

已知CGRP水平可在偏头痛患者中增加，且在慢性偏头痛患者中更高，这种新型药物分类已经获得神经科医师的广泛关注。

在CGRP抑制剂中，开发的人源化CGRP的单克隆抗体及其受体更有前途，它们极少引起肝毒性或其他严重不良事件，具有更好的耐受性和安全性。目前处于Ⅲ期临床研究的CGRP单克隆抗体有4个，分别为ALD-403（Alder生物制药）、galcanezumab（礼来公司）、AMG 334（安进公司）和TEV-48125（Teva公司）。临床试验显示，4种药物均在4周内起效，其中TEV-48125在1周内起效，患者接受TEV-48125治疗后头痛次数显著下降。

根据现有的临床试验结果，CGRP抗体能够有效地治疗偏头痛，安全性和耐受性较好，半衰期较长，有望成为慢性偏头痛的预防和治疗的一线药物。

（章越凡）

参考文献

[1] Albers GW, Goldstein LB, Hall D, et al. Aptiganel hydrochloride in acute ischemic stroke: a randomized controlled trial[J]. JAMA, 2001, 286(21): 2673-2682.

[2] Albers GW, von Kummer R, Truelsen T, et al. Safety and efficacy of desmoteplase given 3-9 h after ischaemic stroke in patients with occlusion or high-grade stenosis in major cerebral arteries (DIAS-3): a double-blind, randomised, placebo-controlled phase 3 trial[J]. Lancet Neurol, 2015, 14(6): 575-584.

[3] Amarenco P, Bogousslavsky J, Callahan A, 3rd, et al. High-dose atorvastatin after stroke or transient ischemic attack[J]. N Engl J Med, 2006, 355(6): 549-559.

[4] Amarenco P, Labreuche J, Lavallee P, et al. Statins in stroke prevention and carotid atherosclerosis: systematic review and up-to-date meta-analysis[J]. Stroke, 2004, 35(12): 2902-2909.

[5] Bigal ME, Dodick DW, Krymchantowski AV, et al. TEV-48125 for the preventive treatment of chronic migraine: Efficacy at early time points[J]. Neurology, 2016, 87(1): 41-48.

[6] Bond LM, Sellers JR, McKerracher L. Rho kinase as a target for cerebral vascular

disorders[J]. Future Med Chem, 2015, 7(8): 1039–1053.

[7] Bordi F, Pietra C, Ziviani L, et al. The glycine antagonist GV150526 protects somatosensory evoked potentials and reduces the infarct area in the MCAo model of focal ischemia in the rat[J]. Exp Neurol, 1997, 145(2 Pt 1): 425–433.

[8] del Zoppo GJ. Acute anti-inflammatory approaches to ischemic stroke[J]. Ann N Y Acad Sci, 2010, 1207: 143–148.

[9] Diener HC, Schneider D, Lampl Y, et al. DP–b99, a membrane-activated metal ion chelator, as neuroprotective therapy in ischemic stroke[J]. Stroke, 2008, 39(6): 1774–1778.

[10] Ehrenreich H, Weissenborn K, Prange H, et al. Recombinant human erythropoietin in the treatment of acute ischemic stroke[J]. Stroke, 2009, 40(12): e647–656.

[11] Eriksson BI, Quinlan DJ, Eikelboom JW. Novel oral factor Xa and thrombin inhibitors in the management of thromboembolism[J]. Annu Rev Med, 2011, 62: 41–57.

[12] Fluri F, Schuhmann MK, Kleinschnitz C. Animal models of ischemic stroke and their application in clinical research[J]. Drug Des Devel Ther, 2015, 9: 3445–3454.

[13] Frampton JE. Vorapaxar: a review of its use in the long-term secondary prevention of atherothrombotic events[J]. Drugs, 2015, 75(7): 797–808.

[14] Gagalo I, Rusiecka I, Kocic I. Tyrosine kinase inhibitor as a new therapy for ischemic stroke and other neurologic diseases: is there any hope for a better outcome?[J]Curr Neuropharmacol, 2015, 13(6): 836–844.

[15] George PM, Steinberg GK. Novel stroke therapeutics: unraveling stroke pathophysiology and its impact on clinical treatments[J]. Neuron, 2015, 87(2): 297–309.

[16] Grotta J, Clark W, Coull B, et al. Safety and tolerability of the glutamate antagonist CGS 19755 (Selfotel) in patients with acute ischemic stroke. Results of a phase IIa randomized trial[J]. Stroke, 1995, 26(4): 602–605.

[17] Hedner U. Recombinant activated factor Ⅶ: 30 years of research and innovation[J]. Blood Rev, 2015, 29 Suppl 1: S4–S8.

[18] Hill MD, Martin RH, Mikulis D, et al. Safety and efficacy of NA–1 in patients with iatrogenic stroke after endovascular aneurysm repair (ENACT): a phase 2, randomised, double-blind, placebo-controlled trial[J]. Lancet Neurol, 2012, 11(11): 942–950.

[19] Jaben EA, Mulay SB, Stubbs JR. Reversing the effects of antiplatelet agents in the setting of intracranial hemorrhage: a look at the literature[J]. J Intensive Care Med, 2015, 30(1): 3–7.

[20] Kawada H, Takizawa S, Takanashi T, et al. Administration of hematopoietic cytokines in the subacute phase after cerebral infarction is effective for functional recovery

facilitating proliferation of intrinsic neural stem/progenitor cells and transition of bone marrow-derived neuronal cells[J]. Circulation, 2006, 113(5): 701–710.

[21] Kotlega D, Golab–Janowska M, Masztalewicz M, et al. Potential role of statins in the intracerebral hemorrhage and subarachnoid hemorrhage[J]. Neurol Neurochir Pol, 2015, 49(5): 322–328.

[22] Kumar R, Smith RE, Henry BL. A review of and recommendations for the management of patients with life-threatening Dabigatran-associated hemorrhage: asingle-center university hospital experience[J]. J Intensive Care Med, 2015, 30(8): 462–472.

[23] Lapchak PA. A critical assessment of edaravone acute ischemic stroke efficacy trials: is edaravone an effective neuroprotective therapy?[J]Expert Opin Pharmacother, 2010, 11(10): 1753–1763.

[24] Lees KR, Asplund K, Carolei A, et al. Glycine antagonist (gavestinel) in neuroprotection (GAIN International) in patients with acute stroke: a randomised controlled trial. GAIN International Investigators[J]. Lancet, 2000, 355(9219): 1949–1954.

[25] Llull L, Amaro S, Chamorro A. Administration of uric acid in the emergency treatment of acute ischemic stroke[J]. Curr Neurol Neurosci Rep, 2016, 16(1): 4.

[26] Mani H, Lindhoff–Last E. New oral anticoagulants in patients with nonvalvular atrial fibrillation: a review of pharmacokinetics, safety, efficacy, quality of life, and cost effectiveness[J]. Drug Des Devel Ther, 2014, 8: 789–798.

[27] Merali Z, Leung J, Mikulis D, et al. Longitudinal assessment of imatinib's effect on the blood-brain barrier after ischemia/reperfusion injury with permeability MRI[J]. Transl Stroke Res, 2015, 6(1): 39–49.

[28] Muir KW, Grosset DG, Lees KR. Clinical pharmacology of CNS 1102 in volunteers[J]. Ann N Y Acad Sci, 1995, 765: 279–289; discussion 298.

[29] Nariai T, Shimada Y, Ishiwata K, et al. PET imaging of adenosine A(1) receptors with (11)C–MPDX as an indicator of severe cerebral ischemic insult[J].J Nucl Med, 2003, 44(11): 1839–1844.

[30] National Institute of Neurological Disorders and Stroke rt–PA Stroke Study Group. Tissue plasminogen activator for acute ischemic stroke[J]. N Engl J Med, 1995, 333(24): 1581–1587.

[31] Ogata K, Mendell–Harary J, Tachibana M, et al. Clinical safety, tolerability, pharmacokinetics, and pharmacodynamics of the novel factor Xa inhibitor edoxaban in healthy volunteers[J]. J Clin Pharmacol, 2010, 50(7): 743–753.

[32] Parsons M, Spratt N, Bivard A, et al. A randomized trial of tenecteplase versus alteplase for acute ischemic stroke[J]. N Engl J Med, 2012, 366(12): 1099–1107.

[33] Phase Ⅱ studies of the glycine antagonist GV150526 in acute stroke: the North American experience. The North American Glycine Antagonist in Neuroprotection (GAIN) Investigators[J]. Stroke, 2000, 31(2): 358-365.
[34] Pollack CV, Jr., Reilly PA, Eikelboom J, et al. Idarucizumab for dabigatran reversal [J]. N Engl J Med, 2015, 373(6): 511-520.
[35] Sacco RL, DeRosa JT, Haley EC Jr, et al. Glycine antagonist in neuroprotection for patients with acute stroke: GAIN Americas: a randomized controlled trial[J]. JAMA, 2001, 285(13): 1719-1728.
[36] Saver JL, Starkman S, Eckstein M, et al. Prehospital use of magnesium sulfate as neuroprotection in acute stroke[J]. N Engl J Med, 2015, 372(6): 528-536.
[37] Shamliyan TA, Choi JY, Ramakrishnan R, et al. Preventive pharmacologic treatments for episodic migraine in adults[J]. J Gen Intern Med, 2013, 28(9): 1225-1237.
[38] Shuaib A, Lees KR, Lyden P, et al. NXY-059 for the treatment of acute ischemic stroke[J]. N Engl J Med, 2007, 357(6): 562-571.
[39] Stroke Therapy Academic Industry Roundtable (STAIR). Recommendations for standards regarding preclinical neuroprotective and restorative drug development[J]. Stroke, 1999, 30(12): 2752-2758.
[40] Tyack PL, Calambokidis J, Friedlaender A, et al. Formal Comment on Schorr GS, Falcone EA, Moretti DJ, Andrews RD (2014) First Long-Term Behavioral Records from Cuvier's Beaked Whales (Ziphius cavirostris) Reveal Record-Breaking Dives. PLoS ONE 9(3): e92633. doi: 10.1371/journal.pone.0092633[J]. PLoS One, 2015, 10(12): e0142287.
[41] Vanassche T, Greinacher A, Verhamme P. Reversal of dabigatran by idarucizumab: when and how?[J]Expert Rev Hematol, 2016, 9(6): 519-528.
[42] Xu L, Guo R, Xie Y, et al. Caveolae: molecular insights and therapeutic targets for stroke[J]. Expert Opin Ther Targets, 2015, 19(5): 633-650.
[43] Yan T, Chopp M, Chen J. Experimental animal models and inflammatory cellular changes in cerebral ischemic and hemorrhagic stroke[J]. Neurosci Bull, 2015, 31(6): 717-734.
[44] Zalpour A, Oo TH. Clinical utility of apixaban in the prevention and treatment of venous thromboembolism: current evidence[J]. Drug Des Devel Ther, 2014, 8: 2181-2191.
[45] Zinkstok SM, Roos YB. Early administration of aspirin in patients treated with alteplase for acute ischaemic stroke: a randomised controlled trial[J]. Lancet, 2012, 380(9843): 731-737.

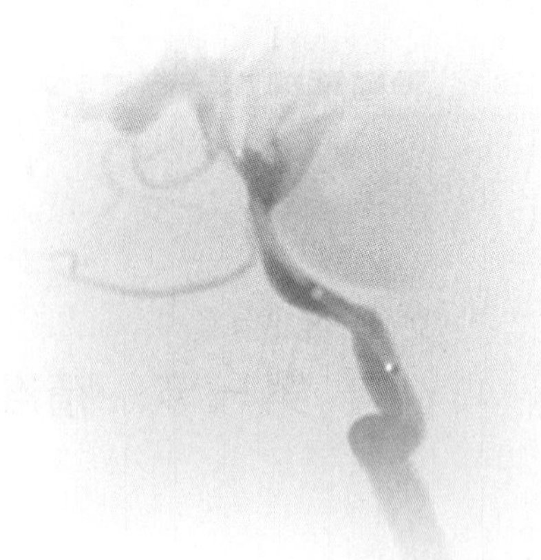

第四章

转化医学理念下的脑血管病精准外科治疗

随着时间的推移，人们发现循证医学所推崇的最佳研究证据存在一定的弊端和局限性。循证医学的研究模式是以实验为主导的模式，这种模式和临床距离大，无法达到临床需求。未来医学将向着精准医学的方向发展。对于脑血管病来说，也在通过构建“精准医学”产学研一体化联盟，实现生命科学、生物医学工程和信息影像技术的融合。通过手术设备的转化创新、手术入路的改良优化、多种治疗方式的联合应用来实现“最大化地清除目标病灶；最大化地保护器官的结构和功能；最大化地控制医源性损害”这一精准治疗的目标，推动精准脑血管病外科不断向前迈进。

第一节 精准外科治疗理念

一、精准医学时代来临

现代西方医学一般认为始于文艺复兴，经过了数百年的发展。伴随着微生物的发展，以及麻醉、消毒、疫苗等医学技术的发明，在疾病面前，人类已不再束手无策。特别是进入20世纪，基于解剖学、病理学、分子生物学的发展，人类对于疾病的认识逐渐深入，治疗手段不断丰富。过去凭借医师个人直觉及经验的"个性化"治疗体系遭到挑战；寻找证据、开展基础及临床研究成为医师的追求；基于科学研究的成果制定专家共识、指导临床实践，成为20世纪末的医学主旋律。

循证医学强调对可获得证据的依赖，因此，研究证据的正确性显得尤为重要。目前，临床研究证据的可靠程度，按试验设计的种类被分为几个等级：依次以荟萃分析、随机对照试验（randomized controlled trial，RCT）、队列研究、病例-对照研究、个案报道、动物研究及体外实验降序排列。

然而，随着时间的推移，人们逐渐发现循证医学所推崇的最佳研究证据存在一定的弊端和局限性。很多疾病的诊断存在问题，试验入组的患者所患疾病的本质不一致，导致研究结果不可靠。

因此，我们必须改变思维方式，重新思考疾病的本质，颠覆以症状、部位、器官为疾病诊断依据的体系，将基础研究的成果与临床结合，找到疾病的驱动因子，将疾病科学分类及诊断，从而实现对疾病精准的诊断、精准的评估，以达到对疾病精准的预防及治疗。

精准医学这个名词最早出现于2008年，此后医学界围绕这个概念进行了诸多讨论。2011年，美国科学院、美国工程院、美国国立卫生研究院及美国科学委员会共同发表文章，提出"迈向精准医学"的倡议。2015年1月20日美国总统奥巴马在国情咨文中提出将启动精准医学计划。此后，白宫公布了精准医学的具体内容，从而引起了全球政界和科学界的广泛热议和其他国家的跟进。精准医学的定义是应用现代遗传技术、分子影像技术、生物信息技术，结合患者生活环境和临床数据，实现精准的疾病分类及诊断，制订具有个性化的疾病预防和治疗方案，以最小化医源性损害、降低医疗耗费，获得病患的最佳康复。为何国内外都在极力推动精准医学？主要有三个方面的原因：首先是生物芯片、基因及蛋白质组学技术发展带来的人类基因组测序技术的革新；其二是分子影像、手术导航、介入、内镜及微创技术等生物医学分析及诊疗技术的进步；其三是大数据分析工具的出现，这些新技术的发展促使精准医学时代的到来。

可以说精准医学是循证医学的升级版。循证医学是慎重、准确和明智地应用目前可获得的最佳研究证据，同时结合临床医师个人的专业技能和长期临床经验，考虑患者的价值观和医院，完美地将三者结合在一起，制订具体的治疗方案。同时，精准医学也是转化医学的终极版。目前，医学领域的很多研究成果没有真正地促进人类健康，在这种背景下，致力于弥补基础与临床鸿沟的转化医学应运而生。实现以患者为中心，以临床需求为导向的医学研究模式是转化医学的目的。转化医学打破了基础医学与药物研发、器械研发、临床医学之间固有的屏障，建立起彼此的直接关联，缩短了从实验室到临床的过程，把基础研究的成果快速地转化为临床治疗方法。转化医学对于推进临床医学的快速发展，加快患者从科技成果中直接受益具有重要意义。

经验医学、实验医学、循证医学被认为是医学发展史上的3个里程碑。过去的研究模式是以实验为主导的模式，这种模式和临床距离大，无法达到临床需求。精准医学则是以临床为主导的新研究模式，可以说，所有疾病最终将走向精准医学。

二、精准外科

精准外科和精准医学有着相似、相同之处。精准医学的精髓在于为患者制订个体化治疗方案，最终实现最大疗效、最小不良反应、降低医疗费用。精准外科是基于临床实践的高度确定性，通过准确决策和精确干预达成以寻求最大化地清除目标病灶、最大化地保护器官结构和功能以及最大化地控制医源性损害这三个外科要素的精确平衡为策略，系统优化当代外科实践的全新的外科理念及技术体系，进而实现外科处理的安全、高效和微创化的多目标优化，最终使患者获益最大。两者都是寻求个体化治疗，达到最大疗效、最小伤害的完美统一。

（一）精准外科的内容与特征

“精准外科”的内容涵盖了包括病情评估、临床决策、手术规划、手术作业和围手术期管理在内，以手术为中心的外科实践全过程，是一种全新的外科理念及其派生的理论和技术体系。精准外科的特征可概括为确定性、预见性、可控性、集成化、规范化和个体化。事实上，在现代医学进步及高科技的发展时代背景下，组学检测系统、干细胞与再生医学技术、生物材料和组织工程技术等各种先进科技与传统医学的整合应用和集成创新，都显著地提高了疾病预测、防控、诊断和治疗等医疗实践过程的确定性和准确性。在医疗实践中，确定的疾病诊断、病情评估与治疗方法必然导致确定的预期结果。确定性是精准医疗寻求最佳临床实践的基石。精准医疗的确定性涵盖健康评估、疾病诊断、临床决策和干预处理等医疗全过程。基于确定性原则，若能整体把握医疗实践中的因果关系，就能精确控制临床干预过程来实现预定的诊疗计划以获预期的结局。基于高度确定性的精准医疗是在有效控制病变与减免医源性损害的互相制衡中，对医疗实践进行全要素、全流程、全局性的系统优化，实现以病患最佳康复为终极目标的最佳临床实践。

（二）精准外科治疗的三大要素

精准外科治疗的三大要素是：最大化地清除目标病灶；最大化地保护器官的结构和功能；最大化地控制医源性损害。如何使得这3个要素在相互制衡中取得最大的优化，以实现患者的最佳康复是精准外科的关键。

1. 最大化地清除目标病灶

目标病灶指的是为了消除症状和治愈疾病需要去除的要害病变。这就需要外科医师利用好我们自己的“第三只眼”——医学影像学。特别是对于神经外科来说，医学影像学的发展尤为重要。精准神经外科是微侵袭神经外科理念的合理延伸和升华。精准神经外科以近年来神经影像学、显微神经解剖学和功能神经导航的深入发展为理论基础，以显微神经外科为技术基础，以术中成像技术和功能神经导航为基本技术平台，以达到最大限度切除病变的目的。

多排CT和高场强MR成像可较精确地确定肿瘤边界；数字三维重建技术可精确重建器官的解剖结构，从而精确显示病变定位及病变与血管的空间关系；术中超声和MR成像可实时确定病变的位置和边界、脉管的位置；体内荧光显像等技术可以直观显示肿瘤及其浸润边界；计算机辅助实时导航系统能在整个手术过程中显示病变与重要结构的空间关系。

特别需要提出的是MR在神经外科发展中发挥了巨大的作用。由于MR成像具有组织分辨率高、无放射性损害和功能成像等优点，利用MR进行术中成像逐渐成为术中成像的主要趋势。在配备了高场强术中MR系统的杂交手术室里，随时可以中断手术进行MR成像，通过高质量的解剖影像，能够实时评估病变的切除范围，避免遗漏。借助术中成像手段，可以在术中实时更新导航数据，有效地克服"脑漂移"对神经导航的影响，提高了神经导航的准确性。

上述这些可视化技术配合术前精准的手术规划和术中精细的手术操作，可以使外科医师准确地控制病变切除范围，最大限度地清除病灶组织，提高了病灶切除的精确性。神经外科手术中，对于低级别胶质瘤，如果术中肿瘤残留，将有可能导致未来肿瘤的复发和肿瘤的恶变，失去最佳的"治愈"此类肿瘤的机会，因此，要求精细准确地最大限度全切除肿瘤。目前已有多个报道指出，通过对比术中MR影像，发现在手术中约有30%的病例在主刀医师认为肿瘤全切时，影像学证据提示仍有肿瘤残留。因此，术中MR成像是一个很好的术中即时质量控制手段，对于最大化最大限度切除肿瘤、延长患者生存期很有所帮助。

当然，现有的技术手段仍存在较多的局限性。例如，恶性肿瘤在细胞水平上浸润转移所形成的微转移病灶用现有的物理诊断方法无法检出。外科医师在借助影像学诊断的基础上根据经验及术中冰冻结果决定病变及邻近组织的清除范围，这在一定程度上与精准外科理念相冲突，也是在未来需要努力和探索的方向。

2. 最大限度地保护器官的结构和功能

现代神经外科奠基人Cushing教授在20世纪初就提出"神经外科手术操作必须精细准确，手法细腻，要最大限度保护脑组织"的概念，这可以认为是最早期的精准神经外科理念。然而，在相当长的时期内，由于诊疗技术和手段的落后，神经外科的发展还很难达到"精准"的要求。20世界60年代以后，得益于科技的进步和高科技手段在临床的广泛应用，现代神经外科有了大的飞跃。外科医师的"眼"准了，但是还面临着一个严峻的挑战就是脑功能的保护。中枢神经系统功能复杂、个体差异巨大，是人体器官中有待开发的"处女地"。譬如教科书中经典的Broca－Wernicke语言模型，眼下已经受到了来自神经外科医师的严峻挑战,皮质和皮质下电刺激发现语言功能分布大大不同于以往的认知。

近些年来,高场强MR、功能MR逐渐成为临床应用的主流。我们可以借助高分辨率影像技术及功能影像学技术,量体裁衣地设计手术方案,精确地实施病变切除,同时保留正常的组织结构。另一方面,现在的神经导航已经不仅是解剖结构导航,而是包含了白质纤维束、皮层功能区,甚至代谢信息(MR波谱导航)的功能神经导航。MR和导航两者相互配合,在术中实时显示白质纤维束和皮层功能区,在保证病变完整切除的同时尽量避免对正常脑组织和功能区的损伤,从而有效地降低了手术致残率和致死率。

微血管减压是脑血管外科的常见手术,它从解决病因入手,是目前唯一能够根治三叉神经痛、面肌痉挛、舌咽神经痛等颅神经疾病的方法。近年一些新的精准医学技术和手段大大丰富了颅神经疾病微创外科的个体化治疗,如3-D MRA、虚拟现实成像技术(virtual reality MRI)在术前评估责任血管的解剖位置及虚拟手术入路,术中神经电生理监测(AMR、LSR、BEAP)在面肌痉挛术中判断责任血管、评估减压手术效果以及听力保护中的应用,神经内镜技术在微血管减压手术中的应用,微血管减压术中微牵拉技术、小脑水平裂解剖技术等,这些新技术的临床应用在提高手术疗效的同时尽可能地保护了神经功能。

3. 最大限度地控制医源性损害

医疗过程中,在保证疾病控制效果的前提下,实施最优化医源性控制策略,最大限度减免患者遭受肉体和精神上的损害是实现精准外科的重要途径。对于医源性损害的控制有3个重要环节。

(1) 诊疗入路损伤控制:入路损伤是指将治疗措施送达体内目标病灶而造成路径上正常组织器官的无辜损伤。控制入路损伤造成的医源性损害可加速患者恢复,甚至提高治疗效果。微创入路手术在现代外科领域中扮演着不可或缺的角色。腹腔镜、膀胱镜、输尿管镜、胃镜、肠镜、神经内镜、血管内镜等,在全身各个部位的手术中发挥了重要的作用。对于合适的病例,介入治疗可以取代手术,腔镜手术可以取代开放手术,在减轻手术创伤的同时获得与开放手术相同的效果。但是,入路的微创化必须以目标病灶的精确处理和靶器官的充分保护为前提。

近些年来,热火朝天的3D打印技术可以说是精准医学发展史上的一个重要环节。传统外科手术中,医师主要根据患者的X线、CT或MR成像来获取手术部位信息,然后依据自身经验在大脑中形成三维印象。对于神经外科复杂部位的手术，解剖结构的复杂性对医师的空间构象能力、手术经验提出了挑战。平面的三维图像并不能给人直观、立体的感觉，影响医患沟通，医师不易解释病情，也不利于年轻医师的培养。利用3D打印技术可以制作出仿真组织器官模型，在模型上进行模拟手术操作，确定相关参数，从而制订个性化的手术方案，提高手术的安全性和精准性。在神经外科的穿刺、锥颅等手术中，利用3D打印技术提前设计穿刺方向，避开重要功能区，可以减少神经功能损伤。

机器人外科的诞生与发展更是突破了传统腔镜手术操作精度及可控性欠佳的局限，可在狭小深在的空间进行良好暴露、精细解剖和微细吻合，有效地减少术中出血量，降低并发症发生率及中转手术率，实现微创与精准的统一。我们通常知道的达芬奇机器人，因其对传统腹腔镜手术的革命意义而名声大噪。例如，我国机器人泌尿外科手术技术发展迅速，在孙颖浩院士的带领下，截至2015年4月，共完成机器人泌尿外科手术5 333例，占机器人手术总量的37%，部分手术技术已跻身国际先进水平。此外，血管介入领域的“达芬奇”-麦哲伦介入手术机器人也已经问世，目前该技术尚处在萌芽阶段，没有大规模临床使用。机器人外科除了真实的三维视野、灵活的双手、消除颤抖、高倍放大、能在狭小的空间里施行精细的吻合之外，机器人系统还是一个信息系统，可以融进术前和术中所用的仪器界面，可极大地控制医源性损害。可以预见，在未来的日子里，机器人将在外科治疗里面发挥重要的作用。

（2）靶器官的损伤控制：靶器官的结构和功能保护是减轻医源性损伤的重要途径。针对靶器官的保护，外科治疗策略已从最大可耐受切除逐渐转变为最小有效治疗。例如，通过MR和导航，将颅内病变边界的精确定位图像实时投射于显微镜上，或者可以说是将脑组织透明化，可避免损伤重要结构。

（3）全身性损伤控制：精准医疗呈现出从全身到局部，非选择性到选择性乃至靶向性的趋势，以减轻诊疗活动直接导致的全身性损害和间接的生理和心理应激性损害。例如，肿瘤的内科治疗正在由选择性差、不良反应大的细胞毒性药物治疗转变为与分子靶向治疗、免疫治疗相结合的肿瘤综合治疗体系，药物治疗方案也针对个体对药物的敏感性而制订，使患者在正确时间获得正确药物和剂量，达到疗效最佳、不良反应最小、生活质量最优。采取加速康复外科理念减轻围手术期的应激反应及其伤害效应，有助于加速患者恢复。

有人将20世纪神经外科外科定位为“最大限度的微侵袭神经外科”，21世纪将是精准医学时代，也是精准神经外科时代。当然，在新观念、新技术、新需求和新社会环境下，对外科医师的要求与以往完全不一样了。时代要求外科医师应具有技术上极其优秀、学问上极其精深、感情上极其深厚的特质。在这个技术日新月异的时代，每个医师都可能面临新形势下的挑战。我们需要借助精准医学发展的契机，通过构建“精准医学”产学研一体化联盟，实现生命科学、生物医学工程和信息影像技术的融合，大力推动精准神经外科不断向前迈进。

（黄清海，张　磊）

第二节　神经导航下的脑血管外科治疗

神经导航，又称神经外科手术导航系统，是运用多模态医学影像信息辅助神经外科手术的一种技术。其原理是将患者术前或术中CT、MR等影像信息输入到神经导航计算机图形工作站，通过注册将影像信息同患者实际的脑解剖结构在空间上建立动态关联的对应关系，进行术中导航定位。借助于神经导航系统，医师可以获得更多有助于手术的信息，比如：① 术前设计手术方案（选择最便捷、安全的手术入路）；② 快速明确手术三维方位（现在到了什么部位）；③ 直观显示术野外的结构（周围有什么结构）；④ 指出目前手术位置与靶灶的空间关系（应向什么方向前进）；⑤ 术中实时调整手术入路（应如何达到靶灶）；⑥ 显示手术入路可能遇到的结构（沿途有什么）；⑦ 显示重要结构（应回避的结构）；⑧ 显示病灶切除范围（是否有残余肿瘤）。

一、神经导航系统的组成与相关技术

（一）神经导航系统的组成

神经导航系统包含主机工作站、定位参考系统、导航工具及相关软件。

1. 导航工作站

神经导航工作站是能够快速处理大量数据信息的计算机系统，安装有导

航系统所需的专用软件。部分更专业的神经导航，以Brainlab公司的Brainlab Curve神经导航系统为例，包括两个工作站，一个用于术前计划的制订，包括路径设计、靶区勾画、影像融合、BOLD功能区定位分析、白质纤维束示踪等；另一个用于术中处理追踪定位系统传回的数据，持续追踪定位系统（**见图4-2-1**）。

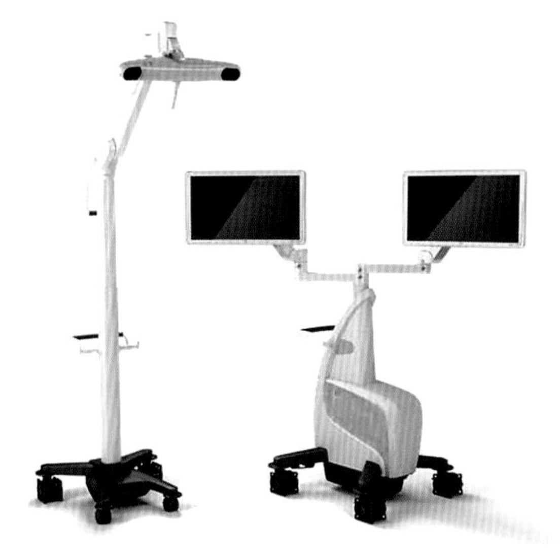

图4-2-1　Brainlab Curve神经导航系统（Brainlab公司提供）

2. 术中定位参考系统

术中定位参考系统包括红外线摄像机、探针、导航参考架。红外摄像机就好比日常使用的车载导航中飞在天上"卫星系统"。其通过发射和接受反射回的红外线信息，进行光电转换和数据运算后，获取术中导航工具（如探针尖）的连续实时位置信息。参考架和探针以及导航工具上都装有反光球，参考架通常固定在头架或颅骨上，手术中与头的相对位置必须保持不变，它们反射红外相机发出的红外线，从而持续反馈探测靶点和手术器械在三维空间内位置的动态变化。

其他常用的定位技术还有电磁导航，它是利用电磁发生器在患者头部区域形成一个立方体电磁感应区，进入其中的专用定位工具可以被电磁信号追踪，优点在于不受遮挡；缺点在于受金属头架和器械干扰，精确度不如红外线稳定。

3. 导航工具和器械

导航工具通用适配器包括激光表面注册器、皮肤静电感应式注册器、贴在头皮表面的标志物，以及能够安装于各种手术器械的参考夹适配器(**见图4-2-2**)。Marker是能被红外线摄像头捕捉识别的标志物。当患者行CT或MR成像后，这些标志物可同时从患者身上和影像图像上看到，用于把两者准确地联系起来。通常可用的标记有3种：皮肤标记、固定标记和解剖标记。目前一般使用皮肤标记。解剖标记为对耳屏、鼻根、眼外眦等头部固有标志，由于在影像图像上难以精确确定这些结构，所以作为前述标记的补充。

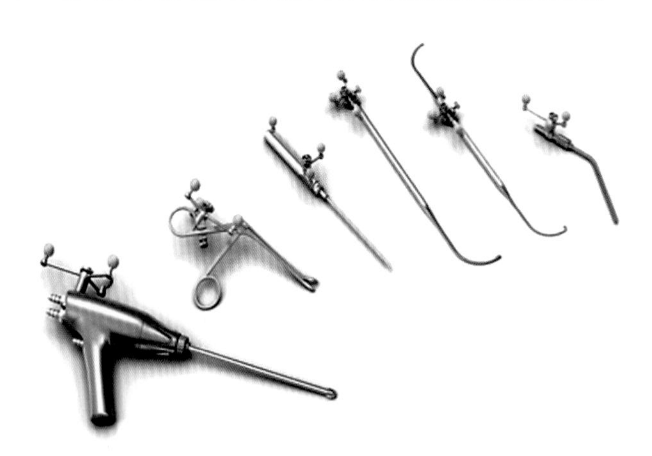

图4-2-2　导航工具通用适配器(Brainlab公司提供)

4. 软件

随着技术的不断进步，导航软件不再局限于提供解剖学定位信息，更多的功能性影像技术包括PET、SPECT、功能MR(functional MR，fMR)、弥散张量成像(diffusion tensor image，DTI)，以及脑磁图等也开始与神经导航结合起来。功能性影像资料的作用包括两个方面。第一，用以检查CBF变化的影像技术如PET、fMRI及用以检查磁偶极的技术(如脑磁图)，可用来发现脑实质中特殊的功能结构(如运动区、视觉区等功能性影)，即所谓“功能区”。第二，SPECT和脑磁图可用以定位和切除不正常皮层，同时保护正常功能，而此种功能异常的脑皮层往往在解剖学影像资料上是正常的。以Brainlab神经导航为例，术前计划软件先将影像资料导入工作站，再将多种影像信息进行融合，随后用不同的影像资料将病变、功能区、传导束、血管等重建成三维影像；将患者术野解剖结构与影像图像进行注册；术中实时导航，探针尖在术野移动时，显示器上同步连续显示探针尖在相应CT或MR成像上的三维位置，并可根据需要显示投射观察、向前看、探针眼睛等多种视角。三维图像可进行图像任意旋转，表面结构变成透明或半透明而显示内部感兴趣结构。图像可静止或连续活动，并配有标尺，可准确测量任何两点之间的距离。如果和显微镜联合使用，可以支持将虚拟图像投射到显微镜目镜下，实现实际术野下的现实增强（augmented reality）。

（二）运用步骤

神经导航运用流程包括术前患者影像学资料的采集、术前手术计划的制订、导航注册和术中实时定位等。

1. 术前数据采集

术前患者影像数据的采集要根据患者的病变特点来进行，一般术前一天完成。数据包括解剖影像和功能影像资料。解剖影像通常采用三维薄层T1加权像（层厚1～2 mm）、T2加权像、T1加权增强像、MRA、MRV、CT、CTA等。而功能影像资料包括fMR、DTI、MEG、PET、SPECT、MRS等。

2. 术前手术计划

数据采集之后可以通过光盘、USB盘、网络等方式传入导航计划工作站，制订手术计划，包括在影像资料上勾画靶区、传导束示踪、功能区定位分析，以及将不同影像资料进行融合、影像三维重建、入路设计等。

3. 注册

导航计划设计好后，就可以进行导航注册了。注册是指将术前的三维影像坐标系中的位置与患者实际解剖位置联系起来的过程。导航手术的精准度就主要取决于术前影像坐标系与患者实际解剖坐标系的吻合度，也就是注册的准确度。常用的两种注册方法：坐标注册和表面注册。① 坐标注册：选择术野与影像资料上4个或4个以上相应的坐标点进行点对点吻合的注册方法。在手术室使用未消毒的探针轻触坐标中心，从而与影像图像中相应的坐标进行吻合。② 激光表面注册（**见图4-2-3**）：是运用形态匹配的方法，将患者头部外形与重建的三维影像进行吻合的注册方法。如Brainlab的Z-touch激光表面注册技术，用激光连续扫描患者的眶额部皮肤，随机选取100多个点以达到准确多注册，但只限于仰卧位和侧卧位多手术。

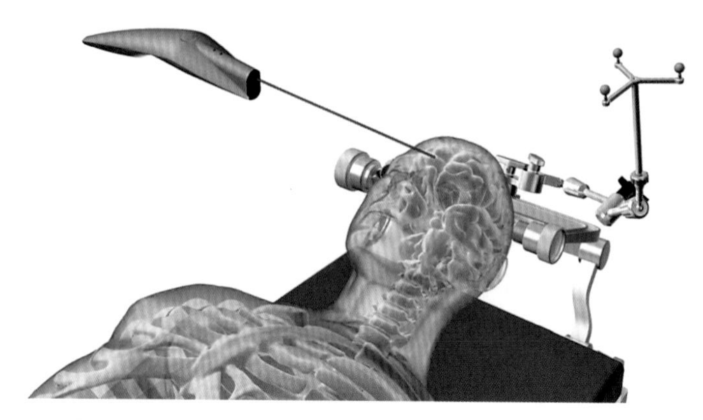

图4-2-3 Z-touch激光表面注册(Brainlab公司提供)

4. 术中持续准确性

为防止手术操作引起患者头部与参考架间发生难以察觉的移动，在形成骨瓣前须使用高速气钻在骨窗周围钻4个小穴，即建立4个再注册点(divot)，分别于制成骨瓣后以及切除病灶后复核，以监测术中导航的持续准确性，即动态跟踪(dynamic referencing)。

二、神经导航在脑血管病手术治疗中的应用

随着融合技术的逐步发展，在脑血管病如AVM、动脉瘤及海绵状血管瘤的开颅手术，神经导航也逐步运用起来。

(一) 神经导航在AVM手术中的应用

尽管AVM可选择手术切除、介入栓塞和立体定向放射外科治疗的单独应用或联合运用，但手术切除是治疗AVM最重要的根治性手段。

手术切除AVM，特别是大型或巨大AVM，主要问题是手术中可能发生凶猛的出血，有时是致命性的。所以手术中准确地确定供血动脉、引流静脉和血管畸形的边界是减少手术中出血，减少对病灶周围脑组织的损伤，降低术后并发症，提高患者生活质量的关键。AVM手术治疗原则是首先处理供血动脉，然后沿畸形的周边分离，最后阻断引流静脉，这样可以减少手术中出血，减少对周围脑组织的损伤。然而，以往对主要供血动脉位置和病灶边界的判断，要依赖

手术医师在术前对影像资料的分析和血管解剖走行的理解，但是常存在一定的误差，术中判断仍有困难。

随着科技发展而出现的一系列术中辅助新技术为我们解决上述难题提供了新思路。Muacevic等在22例AVM患者的手术中，首先报道了MR成像结合无框架神经导航技术定位畸形血管团和分析病理血管结构。Russell等认为利用MR成像结合神经导航技术辅助切除AVM可计划出最佳切除手术路径；便于早期确认畸形血管团、供血动脉及引流静脉和一些甚至被畸形血管团所遮蔽的其他血管。此外，手术切除过程中提高对功能区脑组织的保护，减少对其损害。Coenen等认为头颅CTA不易受颅内快速血流的影响，可清楚地显示AVM 的部位、血管结构，显示供血动脉及引流静脉。将CTA获得的图像信息导入神经导航系统，进行头颅三维重建，通过涂彩、切割、旋转定位畸形血管团的位置，测量畸形血管团的大小，观察分辨供血动脉及引流静脉，进行Spetzler-Martin分级，估测预后；更为重要的是可进行术前手术计划，模拟手术入路，术中指导定位头皮及皮层切口，减少过多的不必要的皮层暴露及皮层损害，降低对功能皮层的侵扰。

我们的经验：应常规开展脑血管成像导航辅助下AVM手术。神经导航系统指引下的显微外科手术对脑AVM的治疗极具价值。一般要求AVM的骨窗应大于病灶，以充分显露和辨认周围供血和引流静脉，获取足够的病灶切除空间。但绝不能过分扩大骨窗，手术也仍应遵循沿着病灶边缘切除，避免无谓的脑组织牺牲。血管与脑组织融合成像，可以对病灶范围了解更直观，对分离和切除的顺序、界面位置、重要血管走行了然于胸，充分利用大脑镰、小脑幕、侧裂等游离界面，步步为营控制供血动脉。因此，要在导航注册后，想象模拟切除全过程，然后设计骨窗范围、决定切口走形。所以导航下手术切口设计和手术入路更为优化。其次，对Dyna-CT和4D-MRA数据分析和辨别动静脉，有利于避免术中误伤动脉化的引流静脉。

典型病例

患者为男性，47岁，于2016年7月收入复旦大学附属华山医院神经外科脑血管病区。入院前5年，患者无明显诱因下出现癫痫。癫痫大发作，每年发作1～2次，近一年发作频率增加。查体未见明显神经系统阳性体征。无外伤及手术病史。行MR成像及DSA检查均提示“左侧额颞病变，考虑动静脉畸形（AVM）”（**见图4-2-4A～E**）。由于病变紧邻功能区并且位置较为浅表，故采用术中B超+神经导航联合吲哚青绿血管造影(indocyanine green angiography, ICGA)辅助手术切除。术中见病灶位于额颞叶皮层下,皮层表面可见一粗大引流静脉,但无法准确判断供血动脉位置。行ICGA,于动脉期可见MCA分支血管快速充盈并向病灶区域供血,是为供血动脉;随后可见周边畸形血管团逐渐显影;最后于静脉期观察到一粗大引流静脉。之后,分别采用神经导航和彩色多普勒超声验证病灶边界,并于手术切除过程中反复监测,以便准确和完整切除病灶(**见图4-2-4G~I**),复查ICG血管造影证实全切病灶,无AVM残留。

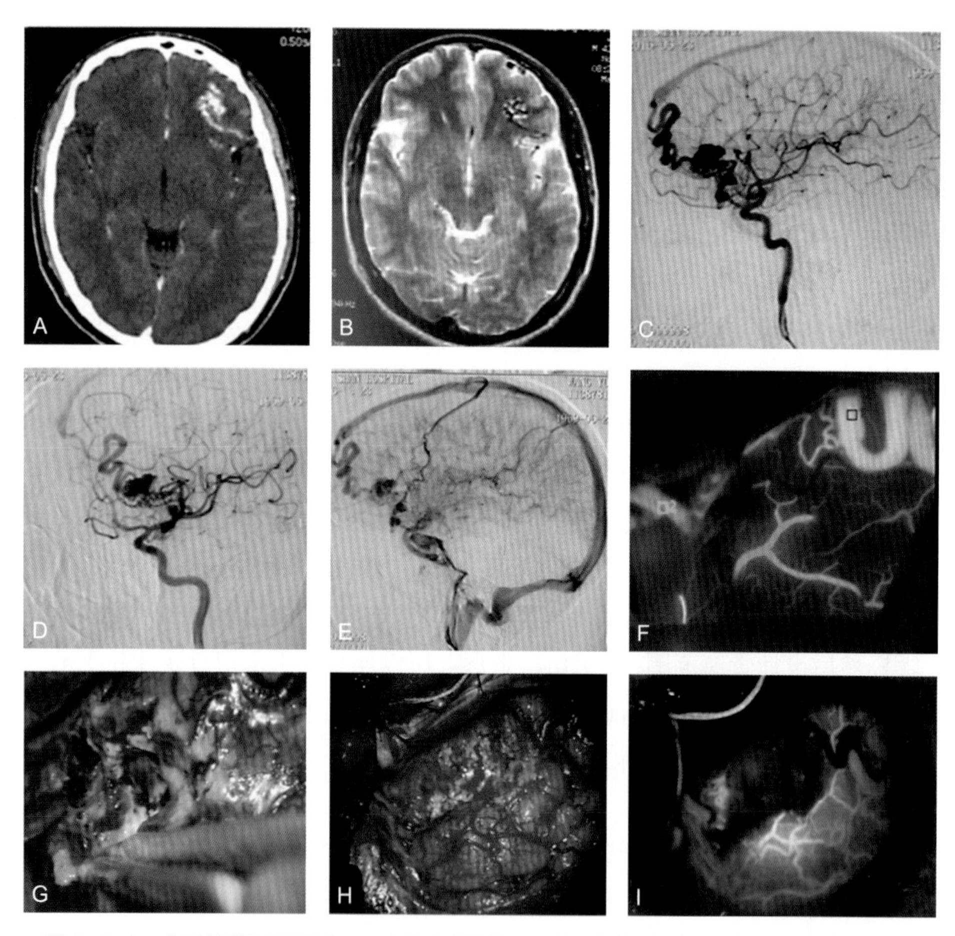

图4-2-4 大脑动静脉畸形(AVM)患者(男性,47岁)术前、术中、术后脑血管检查情况

注: A、B. 术前CT、MRI,显示左侧额颞病变,考虑AVM; C~E. 术前DSA显示左侧额颞AVM; F. 术中ICGA; G、H. 术中神经导航引导切除血管畸形; I. 术中ICGA证实全切病灶,无AVM残留(华山医院神经外科提供)

本中心经验提示，神经导航系统指引下的显微外科手术在脑AVM的应用具有明显价值，尤其是在对深部供血动脉、引流静脉的手术指引具有比传统显微手术无可比拟的优越性，尤其术中已合并出血病灶，能从容指引术者到达目的血管并指引对目的血管的处理，而且能有效避免特别是对深静脉引流、静脉引流系统的损伤，可有效降低出血概率。最后，随着对供血动脉、重要引流静脉的处理完毕，神经导航可指引术者沿畸形血管团和周围脑组织之间存在的一层胶质界面，分离畸形血管团，完整切除病灶。

（二）神经导航在动脉瘤手术中的应用

由于传统血管造影的图像不能直接导入导航系统，导航对动脉瘤手术的辅助作用受到限制，一般是采用CTA或MRA导航，少数用到DSA的Dyna-CT血管重建功能，后者对小血管和小动脉瘤显影有优势。

在对多数动脉瘤的导航手术中，术前计划的意义大于术中影像引导。利用导航系统强大的三维图像重建功能，将注药强化后CT及MR资料转化为立体血管影像，开启导航系统的模拟切除图像窗口，可直观了解实际手术视野中动脉瘤与周围颅骨和血管的毗邻关系，分析动脉瘤与载瘤动脉的角度，选择手术入路，在最安全的角度下显露并夹闭动脉瘤。特别是对体积较小的远端动脉瘤，如位于大脑前动脉远端、脉络膜前动脉远段、MCA远端及小脑后下或前下动脉远端，导航可以减少手术探查损伤，采用较小切口等直接到达和处理动脉瘤。

1. 大脑前动脉远端动脉瘤导航

大脑前动脉远端动脉瘤多位于胼胝体膝部附近，常发生在胼周动脉上。动脉瘤在胼周动脉上的位置可在额极动脉的始端附近、额极动脉始端与胼缘动脉始端之间，或在胼缘动脉始端附近。这些部位的动脉瘤因位置深、发生部位不固定、纵裂内间隙小等原因，致使直接找到动脉瘤近端较为困难。神经导航可以帮助完成术中动脉瘤的精确定位和最佳手术入路的选择，协助判断动脉瘤与载瘤动脉的关系，最终有利于在探查动脉瘤近端时不过多骚扰动脉瘤体，减少近端控制前动脉瘤破裂机会，对于降低术中医源性损伤、平稳手术具有重要意义。具体操作要点：① 对于A2段动脉瘤，通常采用纵裂入路。根据神经导航的指引，确定动脉瘤和近端载瘤动脉的具体部位，根据矢状位颅骨垂直方向选择骨窗范围。② 在显微镜下避开桥静脉进入纵裂，由前向后、由浅入深沿大脑镰游离缘找到载瘤动脉近端，再向其远端寻找动脉瘤。③ 按动脉瘤暴露原则由近端到远端，由瘤颈到瘤体完全显露动脉瘤，夹闭瘤颈。对宽颈或梭形动脉瘤无法直接夹闭者，根据情况选择动脉瘤孤立或血流重建术。由于动脉瘤位于狭小胼胝体池内，手术释放的脑脊液量有限；动脉瘤下方为坚韧的胼胝体，瘤体位移小，神经导航定位准确，特别是当SAH较重、分离纵裂困难时，可避免盲目分离导致的牵扯破裂，缩短手术时间，避免不必要的创伤。

2. 脉络膜前动脉远段动脉瘤导航

脉络膜前动脉远端动脉瘤多位于脑实质内，靠近脑室壁，有时作为出血性烟雾病的合并症存在，出血常破入脑室。由于脉络膜前动脉管径非常纤细，走行有很多弯曲段，血管内栓塞治疗导管将难以到位，只能依赖于外科手术。手术一般经侧脑室入路，在脑室内从出血破入脑室处打开脑室壁探查。困难包括位置深、动脉瘤微小、部位不恒定、出血污染术野、其他穿支血管或重要传导束损伤后产生不可逆的严重神经功能障碍等，手术难度和风险极大。准确定位是手术成功的重要前提。常规手术常难以准确定位。经过图像仔细分析、标记和重建，神经导航能精确定位脑深部的微小动脉瘤，帮助设计最合理的手术切口及入路，避开重要的脑功能区，配合显微手术准确暴露病变，处理深部病变的同时，最大限度地保存患者的神经功能，改善了患者的预后。

3. 典型病例

患者为女性，45岁，主诉剧烈头痛伴恶心呕吐1天。查体意识清楚，颈强，克氏征阳性，四肢肌力、肌张力正常。无外伤及手术病史。行CT及CTA检查均提示“SAH，考虑大脑前动脉远端动脉瘤”（**见图4-2-5A～D**）。由于动脉瘤较小，处于前动脉远端，故采用术中神经导航辅助动脉瘤夹闭手术。术中见动脉瘤起止胼周动脉，解剖对应脑池后，临时阻断胼周动脉，动脉瘤夹夹闭动脉瘤（**见图4-2-5E～H**）。

（三）神经导航在海绵状血管瘤中的应用

对于无症状的小海绵状血管瘤可以在CT 或MR检查随访下保守治疗。放射治疗可能加重水肿、出血，甚至诱发新的海绵状血管瘤，因此不主张。手术的适应证主要包括反复显性出血的病灶或病灶隐性出血致逐渐增大者；顽固性癫

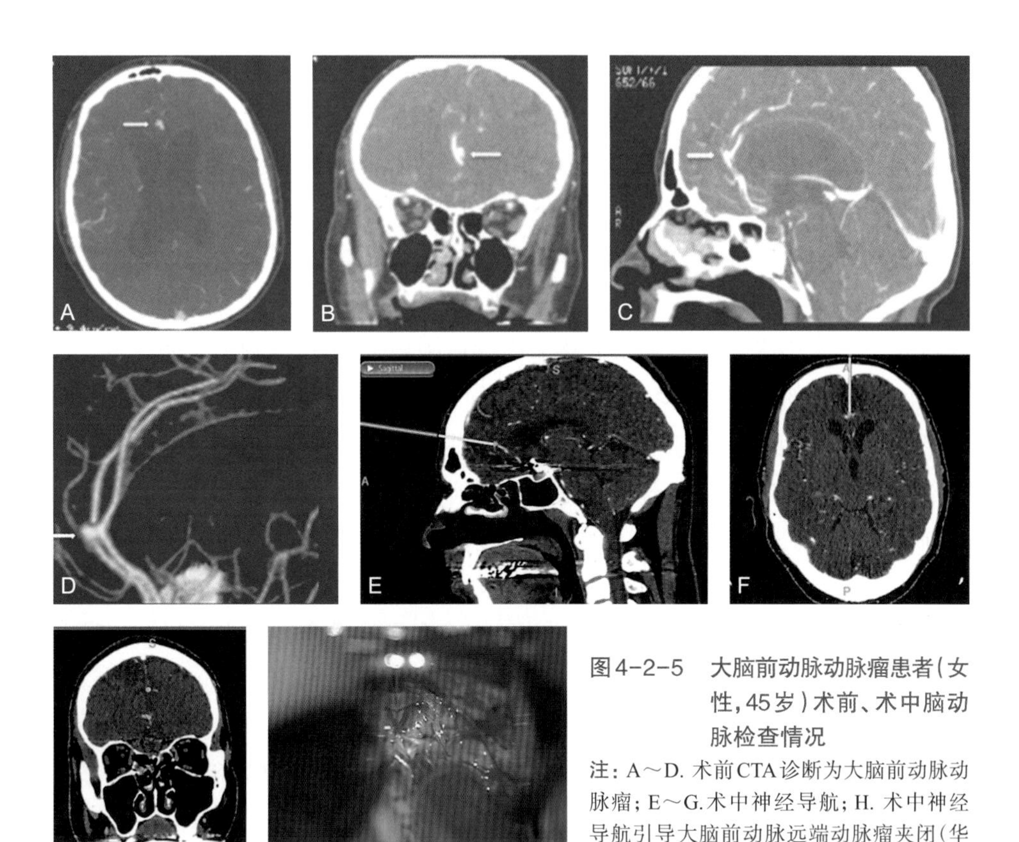

图4-2-5　大脑前动脉动脉瘤患者(女性,45岁)术前、术中脑动脉检查情况

注：A～D. 术前CTA诊断为大脑前动脉动脉瘤；E～G.术中神经导航；H. 术中神经导航引导大脑前动脉远端动脉瘤夹闭(华山医院神经外科提供)

痫,药物控制不满意者；有局灶性神经功能缺损症状者。神经导航在海绵状血管瘤手术治疗中的应用主要体现在对病灶定位及减少对周围脑组织的损伤,特别是对于脑干海绵状血管瘤的手术治疗。随着神经影像学诊断技术的发展、神经外科显微手术技术的提高、神经导航及神经电生理技术的发展及应用,手术切除脑干海绵状血管瘤(brainstem cavernous malformations,BSCM)的报道逐渐增多。

结合有关文献,BSCM手术指征可以归纳如下：① 进行性局灶性神经功能障碍；② 保守治疗效果不佳,病情逐渐恶化；③ 反复多次出血,占位效应明显；④ 病灶边界接近脑干表面或存在安全径路可以到达。手术时机的把握是关系患者术后神经功能恢复程度的重要因素。多数学者同意适当的手术时机在亚急性期,即发病后2～6周。这段时间,多数患者症状趋于稳定,血肿已经液化,术中更容易吸除血肿和切除病灶，并明显减少对周围脑实质的牵拉。而病灶出血数月后包膜外容易形成反应性胶质增生，组织瘢痕化和血肿机化会使病灶边界不清，增加手术难度。所以，亚急性期手术更有利。根据我们的经验，大多数患者选择出血后MR T2相能够分辨出混杂信号的BSCM病灶后尽早手术为宜。对于伴有意识障碍，影像学检查示有张力性血肿者，可急症手术减压，但急性期脑干水肿，不宜过度探查，增加了病灶全切的难度。术后应及时复查，有残留病灶可考虑二次手术切除。手术入路需根据血肿部位选择，应遵循“两点发”和安全区入路原则，尽量减少对脑干组织的损伤。术中应仔细辨认解剖标志及脑干形态和颜色，如有明显隆起及黄染之处，则从此处切开进入，若出血破开至脑干周围，应从破口处进入；若病灶完全位于脑干内部，需结合影像学资料及神经导航系统精确定位病灶位置，可减少手术创伤。需特别注意的是病灶在MR T2显示最清晰，但成像受铁离子干扰病灶扩大，造成接近脑干表面的假象，与术中探查不符。导航选择T1或T1增强为佳，也可多影像融合。同步可行DTI明确主要传导束与病灶的位置关系，术中避开。

典型病例

患者为男性，40岁，于2016年7月收入上海华山医院神经外科脑血管病区。入院前4月，患者无明显诱因出现右手麻木，近3天症状加重，伴走路不稳。查体双眼复视，双腿步态不稳。无外伤及手术病史。行CT及MR成像检查均提示“桥脑占位，考虑BSCM”（**见图4-2-6A～E**）。由于病变紧邻脑干，故采用术中神经导航辅助手术切除。术中见病灶位于桥脑背侧，表面可见隆起。之后，分别采用神经导航验证病灶边界，并于手术切除过程中反复监测，以便准确和完整切除病灶（**见图4-2-6G～I**）。

三、神经导航的发展与问题

神经导航技术的缺点主要在于不能实时发现和纠正术中脑移位。所谓脑移位，系指原密闭的颅腔在术中开放后，脑脊液流失和脑组织受重力或牵拉等因素的影响，发生脑组织空间移位或变形。此时，神经导航技术仍应用术前采集的影像学资料，偏差不可避免。据实验和临床研究报道，脑皮质可发生4.4～20.0 mm的移位，一般深部结构移位少，浅表结构移位明显。

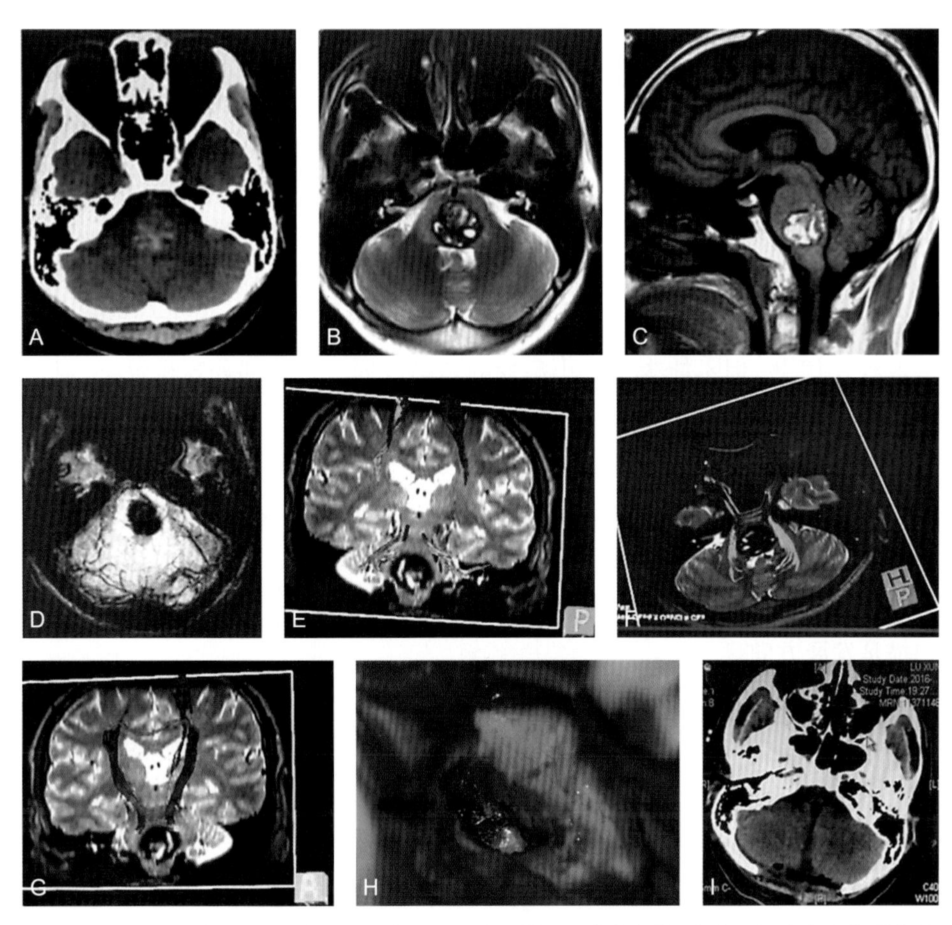

图4-2-6　脑干海绵状血管瘤患者(BSCM)(男性,40岁)术前、术中、术后脑影像学检查

注: A～D. 术前CT、MR成像显示桥脑占位性病变,考虑BSCM; E～G. 术中神经导航; H. 术中神经导航引导切除BSCM; I. 术后CT证实全切病灶,无BSCM残留(华山医院神经外科提供)

为了纠正术中脑移位,可采取下列方法: ① 微导管技术: 硬膜剪开前,在神经导航指引下,把直径1～2 mm的微硅胶管放置在病灶旁。硬脑膜剪开后,在脑脊液流失或病灶切除过程中,虽然发生脑移位,但微导管也随之移动,外科医师可在微导管的指引下进一步完成手术操作。华山医院自1999年创用此法,经长期临床实践证实其简便、有效; 不足之处是此方法仍较粗糙,顺序上先切除接近功能区、探查较难的病灶。② 模型校正技术: 有物理和数学两种模型,其通过软件技术弥补和纠正脑移位,但目前还在实验室研制阶段,尚未应用于临床。③ 术中成像技术: 是目前较成熟的技术,包括超声、CT和MR等成像技术。

术中成像技术能克服基于术前影像导航的局限性，提供实时更新的图像，不仅纠正了误差，而且给予手术医师更多的实时信息。目前，临床常用的术中影像技术包括术中荧光造影、术中超声、术中CT、术中DSA和术中MR成像等。① 三维超声波成像系统可很好地探测到定位标志物的影像，快速发现影像漂移，重复检测方便。但其对实质性结构分辨率有限，且影像直观性差，术中辨认具体结构对神经外科医师难度较大。而将超声影像与导航图像融合只有在少数工作站能够实现。② 术中CT扫描，可对导航系统提供较为满意的影像补偿信息，但不能提供较小病变的精确数据。由于部分容积效应，对后颅窝结构或邻近颅骨的微小病变显影不满意，并且因为放射线污染，手术医护人员须穿戴防护衣，不利于操作；③ 术中开放式MR成像，近年在发达国家发展较快，可提供十分精确的实时影像补偿，是解决影像漂移最为理想的方法，但价格昂贵。经过努力，国内已有多家医院拥有术中MR成像，可以弥补术前影像导航的局限性，但相对费时费力是其缺陷。设备的国产化、便利性、多功能扫描是发展方向。

（陈　亮，陈灵朝）

第三节　锁孔入路在脑血管外科治疗中的应用

微创神经外科（minimally invasive neurosurgery）理念深入人心，推动各种最新的技术与器械不断融入神经外科手术。正如脑血管病治疗领域，如今血管内介入治疗的蓬勃发展正不断地挑战传统的显微外科手术，这也促使后者必须向微创化方向发展。“锁孔”入路（keyhole approaches）正是适应这种发展趋势的典型代表之一。本节将结合基础理论与临床实践来阐述神经外科锁孔入路的相关问题，并针对颅内动脉瘤、脑海绵状血管瘤、高血压脑出血等常见脑血管病来叙述锁孔入路下的脑血管病显微外科治疗。

一、如何理解"锁孔(keyhole)"——理念而非术式

"微创(minimally invasion)"的本意是最大限度地减少手术创伤，使患者可以尽快恢复正常生活。在神经外科领域，Wilson于1971年首先提出了"脑手术中有限暴露(limited exposure in cerebral surgery)"的概念，成为之后神经外科手术入路不断改进的理论基石。20多年后，Perneczky基于自己大量的手术经验对这种有限暴露进行了系统总结，创立了各种经典的锁孔入路，完美诠释了"以最小的手术创伤获得最大的手术效果"的原则。

这些经典的锁孔入路通常采用约4 cm长的直形或弧形切口、(2.0～2.5)cm×(2.0～2.5)cm的开颅骨窗来处理颅内病变。由于去除了不必要的解剖结构显露，手术创伤变小、出血量减少、感染率降低，术后恢复变快、医疗费用节省；并且由于剃发范围小甚至无须剃除毛发，对外观影响不大，患者在手术后可尽快投入正常的工作与生活。这些优势不仅从患者生理上，也从其心理上符合了"微创"的基本要求。

由于锁孔入路通常采用小骨窗进行手术，许多学者根据字面意思将其理解为必须是"骨窗小如钥匙孔"；但这种观点过于片面，理解为骨窗范围应"尽可能大、又足够小"则更为合适。基于微创理念，可以从以下两方面来理解这一点：① 对于颅内深部病灶可充分利用小骨窗的"锁孔效应"(稍后叙述)进行手术，避免无效的脑组织显露；而对于大脑凸面脑膜瘤这类浅表病灶，过分追求小骨窗可能增加手术操作难度，引起病灶残留甚至损伤脑组织，有悖于微创的基本原则，仍应根据病灶范围设计合适大小的皮肤切口与开颅骨窗。② 从锁孔入路的发展历程来看，神经外科手术，甚至同一个神经外科医师都经历了一个从"大切口、大骨窗"到"大切口、小骨窗"再到"小切口、小骨窗"的过程，其中每次改进都伴随着某种新技术与新器械的发展；神经外科医师在不同时期采用了当时客观条件与自身技术水平下创伤最小、最有效的手术方式，也是这种概念的体现，也应被视为"微创"。由此可见，所谓的"锁孔"并不是一种固定的小骨窗手术入路，而是一种微创理念，"个体化(individuation)"的原则是贯穿这一理念的主线。

二、为什么能采用锁孔入路治疗颅内动脉瘤——从质疑到推广

这里需要说明一个重要概念——"锁孔效应(keyhole effect)"。如果将

锁孔入路的小骨窗比喻为钥匙孔，当我们从小小的钥匙孔向屋内观察时，越远的地方看到的范围越大，越近的地方则越小，这就是所谓的“锁孔效应”；因此显而易见，锁孔入路更适合于处理颅内深部的病灶。颅内动脉瘤通常位于颅底深面的Willis动脉环附近，具有相对固定的解剖位置，周围被覆充满脑脊液的蛛网膜下腔，原则上应该是锁孔入路最有效的适应证之一。虽然在1991年Fukushima已经报道了采用单侧半球间锁孔入路经纵裂夹闭前交通动脉瘤及大脑前动脉瘤的成功经验，但却备受诟病。这些质疑的声音主要可归纳为如下3点。

（一）小骨窗限制手术器械的导入与操作，手术自由度变小

以经侧裂显露颈内动脉为例，作者单位在经典的Yasargil翼点开颅入路中观察到，实际有效的显微操作空间也仅仅是围绕侧裂的一个很小区域，这与翼点锁孔入路中的有效操作范围无异，除此之外的额颞叶显露并不对深部显微操作产生实际意义，属无效显露，并且还增加了颞肌及头皮的损伤（**见图4-3-1**）；而锁孔入路的小骨窗也可限制脑压板的牵拉，减少脑组织损伤。为了配合显微镜光源的同轴特性，避免遮挡手术者视线，需要使用特殊设计的枪杆状器械。这种直径2.0～2.5 cm的锁孔入路小骨窗可同时容纳两个脑压板、一个吸引器、一个持夹钳或者内镜，必要时还可外加另一个吸引器，足以满足颅内动脉瘤显微手术的需要。虽然在小骨窗下无法随意改变操作角度，但当前高分辨率的CT、MR、DSA等影像学技术已经可以提供足够清晰与准确的病灶特征信息，甚至可通过影像融合技术再现高仿真的三维模型进行模拟手术，因此采用较大的骨窗来弥补术前计划的不确定性已无必要。当同一部位的病灶可以选择多种手术入路时，借助于详尽、准确的术前计划，完全可以通过锁孔入路有效地进行手术。但对于合并较大颅内血肿，或者颅内压增高需同时去除颅骨瓣减压者，仍应采用传统的大骨瓣开颅手术。

（二）破裂动脉瘤通常脑组织较肿胀，小骨窗不利于降低颅内压

除颅内血肿导致脑疝等极端情况外，经典的翼点入路时常通过静脉滴注脱水剂、过度通气及调整头位等来降低颅内压，这些方法同样适用于锁孔入路；但最有效的措施是打开脑池、终板或穿刺脑室释放脑脊液。诸如眶上、翼点等锁

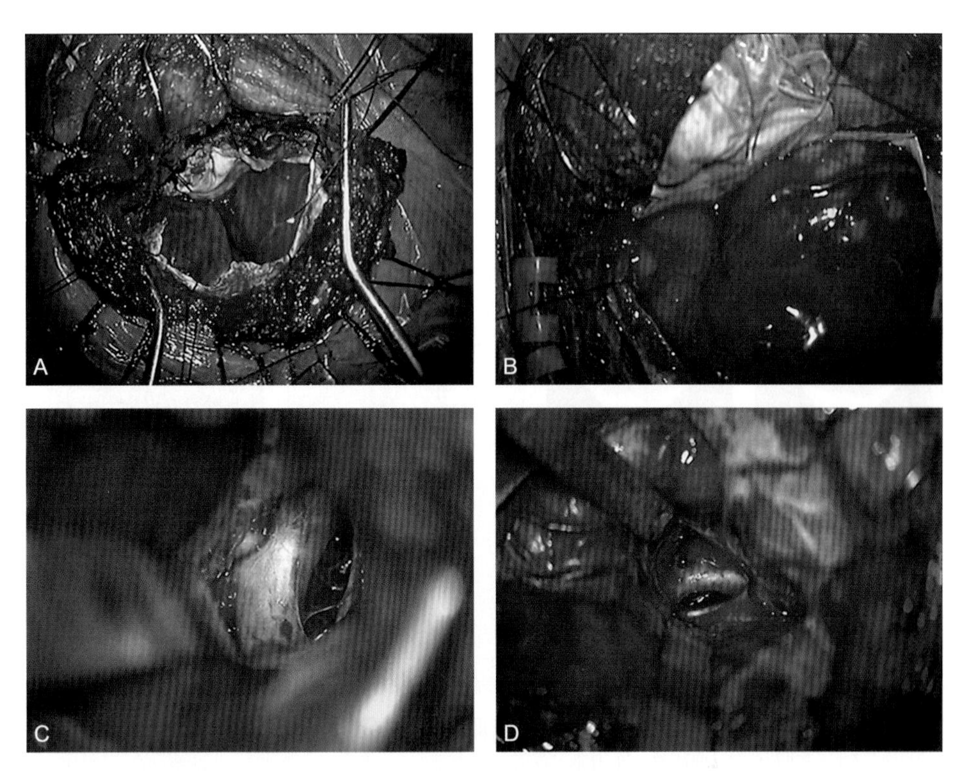

图4-3-1 翼点锁孔入路与常规翼点入路显露后交通动脉瘤的比较

注： A、C. 左侧翼点锁孔入路显露左侧颈内动脉后交通动脉瘤；B、D. 常规翼点入路显露左侧颈内动脉后交通动脉瘤。比较可见，翼点锁孔入路与常规翼点入路的实际有效显微操作空间都是围绕侧裂的一个较小区域，两者并无显著差异；而常规翼点入路中除此之外的额颞叶显露并不对深部显微操作产生实际意义，属无效显露，并且还增加了颞肌与头皮的损伤

孔入路在本质上属于颅底入路，通过首先直达基底池释放脑脊液可获得与常规入路相同的有效操作空间。另一方面，由于受深部重要神经、血管结构限制，再大的开颅骨窗也还是无法改变深部操作空间狭小的问题。而对于脑池内充满积血无法有效释放脑脊液者，另一个可取的方法是在手术前留置腰脊髓蛛网膜下腔引流管，手术中通过释放脑脊液可有效降低颅内压，手术后还能通过引流血性脑脊液减少血管痉挛发生率。

（三）手术中动脉瘤破裂后，小骨窗无法有效止血

经典的翼点入路中遇到这种情况时常采用2个吸引器操作，较粗者吸住破裂点，较细者清除术野积血并分离动脉瘤与载瘤动脉。如上所述，在锁孔入路

的小骨窗中足够同时容纳2个吸引器及1个持夹钳，原则上与传统入路一样，也能够妥善处理这种紧急情况（**见图4-3-2**）；所顾忌者应该主要还是手术者自身的心理因素。而更为重要的是要遵循颅内动脉瘤手术的基本原则——早期

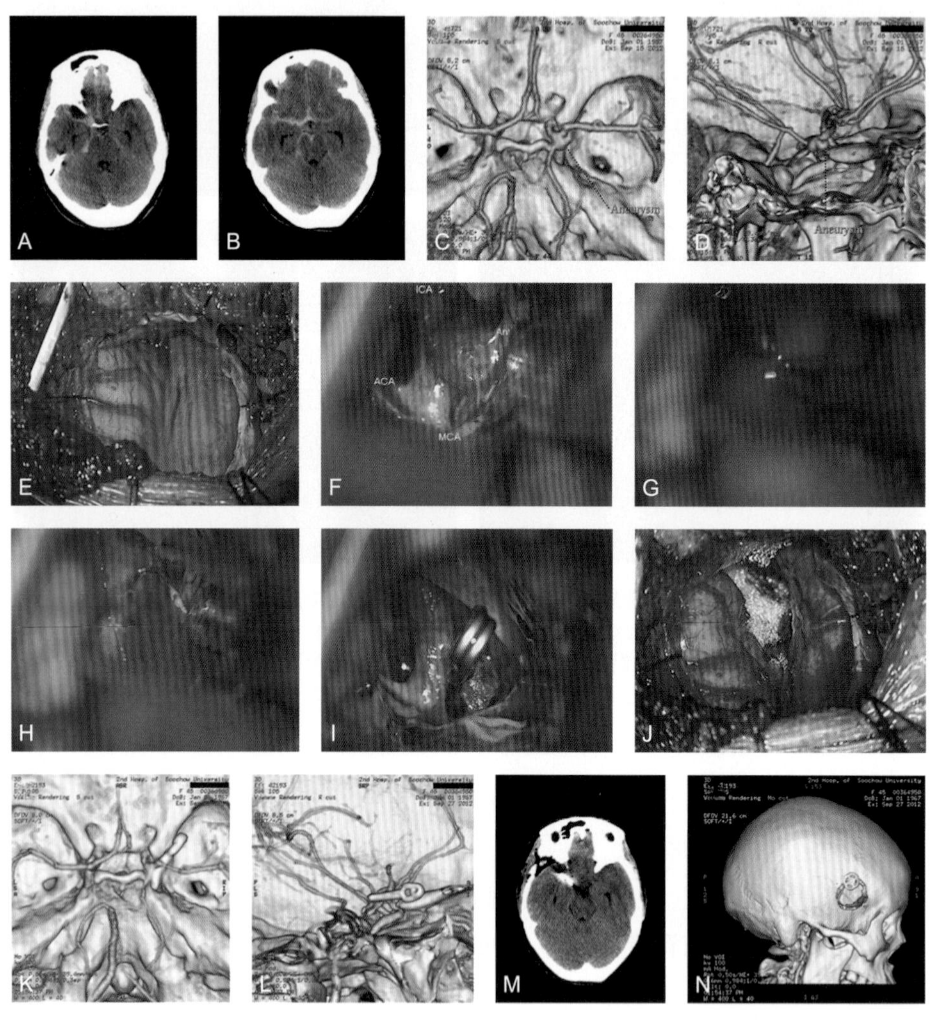

图4-3-2　右侧翼点锁孔入路颈内动脉后交通动脉瘤夹闭术中动脉瘤破裂的处理

注：患者为女性，45岁，Hunt-Hess 3级，Fisher 2级。A～B. 入院时急诊头部CT扫描示双侧侧裂池、鞍上池、桥前池、纵裂池SAH；C～D. 入院后急诊头部CTA检查示右侧颈内动脉-后交通动脉瘤；E. 右侧翼点锁孔入路已打开硬脑膜；F. 打开侧裂显露动脉瘤（An）及载瘤动脉（ICA）；G. 解剖分离过程中动脉瘤破裂，用2个吸引器吸引；H. 左手粗吸引器已吸住破裂点，右手细吸引器清除术野积血；I. 一枚弧形夹（Aesculap FT742T）夹闭动脉瘤，瘤体塌陷；J. 硬膜内操作完成；K～L. 手术后头部CTA示动脉瘤夹闭满意，载瘤动脉通畅；M～N. 手术后头部CT显示瘤夹与翼点锁孔入路骨窗

控制载瘤动脉。载瘤动脉近端显露困难者，可通过磨除前床突、后床突，或者颈部显露颈内动脉，或者血管内预先置入临时阻断球囊等措施进行有效控制。

1999年，Perneczky在系统总结的基础上出版了具有里程碑式意义的关于“锁孔”概念的神经外科手术专著。2002年，兰青教授率先在国内引入锁孔入路技术并完成了大量的颅内动脉瘤手术，期间系统地进行了各类锁孔入路的基础解剖学研究与临床应用研究，在颅内动脉瘤的显微手术中将其适应证扩展到后循环动脉瘤及复杂颅内动脉瘤等的治疗中。本节作者单位在兰青教授带领下将个体化的锁孔入路常规应用到包括脑血管病、颅内肿瘤、功能性疾病、椎管内疾病等几乎所有神经系统病变中，取得了良好的治疗效果，并已在国内多个省份得到推广应用，形成了专家共识。

三、怎样选择锁孔入路——个体化原则

常用的锁孔入路包括眶上锁孔入路（supraorbital keyhole approach）、翼点锁孔入路（pterional keyhole approach）、半球间锁孔入路（interhemispheric keyhole approach）、颞下锁孔入路（subtemporal keyhole approach）、乳突后锁孔入路（retrosigmoid keyhole approach）、枕下锁孔入路（suboccipital keyhole approach）及远外侧锁孔入路（far-lateral keyhole approach）等。这里仅叙述最常用于处理前循环动脉瘤的眶上锁孔入路、翼点锁孔入路与半球间锁孔入路，其他锁孔入路请参考相关文献。

（一）眶上锁孔入路

眶上锁孔入路的皮肤切口与开颅骨窗如图4-3-3所示。

1. 体位与头位

患者取仰卧位，头架固定；头部抬起略高于心脏水平，后仰10°～15°角使额叶借助重力作用离开前颅底以减少脑组织牵拉，根据病灶位置向对侧旋转30°～60°角，向对侧侧屈5°～15°角以适应手术者利手习惯。

2. 开关颅

皮肤切口内侧起自眶上孔（切迹）外侧1 mm处，至眉毛末端约4 cm，全部隐于眉毛内，无须剃除眉毛。沿颞线切开颞肌附着处，向外侧牵开颞肌；骨膜瓣

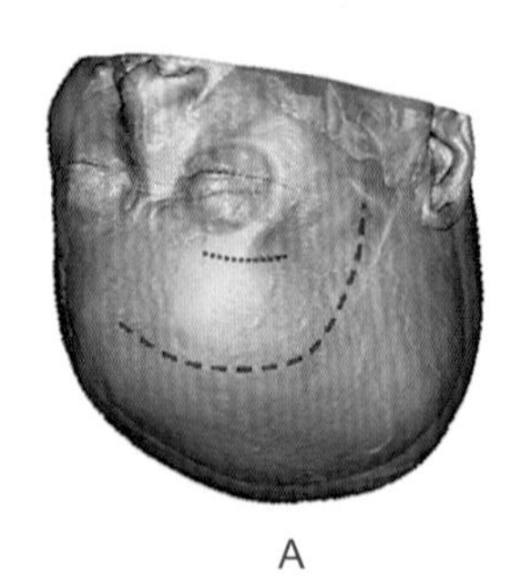
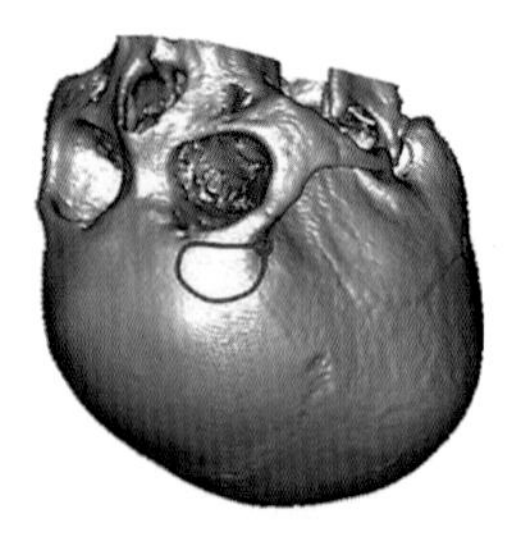

A　　　　　　　　B

图4-3-3　眶上锁孔入路的皮肤切口与开颅骨窗

注：A. 短虚线为经典眶上锁孔入路的眉弓切口，长虚线为半冠状切口；B. 小圈为颅骨钻孔部位，红线为铣开颅骨瓣的范围

状切开翻向眶上缘。在颞线后方钻孔后铣开颅骨瓣2.0 cm × 2.5 cm；磨除眶上缘处内板，并从硬膜外磨除前颅底骨嵴。瓣状切开硬脑膜并翻向眶顶侧。硬膜内操作完成后，悬吊并连续缝合硬脑膜，颅骨瓣以钛连接片或颅骨锁复位，分层缝合切口各层；皮肤做皮内缝合，并适当加压包扎。

（二）翼点锁孔入路

翼点锁孔入路的皮肤切口与开颅骨窗如图**4-3-4**所示。

1. 体位与头位

与眶上锁孔入路大致相同，仅头部向对侧旋转角度需根据病灶部位而稍异。

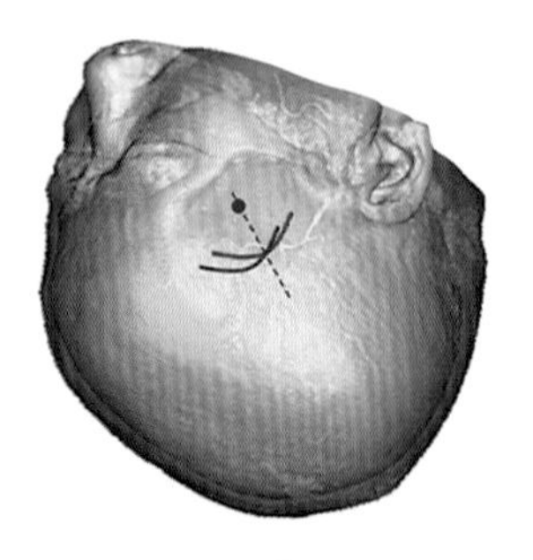
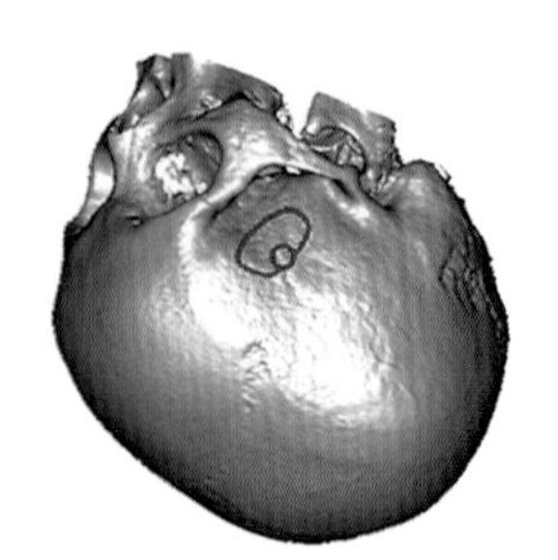

A　　　　　　　　B

图4-3-4　翼点锁孔入路的皮肤切口与开颅骨窗

注：A. 蓝点为额骨颧突后方关键孔外侧2 cm处，蓝色虚线为蝶骨嵴体表投影；红色实线为蝶骨嵴旁开各2 cm的皮肤切口，骨窗内显露额、颞叶各占1/2；紫色实线为切口适当前移，骨窗内显露额叶占2/3，颞叶占1/3。B. 小圈为颅骨钻孔部位，红线为铣开颅骨瓣的范围

2. 开关颅

以额骨颧突后方的关键孔外侧2 cm（深面为蝶骨嵴）为中心，沿发际于蝶骨嵴体表投影两侧旁开各2 cm切开皮肤；连同颞肌筋膜一并切开后翻向颅底侧。沿蝶骨嵴体表投影纵向切开颞肌向两侧牵开。在蝶骨嵴上钻孔后铣下颅骨瓣2.0 cm × 2.5 cm，并从硬膜外磨除蝶骨嵴外侧1/3至硬膜反折处。瓣状切开硬脑膜并翻向颅底侧。硬膜内操作完成后，悬吊并连续缝合硬脑膜，颅骨瓣以钛连接片或颅骨锁复位，分层缝合切口各层。

（三）半球间锁孔入路

半球间锁孔入路的3种皮肤切口与开颅骨窗如**图4-3-5**所示。

1. 体位与头位

患者取仰卧位，头架固定；头部根据病灶位置抬高，尽量获得接近垂直的显微镜视轴，若病灶靠后也可采用俯卧位；头部向同侧旋转5°角使额叶借助重力作用离开大脑镰以减少脑组织牵拉。

2. 开关颅

皮肤切口根据骨窗位置分为3种：① 骨窗位于额部发际外时，采用足够显露骨窗的发际内双侧额部冠状切口（**见图4-3-5A**）；② 骨窗位于发际处时，采用发际内横形直切口4 cm（**见图4-3-5B**）；③ 骨窗位于发际后方时，采用发际后方纵形直切口4 cm（**见图4-3-5C**）。骨膜瓣状切开翻向中线侧。在矢状窦

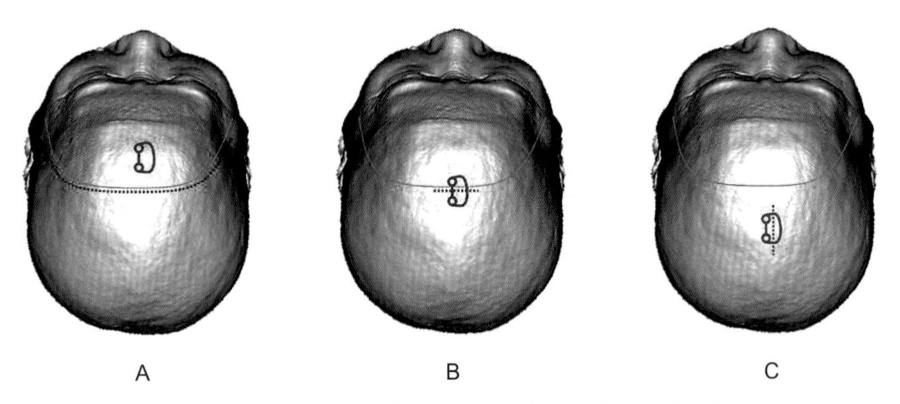

图4-3-5　半球间锁孔入路的3种皮肤切口与开颅骨窗

注：A. 发际内双侧额部冠状切口；B. 发际内横形直切口；C. 发际后方纵形直切口。橙色实线为发际线；紫色虚线为皮肤切口，2个红色小圈为颅骨钻孔部位，红色实线为铣开颅骨瓣的范围

上颅骨前后各钻孔后，铣开颅骨瓣2.0 cm × 2.5 cm，必要时磨除中线侧内板。瓣状切开硬脑膜并翻向矢状窦侧。硬膜内操作完成后，悬吊并连续缝合硬脑膜，颅骨瓣以钛连接片或颅骨锁复位，分层缝合切口各层。

四、锁孔入路在脑血管病治疗中的应用

（一）锁孔入路手术夹闭颅内动脉瘤

颅内动脉瘤通常位于Willis动脉环附近，具有相对固定的解剖位置，但其部位深在，周围邻近复杂而重要的血管、神经结构，即使再大的开颅骨窗也难以解决深部目标区域操作空间狭小的问题，因此根据“锁孔效应”，颅内动脉瘤应该是锁孔手术最有效的适应证之一。自1991年Fukushima首次将其应用于颅内动脉瘤的治疗以来，这一微创技术已逐渐得到认可，并应用于包括后循环动脉瘤、多发性动脉瘤、巨大动脉瘤等复杂动脉瘤的手术中，取得了令人鼓舞的治疗效果。基于目前后循环动脉瘤首选血管内介入治疗已成为共识，下面仅展示采用眶上、翼点以及半球间锁孔入路处理常见部位前循环动脉瘤的典型病例。

1. 眶上锁孔入路夹闭颅内动脉瘤

虽然不是最早报道治疗颅内动脉瘤的锁孔入路，但眶上锁孔入路对于鞍上区结构的良好显露，使其迅速成为治疗前循环动脉瘤的主流。van Lindert等早期报道的一组采用眶上锁孔入路治疗的139例（197个）动脉瘤患者中，病灶夹闭率达94%，术中破裂仅4例，无入路相关性并发症，其中18例更是采用一侧入路成功地夹闭了对侧病灶，显示了该入路的良好治疗效果。

眶上锁孔入路的显露范围通常可达双侧Willis动脉环前部，包括对侧眼动脉、颈内动脉内侧、大脑中动脉M1段、大脑前动脉A1段、前交通动脉、后交通动脉，甚至基底动脉顶端、双侧大脑后动脉P1段、小脑上动脉。作者单位在基础解剖学研究中发现，基底动脉顶端高于前颅底水平线1.5 cm以内时，可经眶上锁孔入路进行有效显露，必要时可去除眶顶增加向上方观察的角度；此外，磨除后床突可增加基底动脉近端的显露，有利于处理低位动脉瘤，以及便于临时阻断近端载瘤动脉。磨除前床突后应妥善修补骨质缺损处，避免发生脑脊液漏。但是，当基底动脉顶端低于后床突0.5 cm时，应选择颞下锁孔入路更为适合。右侧眶上锁孔入路破裂前交通动脉瘤夹闭术如图**4-3-6**所示。

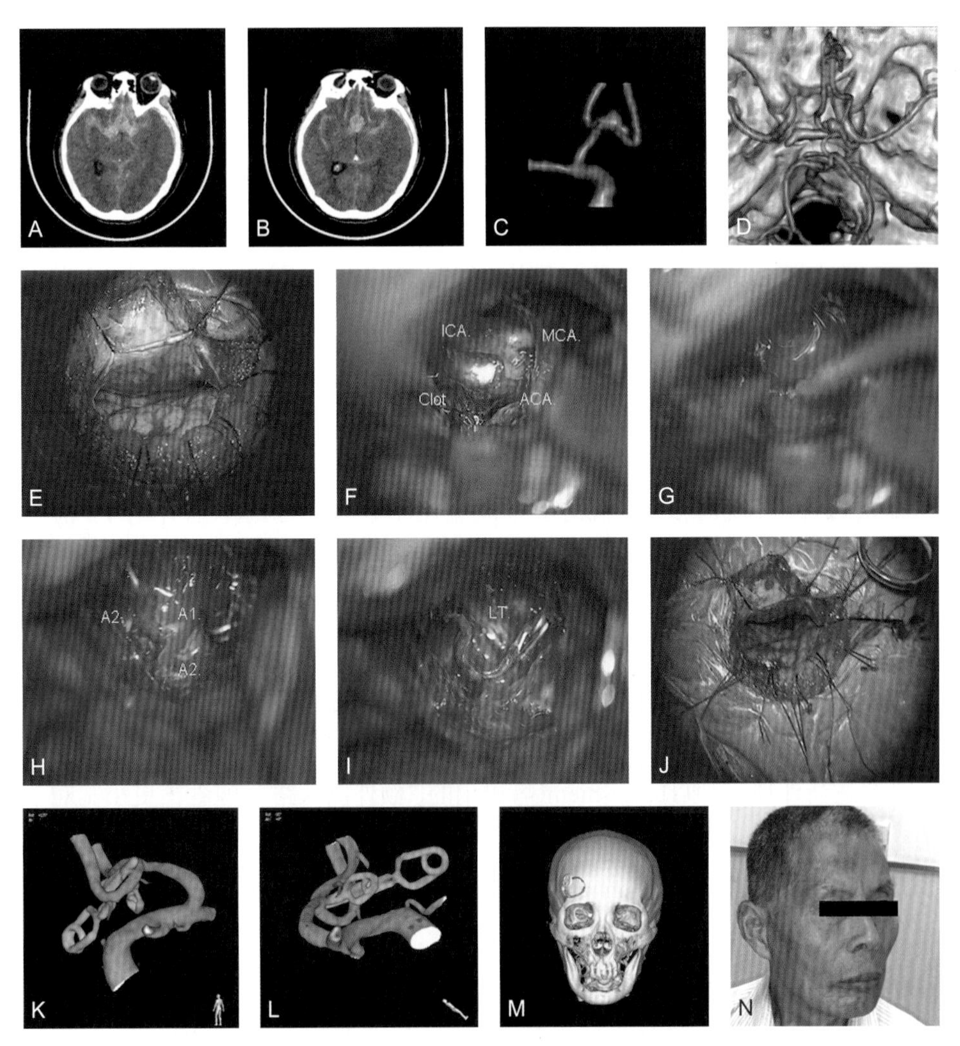

图4-3-6 右侧眶上锁孔入路破裂前交通动脉瘤夹闭术

注：患者为男性，61岁，Hunt-Hess 2级，Fisher 4级。A～B. 入院时急诊头部CT扫描示纵裂池脑内血肿，鞍上池、双侧侧裂池SAH；C～D. 入院后急诊头部CTA检查示前交通动脉瘤；E. 右侧眶上锁孔入路已打开硬脑膜，见脑表面SAH；F. 打开颈动脉池、视交叉池及侧裂池，显露颈内动脉（ICA）、大脑中动脉（MCA）及大脑前动脉（ACA），动脉瘤被血凝块（Clot）包绕；G. 解剖分离过程中动脉瘤破裂出血，用2把吸引器吸引；H. 临时阻断A1段后，用1枚枪状夹（Aesculap FT748T）连同破口夹闭术野背侧部分瘤体；I. 术野浅部残余瘤颈用1枚弧形迷你夹（Aesculap FT711T）夹闭，并终板（LT）造瘘；J. 止血完成后的脑组织显露范围；K～L. 手术后脑血管造影示动脉瘤夹闭满意；M. 手术后CT重建显示右侧眉弓锁孔入路骨窗；N. 拆线后患者右侧眉弓切口处外观良好

此外，基于眶上锁孔入路可对鞍上区进行广泛显露，对侧入路的应用也使部分多发性动脉瘤患者避免了双侧开颅甚至分期手术；其中，一类适合采用对侧入路手术的病灶是指向内侧的颈内动脉眼段动脉瘤。由于位于载瘤动脉背侧，经同侧入路需磨除前床突后采用跨血管夹夹闭，显微镜下直视确认困难；而对侧入路中无须磨除前床突即可在直视下处理动脉瘤，视神经牵拉小。此时，视交叉前间隙的大小是必须考虑的问题，前置过小则无法采用对侧入路进行手术。以往常通过脑池造影或者解剖标志进行推测，但可信度不高。如今可采用高分辨率薄层MR及CT影像重建视神经与颅底结构的三维关系；作者单位构建了颅脑病灶的三维打印实体模型，不仅集成了颅骨、脑组织、脑动脉等常用结构，而且融入了神经纤维束、颅神经等功能结构，可为选择手术入路提供直观、客观的依据，目前已常规应用于临床治疗的术前计划中，前景良好。另一个需要考虑的问题是嗅神经的保护。入路过程中需注意额叶的牵拉度，必要时首先将同侧嗅神经从额叶底面分离下来游离于前颅底，以避免损伤。

眶上锁孔入路的术前计划中，应注意额窦的位置与大小，尽量在设计头皮切口时避免打开额窦；如额窦较大、气化过度者，可采用发际内半冠状切口，开颅骨窗适当外移，类似Hernesniemi等提出的"额外侧入路"，但骨窗更小。对于眉毛稀疏、瘢痕体质者，考虑到外观效果，通常也采用上述切口。手术中一旦额窦开放，应尽可能切除额窦内黏膜，反复消毒后填塞吸收性明胶海绵与骨蜡，并用人工材料或自体骨膜瓣修补。

2. 翼点锁孔入路夹闭颅内动脉瘤

Nathal等最早将翼点锁孔入路描述为"蝶骨嵴锁孔入路(sphenoid ridge keyhole approach)"，Kang等则描述为"小翼点入路(mini-pterional approach)"，并通过与眶上锁孔入路比较，认为在皮肤切口长度相同的情况下，前者显露范围更大，能获得更多的靠近中颅底方向的显露。作者单位的经验与此类似，对于朝向后方指向的后交通动脉瘤，采用翼点锁孔入路较之眉弓锁孔入路能获得更多的直视颈内动脉后方结构的机会，直视以外的部分可通过神经内镜进行补足。左侧翼点锁孔入路破裂颈内动脉-后交通动脉瘤夹闭术如**图4-3-7**所示。

虽然翼点锁孔入路常被认为是经典的Yasargil翼点入路的缩小版，但从显露范围看，翼点锁孔入路可达双侧Willis环前部，包括对侧眼动脉、颈内动脉内

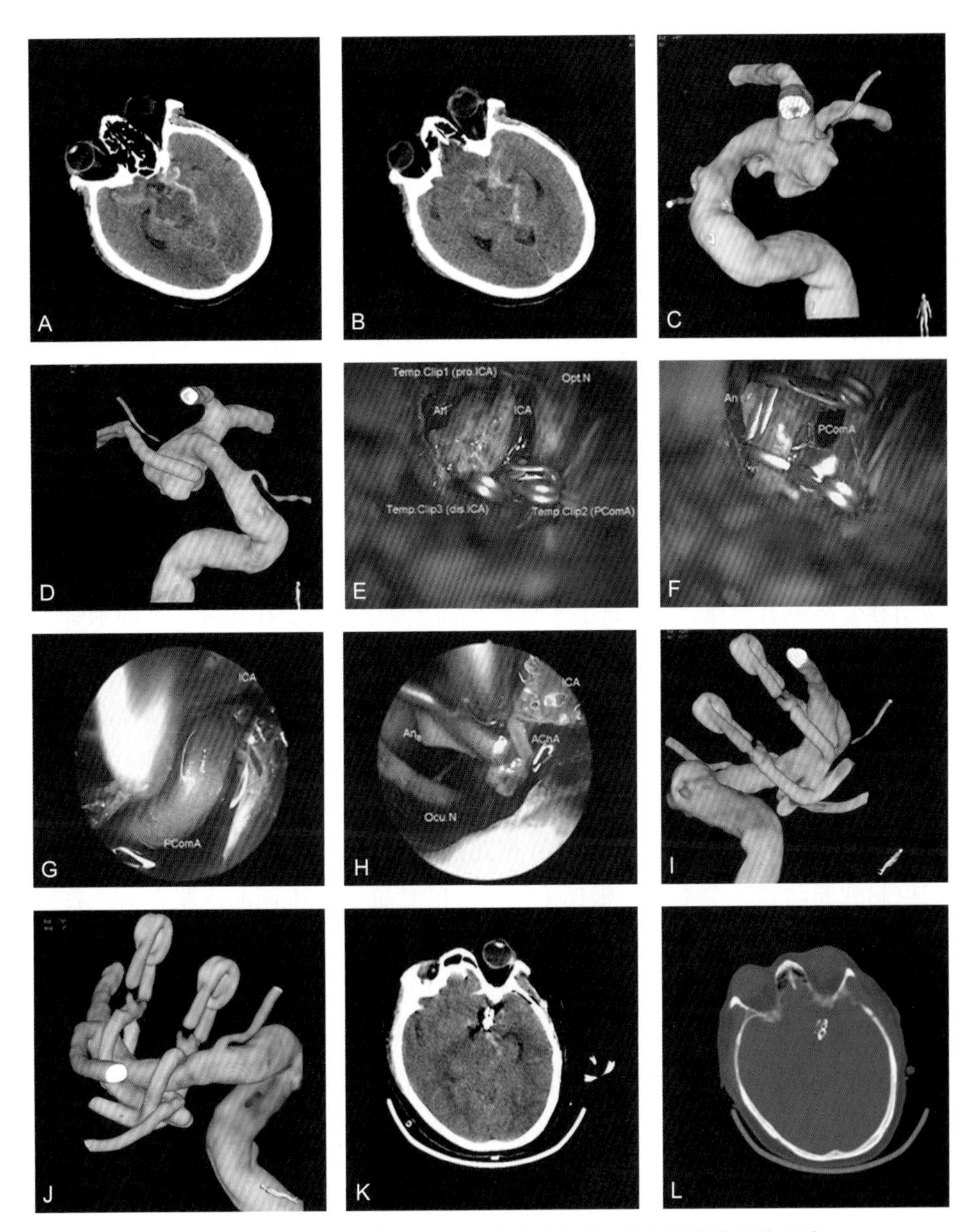

图4-3-7　左侧翼点锁孔入路破裂颈内动脉-后交通动脉瘤夹闭术

注： 患者为女性，55岁，Hunt-Hess 2级，Fisher 2级。A～B. 入院时急诊头部CT扫描示以左侧为主的双侧侧裂池、环池、鞍上池SAH；C～D. 入院后急诊头部DSA示左侧颈内动脉-后交通动脉瘤；E. 左侧翼点锁孔入路下显露动脉瘤（An）及颈内动脉（ICA）后，已用3枚临时夹（Temp.Clip）分别阻断近端、远端颈内动脉及后交通动脉以孤立动脉瘤；F. 用2枚直角跨窗夹（Aesculap FT644T、FT654T）夹闭动脉瘤重塑颈内动脉，并保留后交通动脉（PComA）；G～H. 分别自颈内动脉内侧与外侧间隙导入30°角Storze内镜观察确认动脉瘤夹闭完全，后交通动脉（PComA）及脉络膜前动脉（AChA）无误夹；I～J. 手术后脑血管造影示动脉瘤夹闭满意；K～L. 手术后头部CT显示瘤夹与翼点锁孔入路骨窗

侧、大脑中动脉M1段、大脑前动脉A1段、前交通动脉、后交通动脉，以及基底动脉顶端、双侧大脑后动脉P1段、小脑上动脉，特别是同侧大脑中动脉M2段，最远可达M3段；这与经典的Yasargil翼点入路显露范围无明显差异。Yamahata等回顾性统计了采用翼点锁孔入路治疗的一组103例（111个）动脉瘤患者，对于破裂动脉瘤手术，与采用经典翼点入路治疗者的预后并无显著差异；而对于未破裂动脉瘤手术，经验丰富的术者与经验不多的术者均能通过翼点锁孔入路获得满意的疗效，从而认为该入路治疗颅内前循环动脉瘤安全、有效。但对于基底动脉顶端动脉瘤，翼点锁孔入路由于从侧方进入有动眼神经阻挡，将对本已非常狭小的深部操作空间造成极大影响，因此在作者单位并不作为处理基底动脉顶端动脉瘤的首选。

解剖分离侧裂的两种方式如下。

（1）从侧裂基底部向远端分离：优势是可首先控制近端载瘤动脉，且沿载瘤动脉分离不易迷路；缺点是手术早期就需要牵拉额叶，在深部狭小的术野中操作，且可能诱发指向前下方与浅层蛛网膜粘连的动脉瘤发生破裂。主要适用于：① M1段较短，位于动脉瘤背侧难以控制者；② 动脉瘤指向上方者；③ 侧裂远端打开困难者。

（2）从侧裂远端向基底部分离：优点是无须牵拉额叶底面，蛛网膜打开范围较小，容易确认M2段及M3段，并据此推测动脉瘤的部位；但缺点是不能早期控制载瘤动脉。手术中应根据不同病灶的特征选择不同的入路方向。右侧翼点锁孔入路破裂大脑中动脉瘤夹闭术如**图4-3-8**所示。

此外，翼点锁孔入路与眶上锁孔入路相比，其优点是皮肤切口位于发际内不外露，但在经典的翼点锁孔入路过程中需要横断颞肌，术后颞肌萎缩、咬合疼痛等情况时有发生。作者单位对此进行改进，将原来的颞肌横断改为平行肌纤维方向切开并向两侧牵开，术后不适情况明显改善。

3. 半球间锁孔入路夹闭颅内动脉瘤

半球间锁孔入路在颅内动脉瘤中的应用范围较窄，虽然其显露范围可达双侧大脑前动脉A1段远端、前交通动脉，但更主要应用于大脑前动脉A2、A3段及其主要分支的动脉瘤。较少应用于前交通动脉复合体病灶的原因是无法早期控制近端载瘤动脉。Zheng等在其报道的采用半球间锁孔入路治疗的13例大脑前动脉瘤中，也仅有1例为A1段动脉瘤。

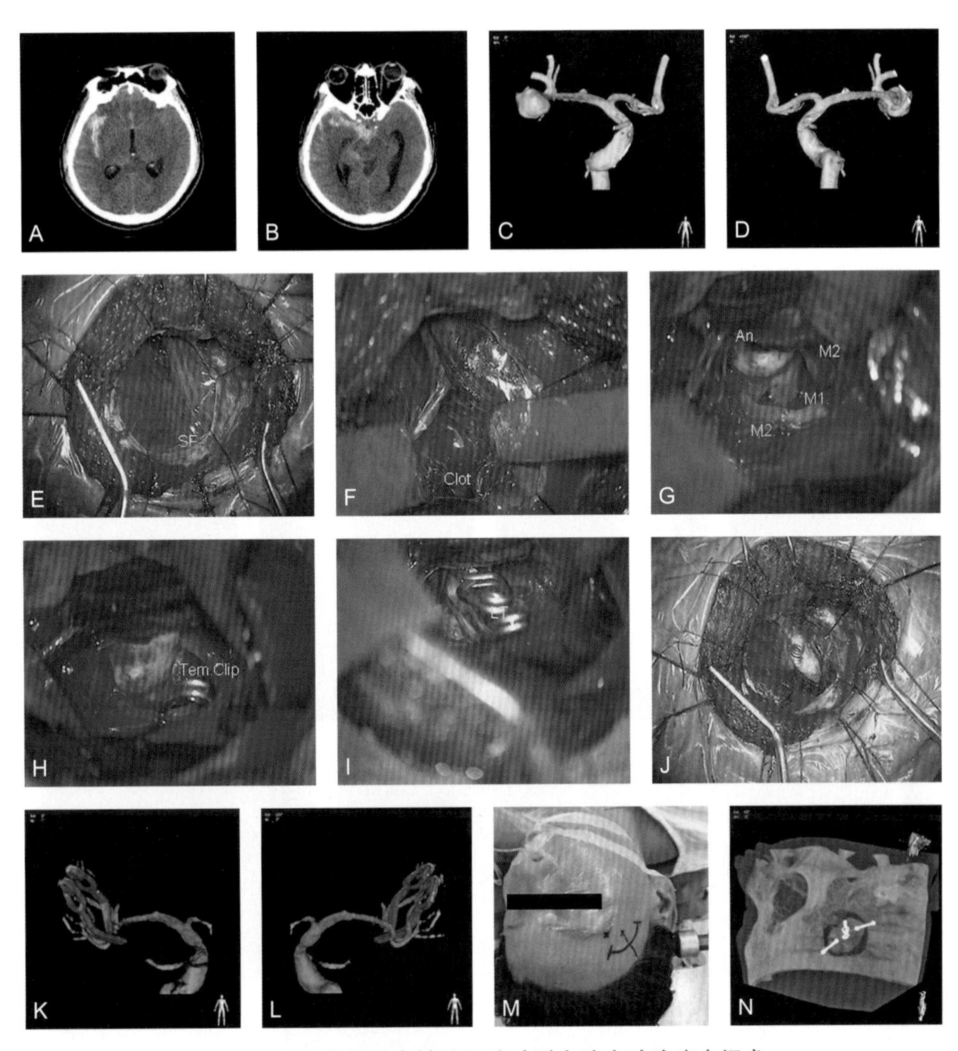

图4-3-8　右侧翼点锁孔入路破裂大脑中动脉瘤夹闭术

注：患者为女性，50岁，Hunt-Hess 2级，Fisher 3级。A～B. 入院时急诊头部CT扫描示右侧侧裂池、鞍上池SAH；C～D. 入院后急诊头部DSA检查示右侧大脑中动脉M1段分叉部动脉瘤；E. 右侧翼点锁孔入路已打开硬脑膜，见脑表面SAH；侧裂（SF）位于术野中央；F. 打开远端侧裂，分离侧裂浅静脉后，显露并清除侧裂内血凝块（Clot）；G. 循一支M2向近心端解剖分离，显露动脉瘤（An）、M1段及另一支M2段；H. 临时阻断M1段以控制血流及降低瘤内压力；I. 用2枚斜形夹（Aesculap FT613T、FT603T）夹闭动脉瘤；J. 止血完成后的脑组织显露及侧裂打开范围；K～L. 手术后脑血管造影示动脉瘤夹闭满意；M. 手术前外观显示右侧翼点锁孔入路头皮切口；N. 脑血管造影复查中XperCT的MIP重建显示入路方向开颅骨窗与瘤夹关系

由于该入路无法像眶上、翼点锁孔入路那样首先到达基底池有效释放脑脊液，通常需留置腰脊髓蛛网膜下腔引流管或穿刺侧脑室释放脑脊液以降低颅内压，减少脑组织牵拉。此外，大脑前动脉走行较长，采用锁孔入路的前提是精确定位，因此常利用导航系统进行定位，避免广泛地解剖探查。Hermann等通过对8例患者使用基于CTA的电磁导航系统进行半球间锁孔入路手术，发现导航影像与术中实际病灶位置具有良好的匹配性，并能设计避开重要引流静脉的皮肤切口与开颅骨窗，减少额外的手术创伤。此时，采用简便的具有面部扫描注册功能的导航系统更方便。作者单位已将这一辅助手段扩展应用到处理颅内深部动脉瘤的治疗中，取得了良好的效果，甚至部分患者无须剃发（**见图4-3-9**）。

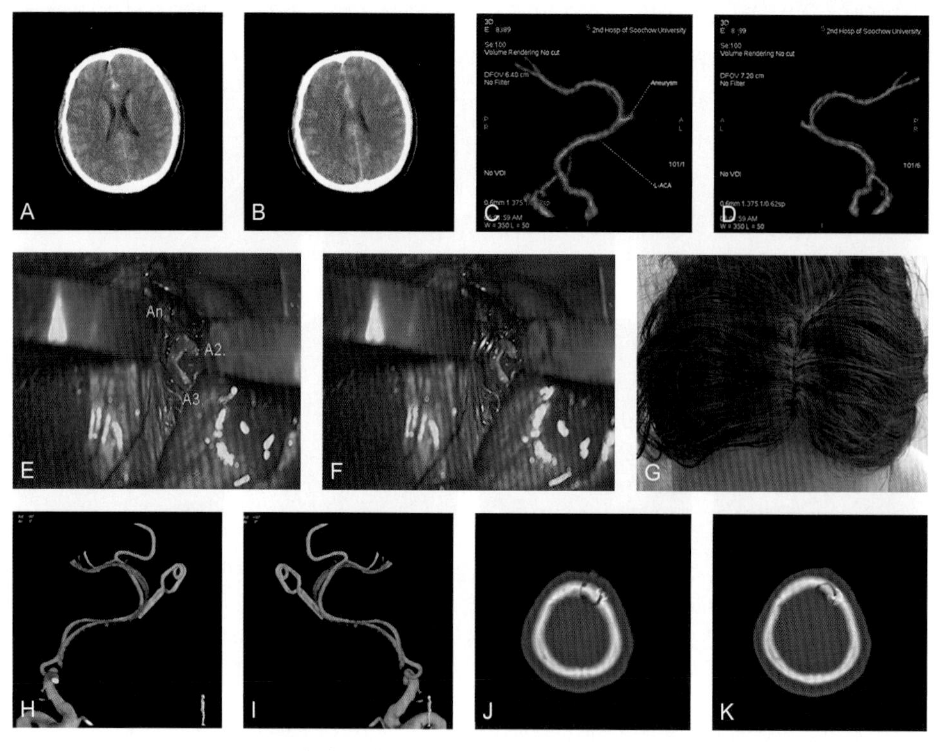

图4-3-9　左侧半球间锁孔入路破裂大脑前动脉远端动脉瘤夹闭术

注：患者为女性，42岁，Hunt-Hess 2级，Fisher 2级。A、B. 入院时急诊头部CT扫描示纵裂池及其SAH；C、D. 入院后急诊头部CTA检查示左侧大脑前动脉A2～A3段动脉瘤；E. 左侧半球间锁孔入路打开远端纵裂池后显露动脉瘤（An）及载瘤动脉（A2、A3）；F. 以1枚直形夹（Aesculap FT740T）夹闭动脉瘤，载瘤动脉保留完好；G. 患者出院前的头皮切口外观（术中采用了不剃发的发纹内切口）；H、I. 手术后脑血管造影示动脉瘤夹闭满意；J、K. 手术后头部CT骨窗位显示左侧半球间锁孔入路小骨窗

（二）锁孔入路手术切除脑海绵状血管瘤

与大脑凸面脑膜瘤不同，海绵状血管瘤由于无须考虑扩大切除影像学上的脑膜尾征部分，可根据病灶的实际体积设计小切口、小骨窗的锁孔入路进行手术。这种根据病灶部位制订的个体化锁孔入路的关键是精准定位；而采用基于术前薄层CT或MR成像的导航系统进行辅助，是实现这一目标可靠、有效的方法。左侧额部锁孔入路海绵状血管瘤切除术如**图4-3-10**所示。

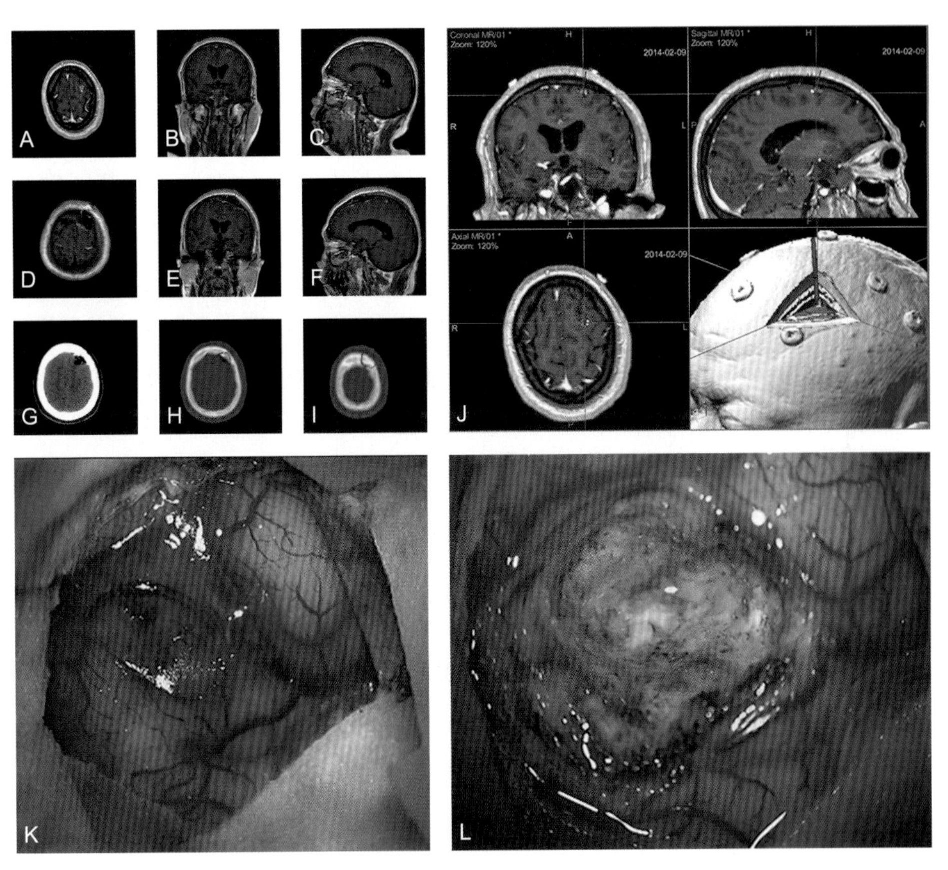

图4-3-10　左侧额部锁孔入路海绵状血管瘤切除术

注：患者为男性，49岁，表现为阵发性癫痫发作。A～C. 入院前头部MR（T1W增强序列）示左侧额叶海绵状血管瘤；D～E. 手术后头部MR（T1W增强序列）示病灶切除满意；G～I. 手术后CT示病灶残腔与额部锁孔入路骨窗；J. 手术中采用基于增强MR的导航系统进行皮肤切口与开颅骨窗设计；K. 左侧额部锁孔入路切开硬脑膜后显露病灶；L. 硬膜内操作完成

Winkler等比较了采用与不采用导航系统辅助手术切除脑海绵状血管瘤的两组患者(24∶16),证实导航系统使术前计划更简单、术中定位更准确、操作时间缩短、术者舒适度提高。结果提示导航系统更有利于处理体积小、深部的病灶。

通常情况下,海绵状血管瘤引起癫痫发作的原因为出血及含铁血黄素对周围脑组织的刺激。Dammann等的一项系统综述比较了单纯病灶切除与合并切除病灶周围组织对于BSCM相关性癫痫的疗效,明确了后一种手术方式对于降低癫痫发生率的效果更好;因此对于非功能区的病灶,在切除海绵状血管瘤后应一并切除周围黄染的脑组织至正常色泽。

(三)锁孔入路手术清除基底节区脑内血肿

我国高血压性脑出血患者占全部脑卒中患者的24%～64%,基底节区是最常见的出血部位。高血压性脑出血引起的脑损伤并不仅是血肿的占位压迫,还有血肿周围血液循环障碍、代谢性酸中毒、血管痉挛、血-脑屏障破坏、血肿分解产物释放出多种活性物质对脑组织产生损害,急性期病死率高达35%～52%。及时手术清除血肿不仅可解除血管压迫,还能够阻断脑组织的后续损伤,从而降低致残率和致死率。

2005年,国内发布的一项多中心单盲研究结果表明,锁孔入路手术与钻颅穿刺引流的治疗效果优于常规开颅手术,后者的手术创伤大、出血多,更适合于巨大血肿引起脑疝需要去骨瓣减压的患者;研究结果也显示锁孔入路手术与钻颅穿刺引流的治疗效果无明显差异,但后者的即刻血肿清除率低,还可因无法直视下止血及反复注射尿激酶而增加再出血及颅内感染的风险。而锁孔入路手术可根据血肿部位灵活运用侧裂、脑沟等自然腔隙以最小的创伤到达血肿腔进行彻底的血肿清除与止血操作,其疗效已经得到认可与推广。与前述海绵状血管瘤的锁孔手术不同,基底节区高血压性脑出血由于血肿部位的相对固定,通常均采用经侧裂—岛叶皮层入路进行手术(**见图4-3-11**),因此可按照前述翼点锁孔入路时确认蝶骨嵴位置的方法在头皮上标画出侧裂的体表投影,无须采用导航系统进行精确体表定位。

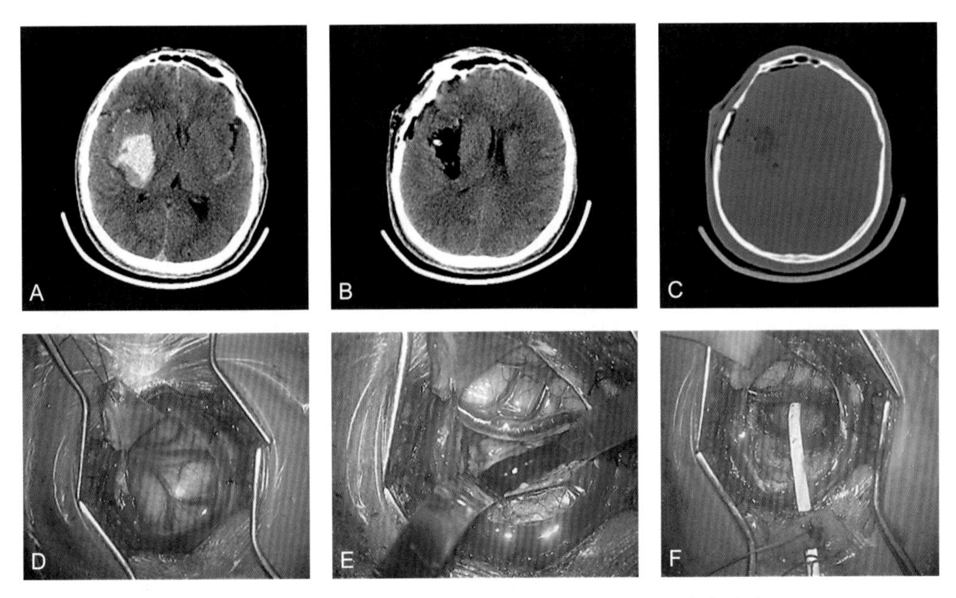

图4-3-11　右侧颞部锁孔入路基底节区脑内血肿清除术

注：患者为男性，41岁，意识模糊，右侧肢体偏瘫，血压189 mmHg/92 mmHg。A. 入院时头部CT扫描示右侧基底节区脑内血肿，中线结构偏移；B、C. 手术后头部CT扫描示血肿清除满意，可见血肿残腔内引流管，骨窗位显示右侧颞部锁孔入路骨窗；D. 右侧颞部锁孔入路下切开硬脑膜后显露侧裂远端；E. 解剖侧裂远端深入，切开岛叶皮层后进入血肿腔；F. 脑内止血完成（已放置引流管）

（朱　卿，陈爱林）

第四节　脑血管病的立体定向外科治疗

一、立体定向放射外科

立体定向放射外科（stereotactic radiosurgery，SRS）是一种新型放射治疗方法，它利用立体定向技术把高能量射线聚焦到病灶，摧毁病灶组织而对病灶周边组织影响较轻。由于该种治疗方式利用立体定向技术定位精准，又能达到类似外科手术切除的治疗效果甚至完全治愈疾病，所以被称为SRS治疗。这类技术被广泛应用于各部位肿瘤、颅内动静脉畸形（cerebral arteriovenous malformation，cAVM）、血管瘤、功能神经外科疾病等的治疗，取得了显著的效果。

（一）常用SRS设备及其原理

最早应用于临床的SRS设备由Leksell于1967年研制发明，因其使用的射线是伽马射线而被称为伽马刀（gamma knife）。随后SRS技术蓬勃发展，在医学专家与工程学专家的合作下，不断发明出使用不同射线类型、功能更强大的SRS设备。比如改造传统放疗设备结合立体定向技术研发的X刀（X knife）和诺力刀（novalis knife）；利用带电重粒子射线束（如质子、氦离子、快中子和负π介子等）实施的SRS治疗粒子束刀（particle knife）。而近年新兴的射波刀（cyber knife）则是进一步结合交互式机器人技术使SRS设备定位的精确性进一步得到了提升。下文对伽马刀和射波刀做重点介绍。

1. 伽马刀

伽马刀的全称是伽马射线立体定向放射治疗系统，是目前在全世界范围应用最为广泛、技术最为成熟的SRS设备（技术），主要用于头部疾病治疗。第1代伽马刀于1967年发明，发明后主要被用于功能神经外科，如治疗恶性肿瘤疼痛、帕金森病等。20世纪70年代以来，第2～4代伽马刀（A、B、C型）相继问世，相对于第1代设备不仅^{60}Co源增多，而且由于应用CT、MR和DSA等现代影像学技术定位和计算机控制系统，机械误差缩小到0.1 mm，进一步提高了治疗的准确度和安全性；自动更换准直器和调节各等中心照射点坐标，使治疗过程程序化和自动化。伽马刀设备由安装在半球状金属屏蔽系统内的伽马射线源、治疗床、控制系统、立体定向仪及剂量计划系统等组成。

在实施伽马刀术前，需在患者头部安装头架，获得影像资料并进行治疗规划，选定病灶边界计算等剂量曲线。在实施治疗时，使用201个^{60}Co射线源产生的伽马射线按照预先规划从不同角度和方向对病灶进行一次性大剂量的聚焦照射，以造成局灶性的坏死或功能改变从而达到治疗目的。由于实施治疗时射线集中于预先规划的边界以内，使病灶核心接受的照射剂量显著高于传统放射的剂量，而正常组织接受的剂量被控制在可接受的范围内。这就克服了传统放射主要利用恶性肿瘤对放射线的敏感度高于正常组织的特点进行无差别照射带来的缺点，疗效更好而不良反应明显减少。也因为这一显著提升，大大拓宽了放射治疗的适应证，使伽马刀在非肿瘤性颅脑疾病的应用不断增加。

2. 射波刀

20世纪90年代后期，随着神经导航技术和设备（在X刀基础上利用无框架导航）的发展，出现了射波刀，又称“立体定位射波手术平台”“网络刀”或“电脑刀”等，是全球最新型的全身立体定位放射外科治疗设备。它包括安装在计算机控制的机械臂的6MV-X线直线加速器、影像导航系统（2个X探测器和工作站）及治疗床。它可治疗全身各部位的肿瘤，只需3～5次的照射，即可杀死肿瘤组织，是唯一综合“无伤口、无痛苦、无流血、无麻醉、恢复期短”等优势的全身放射治疗形式，患者术后即可回家。

射波刀的技术核心是交互式机器人技术，以此达到术中实时监控病灶移位并调整治疗定位的目的，极大地改善了因器官活动造成的定位发生偏差等缺陷。以治疗肺部病变为例，在术前通过向靶病变内植入金属粒子，在治疗过程中一体化的系统可持续监测金属粒子的位置以准确定位病灶位置，使对病灶的照射随着患者呼吸运动、体内病灶位移而同步跟踪调整照射靶区。与此同时带有6个自由度计算机控制的机械臂可以将加速器停留在100个不同的节点上，非常精准地对病灶组织进行射线的照射，大大减少了病灶周围正常组织及重要器官所接受的辐射剂量，有效减低放射并发症的发生，达到治疗目的。

（二）SRS治疗的作用机制

1. 放射治疗生物学效应

SRS治疗的本质是放射治疗，电离辐射照射细胞后会造成直接损伤或间接损伤并最终导致细胞凋亡或坏死，以达到治疗作用。直接损伤是射线直接作用于有机大分子，产生自由基，引起DNA分子出现单链或双链断裂；间接损伤则因射线使组织内水分子发生电离并产生自由基，这些自由基再与生物大分子发生作用，进一步导致不可逆损伤。这两种作用机制都可以造成细胞的损伤和死亡。常规放疗是利用肿瘤与正常脑组织对放射线敏感性的不同来选择性地杀伤肿瘤细胞以达到治疗目的。而SRS是通过大剂量射线的集中照射，对靶病变区域内的组织起到杀伤作用。

2. 中枢神经系统放射性治疗机制

正常脑组织中的各种细胞对放射线的敏感程度并不尽相同，神经元在发育完成后不再增殖，因此敏感度低，而血管内皮细胞和少突胶质细胞相对敏感。因此，在接受同样剂量的射线照射后，射线对肿瘤组织和血管畸形的作用更为明显。在SRS治疗中，一方面病灶接受一次大剂量照射引起部分细胞的DNA双链断裂而直接坏死；另一方面病灶中血管内皮细胞受照射后发生肿胀、变性和坏死，引起管腔狭窄、血栓形成，导致血管慢性闭塞，使病灶组织缺血缺氧，发生变性坏死，从而达到治疗目的。根据细胞受射线照射后增殖速度和损伤表达的潜伏期不同，可将组织分为早反应组织和晚反应组织。脑胶质细胞及血管内皮细胞均增殖缓慢，属于慢反应组织，所以脑部病变接受SRS治疗后，其治疗作用通常要在治疗后3～6个月才能显现。

（三）SRS治疗的优点

（1）利用SRS治疗病灶，无须开放手术即可达到类似外科手术“切除”颅内病灶的效果，避免开颅手术的出血、感染等危险和可能带来的各种功能障碍，尤其对于高龄或体弱的患者耐受性较好。

（2）治疗精确度高，治疗过程简单、安全，治疗中患者清醒、痛苦少、效果可靠。

（3）通常为一次性治疗，住院时间短或不需住院，治疗后即可重返工作岗位，无须长时间康复治疗，大大节约了医疗资源。

（4）可以治疗全身（包括脑部、脊柱、前列腺、肺部、肝脏、胰腺和肾脏）的各种病灶。

（四）SRS的常见并发症及防治

1. 急性并发症

一般出现在术后1周内。病理学检查可见的辐射区炎症细胞浸润及周围血管渗出。患者可无症状及影像学改变，若特殊部位受到照射，会产生相应的临床症状，如头痛、头晕、呕吐、癫痫复发、血压一过性升高、肢体乏力甚至神经功能障碍等。急性并发症发生多与受照射剂量大小有关，影像学上主要表现为病灶周围脑水肿，且受照射剂量越大，脑水肿发生率越大。

2. 亚急性并发症

一般出现在术后1周至6个月内，病理表现辐射区早期坏死灶与周围广泛水肿、神经脱髓鞘、小血管栓塞或纤维坏死改变。患者表现正常或出现一些神经症状、体征,如惊厥、感觉或运动障碍等。

3. 慢性并发症

一般出现在术后6个月以后,病理表现为辐射区放射性坏死、神经退行性病变、脑小血管栓塞等。大部分脑组织坏死不出现临床症状,只有那些位于功能区的脑组织发生坏死才会出现相应的症状。

(1) 放射性脑水肿:多无临床症状,一般在术后3~8个月复查头颅CT或MR时发现。边缘剂量大于12 Gy易出现放射性脑水肿。放射性脑水肿与治疗剂量、体积、病灶部位(丘脑、脑干)及患者年龄有关。尽管多数患者的放射性脑水肿症状可通过脱水治疗或口服类固醇类药物获得明显改善,但还是有部分患者会导致永久性神经功能缺损。为防止术后出现放射性脑水肿并发症,临床上多采取选择小体积病灶与合理控制边缘剂量措施。

(2) 放射性脑坏死:与边缘剂量及病灶部位有关,多在放射性脑水肿基础上出现,部分患者可出现神经功能缺失等永久性并发症。同等剂量因部分患者先天对放射性敏感,容易出现放射性脑损伤。

(3) 长期并发症目前报道的主要有囊肿形成以及帕金森病(Parkinson disease)等。

4. 并发症防治

防治并发症应注意以下几个方面:① 严格掌握SRS适应证,过大的病灶应以其他方式处理,若有残留,再考虑行SRS治疗;② 精心设计剂量计划,最大限度地避免正常结构的损伤;③ 应用类固醇激素、高渗利尿脱水剂、神经营养剂和对症治疗。对药物治疗无效者,可手术切除病灶或坏死脑组织。

三、AVM的SRS治疗

cAVM是一种常见出血性脑血管病,致死致残率高。但其血管构筑学复杂,手术难度大,仍是一个临床难题。目前,其主要治疗方法包括显微外科手术、血管内栓塞及SRS等。3种方法各有优劣,但大部分cAVM往往无法使用一种方法达到治愈的目标。SRS以其微创的特点常单独用于深部小型cAVM,或联合其他方法用于治疗难治性cAVM,取得了良好的临床疗效。

（一）适应证的选择

目前已被认同的SRS 治疗适应证为：① 病灶体积较小，畸形血管团直径≤3 cm或体积≤10 cm^3；② DSA 检查未见畸形团内瘤样扩张；③ SM分级Ⅲ级以下；④ 位于脑深部和功能区，显微外科手术风险大、术后并发症严重的病变；⑤ 显微外科手术后或介入栓塞治疗后的残留病变；⑥ 不能耐受手术或拒绝手术者。

位于功能区特别是脑干等射线敏感区域的病变并不是SRS的禁忌证，但在治疗策略上推荐采用分次治疗。对于儿童患者，SRS也是一种安全有效的治疗方式，因其正常脑组织对放射治疗的敏感程度差异，有学者主张对儿童患者宜采用分次立体定向放疗，减轻副损伤。对于体积较大的病变，单独使用SRS往往疗效较差，但联合手术或介入治疗缩小体积后可使其成为很好的SRS治疗的适应证，通过联合治疗可显著提高cAVM的治愈率。

（二）治疗策略

1. 单次治疗

采用单次大剂量毁损治疗是cAVM放射治疗的主要方式，其优点是起效快、疗程短，对于部分体积小的病变可以作为首选治疗方式。但对于体积较大的cAVM疗效一般，可以作为综合治疗的一部分。

2. 分次治疗

适用于体积较大的cAVM治疗，意在通过降低单次治疗剂量或体积，降低周围正常脑组织的副损伤，但目前尚没有针对分次治疗的大样本临床研究。

（三）单纯SRS治疗cAVM的疗效及影响因素

1. 疗效

SRS治疗cAVM的疗效确切，其中最常应用于cAVM治疗的是伽马刀。SRS在治疗体积较小或者SM分级较低的AVM的疗效和安全性较高，完全闭塞率为69.3%～75.0%，年出血率为1.2%～3.4%，并发症率控制在7.0%以内。

2. 影响SRS疗效的因素

（1）cAVM的大小：一般情况下，cAVM体积越小往往提示SRS的治愈率越高。Zabel-du等报道了50例cAVM病例，病灶直径≤3 cm的cAVM完全闭塞率明显高于病灶直径>3 cm的cAVM（92% *vs* 60%，$P<0.01$）。对于大型cAVM，SRS的疗效一般，且再出血率偏高。Chang等报道了53例经SRS治疗的巨型cAVM患者，病灶平均直径为6.3 cm，出血患者占38%，治疗后完全闭塞率为58%，再出血率为15%。而对于位于脑功能区的cAVM来说，病灶大小仍是决定SRS疗效的重要因素之一。

（2）cAVM位置：从目前研究来看，cAVM位置不同对SRS疗效的影响并不显著。Ding等通过对60例小脑AVM患者和20例幕上AVM患者进行队列研究后认为，SRS治疗小脑AVM有效，几乎无不良反应。其报道的小脑AVM闭塞率为72%，再出血率为13%，且与幕上AVM对应数据（完全闭塞率为77%，再出血率为0.8%），差异无统计学意义（$P=0.695$）。

（3）年龄：考虑到cAVM的好发人群主要为青少年，年龄因素对SRS疗效的影响也不可忽视。有报道证实，SRS治疗青少年cAVM的有效性和安全性较高。相较成人，青少年在中等体积AVM的治愈率较低。目前，SRS对青少年生长发育的影响及对高龄患者疗效影响尚不明确。

（4）照射剂量：大多数学者认为边缘剂量是影响cAVM闭塞率的决定性因素。据相关文献报道，SRS治疗的边缘剂量一般在12～25 Gy，<18 Gy时闭塞率下降，>25 Gy闭塞率改善不大，相应并发症增多。对于敏感组织的剂量控制：视路<10 Gy，脑干<15 Gy，内囊区<33 Gy。根据病灶大小及邻近正常组织对射线敏感性来决定治疗方式及治疗剂量。较合理的剂量分布曲线提示放射性并发症发生的可能性较低，SM分级较低、治疗剂量大和陡峭的剂量梯度预示着闭塞效果较好。

（5）靶点的定位技术：靶点的定位技术也是影响疗效的重要因素之一。有学者通过临床研究证实cAVM出血与供血动脉形式及引流静脉支数等因素有关，并证明来自穿支和椎基底动脉系统的供血时，出血危险性明显增高，引流静脉支数越少，出血率越高。因此靶点定位应尽量显示病灶供血动脉及引流静脉，设计靶心时尽可能避免引流静脉的高剂量照射，照射中心应选择病灶集中区和供血动脉。若靶点定位技术不佳，则SRS的疗效将大打折扣。近年来，随着医学影像技术的不断改进，三维重建技术用于MRA、CTA及DSA分析，对AVM的血管构筑提供更准确的信息，使SRS治疗体现合理精确的靶心设计和治疗计划，从而增加了SRS的疗效。有学者在AVM患者术前应用动脉内CTA技术成像，结果65%的病例可清楚区分供血动脉，90%的病例可以清楚显示引流静脉，为靶体积的确定以及SRS治疗计划的设计提供一种更有效的定位方法。

（四）SRS联合其他方法治疗AVM的疗效

近年来，鉴于单纯一种方法治疗大型cAVM效果不佳，综合治疗的观念逐渐为人们所接受。其中包括血管内栓塞结合SRS、血管内栓塞结合显微外科手术切除及显微外科手术切除结合SRS等，也有将三者联合应用的报道。与SRS相关的综合疗法主要包括血管内栓塞结合SRS和显微外科手术切除结合SRS。

1. SRS联合血管内栓塞

SRS作为治疗AVM的一种重要手段，与介入栓塞结合，有效地提高了AVM的治愈率，也克服了单纯使用SRS起效慢、放射相关并发症较高等缺陷。将血管内介入治疗与SRS相结合，优势互补，形成微创治疗的组合。先行介入栓塞消除其出血危险因素并缩小体积，再行SRS，以便能够使用较低的辐射剂量，从而提高治愈率且不增加放射治疗风险。随着AVM体积的缩小，通过适当的放射剂量，SRS可更加安全有效地治疗AVM。对于体积较大、血流量高、位于脑深部功能区的AVM行血管内栓塞治疗后畸形团仍有残留的，SRS为一种较好的辅助治疗手段。文献报道的显微外科手术治愈率为53%，单纯SRS治疗直径＞3 cm AVM的治愈率为18%，单纯行SRS或血管内介入栓塞治疗AVM的治愈分别为32%～38%和16.0%～27.7%。上海长海医院总结前期已经获得影像随访的66例伽马刀联合血管内栓塞治疗AVM病例，栓塞术后即刻影像结果显示：完全或次全栓塞14例（21.3%），大部栓塞33例（50%），部分栓塞19例（28.7%）。经过平均3年随访，29例（43.9%）影像学上完全闭塞，9例接近完全闭塞（13.6%），复发1例（1.6%），其余27例较前有所改善。临床随访改良Rankin量表（mRS）评分0～1分64例（97.0%）、2分2例（3.0%）。治疗相关并发症6例（9.0%），其中再出血3例（4.5%），脑水肿1例（1.5%），新发癫痫2例（3.0%）。总体治愈率达43.9%（29/66），其中破裂和未破裂者的治愈率分别为52.4%（22/42）和29.2%（7/24）。

2. 微创手术联合SRS

SRS也可作为显微手术前大型复杂的颅内AVM治疗的辅助手段。先通过合适的放射剂量使得病灶体积显著缩小，后行显微外科手术切除残余畸形团，使得治疗巨大型、高SM分级的AVM成为可能，且显著降低手术并发症率。Steinberg等报道了33例经SRS治疗1～11年后未完全治愈的大型cAVM（平均体积21.6 cm^3），行手术切除后，28例（85%）脑血管造影显示病灶完全切除，5例部分切除；术后随访12～84个月显示临床预后良好31例，2例死于残余cAVM再出血。Firlik等应用此项技术治疗1例巨大AVM（直径9.0 cm，SM分级Ⅴ级），术前对AVM不同部位行SRS，每次间隔6个月，3年后手术切除残余AVM，手术顺利完成，6个月随访提示预后良好。

（五）SRS治疗AVM的局限性

SRS是一种精确、微创、无即刻危险的治疗方法，但同时也存在一定的局限性。SRS治疗后造影证实cAVM闭塞通常需要2～3年，病灶在达到完全闭塞前仍有再出血可能，甚至完全闭塞后仍有再出血可能。有出血史患者术后6个月内再出血发生率相对较高。也是由于这个原因，对于破裂出血的AVM，单纯进行SRS治疗可能使患者面临较大的再出血风险。目前国内外大部分学者认为术后再出血率与病灶体积、伴有微小动脉瘤和术前出血史相关。

SRS还会导致放射性脑水肿甚至坏死，常表现为新发头痛、新发或加重的癫痫等辐射相关并发症。SRS治疗后MR检出病灶周围T2像新发高信号的比例为30%～60%，而SRS后症状性并发症的发生率为9.0%～34.0%。研究发现，病灶总体积＞4 cm^{3}与放射性并发症的发生密切相关，而AVM是否发生于功能区并非并发症的危险因素，但当深部白质传导束尤其是在视放射受累时，术后放射性并发症的发生率升高。

四、颅内海绵状血管瘤的SRS治疗

颅内海绵状血管瘤也称颅内海绵状血管瘤畸形，发病率为0.15%～0.9%，占中枢性神经系统血管畸形的5%～13%，多位于幕上脑内，10%～23%位于后颅窝，常见于脑桥。约61%的患者在20～40岁发病，男女比例相差不大。本病有遗传倾向性，多发者占18.7%，有家族史者常见，占6%。颅内海绵状血管瘤直径多为1～5 cm，呈圆形致密包块，边界清楚，内含钙化和血栓，良性，没有大的供血动脉和引流静脉,可反复少量出血。海绵状血管瘤是由3种成分组成:①血管成分,为窦状腔隙组成,含有缓慢流动的血液;②结缔组织间隔;③周围为围绕病变的胶质增生。

(一)术前评价

1. CT扫描

CT扫描一般表现为边界清楚的圆形或类圆形等至稍高密度影,可合并斑点状钙化,周围一般无水肿,较大的病灶可有轻度水肿。颅内海绵状血管瘤急性出血可表现较均匀的高密度影,灶周有轻度水肿,注射造影剂后,70%~94%的病变可有轻度到中度增强,强化程度与病灶内血栓形成和钙化有关,典型表现为不均匀的斑点状增强。伴有囊性部分的病变,可见环形增强。延迟CT扫描的时间,造影剂增强的密度可以增高。病变周围的胶质增生带为低密度,灶周水肿一般不明显。如病灶较小或呈等密度,可被漏诊。

2. MR成像

MR成像诊断颅内海绵状血管瘤具有较高的诊断特异性与敏感性。由于瘤巢内反复多次少量出血和新鲜血栓内含有稀释、游离的正铁血红蛋白,使其在所有序列中均呈高信号,病灶内有条带状长T1、短T2信号带分割而形成爆米花或网格状混杂信号团,周围环以低信号带(尤以T2像明显)为典型颅内海绵状血管瘤的MRI表现。

3. DSA

颅内海绵状血管瘤为隐匿性血管畸形,即使采用DSA检查也很难发现。

4. 脑电图

伴有癫痫者,尤其是在多发病灶,应行脑电图检查,以确定肿瘤和癫痫灶是否一致。

(二)SRS治疗颅内海绵状血管瘤

颅内海绵状血管瘤为一种良性疾病。在做出治疗决策前应仔细权衡治疗措施的利弊与自然病程潜在的危险,然后再做出决定。对于有症状、部位表浅的海绵状血管瘤,手术切除是安全和有效的。造成癫痫、神经功能缺损和反复出血的病灶应及时行手术切除,尤其是儿童和脑干内的海绵状血管瘤,使用神经导航微创手术效果满意。无症状的海绵状血管瘤可定期观察。SRS也逐步运用于治疗无法行手术切除的颅内海绵状血管瘤。

1. 治疗原理及方法

SRS治疗颅内海绵状血管瘤的原理是将多个放射源所发出的射线集中于一点同时照射，使病灶同时受到大剂量的伽马射线照射，造成畸形血管内皮细胞水肿、变性、增生，血管壁增厚，管腔变窄，血栓形成最后导致畸形血管闭塞。SRS治疗前须采用MR成像或CT扫描进行定位，若有出血，勾画病灶时应注意把出血病灶排除在外；若有癫痫范围应稍大。对于体积较小的颅内海绵状血管瘤多采用16～18 Gy剂量照射，对于较大体积的可采用相对小的剂量或分次治疗。

2. 适应证的选择

对于重要功能区的海绵状血管瘤，或因病灶位置深在或位于脑干，手术难以达到，或因患者体质、年龄因素等不愿或无法手术的病例，SRS往往成为重要甚至唯一的治疗手段。

以下情况可能适合SRS治疗：① 病灶小（直径＜3 cm）且局限者；② 有出血或癫痫病史者；③ 有占位效应引起的神经功能缺失者；④ 病灶部位不宜进行切除手术者；⑤ 拒绝手术要求SRS治疗者；⑥ 其他治疗方式无效；⑦ 脑出血后3个月。

3. 有效性和安全性

对于某些特定部位（如脑干或者海绵窦）的海绵状血管瘤来说，行SRS治疗具有一定的有效性和安全性。海绵窦区的海绵状血管瘤手术风险极高，易导致大出血及海绵窦综合征，而海绵窦区的海绵状血管瘤经SRS治疗后病灶明显减小且风险控制在合理范围内。Cheng-Chia lee等报道了31例海绵窦区海绵状血管瘤病例，经SRS治疗后，所有病灶体积均缩小超过50%，2例（6.5%）出现操作相关并发症。对于SRS治疗颅内其他部位海绵状血管瘤的经验并不多。Sung Ho Lee等则报道了49例脑干海绵状血管瘤病例，经SRS治疗后脑干海绵状血管瘤患者在2年后的年出血率为1.5%～2.03%，1例（2%）发生永久性神经功能损伤。

4. 疗效的影响因素

目前研究表明，多种因素如自然病程的差异性大、少量的再出血、放射性损伤引起的延迟性功能障碍、影像学不能显示病理血管等可能会影响SRS的治疗颅内海绵状血管瘤的治疗效果，因此须严格掌握适应证。

5. 局限性

（1）并发症：放射性脑水肿是伽马刀治疗海绵状血管瘤后最常见的并发症。大部分脑水肿患者通过短期内联合使用甘露醇与糖皮质激素，少数病例加用利尿剂使水肿得到有效控制。文献报道边缘照射剂量＜15 Gy时脑水肿的发生风险明显低于＞15 Gy者，而放射剂量的大小与照射后病灶的缩小并无明显关系。因此，使用适当的边缘照射剂量可以在保证疗效的前提下尽可能降低并发放射性脑水肿的风险。

（2）射线耐受性：颅内海绵状血管瘤是由从状、薄壁的血管窦样结构组成，期间有神经纤维分隔。窦壁缺乏弹力层和肌肉组织，没有明显的供血动脉和引流静脉，易发生出血、纤维样变、纤维化、血栓形成和钙化。其特殊的血流动力学和组织结构决定了海绵状血管瘤对射线的耐受性。

6. 争议

多数学者认为SRS对颅内海绵状血管瘤的疗效不肯定，不能有效阻止海绵状血管瘤增长和再出血，仅在某些特定部位有一定效果。效果欠佳主要原因是治疗后再出血率及迟发性脑水肿发生率高，病灶缩小及消失率低。国外报道指出，颅内海绵状血管瘤经过伽马刀治疗后，可出现基膜增厚、密集的玻璃样变和纤维蛋白样坏死，但在治疗后1～10年内不会有海绵状血管瘤在组织学意义上的完全闭塞，其结构可能依然存在。目前尚无足够证据证明SRS对控制癫痫有效。

（方亦斌，虞　军）

第五节　内镜下的脑血管病显微外科治疗

一、神经内镜的发展史

内镜是能够将光线导入人体腔道并进行观察和操作的工具，自1860年德国医师Philipp Bozzini发明内镜至今已有200年的历史。内镜用于神经系统的历史较短，最早在中枢神经系统使用内镜的是1910年泌尿外科医师Lespinas开展的脉络丛烧灼术治疗先天性脑积水。传统神经内镜手术的概念是指由内镜的光学系统提供照明，摄像系统显示手术区图像，通过内镜的器械通道和冲洗系统完成各种手术操作；典型手术如第三脑室底造瘘术、脉络丛烧灼术、颅内囊肿的内镜切除术等。1994年，德国Mainz大学的Axel Pemeczky出版了第一部《神经内镜解剖》，为当代神经内镜的发展奠定了基础。后来，借鉴鼻内镜的操作经验，人们开始尝试将内镜作为照明、冲洗和观察的工具，而在镜外进行器械操作，从而使内镜手术的可用器械与设备大大增加，手术操作的复杂程度也大大提高；像内镜经鼻蝶垂体瘤切除术、内镜经鼻脑脊液漏修补术、内镜经鼻视神经减压术和内镜三叉神经减压术等。常用的显微器械，如显微剥离子、取瘤钳、微型磨钻等手术器械和设备也都开始广泛地用于内镜手术之中。1998年，Nikolai等将神经内镜手术分为：① 单纯内镜神经外科（endoscope neurosurgery，EN），即神经内镜下单独完成手术；② 内镜辅助显微神经外科（endoscope-assisted microneurosurgery，EAM），在显微手术中，利用内镜辅助显微镜观察盲区，为手术提供更详细的解剖定位；③ 内镜控制显微神经外科（endoscope-controlled microneurosurgery，ECM），利用内镜的光源及显示系统，通过常规的显微神经外科完成手术。

内镜在脑血管病中的应用不如在颅底肿瘤中应用发展得快。1977年，Apuzzo等第一次在神经外科手术中使用内镜来确定基底动脉瘤夹闭的情况，并且取得不错的效果。其后，内镜被用于脑室内血肿的清除、高血压脑出血清除等，有时单纯内镜操作可以完成手术，但更多的情况下内镜是辅助显微镜手术。例如，在动脉瘤显微夹闭的手术中，用内镜进行观察深部区域或显微镜视野外的死角，确保细小的穿动脉不被夹闭，降低手术后并发症的发生率。近年，有单纯内镜操作处理颅内动脉瘤，至此，神经内镜技术的应用范围较前进一步扩大。

二、神经内镜的组成

神经内镜（neuroendoscope），是近10余年发展起来的一种用于神经外科的

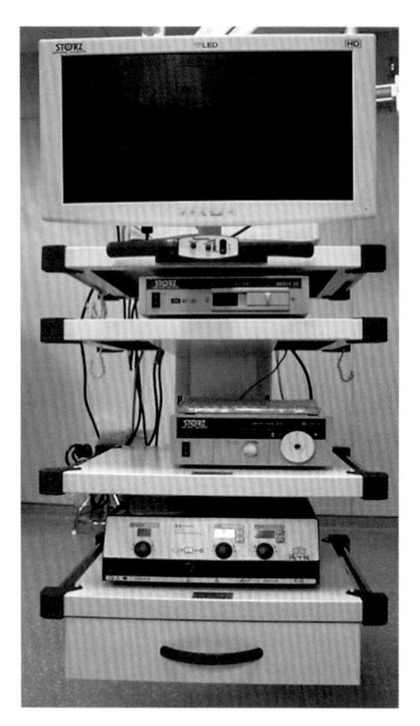

图4-5-1 神经内镜设备

内镜。按神经内镜的功能分为单功能镜及多功能镜，单功能镜主要是指没有工作通道仅有光学系统的观察镜，多功能镜除了具有观察镜的功能外，在同一镜身还具有至少一个以上的工作通道，具有照明、手术、冲洗及吸引等多种功能；按神经内镜所达部位或应用领域的不同分为脑池内镜、颅底内镜、脊髓脊柱内镜；根据观察角度的不同分为0°、30°、45°、70°、120°等；依据神经内镜的结构和形状分为硬性内镜和软性内镜。

整套的神经内镜设备包括摄像系统、光源系统、冲洗系统、各种专用神经内镜（包括硬镜和软镜）以及配套器械和设备，下面以STORZ内镜设备为例做介绍，如图**4-5-1**所示。

（一）神经内镜配套设备

1. 神经内镜镜体

（1）硬性内镜：硬性内镜简称“硬镜”（**见图4-5-2**），其外径一般为2～8 mm，长度一般为130～300 mm，是通过多柱面透镜系统成像。内含多个通道，如照明、吸引、冲洗和工作等通道，内镜操作的器械可通过通道或者是内镜外进

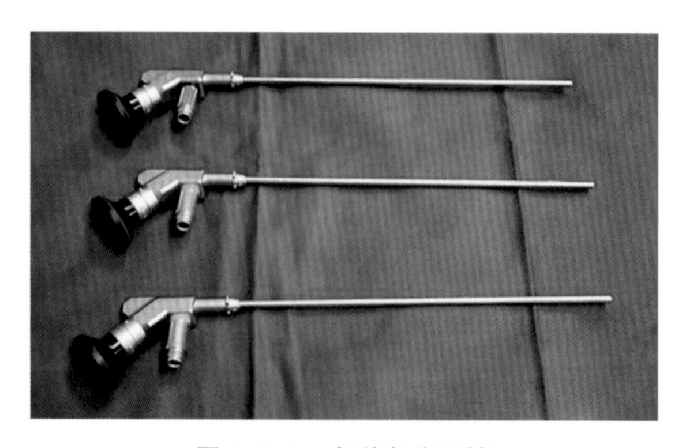
图4-5-2 各种角度硬镜

入手术的术野，并在显示器的引导下完成手术。0°、30°角内镜镜头可用于观察和手术的操作，而70°、120°角内镜的镜头仅用于观察。

（2）软性内镜：包括纤维软镜和电子软镜，简称“软镜”。软镜较细长，其外径一般为0.75～4.0 mm，头端的直径为2～4 mm。软镜亦有多个通道，但由于其外径较小而将工作通道、冲洗通道和吸引通道合并。软镜具有柔软、可屈伸、灵活等特点，故用途较硬镜多，可以在脑室、脑池内移动，到达硬镜无法到达的部位；但由于其柔软，控制方向也比较困难。

（3）其他：观察剥离内镜，是一种短小的硬性内镜，最初主要用于脊柱手术，后逐步用于颅内蛛网膜下腔的观察，可以和其他类型的内镜配合使用。

2. 神经内镜冷光源

神经内镜常用的冷光源是卤素灯和氙灯；它们较白炽灯泡色温高、照明度好。氙气灯的灯光通量是卤素灯的2倍以上，光能的转化率高，具有较高的能量密度和光照强度，且使用寿命较长，可达1 500 h以上。其工作受外界环境影响较小，可瞬间点燃并维持稳定输出，但是价格较贵。近年推出的新型的LED冷光源系统，使用寿命可达60 000 h，且色温高纯，不含红外线、紫外线，功耗低，仅需80 W的功耗可达300 W氙气灯的效果。神经内镜配套设备如图4-5-3所示。

（1）神经内镜成像系统：包括摄像头和摄像主机两部分组成；摄像头通过内镜及摄像系统主机将图像传送至显示器，配合高性能的摄像系统主机的

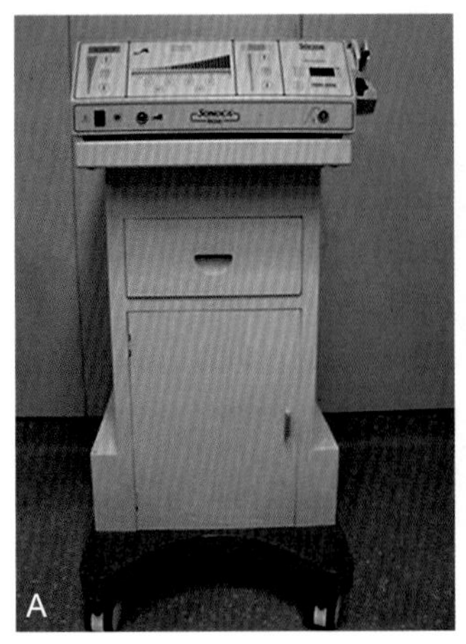

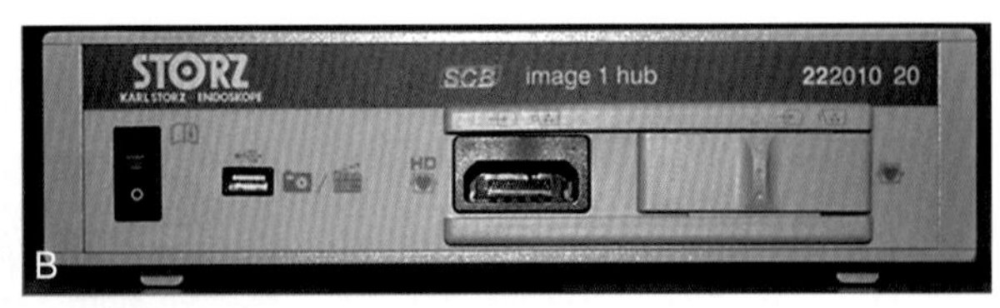

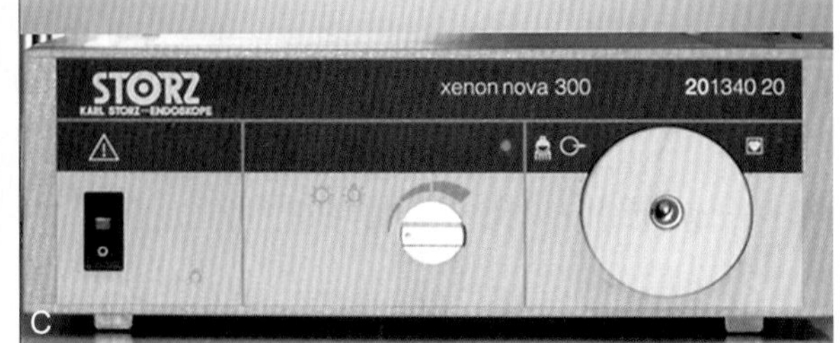

图4-5-3 神经内镜配套设备

注：A.微型超声吸引器（微型CUSA）；B.摄像主机（图像存储编辑系统）；C.神经内镜冷光源

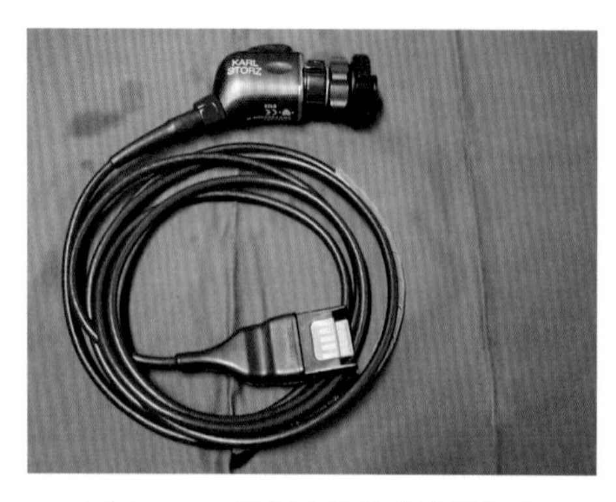

图4-5-4　神经内镜的高清摄像头

应用，可使图像质量进一步提高（**见图4-5-4**）。

（2）神经内镜手术监视器：神经内镜手术时，显示屏幕（监视器）展现术野，术者通过显示屏幕来进行手术操作。放置的位置很关键，一般应放置于医师操作者的正前方，距离不超过2 m，以便于观察。

（3）图像存储编辑系统：不是神经内镜手术所必需的，但是该系统可完整记录实时视频手术资料，并可将视频资料编辑存储或输出，有的可直接将图像或视屏输出于U盘和硬盘中，方便使用。

（二）神经内镜技术的配套器械

（1）脑室、脑池内镜配套器械：主要有造瘘钳、抓钳、活检钳和剪刀（**见图4-5-5**）。显微剪刀有直头、双尖头、单尖头等多种，可根据操作进行选择。其他的器械包括球囊导管、穿持针、吸引器等。颅底用双极电凝如图**4-5-6**所示。

（2）观察镜配套器械：观察镜器械多是常规显微神经外科器械的改良，近年来各厂家根据不同手术的临床需要推出了多品种、多规格的相关器械。

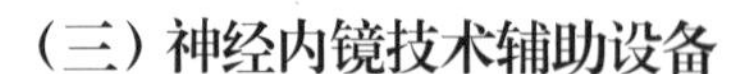

（三）神经内镜技术辅助设备

（1）立体定向仪：可根据CT、MR提供的影像学资料做出准确的病灶定位，同时为内镜提供可靠的

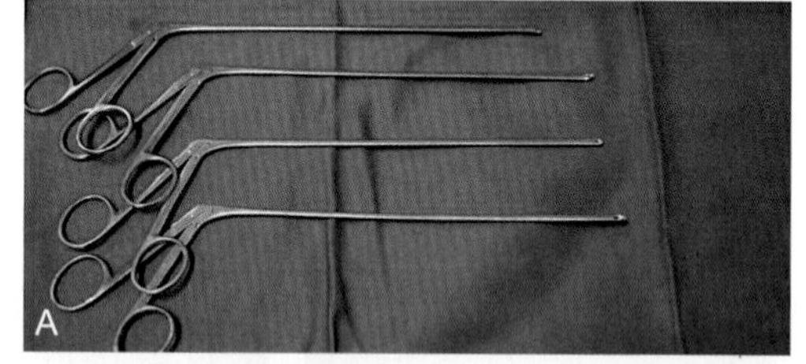

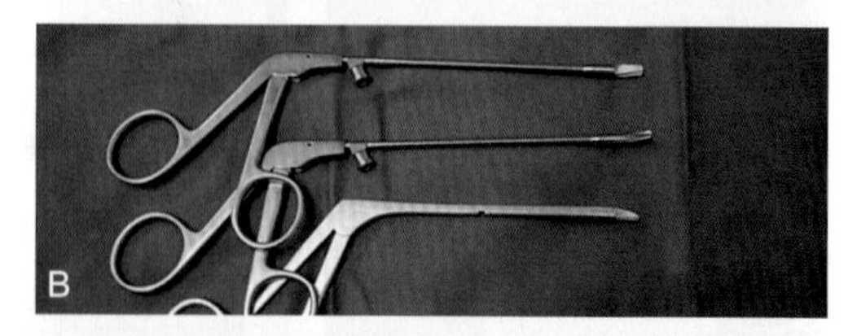

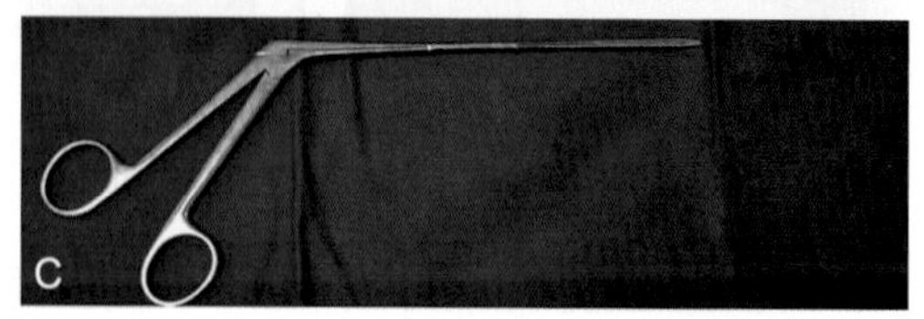

图4-5-5　脑室、脑池内镜配套器械

注：A. 不同角度的活检钳；B. 不同角度的剪刀；C. 抓钳

固定装置。常用的定向仪有Leksel定向仪、BRW定向仪、Ramai定向仪等。

（2）B 型超声仪：主要用于术中病灶定位和导向，常用B 超探头为7.5 MHz 的弧形探头，直径为1～1.2 cm。

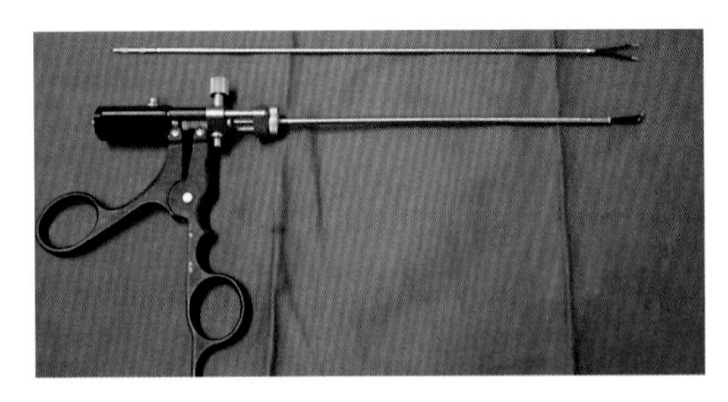

图4-5-6　颅底用双极电凝

（3）多普勒超声仪：用来探测靶点和穿刺途中的血管。20 MHz 高分辨率多普勒超声仪可以探及直径为0.1 mm的小血管。在多普勒超声仪的监视下可以比较安全地对血供丰富的肿瘤进行活检和切除，能够避免损伤血管所造成的严重后果。常用超声探针有3种，外径分别为1、2、3 mm。

（4）微型超声吸引器（微型CUSA）(**见图4-5-3A**)：利用超声将瘤腔内部的瘤体粉碎，并利用其吸引功能将碎屑吸出，包括超精细微头，成角和延长手柄。一般具有多种不同的频率供选择，标准的35 kHz或36 kHz手柄适合重要结构周围的软组织切除，而23 kHz和24 kHz的手柄适用于切除较硬的组织。

（5）激光：用来止血和汽化肿瘤。常用激光为Nd：YAG 激光，氩激光和KTP激光，直径600 μm，波长1.06 μm。用于脑室、脑池内镜时，激光在水中不被吸收，在连续的冲洗和吸引的过程中或在脑室系统内激光同样可起到组织切割、止血和气化的作用。

（6）神经导航仪：与内镜技术结合应用最为广泛，它消除了导向臂的影响，使手术操作更加方便、定位更加准确。

（7）神经生理监测设备：可评估实时的神经功能，指导主刀医师的操作。其包括诱发电位、肌电图、脑电图等，可监测与评价神经结构和功能的完整性。

三、神经内镜的手术适应证及并发症

1. 神经内镜的手术适应证

脑室脑池内镜用于各种脑室脑池疾病的诊断与治疗（包括各种类型的脑积水，颅内各个部位的囊肿、脑室内血肿、感染、寄生虫以及脑室与脑室旁的肿瘤），其代表性手术是内镜下第三脑室底造瘘术治疗梗阻性脑积水。软性内镜因镜体柔软、纤细、光滑,组织顺应性好,可通过狭小的空间,不易损伤神经血管,操作范围大,在脑室脑池外科的手术中具有独特的优势,是未来脑室脑池内镜发展的方向。颅底内镜主要使用各种角度的观察镜,已用于多种颅底肿瘤的手术治疗(包括前、中、后颅窝,诸如垂体瘤、颅咽管瘤、脊索瘤、胆脂瘤以及颅颈交界区等部位的病变),代表性手术是内镜下经蝶垂体瘤切除术。脊柱内镜可用于Chiari畸形、颈、胸、腰椎疾病以及脊髓空洞、脊髓栓系等疾病的手术治疗。神经内镜还可用于脑脊液漏、三叉神经痛、面肌痉挛、脑脓肿等疾病的手术治疗。

2. 神经内镜手术的主要并发症

(1)直接并发症:这类并发症多与技术熟练程度和器械的自身局限性有关,包括内镜对神经血管的损伤和出血。常见的原因包括病灶血供丰富,出血的速度快,尚未来得及确定准确的出血部位,术区已被血全部覆盖;止血工具和冲洗设备不完善等。因此,止血非常重要,一般性止血常用固定的叉式双极来完成,但对没固定的血管,常达不到满意的止血效果,有时还可能因反复操作而加重出血。此外,在止血保证完善的条件下,及时术中冲洗也十分重要,因冲洗不及时而延误了止血时机也是很常见的。

(2)术后感染:并非属于内镜手术的直接并发症,但术后感染的形成绝大多数与出血、继发脑积水及持续脑室外引流有关。

(3)术后反应:内镜在脑室内操作时必须应用液体冲洗来保持视野的清晰,过于强力的冲洗常引起各种术后反应,多数表现为一过性的,但是个别可能引起术后觉醒延迟。有研究发现,内镜在脑室内操作的压力大于30 mmHg时,术后并发症的发生率增多。

四、神经内镜在脑血管病治疗中的临床实践及疗效分析

神经内镜为脑血管病的外科治疗提供了新手段,内镜可提供更多有价值的信息,提升手术疗效、降低手术创伤、减少术后并发症,具有重要的临床应用价值。神经内镜应用于脑血管病治疗中可分为两大类:① 单纯内镜手术(pure endoscope neurosurgery);② 内镜显微镜联合手术(endoscope-microscope combination neurosurgery)。前述的单纯EN和ECM统称为单纯内镜手术,它的特点是在手术中仅使用内镜作为照明和观察系统;用内镜显微镜联合手术代替

EAM,因为经常很难界定是内镜辅助显微镜还是显微镜辅助内镜。不同的术者、不同的操作步骤会产生不同的认识,作为现代神经外科的两个重要工具,联合使用更能体现今后发展的趋势。

(一) 颅内血肿

神经内镜可用于治疗外伤性和自发性脑室内出血、脑实质内血肿、慢性硬膜下血肿等。神经内镜血肿清除术具有微创、照明强度高、方便灵活、多视角观察等功能,能弥补直视视野的不足,同时能观察到细微的神经和血管解剖关系,对血肿及周围组织关系进行辨认和处理,可以观察血肿的范围及残留情况,并检查止血的可靠性。

对于高血压脑出血,内镜手术比传统开颅手术创伤小,适应证为: ① 中小量的壳核出血; ② 脑深部血肿,如丘脑出血; ③ 脑室内血肿。对于造成脑疝的大血肿,需要去骨瓣减压,内镜的优势不明显。

神经内镜清除脑室内积血较显微镜操作有明显优势: ① 良好的脑室内照明系统,保证所有的操作均能在脑室及积血腔内进行,避免了脑室系统周围重要的组织结构的继发性损伤; ② 直视下最大限度清除脑室内积血; ③ 可以明确是否有活动性出血; ④ 可通过透明隔造瘘、孟氏孔清除对侧侧脑室的血肿和第三脑室内的血肿; ⑤ 整个手术过程都在内镜冲洗装置生理盐水冲洗下完成,有助于清除脑室内血液的同时稀释和清除神经细胞毒性物质,减轻出血后反应。

(二) 脑血管畸形

临床上对于cAVM使用内镜治疗的报道非常罕见。由于受内镜下视野狭窄和止血困难的限制,cAVM在单纯内镜下治疗经常被认为是一个相对禁忌证。有报道在导航下实施单纯内镜经鼻–蝶入路切除腹侧颅底斜坡颅骨内的动静脉畸形,但术后造影发现在咽和海绵窦仍有少量的残留。

脑内海绵状血管瘤使用内镜手术切除罕见报道。单纯内镜下经蝶切除海绵窦海绵状血管瘤可以避免开颅手术需要跨过神经操作,如果病变不大,可行全切; 但病变很大或是分叶状不利于全切,可能要放弃单纯内镜切除改为开颅切除。

（三）颅内动脉瘤

最近20年里，内镜技术在脑血管疾病中使用最多的是治疗颅内动脉瘤。

1. 内镜显微镜联合颅内动脉瘤夹闭术

神经内镜与显微镜结合夹闭颅内动脉瘤能够增强局部照明，全景化显示术野，消除显微镜筒状视野的盲区，与显微外科技术结合可清晰地显示动脉瘤颈、瘤体、载瘤动脉及其分支、穿支血管以及毗邻结构的关系，保障了手术的安全，提升了手术的疗效，降低了术后并发症的发生率。内镜显微镜联合技术可以用于术前探查、夹闭过程以及术后探查。术前探查主要包括冲洗蛛网膜下腔的血块以暴露动脉瘤颈、囊，并选择最优位置固定，清晰地显示手术视野，为成功夹闭动脉瘤创造基础；夹闭过程中，主要通过同时观察内镜和显微镜显示屏来分离动脉瘤颈、囊部的穿支血管以及确定瘤夹放置的位置；术后探查指夹闭完全后对供血动脉及其分支动脉保护情况的评估。

不论采用翼点入路，还是额外侧或眶上入路，显微镜与内镜观察的方式和内容会不同，一般来说0°角内镜与显微镜的视野类似，但牵拉脑组织或神经的程度轻；由于内镜更靠近观察区域，可以获得深部结构的清晰影像；带角度的内镜有利观察显微镜视野外的区域，角度越大观察的范围越广，常用的是30°角和45°角内镜，角度太大会增加操作的难度，而且习惯内镜和显微镜两个视野的转换也需要一定的学习曲线积累。直径小的内镜可控性优于大的内镜，不容易损伤周围脑组织，但成像质量会有下降。下面以翼点入路为例简述两者的差别。

（1）颈内动脉眼段：在做翼点入路的时候，内镜常被放置在眶顶或是蝶骨大翼上观察，30°或45°角内镜常用。打开侧裂后，显微镜或是0°角内镜常由于视神经的遮挡不容易看到眼动脉的起始部，但是角度内镜常不需要视神经的牵拉就看见同侧的眼动脉。显微镜和内镜都能观察到对侧眼动脉的起始部。30°和45°角内镜在视神经和嗅神经间移动，有助于观察垂体上动脉和颈内动脉到垂体柄的分支和颈内动脉远环等结构。

（2）颈内动脉交通段：显微镜下常不容易辨认后交通动脉的起源和附属穿支，因为这些穿支常起源于后交通动脉内侧，但使用30°或45°角内镜观察非常容易识别后交通动脉的分支，特别是乳头体动脉，内镜放在蝶骨嵴靠近前床突或是第二间隙内常可看清上述结构。脉络膜前动脉与后交通动脉类似。颈内动脉分叉部常有豆纹动脉，脉络膜前动脉或是回返动脉等发出进入前穿支，显微镜不容易观察到，但30°和45°角内镜可以清晰观察前穿支的这些结构。

（3）前交通动脉：内镜能够比显微镜更清晰地辨认Hurbern回返动脉的起源和走行，需要更少的牵拉和分离就能暴露相关结构。0°角内镜的观察就很清晰，角度镜的优势是可以远离观察区域，减少对操作的影响。

（4）大脑中动脉：内镜不能够提供比显微镜更好的视野。

（5）基底动脉分叉：因为其位置较深并且位于关键血管下面或背面，还包括许多重要穿支血管，显微镜对此部位的观察不理想。但使用内镜，经第二或第三间隙，由于距离更近和光线更强，0°角内镜能够提供比显微镜更清晰的视野。30°和45°角内镜不能提供比0°角内镜更好的视野。把内镜放在蝶骨嵴上就足够看清上述结构，如果想把内镜放在脚间池，较细的内镜更安全。

使用内镜处理动脉瘤需要训练，熟悉内镜下的鱼眼效应和失去显微镜下的立体视觉，目前内镜多限于在显微镜视野不能满足需要的情况。内镜显微镜联合技术的使用提高了动脉瘤夹闭的安全性，但是也应当小心术中并发症，比如内镜顶端对神经血管的机械损伤，初始探查过程中引起动脉瘤破裂出血等。使用内镜固定壁比手持内镜更安全，避免医源性损伤神经和血管，特别是在操作角度镜的时候要特别注意风险。在SAH的急性期存在脑水肿，会增加内镜的应用困难。今后随着三维成像、更细镜身、更清晰视野内镜的出现，内镜显微镜联合技术会更加普遍。

2. 单纯内镜颅内动脉瘤夹闭术

经鼻腔途径内镜下夹闭颅内囊性动脉瘤是一项在脑血管病治疗领域中的新技术，其较传统开颅夹闭动脉瘤手术能提供更全面、更清晰的术区视野，并且创伤小。但要注意，经鼻内镜处理颅内动脉瘤与显微镜下动脉瘤夹闭术有较大差别，不仅需要有娴熟的内镜和显微操作技术，还需要一些特殊的手术器械，如枪状动脉瘤夹钳、特殊形态的动脉瘤夹等，这不是短期训练就能够完成的手术。目前主要局限在解剖研究阶段，实际应用多为个案报道。要完成单纯内镜颅内动脉瘤夹闭术，需要对于经鼻入路至颅底中线区的内镜解剖非常熟悉。下面简述常见的手术区域和入路。

1）鞍区及鞍旁区

（1）经鼻腔-蝶窦入路：① 在内镜进入鼻腔后，沿中鼻甲内下方插入，找到后鼻孔，延后鼻孔向上显露蝶筛隐窝，扩张中鼻甲和鼻中隔间手术通道，确定蝶窦开口。② 制作带蒂鼻中隔黏膜瓣用于颅底重建。③ 磨钻磨除蝶窦前壁骨质和骨性鼻中隔后部，开放蝶窦腔。去除蝶窦间隔，显露鞍底，确认两侧颈内动脉隆起和鞍底-斜坡凹陷，确认视神经管和视神经管-颈内动脉隐窝。磨除鞍底骨质，显露鞍底硬膜。④ 切开硬膜，注意海绵间窦，显露垂体。打开海绵窦内侧壁，观察海绵窦内的神经和血管。

(2) 经鼻腔—海绵窦入路：① 在经鼻腔-蝶窦入路的基础上向外侧扩展，充分显露蝶窦侧壁。② 向内磨除蝶窦底壁并暴露翼管，磨除翼管和三叉神经上颌支(V2)之间的骨质，上方磨除外侧视神经-颈内动脉隐窝骨质，侧方磨除鞍旁颈内动脉管骨质。

2) 前颅底区

内镜经鼻入路显露前颅底，常采用经鼻腔-蝶窦-鞍结节/蝶骨平台入路和经鼻腔-蝶窦-筛板入路。

(1) 经鼻腔-蝶窦-鞍结节/蝶骨平台入路：① 内镜进入鼻腔后，在中鼻甲根部确定蝶窦开口，切除一侧中鼻甲并扩大鼻中隔间手术通道；② 制作带蒂鼻中隔黏膜瓣用于颅底重建。③ 磨钻磨除蝶窦前壁骨质和骨性鼻中隔后部，开放蝶窦腔，磨除蝶窦间隔，显露鞍底，确认两侧颈内动脉隆起和鞍底-斜坡凹陷，确认视神经管和视神经管-颈内动脉隐窝等骨性结构。④ 磨除后组筛窦气房，形成前方到蝶骨平台和筛骨交界，后方到斜坡凹陷，两侧到蝶窦侧壁的颅底手术空间。⑤ 磨除上半部分鞍底、鞍结节、蝶骨平台，向两侧磨除颈内动脉视神经隐窝和鞍旁两侧颈内动脉管表面部分骨质。⑥ 显示硬膜，注意前海绵间窦。切开硬膜，显露视神经、视交叉、双侧嗅神经和额叶底部皮质。

(2) 经鼻腔-蝶窦-筛板入路：① 切除双侧中鼻甲，行右侧鼻中隔带蒂黏膜瓣用于颅底重建。② 切除钩突，开放筛泡，进入筛窦。③ 向前切除全部前、中、后组筛窦气房，向两侧磨除筛窦气房到纸样板。形成前方到额窦，后方到斜坡凹陷，两侧到纸样板(眼眶内壁)、中间是筛板、筛顶、蝶骨平台、鞍结节、鞍底的前颅底手术通道。④ 磨除蝶骨平台、鞍结节、残余筛窦气房、筛板、筛顶骨质，电凝切断筛前、后动脉。显露前方到额窦，后方到鞍底前方，两侧到眼眶内壁的前颅底硬膜区域。

经鞍结节-蝶骨平台入路可充分暴露大脑前动脉A1、A2段和前交通动脉，能控制双侧A1远端、A2近端和前交通动脉的血流（**见图4-5-7A、B**）；对瘤体指向前上方的动脉瘤可以清楚地显示瘤颈和穿支血管，最适合通过该入路夹闭。经海绵窦入路可用于暴露斜坡旁和床突旁的颈内动脉部分，一方面可在术中对近端血管进行控制，另一方面用于处理位于内侧的眼动脉或垂体下动脉动脉瘤。

3）斜坡区

内镜经斜坡入路：① 显露骨性蝶窦开口；② 切除右侧中鼻甲，做右侧鼻中隔带蒂黏膜瓣；③ 去除所有附着于蝶窦下壁的残余犁骨，确定翼管开口和翼管动脉、翼管神经，在翼管内侧，向下后方磨除蝶窦底壁，直至颈内动脉转折处；④ 对于上斜坡病变，磨除鞍底、斜坡凹陷、病变侧鞍旁和斜坡旁颈内动脉管表面骨质后，抬起垂体，去除鞍背骨质和病变侧颈内动脉管后壁骨质，继续去除斜坡骨质显露硬膜；⑤ 对于中、下斜坡病变，去除翼管水平以上的双侧颈动脉管之间的斜坡骨质；切开并剥离鼻咽部黏膜，磨除下斜坡骨质，显露斜坡硬膜，切开硬膜切除硬膜下病变。

经斜坡入路可用于暴露和处理椎动脉远端、小脑后下动脉近端、基底动脉及其分叉处、小脑上动脉近端、大脑后动脉和后交通动脉近端的动脉瘤（**见图4-5-7C**）；最适合夹闭瘤体指向腹外侧的基底动脉段动脉瘤。

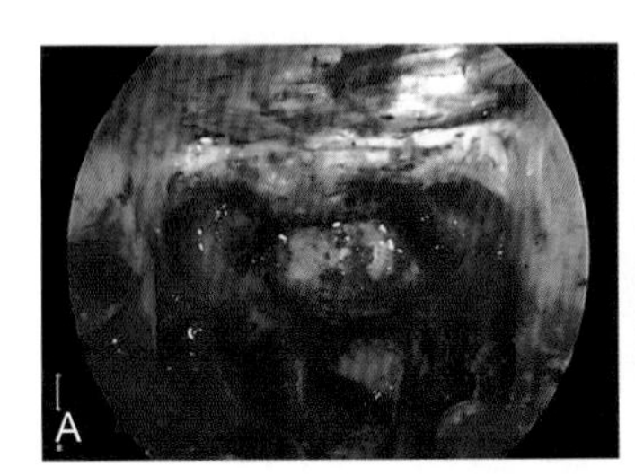

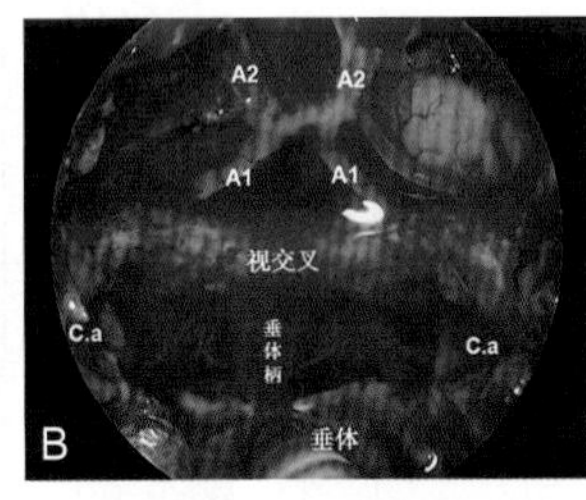

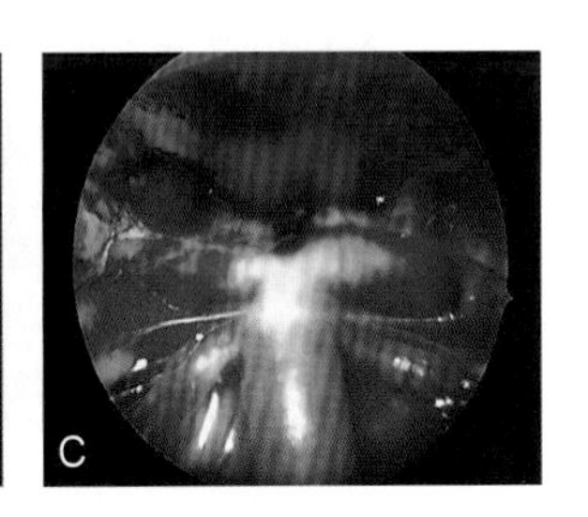

图4-5-7　单纯内镜经鼻处理颅内动脉瘤

注：A. 扩大颅底入路的显示范围；B. 经鞍结节-蝶骨平台入路显示的结构；C. 经斜坡入路显示的结构

单纯内镜经鼻处理颅内动脉瘤最大的风险在于术中动脉瘤破裂而不能有效地控制出血，所以未破裂动脉瘤相对安全。急性期处理破裂动脉瘤，可能因为高颅压，打开硬膜后脑组织下疝，影响手术操作，应该尽量避免。

3. 临床实践

患者为女性，62岁，头晕1周行CT扫描发现颅内占位，复查CTA示双侧颈内动脉+前交通动脉瘤。查体：意识清楚，颈软，精神欠佳，对答切题，查体合作；双瞳孔等大、等圆，直径2.5 mm，对光反应灵敏；四肢肌力V级，肌张力正常。生理反射存在，病理反射未引出（见图4-5-8～图4-5-10）。于2015年12月3日在复旦大学附属华山医院神经外科行经鼻内镜左侧颈内动脉瘤+前交通动脉瘤夹闭术。

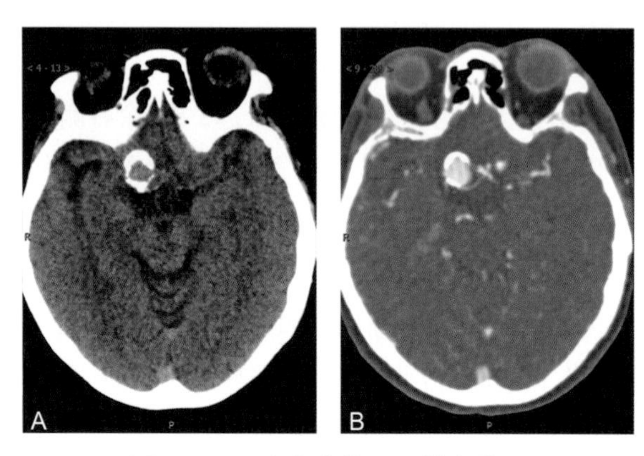

图4-5-8　患者术前CTA检查结果

注：A. 右侧颈内动脉床突段见一球状突起，大小约2.26 cm × 2.17 cm，瘤颈长约0.57 cm，指向上方；瘤体壁见多发斑块状钙化灶；B. 增强后显示颅内各主要血管显影清晰，未见明显窄及局限性突起影，各血管走行位置未见明显异常

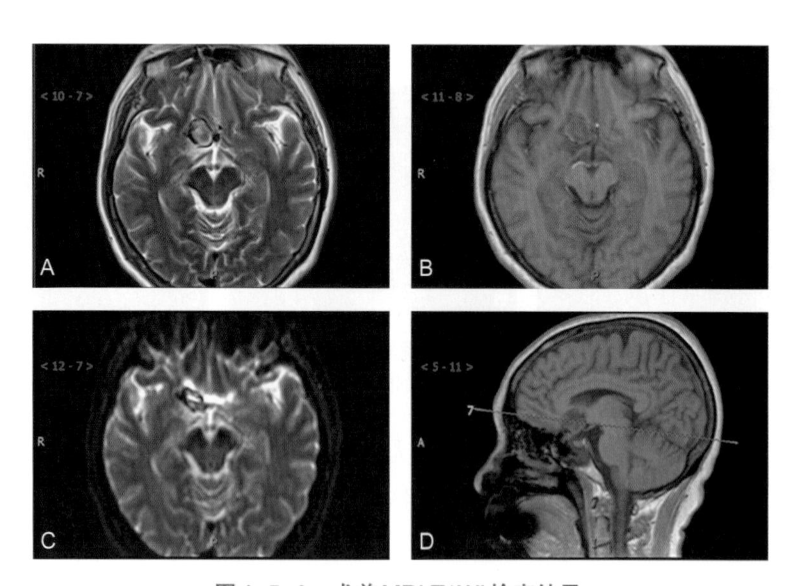

图4-5-9　术前MRI T1WI检查结果

注：A. 右侧鞍上区可见一类圆形异常信号影，大小约1.7 cm × 1.2 cm；B. T1呈周围高信号、中心等低信号；C. T2呈周围低信号、中心高信号，周围脑实质略受压，余脑实质内未见明显异常信号影；D. 脑沟、脑裂未见明显加深；脑室系统未见明显扩大；中线结构居中

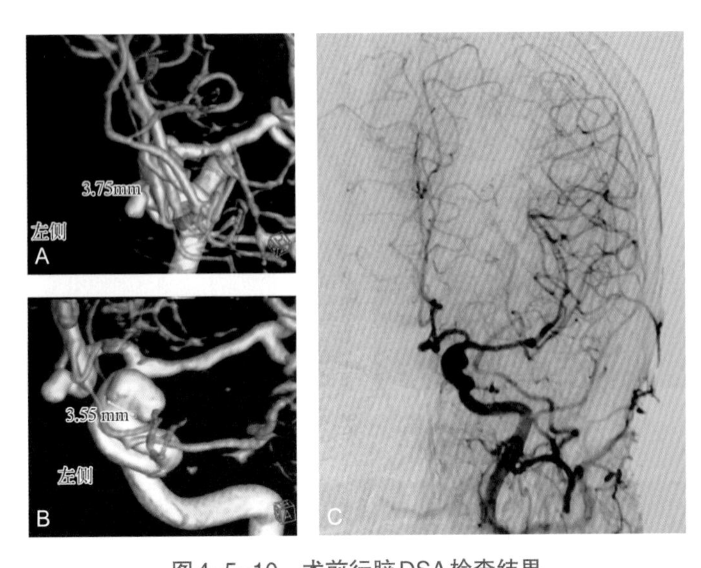

图4-5-10　术前行脑DSA检查结果

注：A、B. 左侧颈总动脉三维重建显示前交通动脉囊状动脉瘤，朝向内下，大小约3 mm × 2.5 mm，眼动脉段囊状动脉瘤，朝向上；C. 左侧颈总动脉DSA

患者取仰卧位，先行颈内动脉球囊置入左侧颈内动脉岩骨段备用，头架固定头位，头后仰15°角、偏右10°角，神经导航注册，0.5%碘酊消毒面部、口鼻腔。双侧鼻腔用肾上腺素液浸润后移入内镜，镜下切除右侧中鼻甲，分离黏膜，见蝶窦开口，备鼻中隔黏膜瓣，磨除骨性鼻中隔后部，分离左侧黏膜，扩大蝶窦开口，清除蝶窦黏膜，磨除蝶窦中隔，暴露鞍底、鞍结节及蝶骨平台，磨除鞍底前壁骨质，扩大鞍底骨质磨除范围，骨窗双侧扩大至海绵窦外侧缘，充分减压视神经，暴露双侧颈内动脉床突段，向上扩大至鞍结节及蝶骨平台，海绵间窦上切开硬膜，暴露双侧视神经管及颈内动脉，见右侧颈内动脉眼动脉分叉处大动脉瘤，生长于视神经外侧，瘤壁触及钙化，瘤颈钙化，动脉瘤夹不能闭合，考虑二期介入手术。前交通动脉瘤，向右上方指向，充分暴露瘤颈后予以夹闭，探查双侧A2完整通畅，于左侧颈内动脉眼动脉分叉处向外后方指向动脉瘤，暴露瘤颈后夹闭（**图4-5-11**～**图4-5-14**）。术后复查头颅CT扫描未见出血增加或新发脑梗死，鞍区动脉瘤夹闭术后改变（**图4-5-14**），脑血管造影提示动脉瘤未见显影（**图4-5-15**）。

由于内镜需要有清晰的术野和适当的操作空间，因此，神经内镜适用于未破裂的动脉瘤，或是已破裂但SAH已经吸收的动脉瘤手术，尤其是深部动脉瘤的手术，可以帮助术者清晰地了解动脉瘤结构，还可以探查到瘤蒂具体位置以及动脉

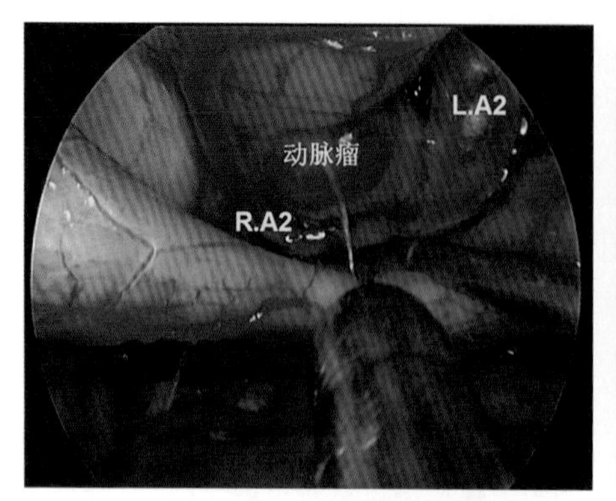

图4-5-11　内镜下暴露前交通动脉瘤

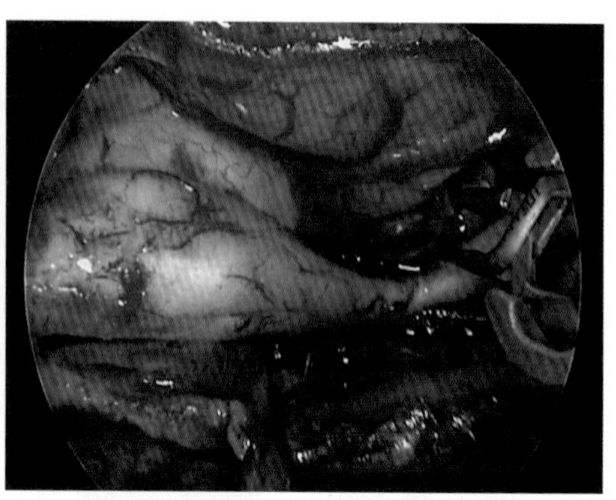

图4-5-12　内镜下夹闭前交通动脉瘤

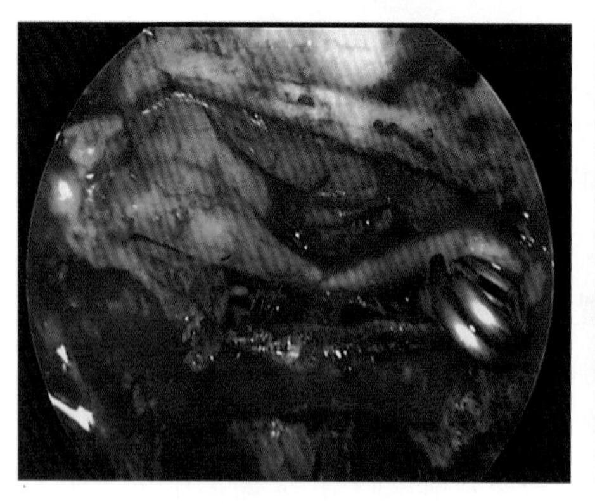

图4-5-13　内镜下夹闭左侧颈内动脉瘤

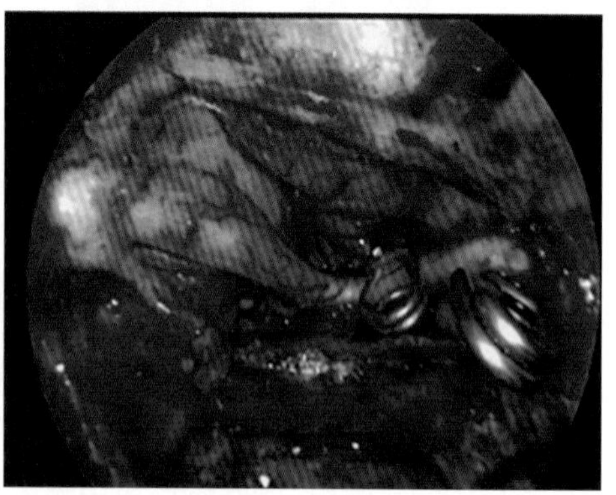

图4-5-14　前交通动脉瘤及左侧颈内动脉瘤夹闭后

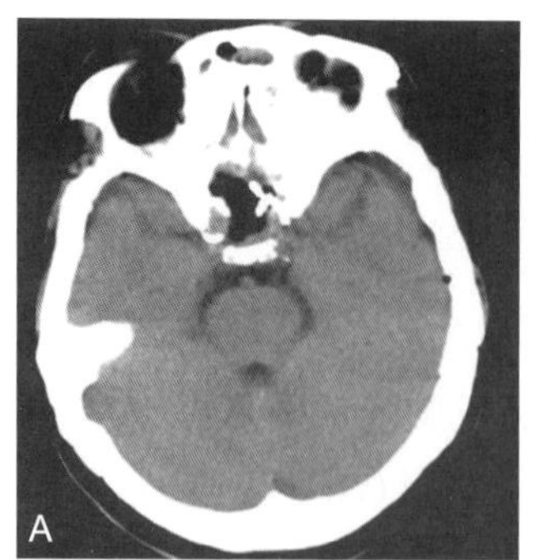

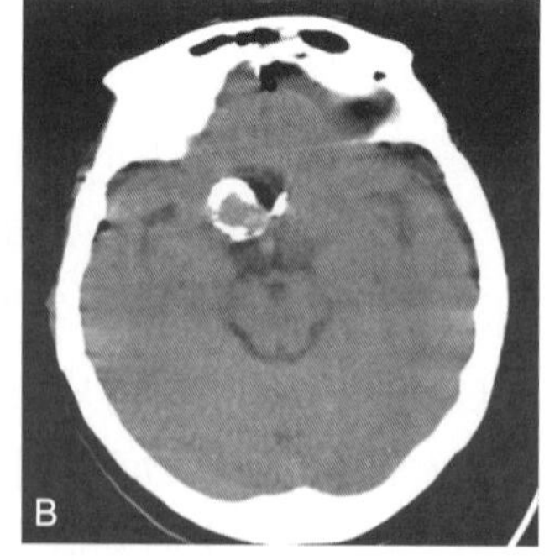

图4-5-15　术后头颅CTA检查结果

注：A. 鞍区见两枚金属夹影，周围结构紊乱，部分筛窦壁及蝶窦壁骨质缺如；B. 右侧鞍上池旁见类圆形结节影，边缘见多发钙化灶。余脑实质内未见明显异常密度影

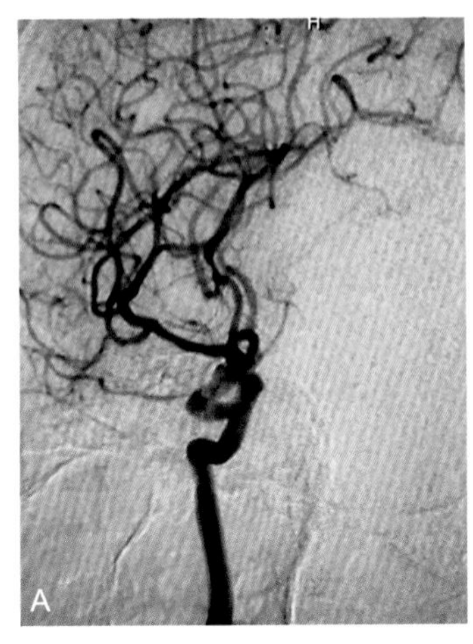

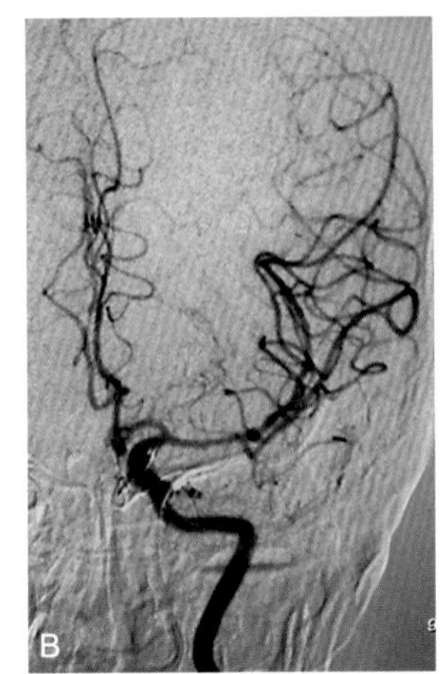

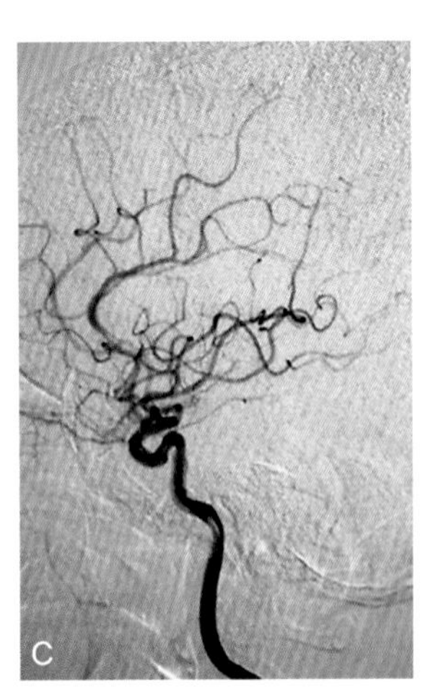

图4-5-16 术后脑DSA造影结果

注：A. 汤氏位片显示，左侧颈内动脉瘤少量残留，前交通动脉瘤未见显影；B、C. 左侧颈内动脉正侧位

瘤后壁下隐藏的穿通支血管，从而减少对周围脑组织、重要神经和血管的损伤，降低手术后并发症的发生率。但对于破裂或伴有SAH的动脉瘤手术，我们仍可以先在显微镜下清除血肿和充分止血，暴露显示动脉瘤及其周围结构后，采用内镜观察动脉瘤具体情况，然后在内镜下完成动脉瘤的夹闭等操作，根据内镜所见的情况，选择最佳视角来夹闭动脉瘤，减少误夹或夹闭不全的概率。其不足之处是内镜会占用一定的手术空间，有时会妨碍手术操作，对术者有更高的要求。

五、展望

由于神经内镜技术发展的时间不长，目前，神经内镜技术应用于神经外科疾病的治疗也具有局限性。但是，随着科学技术及医学影像学的发展、医疗器械的发明与创新、对疾病和治疗措施认识的提高以及观念的转变，神经内镜技术在神经外科发展中的作用将会越来越重要，并成为微创神经外科的关键技术之一。而内镜和显微技术的相互结合也会日渐成熟和完善，摆脱笨重的显微镜及内镜的束缚，戴着“VR眼镜”（虚拟现实头戴显示器设备）完成相关神经外科的手术也将是现实。

（汪 阳，魏凡策，李文强，段 剑）

参考文献

[1] AlAli AB, Griffin MF, Butler PE. Three-dimensional printing surgical applications [J]. Eplasty, 2015, 15: e37.

[2] Apuzzo ML, Heifetz MD, Weiss MH, et al. Neurosurgical endoscopy using the side-viewing telescope [J]. J Neurosurg, 1977, 46(3): 398–400.

[3] Beller S, Hunerbein M, Eulenstein S, et al. Feasibility of navigated resection of liver tumors using multiplanar visualization of intraoperative 3-dimensional ultrasound data [J]. Ann Surg, 2007, 246(2): 288–294.

[4] Broderick J, Connolly S, Feldmann E, et al. Guidelines for the management of spontaneous intracerebral hemorrhage in adults: 2007 update: a guideline from the American Heart Association/American Stroke Association Stroke Council, High Blood Pressure Research Council, and the Quality of Care and Outcomes in Research Interdisciplinary Working Group [J]. Stroke, 2007, 38(6): 2001–2023.

[5] Chen L, Zhao Y, Zhou L, et al. Surgical strategies in treating brainstem cavernous malformations [J]. Neurosurgery, 2011, 68(3): 609–620, discussion 620–601.

[6] Fischer G, Stadie A, Reisch R, et al. The keyhole concept in aneurysm surgery: results of the past 20 years [J]. Neurosurgery, 2011, 68(1 Suppl Operative): 45–51; discussion 51.

[7] Fukushima T, Miyazaki S, Takusagawa Y, et al. Unilateral interhemispheric keyhole approach for anterior cerebral artery aneurysms [J]. Acta Neurochir Suppl (Wien), 1991, 53: 42–47.

[8] Hermann EJ, Petrakakis I, Gotz F, et al. Surgical treatment of distal anterior cerebral artery aneurysms aided by electromagnetic navigation CT angiography [J]. Neurosurg Rev, 2015, 38(3): 523–530; discussion 530.

[9] Ho CL, Hwang PY. Endoscope-assisted transorbital keyhole surgical approach to ruptured supratentorial aneurysms [J]. J Neurol Surg A Cent Eur Neurosurg, 2015, 76(5): 376–383.

[10] Ishizawa T, Fukushima N, Shibahara J, et al. Real-time identification of liver cancers by using indocyanine green fluorescent imaging [J]. Cancer, 2009, 115(11): 2491–2504.

[11] Kang HJ, Lee YS, Suh SJ, et al. Comparative analysis of the mini-pterional and supraorbital keyhole craniotomies forunruptured aneurysms with numeric measurements of their geometric configurations [J].J Cerebrovasc Endovasc Neurosurg, 2013, 15(1): 5–12.

[12] Kano H, Kondziolka D, Flickinger JC, et al. Stereotactic radiosurgery for

arteriovenous malformations, Part 3: outcome predictors and risks after repeat radiosurgery[J]. J Neurosurg, 2012, 116(1): 21–32.

[13] Kim JY, Bae HJ. Spontaneous intracerebral hemorrhage: management[J]. J Stroke, 2017, 19(1): 28–39.

[14] Lan Q, Chen A, Zhang T, et al. Development of three-dimensional printed craniocerebral models for simulated neurosurgery[J]. World Neurosurg, 2016, 91: 434–442.

[15] Lan Q, Zhang H, Zhu Q, et al. Keyhole approach for clipping intracranial aneurysm: comparison of supraorbital and pterional keyhole approach[J]. World Neurosurg, 2017, 102: 350–359.

[16] Lan Q, Zhu Q, Li G. Microsurgical treatment of posterior cerebral circulation aneurysms via keyhole approaches[J]. World Neurosurg, 2015, 84(6): 1758–1764.

[17] Lan Q. Clinical application of keyhole techniques in minimally invasive neurosurgery[J]. Chin Med J (Engl), 2006, 119(16): 1327–1330.

[18] Lander ES. Cutting the Gordian helix—regulating genomic testing in the era of precision medicine[J]. N Engl J Med, 2015, 372(13): 1185–1186.

[19] Lee CC, Chen CJ, Ball B, et al. Stereotactic radiosurgery for arteriovenous malformations after Onyx embolization: a case-control study[J]. J Neurosurg, 2015, 123(1): 126–135.

[20] Li Z, Lan Q. Retrosigmoid keyhole approach to the posterior cranial fossa: an anatomical and clinical study[J]. Eur Surg Res, 2010, 44(1): 56–63.

[21] Liu M, Wu B, Wang WZ, et al. Stroke in China: epidemiology, prevention, and management strategies[J]. Lancet Neurol, 2007, 6(5): 456–464.

[22] McLaughlin N, Cutler A, Martin NA. Technical nuances of temporal muscle dissection and reconstruction for the pterional keyhole craniotomy[J]. J Neurosurg, 2013, 118(2): 309–314.

[23] Molyneux AJ, Birks J, Clarke A, et al. The durability of endovascular coiling versus neurosurgical clipping of ruptured cerebral aneurysms: 18 year follow-up of the UK cohort of the International Subarachnoid Aneurysm Trial (ISAT)[J]. Lancet, 2015, 385(9969): 691–697.

[24] Nathal E, Gomez–Amador JL. Anatomic and surgical basis of the sphenoid ridge keyhole approach for cerebral aneurysms[J]. Neurosurgery, 2005, 56(1 Suppl): 178–185; discussion 178–185.

[25] Nimsky C, Ganslandt O, Von Keller B, et al. Intraoperative high-field-strength MR imaging: implementation and experience in 200 patients[J]. Radiology, 2004, 233(1): 67–78.

[26] Park CK, Choi SK, Kang IH, et al. Radiosurgical considerations for cavernous sinus hemangioma: long-term clinical outcomes[J]. Acta Neurochir (Wien), 2016, 158(2): 313−318.

[27] Pierot L, Kadziolka K, Litre F, et al. Combined treatment of brain AVMs with use of Onyx embolization followed by radiosurgery[J]. AJNR Am J Neuroradiol, 2013, 34(7): 1395−1400.

[28] Postacchini F, Postacchini R. Operative management of lumbar disc herniation: the evolution of knowledge and surgical techniques in the last century[J]. Acta Neurochir Suppl, 2011, 108: 17−21.

[29] Reisch R, Perneczky A. Ten-year experience with the supraorbital subfrontal approach through an eyebrow skin incision[J]. Neurosurgery, 2005, 57(4 Suppl): 242−255, discussion 242−255.

[30] Reisch R, Stadie A, Kockro RA, et al. The keyhole concept in neurosurgery[J]. World Neurosurg, 2013, 79(2 Suppl): S17.e19−13.

[31] Riga CV, Bicknell CD, Rolls A, et al. Robot-assisted fenestrated endovascular aneurysm repair (FEVAR) using the Magellan system[J].J Vasc Interv Radiol, 2013, 24(2): 191−196.

[32] Rohde V, Hans FJ, Mayfrank L, et al. How useful is the 3−dimensional, surgeon's perspective-adjusted visualisation of the vessel anatomy during aneurysm surgery? A prospective clinical trial[J]. Neurosurg Rev, 2007, 30(3): 209−216; discussion 216−207.

[33] Stadie AT, Reisch R, Kockro RA, et al. Minimally invasive cerebral cavernoma surgery using keyhole approaches—solutions for technique-related limitations[J]. Minim Invasive Neurosurg, 2009, 52(1): 9−16.

[34] Tomita R. Sacral nerve function in patients with soiling more than 10 years after low anterior resection for lower rectal cancer[J]. Hepatogastroenterology, 2009, 56(89): 120−123.

[35] van Lindert E, Perneczky A, Fries G, et al. The supraorbital keyhole approach to supratentorial aneurysms: concept and technique[J]. Surg Neurol, 1998, 49(5): 481−489; discussion 489−490.

[36] van Rooij WJ, Jacobs S, Sluzewski M, et al. Endovascular treatment of ruptured brain AVMs in the acute phase of hemorrhage[J]. AJNR Am J Neuroradiol, 2012, 33(6): 1162−1166.

[37] Wang WZ, Jiang B, Liu HM, et al. Minimally invasive craniopuncture therapy vs. conservative treatment for spontaneous intracerebral hemorrhage: results from a randomized clinical trial in China[J]. Int J Stroke, 2009, 4(1): 11−16.

[38] Wilson DH. Limited exposure in cerebral surgery[J]. J Neurosurg, 1971, 34(1): 102−106.

[39] Winkler D, Lindner D, Strauss G, et al. Surgery of cavernous malformations with and without navigational support—a comparative study[J]. Minim Invasive Neurosurg, 2006, 49(1): 15−19.

[40] Yamahata H, Tokimura H, Tajitsu K, et al. Efficacy and safety of the pterional keyhole approach for the treatment of anterior circulation aneurysms[J]. Neurosurg Rev, 2014, 37(4): 629−636.

[41] Zhang HZ, Lan Q. Design and microsurgical anatomy of the retrosigmoid-retrocondylar keyhole approach without occipital condyle removal[J]. Minim Invasive Neurosurg, 2006, 49(1): 49−54.

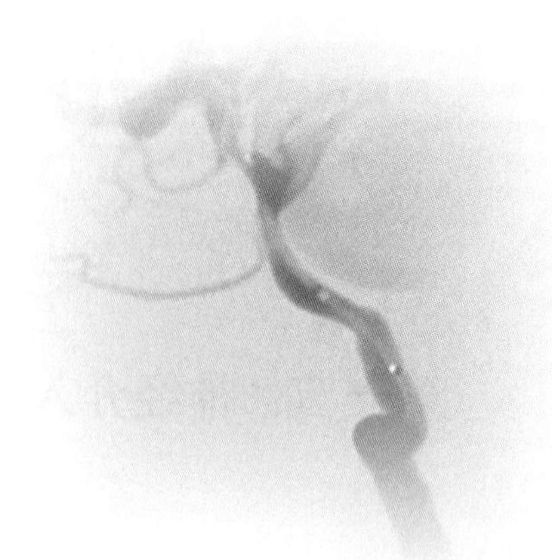

第五章

脑血管病微创介入治疗技术与器具研发

神经介入行业的发展史无疑也是脑血管疾病领域获得重大突破的繁荣史。从一根简单的导管到琳琅满目的器材，从单纯脑血管造影到微创化的血管重塑/封堵/再通，无一不见证了神经介入医师们的智慧和严谨，而这种以医师为主导的进化过程也正是转化医学理念的成功实践。

在短短十余年里，颅内动脉瘤的治疗发生了怎样的变化？机械取栓如何从“不可能”变成“可能”，甚至成为“主流”？这些变化是如何催生出来的？神经介入材料又是如何创新的？让我们一起从历史中寻找线索，从实践中获得真知。

第一节 神经介入发展历史与现状概述

一、概述

介入神经放射学是指在X线的监视下，对中枢神经系统的某些疾病进行诊疗的学科（如对脑血管病、脊柱脊髓疾病以及一些头颈部肿瘤进行栓塞、溶解、扩张或成形等），也称为血管内神经外科学。该项技术简称为神经介入，它是在医学影像设备的引导下，以影像诊断学和临床诊断学为基础，结合临床治疗学原理，利用导管、导丝等器材对多种疾病进行诊断及治疗的一系列技术。该技术的开创使不少疾病的治疗避免了复杂而危险的有创手术，为一些常规外科手术难以达到或难以治疗的疾病开辟了一条新的治疗途径，在降低治疗风险的同时提高了治疗效果。虽然该项技术真正发展的历史不过几十年，但其发展速度和前景却十分令人鼓舞。在这一发展历程中，神经影像学的进步，临床需求和治疗理念的演变、对疾病发病机制和结构认识的不断深入促进了神经介入技术的发展和材料的更新，反过来，神经介入相关材料的不断更新和血管内治疗技术的发展也改变了对某些脑血管疾病的认识，并不断调整治疗的理念。

早在1904年，Dawbarn将石蜡和凡士林混合制成的栓子注入颈外动脉行恶性肿瘤的术前栓塞，可以说是神经介入技术最早的起源。1930年，Brooks切开颈内动脉，用带丝线肌肉条以“放风筝”的方法栓塞颈内动脉海绵窦瘘，这些都是最初进行血管内介入治疗的探索和尝试。1927年，葡萄牙神经科医师Moniz首先使用碘剂作为对比剂，发明了脑血管造影术，这对于脑血管病的诊断具有重大意义，至今仍是大部分脑血管疾病诊断的“金标准”。1953年，瑞典放射学家Seldinger首创了经皮动脉微创穿刺导丝引导动脉插管造影法，对血管内导管技术的发展做出了巨大的贡献，成为介入放射学的基本操作技术，并沿用至今。同时，自1977年Arizona大学的Nudelman等用影像增强器和数字X线成像技术获得了第一张犬的颈动脉时间减影图像开始，Heintzen和Brennecke等于1977—1978年研制成一台可实时减影的设备，对犬的心脏造影进行了数字视频处理后获得了减影图像；Wisconsin大学的Mistretta和Kruger等在1970—1978年间对各种数字减影方法和有关技术进行了深入研究，从而促进了高速、随意和精密的数字影像存储器和数字视频运算处理技术的研究和开发；1980年以后，Ovitt、Christenson、Meaney、Crummy和Strother等相继将DSA技术应用于临床，同时DSA设备开始投入商业生产和临床应用，并在世界范围内快速得到普及。因此，Seldinger穿刺技术和DSA设备的开发应用为神经介入技术的发展奠定了坚实的基础。

我国的神经介入事业虽然起步较晚，但发展迅速。王忠诚院士等于1956年率先开展了脑血管造影术，1983年，凌锋教授赴法国学习后即在国内率先开展了血管内介入治疗。其后，马廉亭、吴中学、李铁林及焦德让教授等均积极地参与神经介入事业的发展之中。在凌锋教授及上述几位老一辈专家的积极推动下，国内神经介入技术的发展开始步入了快车道，在全国呈现出蓬勃发展之势；同时也培养了一批优秀的神经介入专业技术人才，为国内神经介入事业的发展也做出了突出的贡献。神经介入技术发展之初，由于材料匮乏，多只能进行颈动脉-海绵窦瘘及颅内动静脉畸形（arteriovenous malformation，AVM）的血管内介入治疗等。此后，由于介入相关材料和器械的不断改进，渐渐扩大到对颅内动脉瘤、颅外动脉及脑动脉狭窄以及某些颅内肿瘤行术前栓塞等治疗，均收到了良好效果。同时还对一些介入材料进行研制，使之国产化，生产了弹簧圈、血管内支架、用于脑血管的覆膜支架及血流导向装置（flow diverter，FD）等介入材料，最具代表性的为我国首个颅内专用支架系统（Apollo支架）、上海微创公司生产的颅内覆膜支架Willis和上海长海医院研发的Tubridge密网支架等。另外，我国在某些疾病的诊疗上已处于国际领先水平。如凌锋教授在20世纪80年代初即率先开展了选择性脊髓血管造影术，并对脊髓血管病进行诊断和治疗。她提出了脊髓血管畸形的分类和治疗个体化策略，得到了国际上的重视和认同。

经过30多年的发展，我国神经介入技术、脑血管病研究、材料研发及神经影像技术等虽然取得了显著的成绩，全国各地主要三级以上医院也大多开展了神经介入操作技术。但是存在的问题也依然明显。首先，从业专业技术人员较为复杂，神经介入技术水平相差悬殊；其次，缺乏完善的神经介入技术培训体系，神经介入规范化培训的必要性和紧迫性需得到重视；再次，神经介入高值耗材严重依赖进口，自主研发生产的介入相关产品种类不多、规格不全、产品质量亟需提高；此外，脑血管病基础与临床研究相对滞后，限制了治疗理念的更新和介入材料的研发思路。如颅内支架植入患者的抗血小板药物的合理使用，缺血性脑血管病患者支架植入与动脉瘤破裂需支架辅助栓塞治疗时抗聚药物的使用的不同；动脉瘤介入治疗后复发的机制与防治；颅内AVM的血管构筑对治疗策略的影响；急性脑动脉血栓形成的急诊取栓规范化评估等等。

二、颅内动脉瘤的血管内介入治疗

颅内动脉瘤血管内治疗的历史其实是一部栓塞材料发展的历史，它经历了最初的球囊（20世纪80年代后期）、各种方式可解脱的弹簧圈、用于宽颈动脉瘤辅助栓塞的各种支架到FD的应用等的演变。治疗理念也从最初的栓塞动脉瘤瘤腔转变为载瘤动脉重建，治疗的范围也从规则窄颈的动脉瘤发展到各类复杂动脉瘤的神经介入治疗。在神经介入技术快速发展的过程中，同时也存在一些问题，如颅内动脉瘤介入治疗术后复发率高，动脉瘤破裂急性期支架植入术中急性血栓形成，有些巨大复杂动脉瘤难以行血管内介入治疗等。围绕这些临床中的实际问题，新的神经介入材料的研发、抗血小板药物的使用以及治疗理念的转变等也在不断更新变化。

20世纪70年代初，球囊导管技术的发展，使神经介入技术的应用领域更加广泛。1972年，Wholey应用球囊治疗颅内动脉瘤时球囊内大多注入甲基丙烯酸-2-羟乙酯（2-hydroxyethyl methacrylate，HEMA），栓塞时尽量保持载瘤动脉的通畅。当时，栓塞治疗动脉瘤主要适用于不宜手术和全身状态不良的病例。随着同轴导管的发明及微导管的不断改进，动脉瘤的栓塞也从微钢圈发展到各种方式可解脱的弹簧圈。具有里程碑意义的是，1991年Guglielmi设计了电解脱弹簧圈（guglielmi detachable coil，GDC）；1992年Moret设计了机械解脱弹簧圈（mechanical detachable spiral，MDS）。动脉瘤的血管内介入治疗由此进入了一个崭新的时代，但是存在复发率较高的问题。随后，针对降低动脉瘤复发、扩大动脉瘤血管内介入治疗适应证及提高动脉瘤栓塞致密度等问题，各种不同生物修饰的弹簧圈、液态栓塞剂Onyx500、各种不同金属覆盖率的支架、多支架辅助栓塞动脉瘤及动脉瘤栓塞辅助用球囊等新的介入材料和神经介入技术应运而生。这些介入相关材料的发展和神经介入技术的进步提高了对宽颈等复杂动脉瘤进行血管内介入治疗的可能性。至此，颅内绝大部分的动脉瘤均可通过神经介入的办法得到微创治疗。但是对于一些巨大、梭形等复杂动脉瘤的处理效果仍欠理想，存在复发率高、占位效应难以消除、费用昂贵等问题。由此，对动脉瘤的治疗由仅针对动脉瘤瘤腔进行填塞转到对载瘤动脉的血管壁重建和修复，覆膜支架及FD随即诞生上市。国际上相关FD如雨后春笋般上市，如最早在临床中得到应用的美国导管栓塞装置（pipeline embolization device，PED）系统，欧洲的Silk密网支架、Fred、Fred Junior、WEB、LUNA、P64和pCANvas等。我国在复杂动脉瘤栓塞治疗方面的研究也紧跟国际前沿。如上海长海医院设计的Tubridge密网支架目前已通过了前期临床试验研究，等待国内上市批准；上海微创公司设计了颅内覆膜支架Willis系统，已在临床得到广泛应用。美国研发的血管内动脉瘤夹闭系统（endovascular clip systems，eClips）被认为是结合了血流导向及瘤腔内血流干扰技术，目前已在欧洲批准应用，正待美国FDA的审核通过，它的临床应用为动脉瘤的治疗提供了更新颖的视角。相信随着介入材料的发展，颅内动脉瘤开颅夹闭有可能完全被神经介入栓塞或血管内夹闭所替代。

三、颅内和脊髓血管畸形的血管内介入治疗

随着对颅内AVM血管形态结构学认识的不断深入，从最初的血管内栓塞治疗的目标是栓塞供血动脉、治愈性栓塞，到如今针对不同年龄段和病史、具有多种治疗手段的个体化治疗方案。在治疗的获益和并发症发生之间寻求动态的平衡，因此，对于颅内AVM的栓塞目前存在着治愈性栓塞、靶点栓塞、立体定向放射治疗或显微外科手术前栓塞、综合治疗和保守观察等多种治疗方案，根据每个患者的具体情况进行个体化选择治疗策略。在这一过程中，栓塞材料的改进也改变着AVM栓塞治疗的策略。1972年，Zanetti应用异丁基-2-氰基丙烯酸酯（IBCA）以及后来合成的正丁基-2-氰基丙烯酸酯（NBCA）栓塞颅内、脊髓AVM和动静脉瘘；1976年，Kerber采用可漏性球囊导管注入IBCA治疗颅内AVM。IBCA和NBCA栓塞剂一直作为颅内和脊髓血管畸形栓塞的主要栓塞剂沿用至今。1999年，欧洲首先批准新型液态栓塞剂Onyx用于颅内血管畸形和富血运肿瘤的栓塞，由于Onyx胶较以往的IBCA和NBCA有更好的可控性，因此，曾被认为将为颅内AVM的血管内介入治疗带来一个新的时代。随着人们使用经验的积累，已能很客观地看待新型栓塞材料的上市，并给予客观、

积极的评价。令人鼓舞的是Onyx在栓塞硬脑膜动静脉瘘(dural arteriovenous fistula, DAVF)方面发挥了独特的作用,使得以往只能开颅或难以治疗的DAVF达到良好的治疗效果。除了栓塞剂的不断改进,栓塞用微导管的不断更新也大大提高了颅内AVM、动静脉瘘血管内介入治疗的治愈率和栓塞率。对疾病本身的认识的也改变着血管内介入治疗的策略。如发现大多颅内AVM是由多个供血单元组成,每个单元之间存在着细小的血管沟通,这为应用Onyx进行栓塞时从一个供血单元弥散到另一个供血单元提供了形态结构学依据;再如通过对DAVF瘘口的病理学分析,得出栓塞近硬脑膜瘘口的静脉端才能彻底治愈该疾病,于是衍生出静脉入路栓塞的神经介入技术。20世纪70年代初期,Djindjian开创了脊髓血管的超选择造影术,此后,Dichiro、Doppman等对脊髓血管畸形进行了栓塞治疗。我国凌锋教授自20世纪80年代初期即进行脊髓血管造影和血管畸形栓塞术,受到国际上的高度认可。

四、缺血性脑血管病的介入治疗

国际上对于颈动脉狭窄的治疗,颈动脉内膜剥脱手术要早于颈动脉支架成形术二十余年。1953年,Debakey首先确立了流行至今的颈动脉内膜切除手术方式,并一直沿用至今。尤其是在北美地区,将其作为颈动脉狭窄治疗的首选方式。因此,当外周血管和心脏介入技术取得巨大进步的时候,神经介入血管内成形技术在相当长一段时间内没有明显进展。直到20世纪七八十年代血管内成形术才被应用到脑血管病的诊断和治疗中来。1980年,Keber医师首先报道了左颈总动脉急性期球囊扩张成形术;1981年,Mathias首次对颈动脉分叉部狭窄患者实施了球囊扩张成形术。20世纪90年代初期,随着冠脉支架技术在临床中的成功应用,国内外陆续开展了颈动脉狭窄支架植入的尝试。早期,由于缺乏相应的远端保护装置,以及所使用的球囊、支架等柔顺性较差,脑卒中发生的并发症及再狭窄率较高。随着各种保护伞、自膨式支架、通过性和顺应性更好的球囊及颅内支架的研发和临床应用,颈动脉支架成形术应用越来越广泛。同时,颅内动脉狭窄的血管内成形术也逐步开展起来。我国自主研制生产的首个颅内专用支架系统(Apollo支架)及Boston公司的自膨胀专用支架(Wingspan支架)具有更好的柔顺性、更小的金属覆盖面、更强的径向支撑力,使技术成功率有更大的提高,成为目前颅内动脉狭窄主要的治疗选择。对于AIS患者,以往只能采取静脉内注射UK或tPA进行治疗,血管再通率较低,缺血再灌注及脑出血事件发生率较高。随着各种神经影像学评估能力的提高,血管内介入治疗成为目前AIS患者救治的热点技术,包括机械碎栓、动脉内接触性溶栓、超声溶栓、急性期血管内机械取栓及成形术等各种介入手段对急性脑动脉血栓形成进行治疗,也取得了令人瞩目的成绩。对于AIS救治的时间窗也得到一定程度的延长:前循环血管再通时间可达6 h,后循环可放宽至8～12 h,对于单纯血管内机械取栓的患者,血管再通时间甚至可以更长,但需要多中心的临床循证医学证据支持。因此,如何通过影像学技术使组织学上的时间窗能够得到延长,亟须进行各类多中心、单中心随机对照试验研究。在以上AIS从静脉溶栓、动脉内接触性溶栓到血管内机械取栓的发展过程中,离不开的是新的介入材料的产生和治疗理念的发展。2000年,Chopko等报道了采用鹅颈式血管内捕获器成功取出了大脑内血栓,立即实现了完全的血管再通;2004年,脑缺血机械取栓(mechanical embolus removal in cerebral ischemia,MERCI)装置获美国FDA批准用于急性脑动脉血栓形成的再通手术;2006年,德国生产Phonex血栓取出装置在欧洲开始被应用于治疗急性脑血管闭塞;2007年,Penumbra被美国FDA批准作为一种新的血栓抽吸装置应用到临床;2012年以后,美国FDA又陆续批准了Solitaire FR、Trevo和Revive支架作为新一代的取栓装置应用于急性血管闭塞的再通手术。新近处于临床试验阶段的LaTis和EPAR激光装置也被用于血管内血栓消除的治疗,其原理是通过光纤将激光能量转化为声能,在微导管的末端产生微气泡达到血栓消融的目的。

总之,介入神经放射学作为一支新兴交叉学科,已成为神经科学诊断和治疗中重要的组成部分,具有广阔的应用前景。神经介入技术已被广泛应用到出血和缺血性脑血管病、头颈部富血运肿瘤的术前栓塞、脊髓血管性疾病的诊疗及其他需要进行脑血管血流评估的一系列临床诊疗活动中,需要专业技术人员掌握多学科知识和技能。为了更好地促进神经介入技术的发展,亟须注意如下几点:一是重视脑血管病的病因学及形态构筑学研究,加强与生物学、力学、仿生学的多学科交叉研究;二是加强脑血管病研究成果的临床转化与介入材料的研发相结合,力求为每一位病患提供最佳的治疗策略和工具选择;三是重视神经影像学在脑血管病评估中的作用,提高对疾病的认识,拓宽治疗的思路和手段；四是要建立基于循证医学依据的新的神经介入技术开发，这样才能使神经介入技术能够朝着正确的方向发展；五是加强神经介入专业技术人员的规范化培训，完善培训考核监督体制，才能提高治疗质量，减少手术并发症的发生，从而真正发挥神经介入微创的特点，最终造福于广大患者。

（陈光忠）

第二节　弹簧圈栓塞的发展与应用技术

颅内动脉瘤介入治疗的飞速发展得益于栓塞材料的日益更新；作为目前最为常用动脉瘤介入栓塞材料——弹簧圈，也经历了从钨丝、MDS、GDC到新型的弹簧圈研发阶段，无论是在材料学还是在解脱方式上的改变，都是为了使动脉瘤的栓塞治疗变得更加安全、有效。同时动脉瘤的治疗理念，也在逐渐从瘤囊内填塞、载瘤血管重建到血流导向、血流重构的理念发展。

一、动脉瘤囊填塞材料与技术的发展

（一）弹簧圈的发展及演变

自20世纪90年代初GDC发明以来，弹簧圈一直处于不断改进过程中，其改进主要围绕着弹簧圈使用材料、弹簧圈各级结构等方面进行，目的是提高动脉瘤填塞的安全性、弹簧圈成篮的能力以及动脉瘤栓塞的密度等。

1. 弹簧圈栓塞治疗颅内动脉瘤的原理

弹簧圈栓塞治疗颅内动脉瘤是一个渐进的病理过程。弹簧圈栓塞术后1周内，动脉瘤囊内容物主要由弹簧圈和血凝块（主要包含红细胞及纤维蛋白）组成。瘤颈处的弹簧圈表面开始出现纤维蛋白的沉积，但尚未发生内皮化。随着时间的推移，1周后成纤维细胞和巨噬细胞开始进入血凝块，同时异物巨细胞开始围绕弹簧圈增殖。瘤顶内的弹簧圈亦开始被纤维蛋白覆盖。炎症细胞、巨噬细胞和成纤维细胞开始向动脉囊内广泛浸润。而在瘤颈部，薄层的纤维蛋白

膜开始形成，薄层的内皮细胞开始沿着瘤颈处的弹簧圈增殖。2周至1个月时，位于瘤顶处的弹簧圈完全被薄层的纤维蛋白所覆盖。在这一阶段，成纤维细胞、炎症细胞、巨噬细胞和纤维细胞大量浸润瘤顶部血凝块，并开始分泌胶原蛋白；而在瘤颈处，伴随着瘤颈处弹簧圈表面的纤维蛋白沉积，瘤颈边缘开始内皮化。1～3个月时，动脉瘤囊内的弹簧圈仍被纤维蛋白覆盖，此时巨噬细胞大量聚集在动脉瘤囊内，而炎症细胞则大量消失。在动脉瘤颈，由内皮细胞和成纤维细胞构成的薄膜基本形成。3～12个月时，动脉瘤顶和弹簧圈之间开始出现组织连接。同时伴有多核巨噬细胞参与的异物反应，而瘤顶部则完全被内皮细胞覆盖。1年后，弹簧圈发生机化与动脉瘤壁成为整体，而瘤颈部彻底被纤维结缔组织及内皮细胞覆盖，动脉瘤达到治愈。

2. 弹簧圈柔软度的提升

由于大多数弹簧圈采用的材料类似，弹簧圈使用材料的刚性系数（G）相似，单位长度上缠绕的圈数（n）$k=\dfrac{D_1^4G}{8D_2^3n}=\text{Stiffness}\propto\dfrac{D_1G}{D_2n}$ 也类似。根据公式，弹簧圈的柔软度主要取决于它的以一级结构和二级结构的直径。而弹簧圈的柔软度对动脉瘤填塞的安全，尤其是在动脉瘤收尾时显得更为重要。因而在常规硬度弹簧圈的基础上（标准硬度，K因子160～240），各公司推出了使用更细金属丝编织成的柔软（K因子58～160）和超软（K因子10～58）弹簧圈，如常用的Hypersoft、Axium等都有较好的柔软性。

3. 弹簧圈形态的改进

大多数弹簧圈的二级结构都是弹簧样结构，即圆柱形；而Micrus公司研发了一种新的弹簧圈，它的二级结构是delta形的。这样的一个拧成麻花型的二级结构在碰到阻力时改变方向就变得更容易。Delta靠的是二级结构的变化导致方向的改变，而弹簧圈靠的是二级螺旋的改变，其实是三级结构的变化来改变的。相比之下，Deltapaq这种随机转点的出现减少了动脉瘤内的分区，弹簧圈更容易找到动脉瘤内的空间，使得动脉瘤填塞也更为致密。

在弹簧圈的三级结构上，传统弹簧圈使用的往往是二维圆环状的设计，但是Microvention生产的VFC弹簧圈却是个例外，VFC弹簧圈采用复合环和波浪形的复合设计，使得弹簧圈分布更均匀，填塞密度更大，寻找空间能力强，放置更容易，且某一型号弹簧圈可适应不同大小的动脉瘤。三维弹簧圈是在弹簧圈的三级结构上使用立体三维的设计。除了二维设计之外，现在常用的弹簧圈还有三维弹簧圈，这类3D设计的弹簧圈主要有两种：一种是预制型设计；一种是顺应型设计。预制型设计的弹簧圈有Codman的Micrusphere、Microvention的Cosmos、Stryker公司的GDC 360等，这类弹簧圈的特点在于将一个三维弹簧圈从保护鞘中退出时，如果完全没有阻力，他们都会维持一个固定的形状。但是将弹簧圈在一个有阻力的空间中展开时，有的弹簧圈就会尽可能尝试保持其固有的形态，通过整个弹簧圈的反转来实现，这就是预制型设计，这种弹簧圈对动脉瘤壁的张力较大，更容易稳定成篮，但可能增加破裂风险。而另一种为弹簧圈在碰到相应的阻力时就会顺应着这个阻力改变其走形，而不强求维持其原来的形态，称之为顺应型设计，即随机转点设计，如Medtronic的Axium、Codman的Orbit弹簧圈等。这种弹簧圈在填塞动脉瘤时每次填塞，出来的结构都不一样，更易于调整，相对来讲对动脉瘤张力小，填塞时更安全。

4. 弹簧圈的修饰

弹簧圈填塞动脉瘤的最终目标是尽可能在动脉瘤内填入更多的圈增加填塞密度，并尽快地促进动脉瘤内形成血栓。为达到这一目的，在传统“裸圈”的基础上各大公司均推出了各自的修饰弹簧圈，如Hydro、Matrix、Cerecyte等。水凝胶（Hydro）弹簧圈有两代，第1代Hydro就是在弹簧圈的外层再加上水凝胶，弹簧圈的体积可以在20 min内膨胀到原有体积的5～11倍，但是这个弹簧圈使用时柔软度欠佳，使用前需要熏蒸准备，且有时间限制，弹簧圈必须在5 min内填塞完毕。第2代水凝胶弹簧圈则是将凝胶放在弹簧圈的中央，凝胶膨胀后能够将环之间的间隙填满，在使用上克服了第1代弹簧圈的上述缺陷，柔软度提升，不需要蒸汽准备，且填塞时间不再有5 min的受限。Styker公司的Matrix弹簧圈就是在普通裸圈的外层增加了一层PGLA涂层，涂层在吸收的过程中促进动脉瘤内炎症反应，促进血栓形成。Micrus的Cerecyte弹簧圈采用了可吸收的聚乙醇酸（PGA）作为抗解旋材料，同时抗解旋丝由一般情况下的2条增加到6条，PGA在吸收过程中可诱导瘤颈处的组织反应，促进动脉瘤的愈合。Axium弹簧圈的修饰圈更加巧妙，它采用了是一种微纤毛的技术，将一些纤毛缠绕在抗解旋丝上，然后固定在一级螺旋的弹簧圈上。纤毛由两种成分组成：一种是PGLA；一种是Nylon。这种纤毛圈有两大优势：一是利用纤毛的机械阻挡作用，使进入动脉瘤内的血流减少，流速减慢；另外一种是利用纤毛材质本身的作用，Nylon致栓性极强，PGLA与Matrix的涂层一样的材料，能够诱导组织炎症反应，形成稳定的血栓。从临床实践来看，各种修饰圈的确增加了动脉瘤的栓塞体积，但是目前并没有明确的临床证据支持他们的应用改善了动脉瘤的长期预后。

以Matrix为例，尽管猪动物模型研究显示Matrix弹簧圈能够增加动脉瘤内的纤维蛋白和血栓形成，但是2014年发表在《美国神经放射学杂志》(*AJNR*)的MAPS(Matrix and Platinum Science)试验结果显示，Matrix弹簧圈在1年期的随访研究中并不优于普通铂金弹簧圈。因此，修饰圈的临床作用尚需要进一步研究加以证实。

5. 新型弹簧圈

Medina弹簧圈(Medina medical)整个结构由一个核心的金属环与周围具有自膨胀性能的金属网状结构组成(**见图5-2-1**)，与传统弹簧圈不同的是它使用了金属网状结构取代了传统弹簧圈的单一金属丝。初步结果显示其操作方便，增加了动脉瘤的填塞体积，但是长期效果如何仍未知。

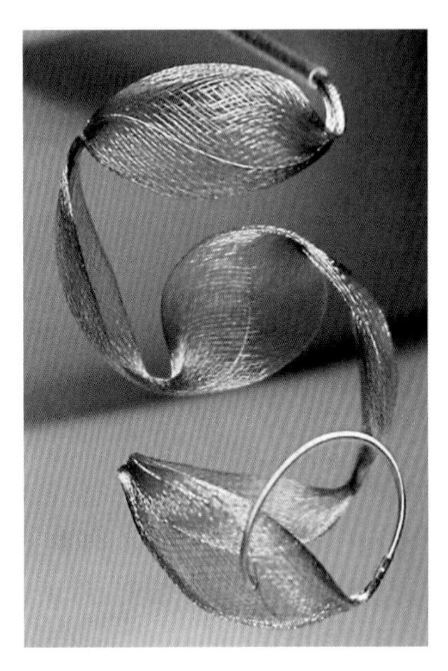

图5-2-1 Medina弹簧圈实物图

(二) 辅助栓塞技术

尽管弹簧圈的制造工艺及技术不断改进，但宽颈动脉瘤及复杂动脉瘤一直是血管内栓塞治疗的难点。在宽颈动脉瘤和复杂动脉瘤治疗过程中，单纯弹簧圈填塞，往往很难在获得满意栓塞的同时防止弹簧圈突入载瘤动脉。因而，在临床上，出现了各种辅助弹簧圈栓塞的技术及材料，其中以微导管、球囊和支架应用最广。

1. 单纯弹簧圈填塞常规方法及常用技术

动脉瘤栓塞通常采用股动脉入路，首先将6F的导引导管置于颅内动脉内以便为微导管提供足够的支撑力，然后选好工作角度(工作角度能够清晰地显示动脉瘤和载瘤动脉)，当微导管在微导丝导引下置入动脉瘤腔内时，在路图(roadmap)下置入弹簧圈，填入弹簧圈前可将动脉血压降低15%～20%。第一个弹簧圈的直径应大于瘤颈，等于或小于瘤体最小颈，尽可能长一些，使其在瘤腔内能紧贴瘤壁盘成篮状，填塞满意后进行解脱。当动脉瘤被最大限度闭塞或术者考虑如继续填塞易导致动脉瘤破裂、载瘤动脉闭塞等风险时，应当结束手术。常用的弹簧圈填塞技术包括微导管塑形技术、三维成篮技术、分部填塞技术和双微导管技术。

2. 球囊辅助弹簧圈栓塞技术

（1）辅助栓塞常用球囊：1997年，Moret发明了球囊重塑形技术（balloon remodeling technique，BRT）即球囊辅助弹簧圈栓塞技术，随后该技术被Aletich等引进美国，并于2000年将其应用成果发表在美国神经外科杂志*Neurosurgery*上。最初BRT技术采用的球囊为乳胶球囊，此类球囊顺应性差，在血管弯曲处无法提供良好的保护，随后逐渐被硅胶和硅橡胶球囊所替代。

目前临床上常用的球囊是顺应性（HyperGlide）球囊和高顺应性（HyperForm）球囊，两种球囊均由单腔导管和不可解脱低压球囊组成。两者采用直径0.01英寸[①]的Xpedion微导丝，一方面能够有利于球囊精确定位动脉瘤颈，另一方面能够封闭球囊导管管腔使球囊通过导管旁孔隙膨胀。HyperGlide球囊为椭圆形顺应性球囊，主要用于辅助重建宽颈动脉瘤的侧壁，栓塞时其腔内微导丝需放置在球囊导管以远，以便为球囊提供理想的稳定性。该球囊适用于颈内动脉及椎动脉动脉瘤的栓塞。HyperForm为圆形高顺应性球囊，通常用于复杂分叉部位动脉瘤的栓塞。其特点是球囊头端能够突入血管分叉，球囊通过膨胀能够良好地覆盖分叉部动脉瘤的瘤颈。此外，HyperForm球囊能够使部分球囊突入动脉瘤瘤颈附近的穿支动脉中，起到保护穿支动脉的作用。HyperForm球囊由于良好的柔韧度和顺应性使其可应用于小动脉（如小脑后下动脉、大脑后动脉、前交通动脉）等。然而，上述单腔球囊存在一定缺陷：球囊排空过程中存在血液进入管腔内导致球囊无法再次充盈或无法排空可能，一旦血凝块堵塞充盈口将给术中带来极大不便。因此，在使用上述球囊过程中，一定要避免采用回撤导丝的方法排空球囊。

针对这一问题，目前一些改良球囊开始应用与临床。例如，Ascent球囊导管和Scepter球囊导管。Ascent球囊导管在2008年通过美国FDA认证并开始应用于中枢及外周血管的治疗；Scepter球囊导管于2012年通过美国FDA认证。上述两种球囊导管采用同轴双腔设计技术，其主要管腔可容纳0.014″导丝通过，可用

---

① 英寸（in）：为非法定长度单位，1 in=2.54 cm。

于输送0.010″和0.018″的弹簧圈。其外层管腔用于输注造影剂与内层管腔不相通，相较于HyperGlide与HyperForm这种单腔球囊，不存在管腔血凝块导致球囊充盈或释放缓慢的问题，同时球囊扩张与否亦不再受导丝位置的影响。

（2）球囊辅助栓塞技术的具体方法：传统球囊辅助栓塞的具体方法是将一个带有棒状球囊的不可脱球囊导管置放在瘤颈处的载瘤动脉内，而将另一根输送弹簧圈的微导管置入瘤腔内，当弹簧圈向动脉瘤腔置入时，充盈球囊阻断载瘤动脉，微弹簧圈置入后，立即缩小球囊，在荧屏上仔细观察微弹簧圈是否稳定，必要时利用导引导管造影证实，然后解脱微弹簧圈，反复多次达到紧密填塞瘤腔而又不累计载瘤动脉的目的，注意为防止缺血时间发生，每次临时阻断载瘤动脉的时间不宜超过2 min（**见图5-2-2**）。

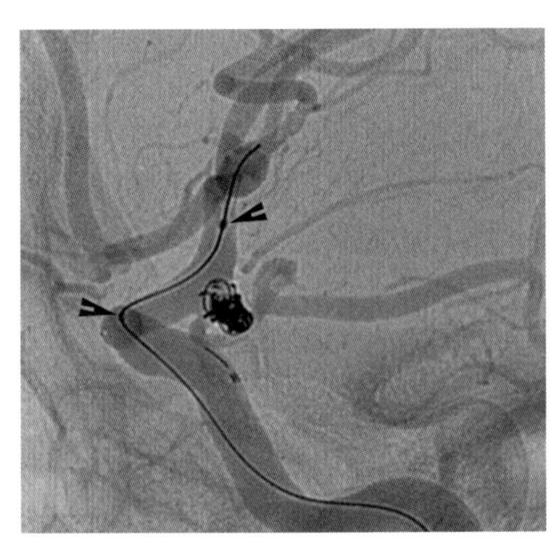
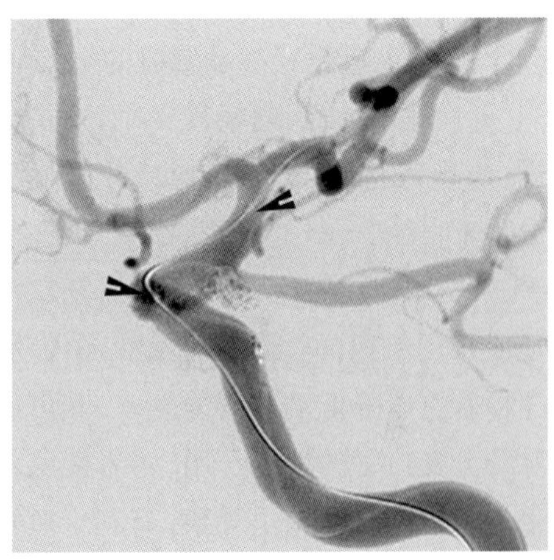

图5-2-2　球囊辅助栓塞后交通动脉瘤

注：球囊跨过瘤颈，后进行弹簧圈栓塞，黑色箭头为球囊Marker。本图由哈尔滨医科大学附属第一医院史怀璋提供

（3）球囊辅助栓塞操作过程中的注意事项：以HyperGlide与HyperForm球囊为例，两者在使用前均需要适当准备。两装置均配套一个无弯折0.01″亲水性Xpedion导丝。其球囊内的填充液为选用的造影剂，包含300 mg/ml碘剂和生理盐水，为了保证球囊扩张过程中的可视性，要求两者比例大于1∶1。但值得注意的是，过高浓度的造影剂会导致球囊放气困难。

术者在使用这两种球囊时还需注意一些技术问题。首先，球囊扩张是压力依赖而非体积依赖。其次，球囊的直径需通过1 ml或3 ml注射器通过连接含造影剂的Y阀控制。再次，过度膨胀球囊扩张会增加动脉壁损伤的风险。此外，回撤导丝抽瘪球囊的过程中易使血液流入球囊管腔内，一旦形成血栓将阻碍球囊的排气。最后，如果无法确定球囊是否扩张时，应立即回收球囊检查。其可能与造影剂填充不正确或逆流血液阻止了造影剂进入球囊有关。若球囊未在可视情况下扩张，很可能会出现过度扩张造成血管破裂的风险。

3. 支架辅助弹簧圈栓塞技术

支架辅助栓塞动脉瘤是在20世纪90年代走进神经介入领域。1995年Higashida率先于人体内开展支架辅助栓塞动脉瘤技术。时至今日，支架辅助栓塞动脉瘤已经成为最广泛应用的介入技术之一。随着人们对动脉瘤发生机制的深入探索以及治疗经验的积累，对支架的认识亦不断提高，支架已经成为绝大多数复杂动脉瘤治疗中不可或缺的重要辅助工具。

1）支架辅助栓塞动脉瘤的优势

（1）保护血管通畅性：对于复杂动脉瘤支架能够稳定动脉瘤囊内的弹簧圈，防止其脱出至载瘤动脉或分支血管，保持载瘤动脉通畅，直径最小的支架可放置于直径2 mm的管腔内。

（2）降低复发率：栓塞术后复发曾是极度困扰介入治疗的难题，ISAT研究证实采用单纯弹簧圈栓塞治疗颅内动脉瘤伴有较高的复发率。支架辅助动脉瘤栓塞可以降低动脉瘤复发率，其可能基于如下几个作用：由于支架对载瘤动脉及分支血管的保护作用，术者能够对动脉瘤进行致密栓塞；瘤颈部支架的覆盖为内皮爬行提供了骨架，有利于血管壁的内皮化；支架能够起到血流导向作用，血液流经动脉瘤处，在瘤颈部位由流入道注入瘤腔，形成涡流后再经流出道流出，涡流的形成是诱发动脉瘤发生及破裂的因素之一。支架网格对动脉瘤瘤颈有一定的覆盖作用，减缓了动脉瘤内血流速度，不易产生涡流，可以防止动脉瘤增长及破裂；支架释放后能改变血管形态，将分叉部位动脉瘤变成侧壁动脉瘤，减少血流对动脉瘤的冲击。

2）常用辅助栓塞动脉瘤的支架类型及特性

目前动脉瘤栓塞过程中应用的支架，依据结构特性分为开环支架和闭环支架两类。

（1）开环支架：开环支架每一节段独立存在，因此顺应性更好，对血管形态影响较小同时具有更高的贴壁性及稳定性。Stryker公司的Neuroform支架是首款颅内血管专用自膨式支架，2002年开始应用于临床。其采用开环设计，由激光雕刻的镍钛合金材料而成，主要由网丝、网孔及显影标记组成。其优点在于Neuroform支架内有导丝，在操作过程中能够保留支架通道，如需要可释放多枚支架，简化操作流程。因此，Neuroform更适合微导管穿越支架技术以及穿越式“Y”型支架释放技术（**见图5-2-3**）。

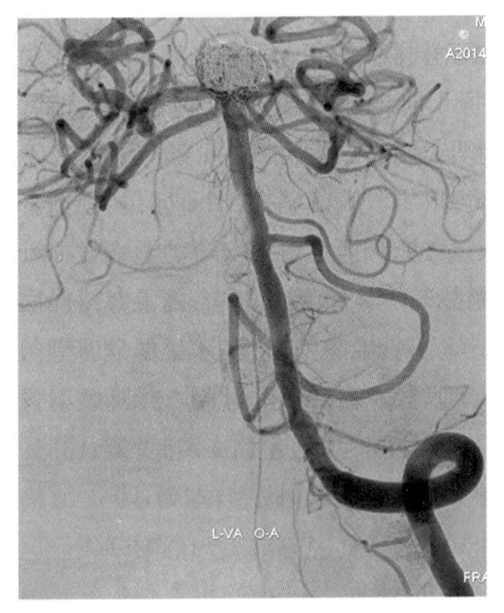

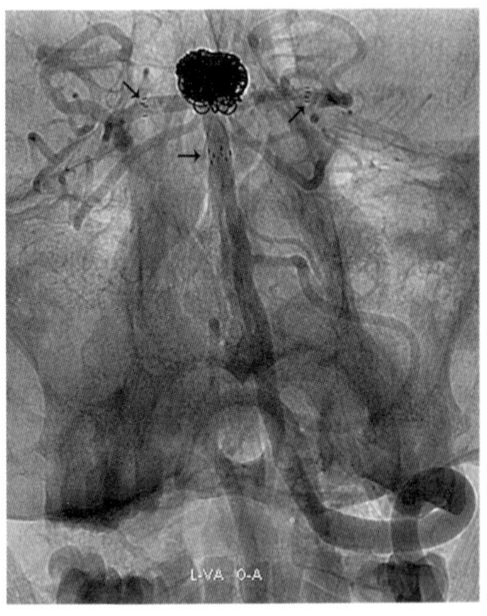

图5-2-3 对吻式Y支架技术栓塞基底动脉顶端动脉瘤

注：黑色箭头为支架Marker，本图由哈尔滨医科大学附属第一医院史怀璋提供

此外，作为分段设计的开环支架其在血管弯曲处，可以通过扩张支架的非连接处或缩小甚至重叠支架非连接处来适应该血管的弯曲。缺点在于当支架扩张过大时，弹簧圈可能会从扩张的非连接处突入甚至完全脱入载瘤动脉，尤其见于所选弹簧圈直径小于正常的非连接处直径时。另外，当支架向管腔内过度突入时，不但易于血栓形成而且在治疗时更易与弹簧圈、导引导丝、微导管等发生缠绕，造成灾难性后果。

（2）闭环支架：目前临床上常见的如Cordis公司的Enterprise支架、Ev3公司的Solitaire支架、MicroVention公司的LVIS支架及Balt公司Leo支架均属于闭环支架。闭环支架的优势在于支架整体性更好，各部位受力一致，能够在部分释放的情况下完全回收，重新调整支架释放位置；缺点是存在支架移位及无法完全打开的问题。闭环支架又可分为雕刻支架和编织支架两种类型。

Enterprise、Solitaire 支架均属于雕刻支架。Enterprise支架是一款激光雕刻高柔韧性闭环设计镍钛合金自膨式支架，其两端都有4个铂金标记，在释放后每个标记在不同平面，有助于提高其在释放时支架在射线下可视性。此外，与Neuroform支架类似，Enterprise支架内置有导丝，可保留支架通路，适合支架重叠释放。其在稳定性方面要明显强于开环支架，并且在释放长度小于全长70%的情况下可完全回收调整位置。然而这种特性限制了支架对天然弯曲血管的适应性。其支架贴壁不良现象明显高于开环设计的Neuroform支架。Enterprise支架的另一缺点就是当较短的支架植入载瘤动脉远近端直径变化较大的血管时，支架近端易发生移位。Solitare支架亦是一款自膨式闭环雕刻支架，采用电解脱方式，完全释放后亦可回收。其头端有3～4个铂金标记，尾端有1个铂金标记，有助于提高其释放时支架在射线下的可视性。该支架网孔大小为2～3 mm，与Neuroform和Enterprise相比网孔较大，所以对血管壁的金属覆盖率最小，在支架释放后导管超选进入动脉瘤囊内时相比其他支架更加容易、可控性更好。其支架内及支架头端均无导丝，非常适合载瘤动脉远端迂曲、微导管无法到达载瘤动脉远端的动脉瘤。此外，由于其可完全重复回收释放的特性，目前临床上开始将其用于急性脑卒中的机械取栓治疗。

编织支架结构不同于激光雕刻支架，其由网丝编织而成，由于其在支架制作过程中加入了可以显影的金属丝，使支架在释放过程中全程可视，更容易获得满意的释放位置。此外，相较于雕刻支架而言，其往往有更高的金属覆盖率，能够在一定程度上起到血流转换装置的作用。目前应用的LVIS支架、Leo支架均属于编织支架。LVIS支架是一款自膨式编织支架，目前已被广泛应用，其特点是金属覆盖率高达23%，介于常规支架（6%～11%）和FD（30%～35%）之间。由于LVIS支架中含两根不透明金属导丝及4个标记点，因此具有良好的可视性。LVIS支架适用于治疗载瘤动脉直径在2.5～4.5 mm之间的颅内宽颈动脉瘤。LVIS支架不仅具有良好的贴壁性，而且因其较高的金属覆盖率，使其具有了一定FD的作用。国内杨新建教授的研究显示单枚LVIS支架较两枚Enterprise支架重叠释放能够更好地降低动脉瘤内血流，而两枚LVIS支架的重叠效果甚至优于单枚Pepiline的作用。同时，与FD相比，LVIS支架对动脉瘤附近穿支血管的影响更低，能够有效降低支架术后缺血事件的发生率。此外，

LVIS支架与雕刻支架相比，网孔直径更小仅0.9 mm，能有效防止微小弹簧圈的脱出。最新的LVIS Jr支架适用于载瘤动脉直径2.0～3.5 mm，金属覆盖率为12%～21%，其特点是可以通过0.017″的微导管，可以更容易到达更小的载瘤动脉。然而，LVIS支架存在迂曲血管释放过程中发生短缩和无法完全打开的问题，同样值得我们关注。

Leo支架同样是一款自膨式雕刻支架，由0.056 mm的镍钛合金编织而成，长度为12～35 mm，含有两条铂金丝。铂金丝作为显影标记纵贯全长，可完全清晰显示支架形态。其可以治疗载瘤动脉直径1.5～3.2 mm的宽颈动脉瘤，该支架在释放过程中支架网格可随着金属丝的滑动而改变，支架在释放90%以前可完全回收。此外，最新的Leo baby支架同样可通过0.017″的微导管释放，使其更易到达病变。

3）支架辅助栓塞技术围手术期药物准备

目前关于支架辅助栓塞动脉瘤手术前后抗血小板药物的使用情况，国内外尚无统一标准。国内多数文献报道使用抗血小板方式如下：对于未破裂动脉瘤患者，术前3 d给予抗血小板聚集药物（阿司匹林肠溶片100 mg，硫酸氢氯吡格雷75 mg）每日一次口服；对于破裂动脉瘤患者，常规术前2～6 h给予负荷剂量的抗血小板聚集药物（阿司匹林肠溶片300 mg，硫酸氢氯吡格雷300 mg）顿服。术中用药无论动脉瘤是否破裂，栓塞过程中应常规全身肝素化，微导管应连接生理盐水滴注，避免导管内血栓形成，这也是世界神经介入联合会推荐的任何血管内治疗手术都应遵守的原则。对于不能经口服用抗血小板药物的患者，可术中静脉给予替罗非班0.5～0.75 mg，术后0.2～0.3 mg/h维持静脉滴注24 h。关于术后抗血小板聚集药物的应用目前尚无定论，关于药物应用与否、应用药物的种类、方式以及时机都存在较大争议。多数专家认为术前1～3 h或术中应用负荷量的抗血小板药物可能不会增加动脉瘤破裂出血风险。但大多数专家建议术后应用拜阿司匹林及硫酸氢氯吡咯雷，其剂量与时间各中心尚无统一标准。

4）出血急性期能否用支架

由于支架辅助栓塞围手术期需要应用抗血小板药物，在破裂动脉瘤急性期能否应用支架，支架辅助栓塞患者是否同时应用抗血小板药物以及药物的种类、方式、时机都存在较大争议。至今仍有部分观点认为急性期应用抗血小板药物可能增加动脉瘤再出血风险，宁可急性期部分栓塞，也不应用支架和抗血小板药物。此外，由于未能充分抗血小板，急性期应用支架术中形成血栓的可能性也随之增加。Bodily等报道，出血急性期应用支架可能增加患者并发症的概率并较单纯栓塞影响患者预后。但亦有研究表明，颅内动脉瘤介入治疗后复发率以及破裂动脉瘤术后再出血率均与即刻致密栓塞程度密切相关。动脉瘤的介入治疗应以致密栓塞动脉瘤为目标，而应用支架和抗血小板药物在确保动脉瘤致密栓塞的基础上是安全的。总之，破裂动脉瘤急性期究竟能否应用支架辅助栓塞，仍需进一步多中心前瞻性对照研究加以证实。

3. 动脉瘤囊内栓塞技术的应用及论证

未破裂颅内动脉瘤国际研究课题（The International Study of Unruptured Intracranial Aneurysms, ISUIA）是最早针对弹簧圈栓塞治疗颅内动脉瘤的临床试验，其试验结论：对于患者年龄＞50岁、动脉瘤直径＞10 mm及后循环动脉瘤而言，血管内介入治疗具有一定优势。2005年，国际蛛网膜下腔动脉瘤临床试验（The International Subarachnoid Aneurysm Trial, ISAT）作为首个前瞻性多中心对比研究，对开颅夹闭和血管内栓塞两种方法的疗效进行比较。该试验共纳入2 143例患者，其1年期随访结果显示血管内介入治疗和开颅夹闭的致死率和致残率总和分别为23.5%和30.9%，进而得出结论：对于破裂的颅内动脉瘤，在开颅夹闭和血管内治疗均可行的情况下，栓塞能够使患者更加受益。目前，国内外指南均建议对于血管内治疗及外科开颅手术均合适的动脉瘤患者，首先考虑血管内治疗（Ⅰ级推荐，B级证据），对于高龄（年龄＞70岁）、高级别动脉瘤性蛛网膜下腔出血（aneurysmal subarachnoid hemorrhage, aSAH）及基底动脉顶端动脉瘤，首先考虑介入治疗（Ⅱb级推荐，C级证据）。

4. 弹簧圈栓塞技术的局限

尽管弹簧圈栓塞已成为治疗颅内动脉瘤的重要方式之一，但存在一定的缺陷。首先，部分动脉瘤形态不适宜栓塞。早期的ISUIA试验结果显示采用铂金裸圈栓塞的患者中，仅55%的动脉瘤能够栓塞完全，24%的动脉瘤能够得到部分栓塞，18%的动脉瘤无法栓塞。其次，栓塞后的弹簧圈压缩、动脉瘤再通仍是影响该技术应用的重要因素，尤其是对于大动脉瘤和宽颈动脉瘤（瘤底/瘤颈＜1.5，或瘤颈＞4 mm）。Crobeddu 等对41项研究8 161例动脉瘤的荟萃分析结果显示，动脉瘤栓塞的复发率为20%。另外，动脉瘤术后再出血同样是不容忽视的问题。2008年，脑动脉瘤破裂后处理试验（The Cerebral Aneurysm

Rerupture After Treatment study，CARAT）针对1 810例患者的研究结果显示，动脉瘤栓塞术后第1年的再破裂率为2.2%，第2年和第3年分别为0.2%和0。研究证实，动脉瘤术后再出血与动脉瘤栓塞的致密程度及瘤颈残留情况密切相关。此外，在某些特定情况下，现有的研究结果也证实开颅夹闭似乎比血管内治疗更好，比如伴有巨大颅内血肿的患者。

综上，动脉瘤的介入治疗目前已成为动脉瘤治疗不可缺少的重要组成方式。但就个体而言，由于动脉瘤的位置、大小、形态各不相同，在临床工作中动脉瘤的手术方式应该由神经外科医师和介入医师共同评估，以期选择最佳的治疗方案，充分提现个体化治疗的理念。

（史怀璋，王朝华）

第三节　基于血流导向理念的颅内动脉瘤介入治疗器械研发与临床应用

一、FD治疗的原理

颅内动脉瘤是供应大脑的动脉血管由于疾病、损伤或先天等因素导致局部的薄弱，并在长期血流冲击下逐渐扩张形成血管壁的异常膨出。动脉瘤治疗的根本在于，通过各种手段将动脉瘤完全自血液循环中隔绝。血管内介入栓塞采取血管内途径，避开脑组织，直达病变，通过动脉瘤腔内栓塞而将动脉瘤隔绝于血液循环，在近年来得到了不断的推广及发展。但其临床应用依然面临两大问题：长期稳定性有待提高（即影像复发率偏高）以及难治性动脉瘤的处理。随着对动脉瘤发生、发展机制的不断研究，血流动力学被认为在动脉瘤发生、生长与破裂，甚至介入治疗后复发中起着极为重要的作用。

单纯弹簧圈填塞后虽然可以改变瘤体内的血流模式，但对瘤颈处载瘤动脉内的血流动力学却没有明显影响。作为机械辅助手段，支架能防止弹簧圈突入载瘤动脉内并提高动脉瘤的栓塞程度，同时亦可引发动脉瘤内和载瘤动脉的血流动力学变化和生物学效应，明显降低动脉瘤的复发率，促进瘤颈的解剖愈合，实现真正意义上的病变血管修复与重建。但是普通颅内支架为提高支架的柔顺性，如Boston公司Neuroform支架、法国Balt公司的Leo支架和美国Cordis公司的Enterprise支架，往往采用低金属覆盖率的疏网孔设计，其对动脉瘤及载瘤动脉的血流动力学影响仍较小。

随着颅内支架的广泛应用，多支架重叠或者多支架辅助弹簧圈栓塞技术被用于某些特殊类型的动脉瘤治疗当中，研究显示动脉瘤处的血流动力学明显改善。在一项针对单纯支架治疗梭形动脉瘤的计算机仿真及血流动力研究中，虚拟植入1～3枚支架后发现梭形动脉瘤壁的平均瘤壁面切应力（wall shear stress，WSS）和经过瘤体最大截面的血流量随着植入支架的增多分别显著下降至原来的2/3，血流相对滞留时间较支架植入前显著延长。与传统单支架辅助弹簧圈栓塞相比，治愈率进一步提升。

基于由支架“血管重建”这一理念及多支架治疗动脉瘤的临床实践，FD开始逐渐出现在人们的视野中。最初的FD本质也即高金属覆盖率（一般为30%～35%）、低孔率密的网孔支架，其理念在于通过提高支架的金属覆盖率，将载瘤动脉向动脉瘤内的冲击血流通过血流转向装置将其导向远端正常血管内，减少局部血流对动脉瘤的冲击，使动脉瘤内的血流得到显著降低，以致瘤内血栓形成、闭塞。同时，支架植入为植入部细胞外基质增添支撑力，促进内膜形成，对局部载瘤动脉的瘤颈有明显的修补和修复作用，实现载瘤动脉的解剖重建，阻止动脉瘤的复发。

FD治疗动脉瘤的病理生理过程具体包括如下4个阶段。① 血流动力学改变：FD被放置后立即起效，即刻改变进入动脉瘤的血流动力学状态。Huang等应用micro-CT重建FD并进行CFD分析显示，FD能够更有效地降低血流速度及WSS，减少涡流，并延长血流在瘤腔内的滞留时间。② 瘤内血栓形成：由于FD安置后流入瘤腔内的血流减少，腔内血液停滞，开始逐渐形成血栓。在这一阶段由于动脉瘤血栓引发的各种炎症反应，会导致血栓进一步增多。术后影像学可以明显提示腔内血栓形成。期间为了避免支架内血栓形成需要使用抗血小板药物，尽管如此仍不能阻挡瘤腔内血栓的发生和发展。③ 内膜修复：因为炎症刺激增生的内皮细胞和新生内膜沿着FD逐渐闭合动脉瘤瘤颈，同时血液中的内皮组细胞、重组人基质细胞衍生因子（rhSDF-1）等多种细胞和因子可参与其中。④ 动脉瘤体重塑：动脉瘤体的重塑不仅发生在FD植入后的即刻，更发生在瘤腔内血栓形成机化和血栓与瘤壁的重吸收过程中。一般认为重吸收是由外围向中心逐渐开始，在因为炎症反应引起的一过性占位效应加重后，颅神经压迫等占位效应开始减轻。随着重吸收的进行，针对巨大动脉瘤后续的影像学检查可以清楚地观察到动脉瘤逐渐缩小，占位效应逐渐完全消失。

二、目前应用于临床FD的介绍

目前应用于临床的FD包括植入于载瘤动脉内的密网孔支架及释放于瘤腔内的FD两大类，其共同的目的都是增加瘤颈处的金属覆盖率，以改善瘤颈部血流动力学，并最终促进动脉瘤的愈合。到目前为止，载瘤动脉内的FD有Pipeline、Silk、Surpass、Fred及国产的Tubridge等。

Pipeline是由48根特殊合金金属丝编织而成的管状结构，编织的金属丝由25%的铂金和75%钴铬合金构成，编织丝中铂金的加入使得PED可以全程显影。装置完全释放后孔隙为0.02～0.05 mm^2，可在血管内提供约30%～35%的金属覆盖率。PED锚定在输送杆上，输送杆在支架以远设计有15 mm的柔软导丝。装置通过0.027ID内腔的微导管输送，常用的是Marksman微导管（eV3，Irvine，美国）。微导管及支架到位后，固定输送杆，回撤微导管开始释放支架，第1代Pipeline在支架远端膨成梭形时，顺时针转动输送杆，即将支架末端从输送杆上释放，然后通过微导管及推送杆的推拉配合使支架在血管内释放和贴壁。最初的PED不能回收，新一代的Pipeline Flex对输送系统重新进行了设计，改进了支架释放时的性能，回撤微导管PED头端自动打开，不再需要转动输送杆，且支架部分释放后可回收。操作者普遍认为操作难度降低，支架定位更准确，与第1代相比失败率、透视及操作时间也明显减少。

Silk（Balt Extrusion，Montmorency，France）是由48根镍钛记忆合金和4根铂金微丝编织（35 μm，术中显影用）而成，两端设计成喇叭形开口，完全释放后孔隙直径为110～250 μm，在瘤颈处提供约35%～55%的金属覆盖率；SFD通过Vasco 21（Balt，Montmorency，France）输送及释放，装置释放＜90%可回收。Silk的新一代产品Silk（+）目前增加至使用96根丝的改进产品，以降低支架的短缩率。

在Silk和Pipeline以后，相继出现了Surpass、Fred、P64及Tubridge等FD，它

们在结构上都有所改进。Surpass是由史赛克公司（Stryker Neurovascular）研发的，它由钴铬合金金属丝编织而成，释放后提供约30%的金属覆盖率，装置的孔密度为21～32孔/ mm²。为提高装置的显影性，Surpass加入了12根铂金丝与钴铬合金丝一起进行编织。为保证装置在不同直径的血管中能提供相仿的孔率，在后来的改进中，不同规格的Surpass采用了不同数量的金属丝进行编织，2.5 mm规格使用48根金属丝（36根钴铬合金金属丝+12根铂金金属丝）编织；3 mm和4 mm的Surpass使用72根金属丝（60根钴铬合金金属丝+12根铂金金属丝）；而5 mm使用了96根丝编织（84根钴铬合金金属丝+12根铂金金属丝）。中国微创医疗器械公司与上海长海医院共同研发的Tubridge装置也使用了类似的设计，Tubridge目前可提供2.5～6.5 mm多种型号的选择，其中＜3.5 mm的型号使用了46根镍钛记忆合金和2根铂铱编织，而大型号的Tubridge（≥3.5 mm）则使用了62根镍钛记忆合金和2根铂铱金属丝编织，自然释放后Tubridge可提供60%～80%的网孔率和30%～35%的金属覆盖率。在完全释放前，Tubridge仍可通过微导管进行回收。

Fred和P64的设计又另有其特点，Fred采用的是双层设计，外层采用16根镍钛合金丝编织，而内层采用48根丝编织，双螺旋的钽金属显影丝在两层之间将两层支架编织在一起，并贯穿整个支架长度。支架两端均为4个喇叭口设计、防止血管损伤的封闭端口，头端及尾端的4个封闭端口中各有相应的显影点来观察支架是否充分打开，目前，Fred有3.5、4.0、4.5、5.0和5.5 mm 5种型号，可适用于2.5～5.5 mm的血管内。装置通过0.027ID的微导管（Headway 27，MicroVention）输送，装置释放≤80%时都可完全回收并重新释放。P64是由64根镍钛丝编织而成，另外有2根白金显影丝螺旋包裹编织支架外，并贯穿整个支架。支架远端呈圆柱形，在支架近端，每8根金属丝聚集成一捆，每捆头端有一个约0.5 mm的显影点。装置通过不锈钢的输送杆输送，在输送杆的远端8捆金属丝锚定开槽的长冠上，一根180 cm长的高分子微导管将支架近端固定在凹槽处。在高分子管的近端有一扭控器固定在输送杆上以固定高分子微导管，避免其移位。支架输送及释放到位后，首先松开扭控器，而后固定输送杆，回撤高分子微导管即可机械解脱装置。也就意味着P64可以完全释放，解脱之前可以再次完全回收。目前有直径2.5～5 mm、长度9～30 mm多种规格，在标准直径下P64的孔率为51% ～ 60%，金属覆盖率为35%～49%（**见表5-3-1**）。

表 5-3-1　各血流导向装置（FD）结构的差异及比较

FD 种类	型　号	编织金属丝*		显影丝设计	喇叭口设计	金属覆盖率	常用输送微导管	是否可回收
		数　量	材　质					
Pipeline	3～5.5 mm	48	25%的铂金和75%钴铬合金	编织金属丝中铂金成分使得支架可以全程显影	否	30 %～35%	0.027 ID Marksman	Pipeline flex 可以完全回收
Silk	2.5～5 mm	48	镍钛合金	4根铂金微丝混编	是	35%～55%	0.021 ID Vasco 21	释放＜90%可回收
Surpass	2.5～5 mm	36（2.5 mm） 60（3～4 mm） 84（5 mm）	钴铬合金	12根铂金属丝混编	否	30%	3.7F 微导管	微导管头端回撤至距输送杆头11 mm前可回收
Tubridge	2.5～6.5 mm	46（＜3.5 mm） 62（≥3.5 mm）	镍钛合金	2根铂铱合金金属丝混编	是	30%～35%	0.029 ID Endopipe	完全释放前可回收
Fred	2.5～5.5 mm	内层48 外层16	镍钛合金	2根钽金属显影丝将两层交织在一起	是		0.027 ID Headway 27	释放＜80%可回收
P64	2.5～5 mm	64	镍钛合金	4根铂金金属丝包绕在支架外侧	近端喇叭口设计	35%～49%	0.027 ID 微导管	机械解脱，解脱前可以完全回收

这些不同FD各自具有突出的特点，它们的出现亦为操作者提供了不同的选择。在FD不断扩大临床应用的同时，针对FD使用缺陷的改进也在不断进行，而且我们应该看到越来越多的FD出现在大众的视野，为神经介入治疗提供更多可能的选择。

动脉瘤腔内FD，主要包括LUNA device（Covidien，Irvine，California）、WEB（woven endobridge device）（Sequent Medical，Aliso Viejo，California）和Medina（Medtronic Medical）等。WEB主要针对的是复杂解剖部位，尤其是动脉分叉部位的宽颈动脉瘤。它通过微导管输送至瘤腔内释放，在瘤颈处提供足够金属覆盖率的同时避免了在正常血管内植入金属异物，从而降低了并发症的风险。WEB最早采用的是一种自膨式、扁平形和双层的网状设计（WEB double layer，WEB－DL），用于调节瘤颈处的血流。在WEB－DL的内外层之间由近、中、远3个结合点组成近端和远端2个腔，网丝为镍钛合金构成，在其远近端有铂金的不透光标志物，装置完全释放后使用电解脱方式释放入瘤腔；目前WEB的设计已经有所改进，这种双侧网状结构已经被单层设计的WEB－SL（WEB single layer）所取代，这样的设计减少了输送杆的大小、提高了装置的输送性能，而后球状的WEB－SLS（a single layer with a more spherical shape）在其基础上进一步提高了输送性能及装置的显影性，可适用于直径为4～11 mm的动脉瘤；整个装置可以在完全释放后再回收。WEB装置于2011年开始在欧洲使用，美国仍在期待WEB－IT（The WEB Intrasaccular Therapy Study）的研究结果。WEBCAST是一项评估WEB治疗分叉部宽颈动脉瘤效果及安全性的前瞻性、观察性多中心对照研究。欧洲10个医学中心的神经放射科参与该研究，入组瘤颈部宽≥4 mm，大小适合WEB装置，位于基底动脉、大脑中动脉、前交通动脉和颈内动脉分叉处的破裂或未破裂动脉瘤。术后1个月评价安全性，6个月评价安全性和影像学改变，12个月及随后5年每年随访疗效。研究显示41例患者术后6个月随访时，56.1%（23/41）动脉瘤完全闭塞，29.3%（12/41）有瘤颈部残余，14.6%（6/41）有瘤体内残余，成功率达到85.4%。所有患者术区均无出血或再出血。该WEBCAST研究表明，WEB装置用于治疗分叉部宽颈动脉瘤时，无论术中或术后短期内的安全性较好，术后6个月随访疗效令人满意，显示其效果和安全性均优于其他治疗装置。但是要真正有效评价这一新型的FD还需大型的RCT研究和更长期的随访来验证此结论。

LUNA FD设计类似于WEB，其由镍金属丝和铂金属丝编织而成，采用自膨式、双层镍网设计。LUNA装置在直径0.027″的微导管辅助下进入动脉瘤，装置释放后在瘤腔内成卵圆形。Piotin等于2012年做过关于LUNA装置的小型前瞻性临床研究，该研究共纳入15名动脉瘤患者，其中包括14例未破裂动脉瘤和1例破裂动脉瘤，动脉瘤直径为5～6.7 mm。15例动脉瘤分布如下：眼动脉旁（5例）、脉络膜前（3例）、后交通动脉（3例）、大脑中动脉（2例）、颈内动脉（1例）、大脑前动脉（1例）。在这15例动脉瘤中，1例操作失败，1例释放失败，1例动脉瘤术中破裂，1例发生血栓事件，4例在球囊辅助下释放支架。Piotin等于2014年报道了欧洲9家介入中心用LUNA FD对63例动脉瘤患者的治疗情况，在术后12个月后对31例患者随访发现，38.7%的病例动脉瘤完全闭塞，32.2%动脉瘤接近完全闭塞，2例（6.25%）患者发生不良事件，分别为载瘤动脉闭塞和LUNA输送导致海绵窦段损伤穿透。在此报道中，LUNA装置导致的死亡率为0，并且在术后6个月之内无不良事件。在2015年，欧洲LUNA市场化后的一项多中心研究12个月随访结果发表，亦被认为安全有效，术后12个月随访时77%的动脉瘤完全或近全闭塞。

Medina（Medtronic Medical）整个结构是由一个核心的金属环与周围具有自膨胀性能的金属网状结构组成的花瓣形3D弹簧圈；在微导管辅助下，Medina在动脉瘤内呈球状，其3D形状能稳定动脉瘤的内部结构。与传统弹簧圈不同的是它使用了金属网状结构取代了传统弹簧圈的单一金属丝，在实际使用中既可以当成篮亦可以用作弹簧圈填塞。初步结果显示其操作方便，增加了动脉瘤的填塞体积。Turk 等于2016年报道了Medina装置用于5例患者（9个动脉瘤）的治疗情况。2017一项早期临床试验报道了15例动脉瘤（动脉瘤基底部直径＞5 mm）患者使用Medina装置临床结局，结果表明Medina在14例动脉瘤中完全释放，并且有10例动脉瘤介入治疗中需要辅助装置。围术期出现3个并发症，但这些并发症均与Medina无关。11例患者的血管造影随访显示4例动脉瘤完全闭塞，6例患者瘤颈部稳定，1例患者瘤颈部增大，结果较为理想。但许多动脉瘤不是球形或泡状，有时需要使用辅助装置来填塞动脉瘤，这也是所有瘤内FD所共有的缺陷。瘤腔内FD的特征总结如表**5-3-2**所示。

表5-3-2 瘤腔内血流导向装置(FD)特征总结

FD	设 计	是否可撤回	释放系统	解脱方式
Medina	金属环与金属网状结构组成的花瓣形3D弹簧圈,在瘤内成球形	可以(类似弹簧圈)	0.021″ ID微导管	机械解脱
WEB	镍钛合金编织而成的圆柱形或球形	可以	0.021″ ID微导管	电解脱
LUNA	镍钛合金编织的双层卵圆形结构	可以	0.021″ ID微导管	机械解脱

三、FD的临床应用

1. FD临床应用的有效性

从Piepline及Silk应用于临床开始,初期的一些小样本研究如PITA等就提示FD可带来极高的动脉瘤闭塞率,Pipeline或是Silk植入后6个月的完全闭塞率可达68%～94.4%。其后的大型研究进一步证实PED、Silk及Surpass等FD的有效性。在目前最大样本的一项研究中,阿根廷Buenos Aires对其之前应用FD治疗的1 000例患者进行总结,发现动脉瘤术后1年闭塞率为80%,8年随访闭塞率为100%,无一例复发。在夹层及梭形动脉瘤中,FD的应用同样能获得良好的影像学结果,Fisher等曾报道65例夹层或梭形动脉瘤使用Pipeline治疗的病例,在27.4个月的随访时间内可有67%的动脉瘤治愈,29%的动脉瘤改善,无患者复发。De Barros Fari的报道中23例夹层动脉瘤3个月的完全闭塞率为87.5%。近来,Zhou等对59篇报道FD有效性的相关文献进行了荟萃分析,文章共纳入了2 263例患者的2 493个动脉瘤,随访时动脉瘤的完全闭塞率可达82.5%(95% *CI*: 78.8%～86%)。在其他的荟萃分析中,数据亦大致相仿。

在对FD的研究中,动脉瘤的闭塞率被认为与动脉瘤的大小、部位等特征及随访时间长短等均有一定的相关性。小型、前循环动脉瘤被认为有相对更高的闭塞率。叶等曾统计了1 371例Pipeline治疗患者的闭塞率情况,小型和大型动脉瘤的闭塞率为83.1%(95% *CI*: 77.8%～88.4%),巨大型动脉瘤为76.8%(95% *CI*: 67.9%～85.7%),前循环动脉瘤闭塞率为82.9%(95% *CI*: 78.1%～87.7%),

而后循环闭塞率为79.1%（95% *CI*：68%～90.2%）。累及分支的动脉瘤往往亦需要更长的愈合时间，Chiu在对3个中心119例动脉瘤的中长期随访时发现，累及分支的动脉瘤半年和1年的完全闭塞率都低于没有分支的动脉瘤，但这部分动脉瘤仍可在2年随访时进一步闭塞。在其他的研究里也观察到了类似的现象，随着时间的延长，动脉瘤完全闭塞的概率亦逐渐增大。Briganti等的荟萃分析显示动脉瘤6个月的闭塞率为74.5%，而12个月的闭塞率可提高到89.6%。在Pipeline栓塞器械治疗无法栓塞或治疗失败的动脉瘤试验（Pipeline for uncoilable or failed aneurysms，PUFS）的长期随访中，动脉瘤的闭塞率可由6个月的73.6%提高到3年随访时的93.4%。阿根廷Buenos Aires的随访结果也显示动脉瘤闭塞率可由术后1年的80%提高至8年随访的100%。此外，支架释放是否贴壁亦为影响动脉瘤闭塞率的因素，支架释放没有完全贴壁情况下可导致支架与血管壁之间的内漏，影响动脉瘤愈合。在Cirillo等的研究中，小型动脉瘤50%的闭塞率明显低于其他小型动脉瘤相关报道的数据，主要原因即为支架释放结果不理想。

从目前研究结果而言，与传统介入治疗相比，FD治疗的疗效明确优于传统的支架或弹簧圈填塞。Feng等对4 294例采用传统血管内治疗方法的颅内动脉瘤患者的荟萃分析显示，支架辅助栓塞和单纯弹簧圈栓塞的完全闭塞率分别为60.58%和36.05%。虽然以上数据难以直接比较，但考虑到各文献中FD常应用于大型、巨大型或复杂的难治性动脉瘤，在动脉瘤的闭塞率方面，FD普遍被认为优于传统的血管内治疗方法。Chalouhi及Zhang等多人先后通过配对分析及倾向性评分等方法对FD与弹簧圈栓塞或是支架辅助弹簧圈栓塞进行了有效性比较，皆证实FD较传统介入治疗有更高的疗效。在后来进一步包括863例动脉瘤的荟萃分析中，FD组与传统介入治疗组相比，有着更高的动脉瘤闭塞率（*OR* = 3.13，95% *CI*：2.11～4.65）。而闭塞率的差异在大型和巨大型动脉瘤中可能尤为明显，在Tubridge与Enpterprise支架前瞻性随机对照研究的PARAT研究中，随访6个月FD组和Enterprise支架组的动脉瘤闭塞率分别为75.34%和24.53%（*OR* = 9.40，95% *CI*：4.14～21.38）。

2. FD临床应用的安全性

FD连续编织的特性不同于既往所使用的激光雕刻支架，与传统支架相比，其存在径向支撑力低、释放时支架短缩等特性。在血管迂曲处，这一类装置的释放往往需要微导管“推”和“拉”的配合，保证装置的顺利释放和良好贴壁，这些都需要操作者对FD的性能有充分的掌握。在FD初期应用的报道中，因支架短缩未能完全覆盖瘤颈或是滑入动脉瘤、支架未能完全打开导致载瘤动脉闭塞的病例并不少见。Byrne等早期关于Silk FD的多中心研究中，即出现了29%(20/70)的技术相关并发症，其中12例(17%)支架打开不良，并导致了7例载瘤动脉闭塞。在一项关于FD并发症的荟萃分析中，技术性并发症的发生率可达9.4%(95% *CI*: 6.6%～12.2%)，其发生主要原因还是支架打开不良(8.6%，95% *CI*: 4.6%～12.7%)。因此，目前对FD多主张确认支架完全打开并贴壁后再进行弹簧圈的填塞，必要时可使用球囊进行扩张。此外，对于FD型号的选择，应根据载瘤动脉的直径和瘤颈大小选择合适的型号。直径过小易致贴壁不良，直径过大可能导致FD远端打开困难，并且可使支架网孔变大。选择直径偏小的PED，可因装置的短缩致支架移位甚至不能完全覆盖瘤颈而不能发挥血流导向作用。为避免支架的短缩可临床使用时选择相对偏大的型号以增加血管和支架之间的摩擦。对于远近端载瘤动脉直径差别较大(＞2 mm)的病变，应考虑采用桥接技术，以保证PED的顺利打开，并且在瘤颈处重叠FD可获得更高的金属覆盖率。在支架最终释放时，亦需注意释放系统张力，避免张力过大时，支架短缩而未能很好覆盖瘤颈或是滑入动脉瘤内。在一些瘤颈特别宽或是梭形动脉瘤中，亦需支架长度的选择，注意避免在释放时支架的过度拉伸。过度拉伸的支架在术后即刻虽能覆盖瘤颈，但在随访中却有可能随着血管搏动发生支架的回缩而滑入动脉瘤内。FD推送杆头端导丝因装置的推送而造成的血管穿透损伤在文献报道中亦有报道，实际操作时需注意。随着对装置性能的熟悉，在近年的文献报道中，类似的技术性并发症已经明显减少，总体技术成功率可达95%～100%。

随着FD的应用，其疗效已经得到广泛的认同，但临床并发症如出血性并发症(动脉瘤破裂、脑内血肿)、缺血性并发症(TIA、脑梗死)及压迫脑神经而导致的死亡或残疾依然不可忽视。2014年，Kamlles进行了涵盖6个国家17个中心的多中心回顾性研究——IntrePED研究，在793例(906个动脉瘤)使用PED治疗的患者中，致残率为7.4%，致死率为3.8%，总的致残和致死率为8.4%，其中未破裂动脉瘤的致残和致死率仍可达7.4%。在Pipieline的注册研究ASPIRe(Pipeline用于动脉瘤治疗的观察性登记研究，Aneurysm Study of Pipeline in an

Observational Registry）中，致残率为6.8%（13/191），致死率为1.6%（3/191），总的致残和致死率为6.8%（13/191）。Silk和Surpass发表的数据亦类似，在加拿大的一项注册研究中，92例患者使用Silk治疗后的致残率和致死率分别为8.7%和2.2%。在Surpass的多中心研究中，165例患者永久性致残率和致死率分别为6%和2.7%。P64、Fred和国产Tubridge是相对更新型的FD，所报道的病例仍较少。在近期关于FD并发症的一项荟萃分析中，各种FD报道的并发症率为17.0%（95% *CI*：13.6%～20.5%），围手术期的并发症为9.5%（95% *CI*：6.6%～12.2%）；14.8%的患者出现了如脑实质内出血、动脉瘤的破裂或是脑梗死等严重并发症，致残率和致死率分别为4.5%（95% *CI*：3.2%～5.8%）和2.8%（95% *CI*：1.2%～4.4%）。亚组分析显示，后循环、大型及破裂动脉瘤相对前循环、小型及未破裂动脉瘤有着更高的并发症发生率、致残率和致死率。而前循环小型未破裂动脉瘤在IntrePED研究中有着最低的致残和致死率，仅为4.1%。FD的种类亦是可能影响并发症发生的因素。从发表的数据来看，Silk的致残率和致死率高于Pipeline和Surpass。各相关文献中FD并发症发生率比较如**表5-3-3**所示。

表5-3-3　相关文献中FD并发症发生率比较（%）

文　献	脑实质内出血	目标动脉瘤出血	缺血性脑卒中	致残率	致死率
PUFS（*n* = 107）	1.9	0.9	2.8	5.6	8.4
IntrePED（*n* = 793）	2.4	0.6	4.7	7.4	3.8
ASPIRe（*n* = 191）	3.7	1.6	4.7	6.8	1.6
Shankar JJ，2016	3.3	2.2	9.8	8.7	2.2
Wakhloo AK，2015（*n* = 165）	2.5	2.5	3.7	6.0	2.7
Zhou等（*n* = 3 125）	2.9	1.8	7.5	4.5	2.8

FD植入后致死和致残的发生主要是由所发生的缺血性和出血性并发症造成。缺血性并发症的发生主要与支架内血栓、载瘤动脉闭塞或分支血管的分支闭塞有关。在各文献中，0～13%的缺血性并发症率均有报道，荟萃分析提示缺血性并发症率为5.5%～7.5%。载瘤动脉闭塞发生主要与支架未完全打开或贴

壁不良、抗血小板聚集得不充分有一定关系，除Byrne报道了较高的载瘤动脉闭塞率外（7/50患者出现了载瘤动脉闭塞），其他文献中载瘤动脉迟发型闭塞的发生并不常见，总体的载瘤动脉发生率在0～1.9%之间。颅内血管分支众多，在临床应用中，FD覆盖眼动脉、脉络膜前动脉、后交通动脉等分支不可避免；但由于分支血流与主干之间压力差的存在，目前30%～35%金属覆盖率的FD被认为是安全的。临床上导致侧支血管即刻闭塞的情况亦并不多见，但在随访时，覆盖分支可发生迟发性闭塞。这一现象与放置FD的数量及覆盖血管区域的血流代偿有一定关系。FD植入后的分支闭塞多发生在多个FD植入及有侧支代偿的血管中，多为无症状性。Rangel-Castilla曾报道了127根动脉分支被FD覆盖后的随访结果，所有分支在术后即刻都通畅，但在平均10个月（3～34.7个月）的随访时间内，13/82（15.8%）的分支发生了闭塞，且多为多个FD治疗的患者，但所有闭塞都是无症状性的。De Vries在报道37例使用Surpass治疗的患者时，12例被覆盖的脉络膜前动脉在随访时闭塞，亦均为无症状性闭塞。但在细小穿支众多的基底动脉中植入FD，穿支急性闭塞引起的脑卒中风险明显增加。近年来，抗血小板聚集的强度亦被认为与并发症的发生有着明显的关联。Delgado等使用VerifyNow检测血小板P_2Y_{12}受体的抑制程度，发现P_2Y_{12}反应单位<60与术中及术后6个月随访缺血性脑卒中的发生密切相关。Skukalek等的荟萃分析亦显示，FD治疗后应用氯吡格雷不超过6个月就会明显增加缺血性事件的发生率。因此，对于缺血性并发症的预防，除支架的顺利释放外，充分的抗血小板聚集治疗至关重要，抗血小板聚集治疗不充分可导致更多的缺血性并发症发生。

FD治疗后的其他严重并发症包括动脉瘤的迟发性破裂和脑实质内的出血。这些出血性并发症80%出现在术后30 d内，一旦发生70%～80%的患者将死亡或是严重致残。动脉瘤出血的比例在各文献中差异较大，0～7%都有报道。但荟萃分析和一些大样本研究显示动脉瘤迟发性破裂并不常见，Zhou等对FD并发症的分析显示FD治疗后迟发性破裂出血率约为1.8%（95% *CI*：0.5%～3.2%）**（见图5-3-1）**，大样本的IntrePED研究调查了17个中心793动脉瘤治疗的情况，显示动脉瘤总体的破裂率为5/793（0.63%），ASPIRe研究中动脉瘤破裂率为3/191（1.57%）。这一并发症发生的确切原因目前并不清楚，对其机制的研究认为，原因可能与FD植入后瘤腔内压力的改变、血栓的快速形成及之

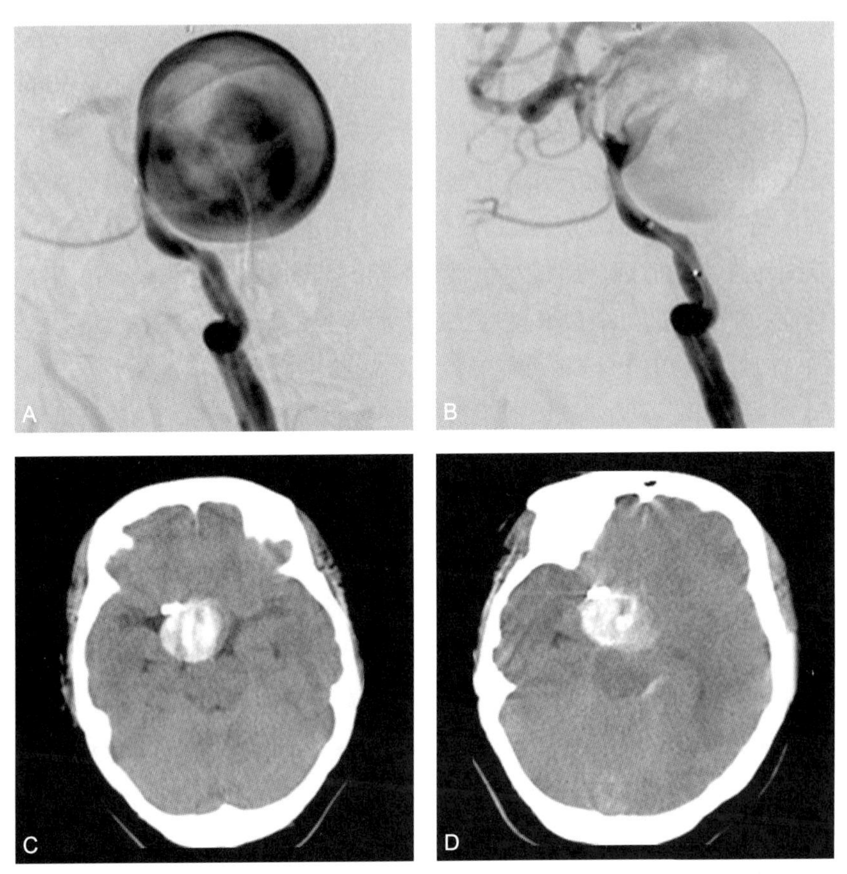

图5-3-1　Tubridge血流导向装置（FD）治疗导致动脉瘤迟发性破裂患者的影像学资料

注：A. 术前三维DSA显示右侧颈内动脉交通段巨大动脉瘤；B. 植入两个FD后显示瘤内造影剂滞留；C. 术后即刻CT扫描显示动脉瘤内高密度影，瘤内快速血栓可能；D. 术后6 h，患者突发头痛、意识丧失，复查头颅CT扫描提示动脉瘤破裂

后的自噬反应有关。但临床研究发现这一并发症往往出现在大型和巨大型动脉瘤中，RADAR调查曾回顾性调查1 247例患者的1 421个动脉瘤，发现迟发性破裂动脉瘤的平均直径为24 mm，提示大型及巨大动脉瘤更易发生迟发性破裂。IntrePED研究中5个迟发性破裂的动脉瘤中，巨大型动脉瘤3个，大型动脉瘤2个。因而在颅内大型和巨大型动脉瘤的FD应用中，目前多主张结合弹簧圈应用，以降低动脉瘤破裂的风险。但仍有20%的迟发性破裂来自弹簧圈同时填塞的病例，Rouchaud认为对于高危患者可能需要更高的弹簧圈栓塞密度，以预防动脉瘤的迟发性破裂。

动脉瘤远隔部位脑实质出血是另一个严重的致死性并发症，发生率为2.9%（95% *CI*：1.9%～3.9%）。24%的脑出血发生在术后24 h内，86%的患者发生在1个月内。发生的原因认为与支架植入后搏动传导缓冲的减弱、脑梗死的出血转化、栓塞涂层的脱落等多因素有关。但20%的脑出血并未出现在靶血管分布的区域，而是出现在对侧或是其他区域，提示抗血小板聚集治疗过度亦可能是脑出血发生的原因。因其发生原因不明，脑出血的预防仍较少。血小板功能的检测，可预防抗血小板聚集治疗过度而导致的脑出血。Delgado等的研究表明，P2Y12反应单位＞240可能导致更高的脑出血风险。如发生脑出血并发症，抗血小板药物的调整、新鲜血小板的输注、积极的外科手术等综合处理可能改善患者的预后。

这些潜在的并发症一直是限制FD使用的最大顾虑。为更加准确评估FD临床应用的安全性和有效性，Chalouhi及Zhang等多人先后通过配对分析及倾向性评分等方法对FD与弹簧圈栓塞或是支架辅助弹簧圈栓塞进行了比较；同时更高循证医学证据的RCT研究也在不断地开展，旨在从不同方面评估其应用的安全性。如巨大动脉瘤随机对照试验：血流导向装置与传统GDC弹簧圈栓塞的对比研究（large aneurysm randomized trial：flow diversion *versus* traditional GDC based endovascular therapy，LARGE）、血流导向用于颅内动脉瘤治疗研究（flow diversion in intracranial aneurysm treatment，FIAT）、血流导向装置用于未破裂囊状宽颈颅内动脉瘤治疗的多中心随机研究的卫生经济学分析（multicenter randomized study for medico—economic evaluation of embolization with flow diverter stent in the endovascular treatment of unruptured saccular wide-necked intracranial aneurysms，EVIDENCE）、可弹簧圈填塞动脉瘤的完全栓塞（complete occlusion of coilable aneurysms，COCA）、基于SILK血流导向装置的载瘤动脉重建与弹簧圈填塞用于治疗颅内动脉瘤的多中心随机对照研究（multicenter randomized trial on selective endovascular aneurysm occlusion with coils *versus* parent vessel reconstruction using the Silk flow diverter，MARCO POLO）、Tubridge血流导向装置用于大型或巨大型颅内动脉瘤血管重建研究（parent artery reconstruction for large or giant cerebral aneurysms using a Tubridge flow diverter，PARAT）等（**见图5-3-2**）。这些对比研究的数据提示FD的使用总体安全，并发症率可能稍高于传统介入治疗，但无统计学差异。值

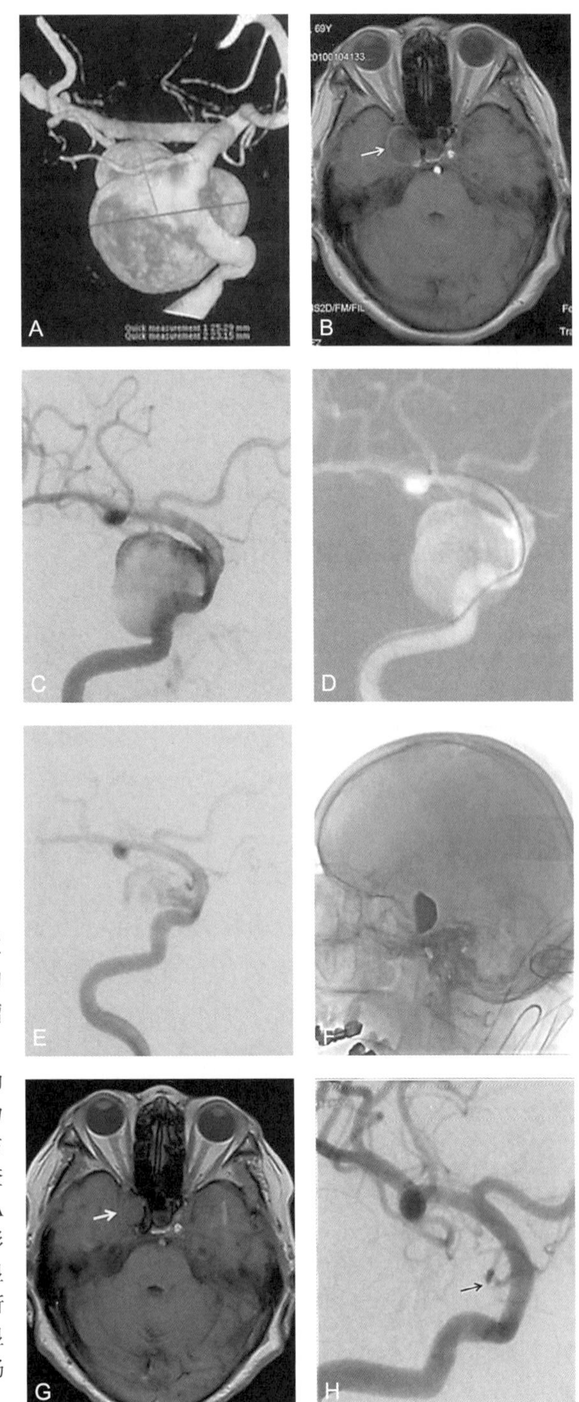

图5-3-2　Tubridge血流导向装置(FD)治疗症状性颈内动脉海绵窦段巨大动脉瘤患者的影像学资料

注：A. 术前三维DSA显示右侧颈内动脉海绵窦段前膝巨大动脉瘤，最大径为25.3 mm；B. MRI平扫可见右侧鞍旁占位影(箭头所示)；C、D. 术中DSA检查可见Tubridge FD植入；E、F. 术后DSA检查显示血流射入方式明显改变，造影剂滞留；G. 术后12个月随访，MRI显示与术前比较瘤体明显缩小(箭头所示)；H. 术后25个月随访，DSA检查显示动脉瘤影像学治愈，覆盖眼动脉通畅(箭头所示)

得注意的是,随着对FD性能的了解,手术适应证选择的加强及血小板功能监测等,FD的安全性有望进一步提高。

FD治疗后另一较为特异性的并发症为动脉瘤占位效应的加重及瘤周水肿问题,这常在FD治疗大型和巨大型动脉瘤中出现,患者可表现为原有神经症状的加重或是头痛,但通过给予非甾体消炎药或是激素,大部分患者在随访过程中可进一步好转。在单纯FD植入的患者中,亦常可观察到随着动脉瘤愈合,动脉瘤瘤体可进一步萎缩,患者的占位效应往往得到缓解。Zanaty等比较167例使用FD、支架辅助栓塞、单纯栓塞及载瘤动脉闭塞4种方法治疗颈内动脉海绵窦段动脉瘤的效果,FD治疗患者的完全闭塞率(81.36%)和症状缓解率(92.16%)高于其他各组。

四、FD适应证的潜在拓展

FD的最初应用指征是颈内动脉大型或巨大型动脉瘤,但随着对FD装置的熟悉及对FD卓越效果的认识,FD的应用已扩展到大脑中动脉、大脑前动脉、基底动脉等多个部位,以及破裂动脉瘤、假性动脉瘤等多种性质的动脉瘤,并在各种难治性的动脉瘤中显露出极大的优势。

(一)小型动脉瘤

自从Lin等报道小型动脉瘤(直径< 10 mm)中的应用经验来,多项临床研究均显示小型动脉瘤中FD的使用可获得卓越的效果。Chalouhi报道了100例小型动脉瘤治疗的情况,动脉瘤的平均直径为(5.2 ± 1.5)mm,症状性的并发症发生率为3%,平均6.3个月的随访中,72%的动脉瘤完全闭塞,13%的动脉瘤近全闭塞。所有患者随访时获得较好的临床预后(mRS 0～2),最近的一项包括117名患者149个动脉的多中心研究亦报道了良好的临床结果,6%的患者出现了症状性的并发症,但在随访时有所改善,96%的患者获得良好的临床预后,动脉瘤的治愈率为87%。Chalouhi通过配对比较了FD和支架辅助弹簧圈栓塞的影像学和临床结果,显示两者的并发症并没有统计学差异(2.5% *vs* 5%, $P = 0.6$),但FD治疗的患者可获得更高的完全闭塞率(70% *vs* 47.5%, $P = 0.04$)。

（二）后循环动脉瘤

后循环动脉瘤包括椎动脉、基底动脉主干及基底动脉尖多个位置及囊性、梭形等多种性质动脉瘤；梭形、大型或巨大型血栓性动脉瘤因为占位效应、穿支梗死等并发症，自然病史极差，数年内病死率可达30%以上。但这类动脉瘤治疗亦往往困难，在斯坦福大学14年后循环动脉瘤的处理经验中，累及基底动脉的梭形动脉瘤仅有39%的患者能获得比较好的预后。

FD在颈内动脉动脉瘤中已获得比较好的应用，但FD在后循环动脉瘤中的使用仍面临较高的穿支梗死、脑梗死和病死率，因而一直备受争论。从已有的文献报道来看，FD对小脑后下动脉或是小脑前下等大分支的影响仍较少，椎动脉动脉瘤使用FD仍有较高的安全性。Fang等报道了6例椎动脉夹层动脉瘤患者使用Tubridge FD的长期随访结果，6例患者共植入了9枚FD，在18.5～37.5个月（中位值26.0个月）的随访期中，5例完全闭塞，1例近全闭塞，覆盖的小脑后小动脉通畅；临床随访26～45个月的时间内无缺血或是出血性并发症的出现。但在基底动脉及梭形动脉瘤中，并发症明显升高，Bryne首先报道20例后循环动脉瘤使用Silk的治疗经验，11例梭形动脉瘤中2例死亡，1例残疾；而后Siddiqui报道了7例基底动脉动脉瘤使用PED治疗的随访结果，致残率和致死率分别为57%和14%，Surpass的致死率同样可达17.3%（95% *CI*：7%～27.6%）。Wang等曾对14篇报道后循环瘤FD治疗的文献进行了荟萃分析，文章共纳入了220例患者225个后循环动脉瘤，总体致死率为15%（95% *CI*：10%～21%），基底动脉处的病死率明显高于非基底动脉处，为25%（95% *CI*：14%～37%）。而对于症状性的后循环动脉瘤，病死率进一步提高（$HR = 17.11$，95% *CI*：2.69～109.02）。因而，传统认为对于症状性后循环动脉瘤及基底动脉梭形动脉瘤使用FD治疗应慎重。但随着后循环动脉瘤经验的积累及治疗指征的掌握，亦有学者报道了较好的随访结果。Munich等强调了围手术期抗血小板聚集的作用，并在AICA以远使用低金属覆盖率的Enterprise支架桥接以降低穿支闭塞的风险，在其报道的12例椎基底梭形动脉瘤中，3例出现了神经系统的并发症，但2例在随访中症状好转。2016年，Natarajan等报道了其中心12例椎-基底动脉梭形动脉瘤使用FD治疗的经验，在22.1个月的随访时间内，仅有1例患者出现穿支梗死，明显优于其他文献的随访数据及其中心

2012年的报道。Natarajan等人认为几个因素在其中起了关键作用：① 患者的选择。研究中排除了累及整个基底动脉的梭形动脉瘤患者，认为这类动脉瘤往往有瘤内血栓的存在，FD的植入将极大可能导致脑干分支的闭塞；其次，研究纳入的多是无症状的患者。② 减少FD植入的数量以减少因多个FD重叠植入而导致的脑梗死；③ 弹簧圈的填塞，为FD植入提供支撑，避免FD突入动脉瘤内；④ 严格的抗血小板聚集药物准备，对血小板功能监测，术后双抗6个月，然后终身服用阿司匹林。虽然对弹簧圈填塞及FD植入数量是否有利于降低并发症存在争论，但手术适应证的严格把握、严格的抗血小板聚集及治疗策略和治疗技术的优化亦被大家所认可。随着对后循环动脉瘤血流动力学的进一步了解及治疗经验的积累，FD有望在后循环难治性动脉瘤的治疗中发挥更大的作用。

（三）Willis环以远动脉瘤

与颈内动脉动脉瘤相比，前循环Willis环以远如大脑前动脉或大脑中动脉等处的动脉瘤具有载瘤动脉较细（<3 mm）及分支众多的特点。FD系统在这些小血管中输送、释放可能面临更大的技术难度以及如夹层、导丝损伤等技术并发症的担心；而大脑中动脉、大脑前动脉众多细小分支豆纹动脉、早额支、颞支等分支的存在亦面临高金属覆盖率情况下分支闭塞的脑卒中风险。但这些理论上的担心在各临床报道中却并不多见。Pistocchi等首先报道了26例患者30个Willis环处及Willis环以远动脉瘤使用FD治疗的情况，2例（7.4%）出现了可逆的神经功能并发症，永久性的神经功能并发症仅3.7%，无患者死亡，随访时动脉瘤闭塞率为82%。Yavuz等介绍了25例大脑中动脉动脉瘤治疗的情况，其中4例甚至将FD用到了大脑中动脉分叉部以远，也取得了不错的临床结果：25例患者中无技术并发症的出现，4例患者出现了神经系统的缺血性并发症，但在对症处理后均无明显的后遗症，动脉瘤的闭塞率为84%。在Martinez-Galdamez等报道的多中心研究中，25例患者在FD治疗后有3例出现临床不良事件，但2例在术后1周内均缓解，无死亡患者，随访时64%的动脉瘤完全闭塞，36%动脉瘤改善，无动脉瘤复发。近来，Lin等发表了一项多中心的回顾性研究结果，在28例该类动脉瘤中，27例技术成功，3例患者出现了围手术期并发症，2例神经功能随访时恢复，96.4%（27/28）的患者获得了良好的预后（mRS评分0～2分）；其中21例动脉瘤完全闭塞，4例瘤颈残留。因FD覆盖到

而导致的分支闭塞在这些小血管中并不少见：在Pistocchi的报道中，38.1%的分支血管随访时发生闭塞，23.8%的分支管径有缩小；在其他的报道中分支闭塞率亦可达7%～14%，但多为无症状性的。这些临床研究的结果均提示FD治疗大脑前动脉或是大脑中动脉等远端动脉瘤技术上可行，而且安全、有效，患者总体预后良好，在一些难治性动脉瘤中可考虑选择。

虽然患者临床预后良好，但多位学者在介绍其经验时，都提到在这类小血管中应尽量使用单个FD治疗，多个FD重叠将可能面临更高的缺血性并发症。此外，值得注意的是，各临床研究中报道了不低的支架内再狭窄率，为7.1%～27%，虽然报道中的这些患者均无临床缺血症状，且不需要外科干预，但其长期影响有待更大样本及更长时间的随访评估。

（四）破裂动脉瘤

FD用于破裂动脉瘤的治疗一直存在争议。急性期抗血小板聚集药物的使用及FD治疗后动脉瘤延迟愈合的特性极有可能增加动脉瘤治疗后再出血的风险及患者的致残和致死率。在Madaelil等人对126例患者的荟萃分析中，5%的患者出现了动脉瘤的再次破裂，4%的患者出现了非动脉瘤性的出血，因此一般认为单纯FD的植入不应作为破裂动脉瘤的常规治疗方法。

但是对于一些复杂的、常规介入或是开颅手术难以处理的动脉瘤如夹层、梭形及血泡样动脉瘤等，FD急性期的使用被认为是不错的选择，亦往往能获得较好的临床效果。Lin等报道了5个中心26例破裂动脉瘤的治疗情况，所有患者均成功植入FD，12例同时进行了弹簧圈填塞。围手术期并发症率为19.2%，其中3例患者院内死亡；动脉瘤完全闭塞率为78.2%。Chan等报道了类似的良好结果，在他们的报道中，8例破裂夹层动脉瘤使用Pipeline治疗，无操作引起的出血或缺血性并发症，6个月随访时所有动脉瘤均不显影。在Chalouhi等报道的20例类似患者中，仅1例出现了弹簧圈填塞而导致的动脉瘤破裂出血，95%的患者能获得良好的临床结果，随访时的动脉瘤闭塞率为80%。其中，小型（直径＜7 mm）动脉瘤治疗的安全性和效果优于大型动脉瘤。

对于血泡样动脉瘤，FD疗效显得尤其突出。血泡样动脉瘤并没有真正的瘤颈，且瘤体常微小，不管开颅还是介入，治疗都极为困难。如进行开颅手术，术中的动脉瘤破裂率可达38%～55%，致死率和致残率可分别达17%和21%，而介入治疗往往有赖于使用支架的血管重建。FD作为密网孔支架，较自膨胀支架相比能提供更高的动脉瘤闭塞率和相仿的临床结果。在两个中心10例血泡样动脉瘤的报道中，90%的患者获得了良好的临床预后，无动脉瘤出血或操作并发症出现。Yoon等包括12个患者的多中心研究中，83%的患者获得了良好的临床预后，无动脉瘤的再出血。Chalouhi报道了单中心8例血泡样动脉瘤的治疗情况，所有患者获得了良好的临床预后，无并发症发生。在Rouchaud等的荟萃分析中，良好的临床预后率为86%，亦优于非FD治疗组的75%。

破裂的微小动脉瘤（直径＜3 mm）亦有使用FD治疗的报道，该类动脉瘤使用传统介入治疗一直较为困难，瘤内填塞本身面临因微导管操作及弹簧圈填塞而引起破裂风险，且填入的细小弹簧圈难以在瘤内稳定成篮，即便使用颅内自膨胀支架，1 mm或1.5 mm弹簧圈也有突入支架内的可能。Kulcsar等首先报道了直径＜2 mm的破裂微小动脉瘤使用FD治疗的结果，3例患者均采用FD单纯植入，在4～10个月的随访过程中，所有患者恢复良好，无动脉瘤的再出血，覆盖的动脉瘤均不再显影。但研究的样本量较少，真正的安全性有待更大样本的研究。在瘤内填入少量弹簧圈，而将FD类似普通支架一样半释放辅助栓塞是另一个可以考虑的选择。

FD急性期使用仍有许多需要进一步研究的地方，如抗血小板药物的使用。良好的抗血小板聚集需要在预防支架内血栓的同时最大限度地降低动脉瘤出血的风险，但是目前各文献中报道的抗血小板聚集方案相差颇大，如何规范性使用还有待进一步研究。

（杨鹏飞，周　宇，刘建民）

第四节　急性缺血性脑卒中血管再通治疗理念发展与实践

根据AIS的发病机制，早期治疗方法的探索主要分为两个方向：一是早期恢复或改善缺血区域的血流；二是干预脑缺血性损害的病理生理进程。曾有大量的研究试图通过手术或药物开通闭塞血管、血管活性药物、降低血液黏滞度、主动脉球囊反搏等方式直接或间接增加缺血区域的血流，其中最直接的方式即血管再通。然而早期的临床验证均以失败而告终，而以延缓脑缺血损害进展为主要靶点的“神经保护”也遭遇了多次的失败。

1996年，静脉使用tPA被美国FDA批准用于AIS患者，并成为首个缺血性脑卒中急性期的标准治疗方法；2015年，在静脉溶栓的基础上进行血管内治疗作为Ⅰa类推荐被写入各国前循环AIS大动脉闭塞患者的早期治疗指南，成为AIS治疗史上又一个重要的里程碑。血管再通理论得到了临床的验证，也成了缺血性脑卒中早期照料的重要理念。

一、脑卒中与血管闭塞现象

脑卒中的发生与脑血管病变相关的认识可追溯至17世纪，而把缺血性脑卒中与出血性脑卒中区分开来，并将之归因与血管内血栓形成或栓塞已经是19世纪中后期的事了。在希波克拉底时期，脑卒中被认为是体液失衡作用于脑的结果。直到解剖学和组织病理学的发展，著名的病理学家Rudolf Virchow（1821—1902年）提出了“栓塞”的概念，认为血管栓塞是多数脑卒中发生的原因；同时打破既往的观点，认为脑卒中患者局部血管内血栓形成是脑软化及炎症反应的原因，而不是结果。而Charles Foix是20世纪早期的脑血管解剖学家，他通过对56例存在脑软化灶的脑卒中患者进行尸解发现，仅12例有责任血管的完全闭塞，14例部分闭塞，剩下的30例均未发现责任血管内的血栓，且栓塞的血管远端常常伴随新鲜的血栓形成，因此坚持认为血管内血栓形成是脑组织这种病理变化的结果，而有的患者血栓还未形成便死亡了。可见由于自发再通现象的存在，尸解中并非所有脑卒中患者都存在血管闭塞；与目前的再灌注损伤现象一样，很多复流患者症状反而更重，即血管能导致出血转化和病情恶化。因此，对死亡后单一时间点的观察并不能反映疾病发展的全貌，也是大体解剖时期影响血管再通治疗理论发展的主要原因之一。

随着血管闭塞和局部缺血在脑梗死发病机制中作用的确定，多种脑梗死的动物模型相继出现，对脑梗死病理生理过程的研究也开始迅速发展。

二、缺血半暗带理论与血管再通治疗理念的建立和发展

在血管闭塞后的早期，脑的损害并非是全或无，而是在一定时间内随着闭塞时间的延长而加重。Crowell等在灵长类动物大脑中动脉闭塞/复流模型中发现，缺血1～2 h后复流，神经功能缺损完全或大部分可逆，而6 h的缺血则造成较大范围的梗死。随着血流量的下降，脑组织可能出现蛋白合成功能抑制甚至停止、选择性基因表达、乳酸堆积、酸中毒、兴奋性氨基酸释放、电活动完全停止，而血流量下降至一定程度时则出现以钾离子外流、细胞去极化为标志的“膜衰竭”，细胞结构出现不可逆的破坏……虽然大量实验表明，CBF与脑组织功能和存活时间的关系存在种属和个体差异；但均提示当供血中断后，一部分脑组织在一定时间内以功能沉默但组织结构完整的形式存在，若血流及时恢复至“阈值”以上，则可能避免进展为“梗死”(**见表5-4-1**)。

表5-4-1　脑缺血改变与血流阈值的研究

指　　标	血流量 [ml/(gm・min)]	种　属	参　考　文　献
代谢			
蛋白合成	<0.8	大鼠	Jacewicz(1986)
	0.55	大鼠	Mies(1991)
	>0.40	Gerbil	Xie(1989)
电活动			
脑电图	0.16～0.17	猩猩	Astrup(1981)
	0.18～0.23	Gerbil	Naritomi(1988)
	0.20	Macaca	Morawetz(1979)
	0.15～0.20	人	Sharbrough(1973)
诱发电位	0.15	Baboon	Astrup(1977); Branston(1977)
	0.20	猫	Shimada(1990)
神经单元活动	0.06～0.22	猫	Heiss(1976, 1983)

续　表

指　标	血流量[ml/(gm·min)]	种　属	参考文献
水电解质平衡			
胞外K^+	0.06	Baboon	Astrup(1977)
	0.06	Macaca	Morawetz(1979)
	0.15	大鼠	Harris & Symon(1984)
细胞外Ca^+	0.10	Baboon	Harris(1981)
	0.15	大鼠	Harris & Symon(1984)
Na/K	0.10～0.15	猫	Hossmann & Schuier(1980)
细胞外间隙电阻抗	0.25～0.32	猫	Matsuoka & Hossmann(1982)
DWI	0.41	大鼠	Kohno(1995)
	0.15～0.20	Gerbil	Busza(1992)
水含量	0.10～0.15	猫	Hossmann & Schuier(1980)
神经递质的释放			
谷氨酸盐	0.20	猫	Shimada(1989)
	0.20～0.30	猫	Matsumoto(1993)
	0.48	大鼠	Takagi(1993)
甘氨酸	0.10～0.30	猫	Matsumoto(1993)
GABA	0.20～0.30	猫	Matsumoto(1993)
腺苷	0.25	猫	Matsumoto(1993)
葡萄糖摄取率			
升高	0.35	Gerbil	Paschen(1992)
下降	0.25	Gerbil	Paschen(1992)
葡萄糖	0.19～0.23	大鼠	Kohno(1995)
	0.35	Gerbil	Paschen(1992)
乳酸	0.30	Baboon	Obrenovitch(1988)

续 表

指　　标	血流量[ml/(gm·min)]	种　属	参 考 文 献
酸中毒	0.25～0.30	Gerbil	Allen(1993)
	0.40～0.47	大鼠	Kohno(1995)
	0.21～0.27	Gerbil	Naritomi(1988)
磷酸肌酐	0.2～0.3	Gerbil	Allen(1993)
	0.18～0.23	Gerbil	Naritomi(1988)
	0.2	Baboon	Obrenovitch(1988)
ATP	0.13～0.19	大鼠	Kohno(1995)
	0.12～0.14	Gerbil	Naritomi(1988)
	0.19～0.32	大鼠	Mies(1991)
	0.2	Baboon	Obrenovitch(1988)
	0.2	Gerbil	Paschen(1992)
神经功能缺损			
偏瘫	0.23	Macaca	Jones(1981)
	0.15	Macaca	Morawetz(1979)
组织形态改变			
神经元丢失	＜0.80	猫	Mies(1983)
梗死			
永久缺血	0.17～0.18	Macaca	Jones(1981)
	0.24	大鼠	Tamura(1981)
缺血1 h再灌注	＜20%	犬	Mizoi(1987)
缺血2～3 h再灌注	0.10～0.12	Macaca	Jones(1981)
	0.12	Macaca	Morawetz(1979)

根据Hossmann(1994)整理翻译

因此，缺血半暗带成为了血管再通治疗的理论基础，而对其病理生理的研究也成了神经保护药物的设计靶点、血管再通治疗病例筛选方法的理论基础。如研发延缓半暗带进展的药物：通过影像学手段区分核心梗死区、缺血半暗带及正常脑组织，以寻找存在“可挽救脑组织”的患者。

三、血管再通治疗临床实践的探索之路

开通闭塞的血管无疑是改善灌注最直接的手段，然而问题的关键在于——使用什么方法？应用于哪些患者？

（一）药物溶栓

溶栓药物是指可以促发血浆中纤维蛋白溶解的药物，如链激酶、尿激酶，纤维蛋白酶原激活物等。在动物模型中发现，应用溶栓药物可能抑制血栓的进展、阻止梗死的进展和神经功能的进一步恶化。溶栓药物的作用机制除直接溶解责任动脉中的血栓以开通血管之外，还认为改变了血液流变学（在使用尿激酶后，血细胞比容无明显变化，而红细胞沉降率下降25%，血液黏滞度下降了35%）以及梗死区内纤维蛋白原和纤维蛋白的转化，从而抑制梗死的进展。

早期的纤溶药物无血栓特异性，而是作用于全身的凝血纤溶系统。链激酶是首个用于人体脑梗死溶栓治疗的药物，其临床试验结果提示：链激酶治疗组虽然较安慰剂有更高的血管再通率，但也带来了严重的出血性并发症以及患者的死亡。

尿激酶发现于19世纪70年代。与链激酶相比，尿激酶无抗原性，因此方便采用精确的给药剂量来使体内的纤溶作用变得可控；其次，尿激酶注入体内后，有很大一部分以无活性状态存在，因此不至于对凝血系统产生过剧烈的改变。首个静脉使用尿激酶治疗脑梗死的临床研究报道发表于1976年。纳入标准包括① 综合临床表现倾向于脑梗死的诊断，且神经科主治医师通过临床表现认为其症状还有恢复的可能；② 预计发病时间为24 h以内，36 h内可以给予尿激酶治疗（共纳入31例患者，其中7例治疗开始于12 h内，15例开始于12～24 h）；③ 脑脊液检查未发现出血的证据；④ 没有不可控的高血压；⑤ 凝血及血小板检测结果在正常范围内；⑥ 没有严重的伴发疾病；⑦ 无近期手术史、血液透

析、消化性溃疡等潜在的出血性疾病；⑧ 签署知情同意书。该研究结果显示：尿激酶治疗组临床症状改善不明显，且病死率较高（16%）。分析试验失败的原因，除药物本身的安全性和有效性之外，还应意识到治疗时间窗选择过宽、对出血性及缺血性脑卒中的鉴别准确率不足，且样本量过小。

tPA是一种存在于机体中的丝氨酸蛋白酶，可将血液中既有的纤维蛋白溶酶原激活为活性状态，重组组织型纤维蛋白溶酶原激活物（rt-PA）是利用生物工程技术制造的tPA人工合成物。在人体中，当rt-PA与纤维蛋白结合时，其活性较原型状态增加400倍，从而发挥"特异性"的血栓靶向性溶栓作用。在用于AIS之前，rt-PA已应用于急性心肌梗死、不稳定型心绞痛、急性肺栓塞以及其他外周动脉堵塞等。在两项早期临床试验初步确定了在脑梗死患者中应用的安全剂量和时间窗后，rt-PA用于治疗AIS的随机对照临床试验（NINDS）启动，以期对比rt-PA和安慰剂的安全性和有效性。研究要求所纳入的患者发病时间明确，预计在3 h内可予以治疗，应经过头颅CT检查排除ICH；较尿激酶的研究有更严格的筛选标准。结果显示，虽然症状性ICH发生率增加，3 h内启动rt-PA治疗较安慰剂相比，患者的无残疾或轻微残疾率显著提高，提示有助于改善临床预后。ECASS-Ⅲ（2008）37研究探索了3～4.5 h时间窗内AIS患者静脉溶栓的安全性和有效性，同样，rt-PA虽然导致治疗组症状性ICH发生率增加，但仍然没有掩盖良好预后比例的提高。IST-3（2012）38研究进一步将时间窗扩大至6 h，纳入了3 035例AIS患者，结果显示rt-PA组6个月残死率与对照组无显著差异，症状性出血率更高（7% *vs* 1%）。初步确定了rt-PA的静脉使用时间窗。

（二）机械再通

血管内治疗技术兴起于19世纪初，然而神经介入治疗的发展却比外周血管滞后许多。虽然技术难度较高、流程复杂，但由于不需引入外源性溶栓药物以及相应增加的出血风险，血管内治疗一直被寄予厚望，认为血管内治疗比药物更加有望迅速开通闭塞的血管。同时，由于此理论也在心肌梗死的冠状动脉再通术中得到了证实和推广，更加增添了对这种技术的期待。

2004年，第一款用于人体的颅内取栓器械MERCI通过临床试验并得到美国FDA的认证。其对于MERCI Ⅰ期临床试验入选的30例AIS患者进行血管内治疗，其中MERCI取栓28例。入选标准包括美国国立卫生研究院脑卒中评分（NIHSS）≥10分、发病8 h内及静脉溶栓禁忌、头颅CT扫描显示正常或低密度区小于1/3大脑中动脉供血区及血管造影提示颅内大血管闭塞等；结果显示仅使用MERCI取栓血管再通率达到43%，联合动脉溶栓可达到64%，12例出现ICH，均为非症状性出血。在1个月随访时发现，成功复流的患者中50%预后良好，而血管重建未成功患者均预后不良。

紧接着，为了证明血管内治疗是否更能有效治疗开通血管从而改善AIS患者的预后，人们启动了多项临床试验。SYNTHESIS Expansion是由意大利Alfonso Ciccone牵头的一项多中心、随机对照试验。在欧洲的24家医院共纳入362例发病4.5 h内的缺血性脑卒中患者，其中181例接受血管内取栓治疗，另外181例接受静脉rt-PA治疗。主要研究终点为3个月mRS 0～1分比例。结果显示血管内治疗组患者3个月无残疾比例30.4%，静脉治疗组无残疾比例34.8%，两组比较无显著差异（$OR=0.71$，95% CI：0.44～1.14，$P=0.16$）。7 d内症状性出血均为7%。在静脉溶栓组，年龄>67岁及NIHSS<11分倾向具有更好的临床结局。SYNTHESIS Expansion试验表明在AIS患者，血管内治疗并不优于静脉tPA治疗。

脑卒中介入治疗Ⅲ（Interventional Management of Stroke Ⅲ，IMS-Ⅲ）主要研究对于静脉不能再通的AIS患者是否可以采用动脉补救性治疗改善临床结局。IMS-Ⅲ是由美国肯塔基州辛辛那提大学神经科主任Joseph P.Broderick教授牵头的一项多中心、随机、开放标签的Ⅲ期临床试验。纳入标准为年龄在18～82岁，症状发作3 h内的静脉tPA溶栓，溶栓前NIHSS≥10分或者NIHSS为8～9分，同时CTA发现颈内动脉、大脑中动脉M1段或基底动脉闭塞。对静脉溶栓不能开通血管的患者再实施动脉内血管开通治疗，动脉血管开通可以选择MERCI、Penumbra、Solitaire、EKOS设备或微导管的动脉rt-PA溶栓。研究对象在脑卒中发作5 h内开始血管内治疗，血管内治疗在脑卒中发作7 h内完成。研究的主要终点是90 d mRS为0～2分（功能独立）的比例。IMS-Ⅲ在纳入656例患者后被数据安全委员会终止，其中血管内治疗组434例，单纯静脉tPA治疗组222例。两组90 d mRS的比例没有显著差别（$P=0.25$）。在NIHSS为8～19分和NIHSS≥20分亚组也没有发现显著区别，两组总体安全性相当，但是血管内治疗组30 h内症状性ICH无明显差异（6.2% *vs* 5.9%，$P=0.8$），无症状性脑出血和SAH发生率显著增加。IMS-Ⅲ研究显示两组的安全性相似，未能证实静脉溶栓后补救治疗能够使临床获益。但是亚组分析研究显示，在2 h内进行血管内治疗以及静脉到穿刺时间＜90 min的患者可能有较好的临床结局。因此，血管内治疗操作的延误可能影响试验的结果，这提示未来的试验研究应该减少血管内治疗的延误，以后需要更大规模的临床试验证实这个亚组的效果。

使用机械取栓治疗脑卒中试验（MR-RESCUE）利用MR作为病例筛选的手段，基于低灌注与梗死核心区的错配模型识别是否存在可挽救的脑组织，在此基础上证明这类患者经机械取栓治疗是否能够较静脉溶栓获得更好的预后。患者入组前均经过血管、灌注检查（CT或MR）及半暗带和核心梗死区的评估，并接受静脉溶栓或血管内治疗。MR-RESCUE共纳入127例患者，患者NIHSS≥6分，年龄18～85岁，发病8 h以内，影像学检查发现颈内动脉、大脑中动脉M1、M2闭塞，入组前mRS为0～2分。64例患者接受取栓治疗，其中34例存在缺血半暗带，而对照组54例患者中34例具有良好的缺血半暗带。3个月mRS评分显示，两组之间差异无统计学意义（3.9 *vs* 3.9，$P=0.99$）。MR-RESCUE显示无论采用何种治疗方式，存在半暗带的患者有更好的结局。但是并没有显示取栓治疗组对于存在半暗带患者的临床结局具有明显的优势。对于使用Penumbra取栓和其他取栓装置，都没有发现取栓优于标准静脉溶栓治疗。MR-RESCUE没有显示基于影像半暗带的策略可以获得更好的血管内治疗的效果，也不能显示取栓治疗优于标准治疗。

3项随机对照试验的阴性结果对AIS的血管内治疗造成了重创。据统计，在美国，可进行介入手术的医学中心中开展AIS血管内治疗的比例由29%下降至23%。为什么临床预后并没有随着再通率的提高而改善？机械再通的方法为什么劣于药物手段？是否血管再通并非rt-PA改善预后的主要机制？

MR CLEAN研究是第一个显示出联合血管内治疗与标准内科治疗相比具有优势的随机对照临床试验。该研究采用多中心、前瞻性、随机、开放设计，纳入500例脑卒中发病6 h之内、CTA证实有前循环大血管闭塞且NIHSS≥2分的患者，随机分为内科治疗和血管内治疗组。血管内治疗组可给予局部溶栓或者联合机械取栓操作，而常规治疗组给予最佳的脑卒中治疗方案。在动脉内介入组共233例，常规治疗组267例，其中介入治疗组NIHSS中位数为17分，对照组为18分。两组患者从发病到静脉溶栓的时间是85～87 min，发病到动脉穿刺时间的中位数是260 min。结果显示血管内治疗组在24 h血管再通率极高（80% *vs* 32%，$OR=6.9$，95% CI：4.3～10.9）；1周内梗死体积的中位数较小（49 ml *vs*

80 ml)，并且3个月mRS评分更高(0～2分，33% *vs* 19.5%)。MR-CLEAN研究验证了在标准药物治疗基础上的血管内治疗在前循环大动脉闭塞的AIS患者中的安全性和有效性，并初步确立了血管内治疗6 h的时间窗。

AIS血管内治疗的随机对照试验提示，在临床试验所设定的环境下，影响试验人群血管再通治疗临床预后的因素包括再灌注程度和总缺血时间(**见图5-4-1**)。

与此同时的8项随机对照临床试验SWIFT PRIME、ESCAPE、EXTEND IA、REVASCAT和THERAPY等纷纷证实了血管内途径的高效、快捷，并给患者带来了相应的预后改善(**见表5-4-2**)。

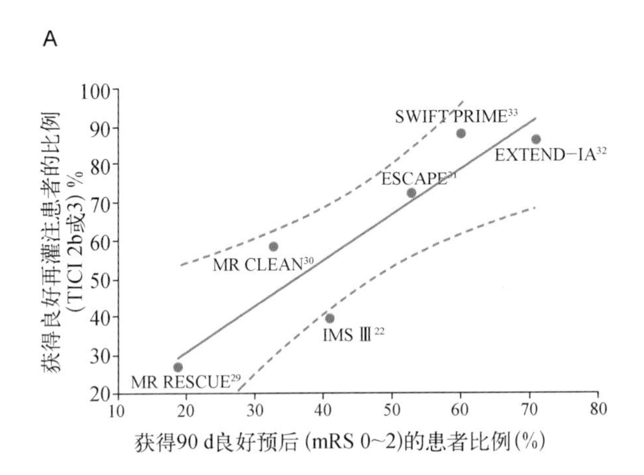

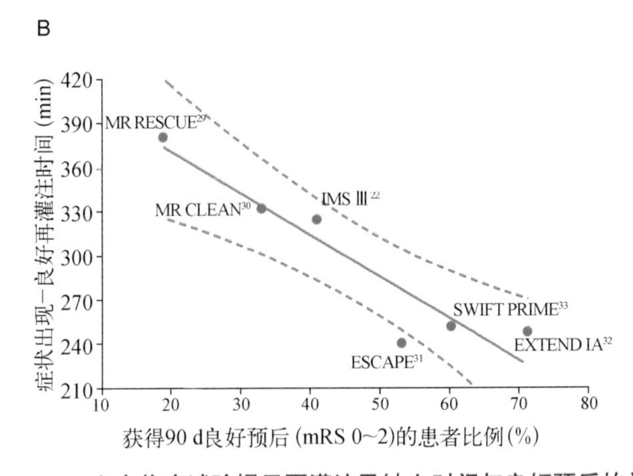

图5-4-1 六大临床试验提示再灌注及缺血时间与良好预后的关系

注：A. 6项临床试验中成功再灌注比例与良好预后患者所占比例的关系；B. 6项临床试验中平均发病-再灌注时间与良好预后患者所占比例的关系(图片来源于Prabhakaran 2015)

表5-4-2　8项血管内治疗随机对照临床试验的重要数据及结果

试验名称	病例数	时间窗（发病-股动脉穿刺）	年龄标准（岁）	严重程度标准	使用器械	适用血管	影像学筛选标准	中位发病-股动脉穿刺时间（min）	满意再灌注率（%）	90 d良好预后率（治疗组 *vs* 对照组）	90 d病死率（治疗组 *vs* 对照组）
SYNTHESIS EXPANSION	362	6 h	18～80	无限定	动脉溶栓或第1代取栓装置	未设定	CT		38～44	42.7% *vs* 40.2%	12.0% *vs* 10.8%
MR RESCUE	70	8 h	18～85	≥6，<30	动脉溶栓或第1代取栓装置	ICA、M1、M2	MRA或CTA、MRP或CTP		67～77	半暗带：21% *vs* 26%；无半暗带：17% *vs* 10%	半暗带：18% *vs* 20%；无半暗带：21% *vs* 30%
IMS Ⅲ	656	5 h	18～82	无限定	3%支架型取栓装置	未设定	CT	208	41	41% *vs* 39%（*RR*＝1.0，0.8～1.2）	19% *vs* 22%（*RR*＝0.9，0.6～1.2）
MR CLEAN	500	6 h	≥18	≥2	82%支架型取栓装置	ICA、M1、M2、A1、A2	CT、CTA	260	59	33% *vs* 19%（*RR*＝1.7，1.2～2.3）	21% *vs*22%（*RR*＝1.0，0.7～1.3）

续 表

试验名称	病例数	时间窗（发病-股动脉穿刺）	年龄标准（岁）	严重程度标准	使用器械	适用血管	影像学筛选标准	中位发病-股动脉穿刺时间（min）	满意再灌注率（%）	90 d良好预后率（治疗组 *vs* 对照组）	90 d病死率（治疗组 *vs* 对照组）
EXTEND-IA	70	6 h	≥18	None	Solitaire	ICA、M1、M2	CT、CTA、CTP	210	86	71% *vs* 40%（*RR* = 1.8，1.1～2.8）	9% *vs* 20%（*RR* = 0.4，0.1～1.5）
ESCAPE	316	12 h	≥18	≥6	79%支架型取栓装置	ICA、M1、M2	CT、CTA、mCTA侧支循环评分	200	72	53% *vs* 29%（*RR* = 1.8，1.4～2.4）	10% *vs* 19%（*RR* = 0.5，0.3～0.8）
SWIFT PRIME	196	6 h	18～80	≥8	Solitaire	ICA、M1	CT、CTA、+/–CTP或MRI	224	88	60% *vs* 35%（*RR* = 1.7，1.2～2.3）	9% *vs* 12%（*RR* = 0.7，0.3～1.7）
REVASCAT	206	8 h	18～80	≥6	Solitaire	ICA、M1	CT、CTA、+/–CTP	269	66	44% *vs* 28%（*RR* = 1.6，1.1～2.3）	18% *vs* 16%（*RR* = 1.2，0.6～2.2）

血管内治疗的临床试验结论发生了戏剧性的反转，也给现实世界中的临床实践带来了许多启示——有效的血管内治疗有赖于快速的组织流程、恰当的病例筛选（存在可挽救的脑组织）和高效安全的治疗技术。

1. 简化流程，缩短治疗时间

IMS-Ⅲ研究中，亚组分析显示在2 h内进行血管内治疗以及静脉穿刺时间<90 min的患者可能有较好的临床结局，血管内治疗的延误可能是IMS-Ⅲ得出阴性结果的主要原因。MR-CLEAN试验提示起病至再灌注治疗结束之间与预后直接相关。整体再灌注时间2 h，治疗组与对照组的90 d良好预后的绝对风险差值为33%；而到6 h，两组90 d良好预后的绝对风险差值降低为6.5%。在整体过程中，每1 h的延误就会使临床疗效迅速降低。ESCAPE研究同样强调时间因素，要求患者首次CT检查开始至股动脉穿刺在60 min内，至再灌注完成在90 min内。因此在整个流程中，需要控制DNT时间，尽量把DNT控制在45 min内。在初级脑卒中中心，静脉滴注溶栓药和转运至上级医院也会造成血管再通的延误，在判定存在大血管闭塞的患者第一时间送至高级脑卒中中心是十分需要的。

2. 严格的患者筛选

ESCAPE研究的影像选择步骤是：① CT平扫，除外脑出血；② 基于CT平扫的ASPECTS评分，除外大面积梗死（ASPECTS 0～5分）；③ CTA判定近段血管闭塞且除外侧支循环差的患者。由于在侧支循环差的患者中，开通可能面临无效再通以及增加症状性出血、病死率等风险，这部分患者目前尚不推荐进行开通，但是仍需要进一步仔细判定和进一步研究。

EXTEND-IA研究通过CTA识别有无颈内动脉或大脑中动脉M1或M2段闭塞，再行CTP观察梗死核心和缺血半暗带，在入组要求梗死核心<70 ml，缺血半暗带与梗死核心的比值>1.2或两者绝对差值>10 ml。在入组标准中保留了梗死面积小和错配较多的患者，这部分患者在临床中获益更大，但是排除之外的患者是否能够获益，尚缺乏足够的循证医学依据。

对于AIS患者，虽然CTA和CTP可能延长相应的治疗时间，但是这种方法能够对病变血管和侧支循环进行快速评估，充分掌握患者病变特点以利于制订治疗策略，因此，使用一站式CT平扫-CTA-CTP势必会成为脑卒中中心的基本影像配置。

3. 更新换代的机械取栓器械和技术培训

新的临床试验的一大显著特点是广泛应用了第2代取栓装置——支架型取栓装置。在临床实践中，有充分证据表明支架型取栓装置较动脉溶栓、早期吸栓装置和线圈型取栓装置能够更快速开通闭塞血管，实现缺血区域的复流。

四、展望

自1996年rt-PA被美国FDA批准以来，rt-PA在AIS患者中的早期应用率仅为4.5%，血管内治疗更是尚处起步阶段。而对于心肌梗死，经皮冠状动脉动脉成形术（percutaneous coronary angioplasty，PCI）几乎已经成为欧洲ST段抬高型心肌梗死的常规治疗手段，心肌梗死相关病死率也显著降低。AIS与心肌梗死在病理生理、发病形式等方面多有相似之处，而AIS血管再通治疗的临床实践过程却滞后许多，无不与脑组织更短的时间窗、更复杂的诊断程序和更高的技术实施难度有关——AIS的诊断经过需要病史、查体以及影像学检查排除ICH，而心肌梗死不需经过烦琐的检查过程，通过病史、查体和简单快速的心电图检查即可决定治疗方法；AIS治疗时间窗为6～8 h，心肌梗死则长达24～48 h；心肌梗死血管再通治疗中再灌注损伤发生率较低、影响较小，而未经筛选的AIS再通治疗可能发生较严重的再灌注损伤。

因此，AIS再通治疗不仅需要神经科、介入科和急诊科医师的投入，更加需要先进的急救网络、完善的诊疗流程以及社会多方组织的参与，以保证更多的患者接受专业的评估和基于最佳证据的治疗。

同时，随着影像学和分子生物标志物研究的不断进展，对“可挽救的脑组织”的认识逐渐从“时间窗”的概念发展到“组织窗”——虽然大部分患者缺血半暗带“存活”的时间为6～8 h，但仍有部分人群不符合此规律，而影像学和分子生物学手段有望比缺血时间更能够反映组织的真实状态，从而更准确地筛选可能从血管再通治疗中获益的患者，并排除可能因治疗而恶化的患者。

另外，在AIS血管再通治疗理念成功转化的经验指导之下，通过神经保护、增强侧支血流以保护缺血半暗带、逆转或延缓梗死的进展等都将成为AIS新的转化研究方向，基于问题和临床需求的基础研究将有更广泛的应用空间。

（文婉玲，李子付，刘建民）

第五节　急性缺血性脑卒中介入治疗与器具研发

器械的进步是AIS血管内治疗得到临床验证的重要因素。颅内血管在解剖结构上有别于冠状动脉和肠系膜动脉，主要特点包括：① 走行扭曲，因此对血管内治疗器械的输送性能及近端支撑能力要求严格；② 主干动脉通过穿支动脉和蛛网膜相对固定于脑组织表面，对主干动脉的牵拉易造成穿支血管撕扯裂伤，从而发生SAH和颅内血肿，严重时危及生命；③ 由于颅内血管中层及外层较薄，对机械力的抵抗能力较弱，血管内操作更容易发生穿通出血事件；④ 受脑循环系统结构与相应脑功能区解剖特点的影响，穿支动脉和重要分支血管的栓塞也有可能产生严重的功能缺损，因此，血栓移位或穿支的闭塞也可能影响机械再通患者的临床预后。

一、AIS血管内治疗器械简介

在AIS的介入治疗发展史上出现过动脉内接触溶栓装置、血管成形装置以及机械取栓装置。而按照原理不同，机械取栓装置又可分为近端取栓装置和远端取栓装置。近端取栓装置是指装置无须通过闭塞血管节段，而是在血栓近心端通过抽吸等方式将血栓裂解吸除或整体抽出，如血栓抽吸装置；远端血栓抓取的器具种类较多，包括网状、篮状、螺旋状及刷状器具。使用这些器具，可以通过微导丝及微导管穿过血栓进入血栓远端。

（一）近端取栓装置

1. 动脉内接触溶栓

20世纪80年代早期，出现了动脉接触溶栓治疗颅内血管闭塞的方法。通过导管向闭塞的椎-基底动脉注射纤溶药物（包括微导管头端位于血栓近端或埋入血栓之中），部分患者实现了血管再通并获得了较好的临床预后，也奠定了再通治疗的理论基础。重组尿激酶原在急性脑血栓栓塞中的应用(Prolyse in Acute Cerebral Thromboembolism, PROACT)研究是一项分为2期的多中心随机对照研究，旨在评估发病6 h内经动脉途径使用重组尿激酶原(r-proUK)治疗急性MCAO的安全性和有效性。PROACT Ⅱ研究共纳入180例发病6 h的急性MCAO的AIS患者，研究动脉溶栓的效果；该研究把90 d的神经功能作为主要结果事件。结果显示治疗组与对照组相比，血管再通率、24 h症状性ICH率、病死率和90 d临床预后良好率(mRS ≤ 2分)分别为66%、10%、25%、40%和18%、2%、27%、25%；亚组分析发现，基线NIHSS为11～20分的患者更能够从治疗中获益(OR = 2.58, 95% CI: 1.07～6.21)。表明在发病6 h内大脑中动脉急性闭塞经动脉r-pro UK溶栓提高了血管再通率，但是ICH的发生率也显著升高。此研究的主要结局虽然没有证明血管内治疗的有效性，但奠定了动脉接触溶栓有助于提高血管再通率，也促使人们继续寻找更安全、有效的血管再通方法。

EKOS系统(EKOS, Bothell, USA)由2.5F微导管及其末端的2.1 MHz压电式超声探头构成。治疗者可通过微导管向病变部位输送溶栓药物，而超声波可增加血栓内药物渗透，增强动脉溶栓效果。初步临床研究显示：14例患者中，57%溶栓成功，43%获得了良好的临床预后，但14%的患者出现了继发性ICH。脑卒中介入治疗研究Ⅱ(IMS Ⅱ)及IMS-Ⅲ试验中部分患者采用EKOS系统溶栓，其血管再通率分别达73%和71%。

2. 血栓抽吸装置

Penumbra系统(Penumbra, Almeda, USA)是2008年FDA批准用于临床的一种血栓抽吸装置(**见图5-5-1**)。该系统由手动抽吸技术改进而来，采用专用

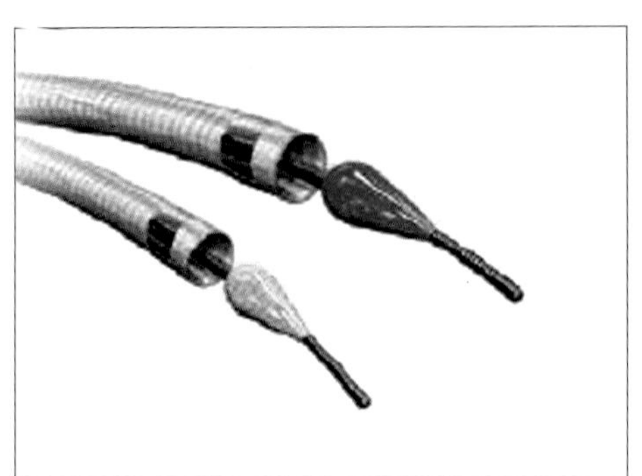
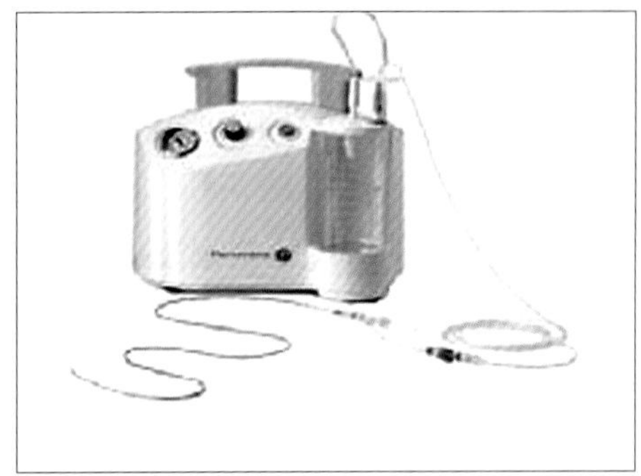

图5-5-1　Penumbra吸栓系统

的再灌注导管连接于负压泵，提供持续抽吸。位于导丝尖端的橄榄形分离器可以清除血栓碎片，防止堵塞导管。

脑卒中缺血半暗带关键性试验（Penumbra Pivotal Stroke Trial）纳入了125例发病8 h之内的受试者（平均NIHSS为18分），均采用Penumbra系统治疗。81.6%的患者目标血管成功再通。但是，所有患者中仅有25%获得良好临床预后，且大血管再通的患者中仅有29%获得良好预后；致死率相对较高（32.8%），继发性出血率11.2%。因预后效果并不乐观，尽管再通率较高，提示该器具机械取栓的效果仍然有待讨论。进一步的单中心实验显示了Penumbra系统获得了良好的临床结局。Bose等在23例发病8 h内的重度缺血性脑卒中患者中对Penumbra系统的安全性和有效性进行了研究，患者平均年龄60岁，平均改良的mRS为4.6分，平均NIHSS高达21分。结果表明，采用Penumbra系统治疗的血管再通率为100%。30 d随访时，45%的患者NIHSS评分改善（＞14分）或mRS ≤ 2分，全因性病死率为46%，远远低于研究者的预期。

然而有意思的是，虽然第1代吸栓装置没有取得令人满意的效果，近年来以Ace及Max系列导管为代表的第2代吸栓装置及以吸栓作为首选方法的机械取栓（ADAPT）技术却显示出较高的再通率、较短的操作时间及较低的远端栓塞事件。新的ACE/Max导管较原Penumbra抽吸导管拥有更大的内腔，导管的柔顺性和支撑力也较前增强。具有较粗内径的吸栓导管增加了与血栓接触的面积，吸栓导管近端较大的体积也增加了抽吸过程中的负压。

（二）远端取栓装置

1. 机械血栓碎裂术

机械血栓碎裂术是指通过普通颅内导丝、导管等装置碎裂或破坏动脉内血栓的方法，应用最多的是在路径导引下以微导丝联合微导管穿入或穿出血栓进行碎解血栓。这种方法在颅内取栓装置出现以前曾被用于开通颅内闭塞血管，可能的机制为增加血栓暴露的外表面积而促进内源纤维蛋白溶解系统发挥作用，或促进源性药物进入血栓内部。但是碎裂的血栓所伴随的微栓子在血流的冲刷下可导致远端血管栓塞，因而使用导丝机械碎栓时常联合药物溶栓。这样既可减少溶栓药物的使用剂量，又可增加药物与血栓的接触面积从而加快血栓的溶解过程，改善再通成功率。

EPAR系统（EPAR，美国加州贝尔蒙特EndoVasix公司）运用激光技术，使微导管末端产生微小气泡进而乳化栓子。初步研究显示：纳入的34例受试者中，仅有18例（53%）运用了该技术，获得了61.1%的再通成功率；其中1例因血管破裂出现严重不良事件，5.9%的患者出现继发性出血，38.2%死亡。Sorimachi等使用此项技术治疗23例AIS患者，其中12例为大脑中动脉近端闭塞，11例为颈内动脉远端闭塞。研究结果显示，12例MCAO患者全部再通，再通率为100%，其中9例（75%）康复，疗效显著。11例颈内动脉闭塞患者中10例再通，再通率为91%，有4例（36%）康复显著。Noser等报告了32例患者（颈内动脉闭塞和MCAO各16 例）机械碎栓和药物溶栓联合应用的结果，总再通率为75%（大脑中动脉为88%，颈内动脉为63%）。上述两项研究的结果明显优于PROACT 2试验的65%再通率。Qureshi等的研究中也证实了机械碎栓联合动脉溶栓能够提高血管再通率。

2. 螺旋线圈型取栓装置

基于机械碎栓技术的原理，2004年，第一款用于人体的颅内取栓器械MERCI通过临床试验并得到美国FDA认证。此款装置为典型的远端取栓装置，末端为镍钛记忆合金材质，并预塑形为远小近大的锥形螺旋结构线圈。装置到达血栓远端后，利用带球囊的导引导管降低或阻断近端血流后退出微导管，远端螺旋结构在血管内恢复原有形态，螺旋线圈利用类似红酒开瓶器的原理将血栓“捕获”，牵拉近端导丝时将系统及血栓带出。为评价首代MERCI系统的安全有效性，对MERCI Ⅰ期临床试验入选的30例AIS患者进行血管内治疗，其中MERCI取栓28例。结果显示仅仅使用MERCI取栓血管再通率达到43%，联合动脉溶栓可达到64%，12例出现ICH，均为非症状性出血。在1个月随访时，成功复流的患者中50%预后良好，而血管重建未成功患者全部预后不良。MERCI Ⅰ期研究虽然并未直接对比机械取栓与药物溶栓的效果，但为机械取栓开通血管的安全性和有效性提供了证据。有学者认为，为了保证装置在血管内操作的安全性，远端线圈材料硬度有限，因此在牵拉过程中远端螺旋状线圈不可避免将产生显著形变，导致对血栓的轴向抓捕力降低，因此在血栓进入近端导管之前，血流的冲击或任何的摩擦都有可能导致血栓脱落。虽然经过对装置结构进行反复调整更新，MERCI颅内取栓装置的血管再通率文献报道为48%～68%。各代颅内取栓装置如**图5-5-2**所示。

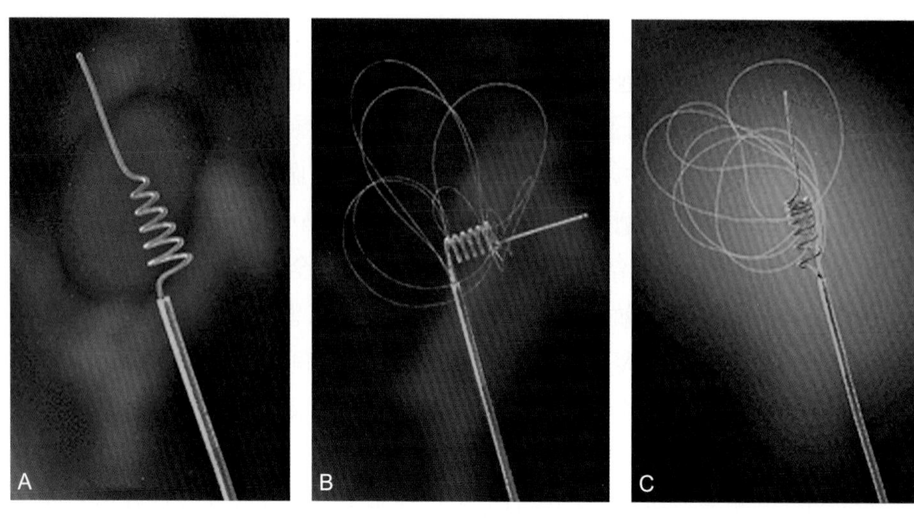

图5-5-2 颅内取栓装置

注：A. 第1代MERCI颅内取栓装置；B. 第2代取栓器L形，带有纤维，将锥形弹簧设计改为圆柱形弹簧设计；C. 第3代取栓装置，带有纤维，装置整体呈V形设计，主体弹簧线圈的螺距近宽远窄

3. 可完全回收的支架型取栓装置

可回收型自膨胀支架作为血栓抓捕装置的原理在于：一方面可在径向支撑力的作用下将血栓压向血管壁，从而重建管腔通路；另一方面通过网丝与血栓的缠结，在回撤支架的过程中将血栓带出。由于无金属网丝留存于体内，降低了术中、术后因使用抗血小板药物而增加出血风险的可能。在临床使用中发现，支架型取栓装置相对于早期的颅内取栓装置具有更高的血栓清除效率。首批出现的支架型取栓装置包括Solitaire（ev3 Inc., Irvine，美国）、Trevo ProVue（Concentric Medical，Mountain View，美国）和Revive SE（Codman Neurovascular，San Jose，美国）（**见图5-5-3**）。

Solitaire FR取栓装置最大的特点在于主体采用卷片式设计，因此支架直径可变，在较细的血管内不至于对管壁产生较大的径向力；另外，网片在血管内卷合时可更好地嵌住血栓。其远端为开放设计，相对于闭合设计远端需要预留的空间减少，理论上更有利于远端血管的治疗。

Trevo ProVue取栓装置是一种不可解脱的自膨胀的激光雕刻镍钛合金支架装置，采用闭环设计，通过微导管输送。Trevo装置的设计细节着重于嵌入血栓的能力，其支架网丝的排列形式使其径向支撑力随径向直径的缩小而增大，

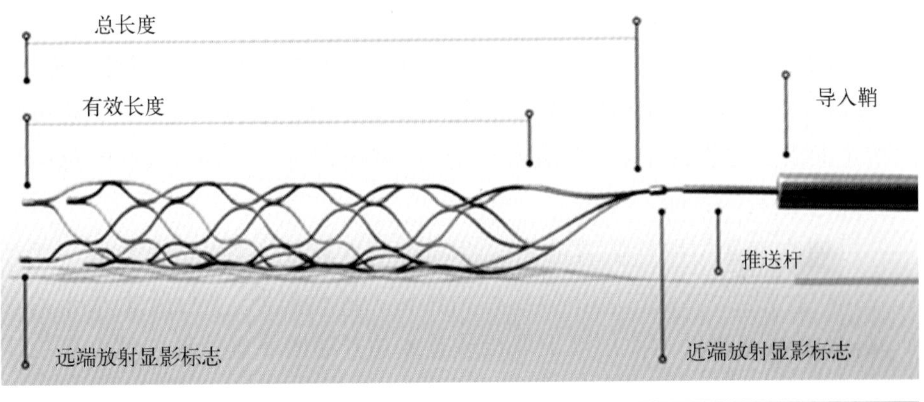

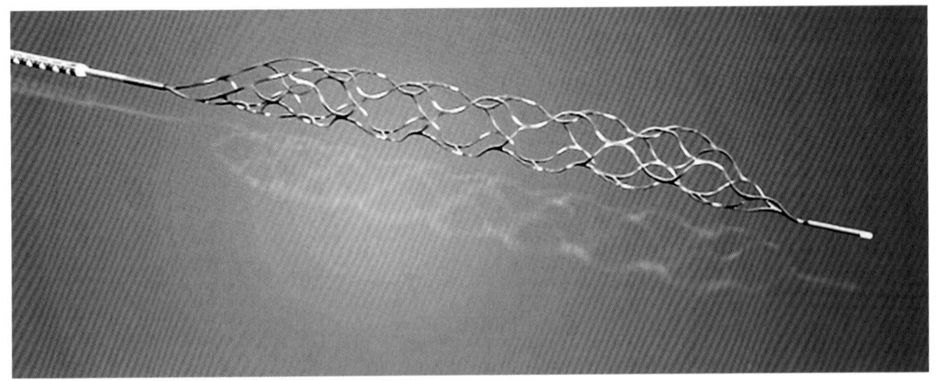

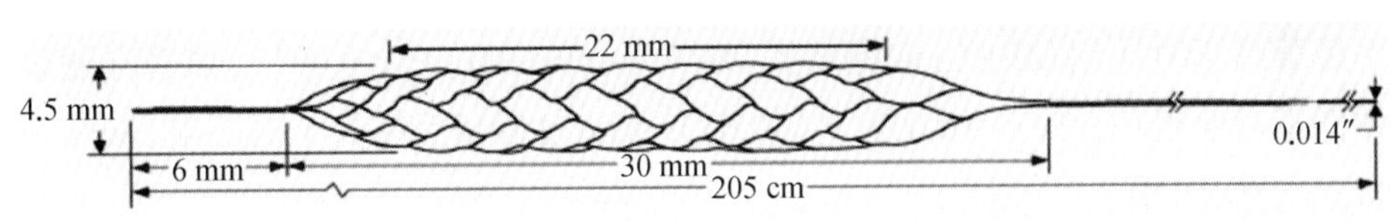

图5-5-3　Solitaire FR、Trevo ProVue和Revive SE颅内取栓装置

一方面保证从微导丝中释放时网丝向血栓中有利膨胀，另一方面保证在扩张至血管直径大小时不至于对血管壁产生过大张力。同时，支架全程可见，有助于通过网丝形态观察血栓的核心及缠结情况。

REVIVE SE是一种自膨胀的镍钛合金，篮状设计的支架取栓装置，对于存在狭窄和血管较迂曲的血管通过性较强。REVIVE SE设计为网篮4.5 mm直径的镍钛合金装置，远端为独特的锥形闭合装，有利于网住脱落的血栓；而支架主体由近至远网格逐渐缩小的设计，工作长度为22 mm，13 cm近端不透光设计，远端不透光设计6 mm，0.014″ 输送导丝，可匹配使用0.021″ 的微导管。

相较于其他取栓器具的力学原理，支架型取栓装置在回收过程中维持原始的纵向位置以及稳定的血栓，结合这些关键特性，可能是其较高成功率的原因。由于取栓支架所能适用的血栓大小上限尚未明确，各种各样的支架设计类型随之衍生而出。这些设计多体现在径向应力、网丝方向、支架单元设计、远端设计、直径以及材料方面。

可回收支架型取栓装置的安全性和有效性验证：SWIFT研究是一项对比Solitaire-FR取栓器和MERCI取栓器优劣的随机对照、平行分组及非劣效研究，主要终点事件为使用规定取栓装置成功开通闭塞血管且未发生症状性ICH。研究计划从18个中心中随机入组250例AIS患者，而此项研究在入组126例患者后因Solitaire治疗组的显著优势被中止。结果显示，Solitaire治疗组与MERCI治疗组分别有61%和24%的患者达到主要研究终点，无论在非劣效性分析还是优势性分析中，两组间有显著统计学差异（$P = 0.000\ 1$）；另外，Solitaire治疗组在各项次要终点方面也明显优于MERCI组——取栓次数（1.7次 *vs* 2.2次，$P = 0.003$）、补救性治疗措施采用率（21% *vs* 44%）、症状性颅ICH发生率（2% *vs* 11%）、ICH发生率（17% *vs* 36%）、90 d神经预后良好率（58% *vs* 33%）、90 d病死率（17% vs 38%）。TREVO 2研究采用随机对照设计，纳入了发病8 h内存在静脉溶栓禁忌或静脉溶栓无效的患者178例。结果显示血管再通率显著高于对照组MERCI取栓装置（89.7% *vs* 63.3%，$P < 0.001$），血管穿通事件低于对照组（1.1% *vs* 10.0%，$P < 0.05$）；90 d良好预后率高于对照组（40% *vs* 21.8%，$P < 0.01$）。

（三）球囊成形或支架成形术

经皮穿刺球囊血管成形术（percutaneous balloon angioplasty，PTA）也可以提高闭塞血管的再通率。一项试验拟将以PTA作为一线治疗与单纯动脉内溶栓进行对比，以证明PTA治疗急性大动脉闭塞的有效性。虽然该项研究因新一代支架取栓装置的有效性被证实而被中止，但根据第一期研究的70例患者资料显示：PTA治疗组再通率为91.2%，溶栓组再通率为63.9%；PTA治疗组90 d mRS < 2分比例为73.5%，相较于溶栓组的50%，显示出更好的临床预后。还值得注意的是，该试验中PTA组由于远端栓塞事件，64.5%的患者加用了动脉内溶栓。因此，该技术并未被作为一线治疗方案。

在2006年自膨胀支架问世以后，也出现了将自膨胀支架释放于血管闭塞处，以重建远端血流的方法。相对于球囊扩张式支架，自膨式支架治疗急性颅内血管闭塞更有优势。① 自膨式支架输送系统较球扩式支架更柔顺，在送到靶血管区域时对沿途血管的损伤小于球扩式支架，降低了动脉夹层并发症的可能性。② 自膨式支架本身亦较球扩式支架更柔顺，在释放过程中贴壁性更佳。③ 改良后的自膨式输送系统对迂曲血管的通过性较优于球扩支架。然而，支架的体内留存不可避免地增加了抗血小板药物的使用，从而增加了潜在的出血风险，且即使如此，支架内再闭塞的事件频有发生。

二、血管内治疗器械的评价与改进

再灌注是AIS血管再通治疗的关键，也是多数AIS再通治疗相关临床试验的结局评价指标。介入治疗虽主要作用于血管闭塞局部，但血栓的移位、碎裂（栓子雨）或取栓过程中从装置上脱落等均可能造成再灌注不良。因此，为了更好地评估治疗方法的有效性，2013年美国脑影像学复流协作组仍然发表共识性文件，推荐将血管再通程度作为评估血管再通手段对血栓或栓塞局部作用的方法；同时，建议将下游栓塞、新流域栓塞、ICH并发症的严重程度分级列为血管内治疗的观察指标。下游栓塞是指责任闭塞血管流域内任何治疗相关的栓塞事件，新流域栓塞是指责任闭塞血管流域以外的操作相关栓塞事件。新流域栓塞常与不良预后相关，与闭塞位置、使用器械和治疗策略有关。

支架型取栓装置是较为经典且临床证据较为丰富的颅内取栓装置，其早期应用经验提示TICI 2～3级再灌注率高达93.3%，平均通过次数为1.8次，新流域栓塞事件发生率为1.5%～14%。目前对支架型取栓装置取栓效率的影响因素研究较少。虽然多数证据表明，支架型取栓装置的学习曲线较短，多数操作者可在5例的使用经验内达到较高的再通率，但仍有大量证据表明，M2、M3、A2、A3等远端血管闭塞、原位狭窄、缺乏有效的侧支循环可能与较低的支架取栓成功率和较高的并发症率相关；而多种技术的联合应用及辅助器械的使用可能有助于进一步提高再灌注率、缩短治疗时间、降低新栓塞的发生率。

（一）辅助治疗器械与支架取栓有效性

Solumbra/ARTS技术是指结合中间导管抽吸的支架取栓技术（**见图5-5-4**）。在操作过程中利用支架锚定血栓以将中间导管送至血栓近端，在拉栓的同时中间导管吸住血栓近端，以产生更大的摘取力；同时，在近端球囊的保护下，有利于降低血栓从支架上脱落造成新栓塞的风险。

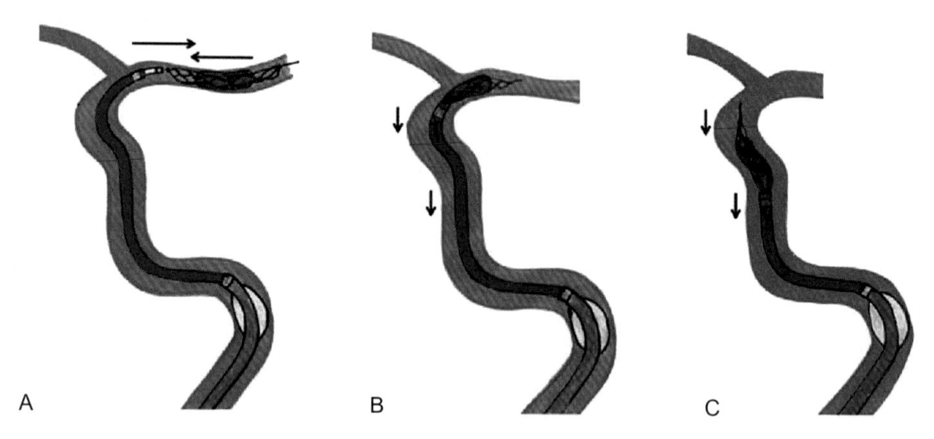

图5-5-4 Solumbra/ARTS技术

注：A. 将吸栓导管接近血栓近端，支架在血栓段释放，充盈取栓球囊阻断近端血流；B、C. 收入部分取栓支架进入吸栓导管，持续负压回抽下缓慢回撤取栓支架及吸栓导管

球囊导引导管的应用有利于减少较硬的栓子所脱落的栓屑。Chueh等在体外模型中对比了使用球囊导引导管和普通导管的支架取栓术的栓塞事件，发现较硬的栓子取栓过程中容易产生200～1 000 μm的栓子，而使用球囊导引导管阻断血流后，远端栓子的数量限制降低；但对于较软的栓子取栓过程中产生的新栓子则效果不显著。

Lazarus是一种远端固定于支架近端的糖衣状辅助装置，非工作状态时反折于支架近端。其特殊之处在于取栓过程中糖衣向远端反转，将回撤中的支架及表面附着的血栓包裹起来，以降低栓子脱落的风险（**见图5-5-5**）。Chueh等通过体外模拟取栓发现Lazarus辅助取栓装置对于减少远端栓塞可产生类似于球囊导引导管的效果，能显著降低>200 μm的栓子数量，而对取栓效率无显著影响。

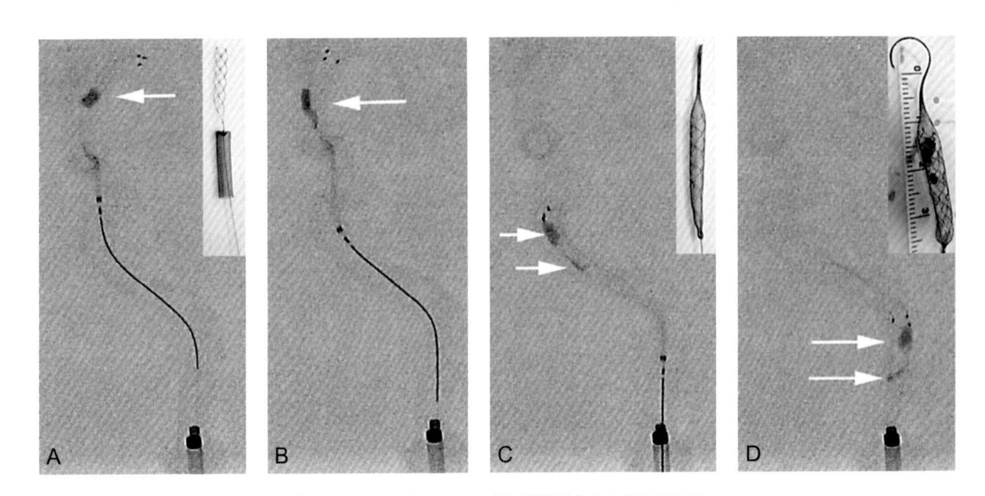

图5-5-5　Lazarus装置取栓经过及原理

注：A. 血栓缠结于Solitaire支架上，近端显示Lazarus装置打开形态；B～D. 血栓碎屑被包裹在支架及装置之间

（二）病变性质与支架取栓有效性的关系

对于急性大动脉闭塞，血栓栓塞是血管闭塞的主要原因，而原位血栓形成其次。血栓栓塞事件造成血管闭塞时，血栓主要位于主要动脉分叉部或直径明显缩小的部位，如颈内动脉末端、大脑中动脉M1段或分叉部、基底动脉尖端；而动脉粥样硬化性狭窄所致急性闭塞多发生于颈内动脉起始部、颅内段、大脑中动脉M1段。在以短暂性脑缺血、脑梗死起病的人群中发现，高加索人种颈内动脉起始部（颅外段）及椎-基底动脉是常见的粥样硬化性狭窄或闭塞的好发部位；而亚裔、拉美及非洲后裔中，颈内动脉系统颅内段粥样硬化性狭窄或闭塞的发生率更高。在合并原位狭窄的病变中，支架取栓可能导致血管夹层、支架意外解脱事件，且常发生血管再闭塞等。对于这些病变，支架取栓是否应该作为一线取栓策略，目前尚无明确结论。而若能通过术前检查明确病变性质，可能将对器械和治疗策略的选择增添有利的证据。

随着支架型取栓装置应用经验的不断积累，人们发现栓子的理化性质可能也是影响操作成功率的重要因素。如多项临床证据表明，CT扫描表现为较高密度的病变较等密度病变更容易被Solitaire等装置取出，提示病变性质可能与机械取栓效率相关，然而CT扫描显示密度与病变性质的关系目前尚无统一观点。血栓主要由血细胞及交联的纤维蛋白构成，而不同类型的血栓各种成分所占比例有别，同时也导致了血栓不同的理化性质。通常认为以红细胞为主的血栓质地较软且易于碎裂，而以纤维蛋白成分为主的血栓质地较硬。然而Yuki等通过体外模拟制备不同性质的血栓进行器械有效性试验，试图探索血栓性质对器械有效性的影响，发现以纤维蛋白成分为主的血栓不易被MERCI取栓装置取出，此现象也被Wakloo等报道，而支架取栓联合中间导管抽吸可减少取栓次数。因此，针对不同的病变性质采取不同的治疗策略有可能进一步提高AIS血管内治疗的安全性和有效性，而进一步理解血栓成分和理化性质与取栓效率的关系及其原理可能有助于新器械的评价研发。

三、器械安全性和有效性的临床前评估

目前用于评估取栓器械的体外模型包括实验动物和体外模拟系统。体外实验对病变性质的研究仍然存在一定的局限性，如自制的血栓和体外循环系统无法准确模拟真实血管的弹性及可动度，也不能模拟伴随原位狭窄的状态。另外，在活体内血管闭塞后局部仍然是动态变化的过程，血管内可能因为血液瘀滞而进一步形成血栓，也可能因纤溶作用而改变血栓的形态和成分。

大型哺乳动物（如猪、犬）常被用于取栓装置的临床前评估，然而这种方法仍然存在很大局限。栓子在体内停留的位置不可控，因此神经功能缺损和梗死面积不能作为取栓装置安全有效性的评价指标，而只能评价血管再通率。且实验常用的颅外段血管管壁结构与颅内血管仍然存在差异——颅外血管存在外弹力层——因此通过这样的模型评价器械的安全性仍欠准确。

随着血管内治疗被写入AIS早期治疗指南，血管内治疗器械的研发得到了前所未有的重视，涌现了大量新的取栓器械和相关辅助器械。由于临床试验花费巨大且耗时较长，为了保证科技成果的高效转化，寻找合适的体外模型，在临床使用之前评估这些装置的安全性及有效性迫在眉睫。

（李子付，文婉玲，刘建民）

第六节　脑动脉狭窄的血管重建治疗

一、脑动脉狭窄或闭塞的病理生理

动脉粥样硬化是一种缓慢进展的增龄性改变。动脉粥样硬化导致的颅内动脉狭窄是缺血性卒中的主要病因之一，其发生率在不同种族间存在明显差异，亚洲人群显著高于欧美人群。美国大约有10%的脑卒中患者是由于颅内动脉狭窄导致，而亚洲人群的比例可达到30% ～ 50%，在中国脑卒中患者合并颅内动脉狭窄的比例高达46.6%。研究显示，糖尿病和代谢综合征是颅内动脉粥样硬化狭窄危险因素，糖尿病患者颅内动脉硬化性狭窄发生可能与合并高血压和高脂血症相关。此外，吸烟可能与颅内动脉粥样硬化狭窄相关。症状性脑动脉狭窄的常见部位包括颈内动脉起始部、颈内动脉海绵窦段、大脑中动脉M1段、椎动脉起始部、椎动脉远端和基底动脉的中端，与欧美人群颈内动脉起始部常常发生严重的动脉硬化性狭窄不同，亚裔和非裔人群颅内动脉尤其是大脑中动脉是最容易发生动脉粥样硬化性狭窄的部位。粥样硬化的血管壁导致的缺血事件与冠心病引起的心肌缺血机制相似，包括血栓形成、闭塞、血栓栓塞和血流动力学变化的单一影响和复合作用。斑块可在数年内增长影响血管管腔，形成狭窄后引起局部血流涡流或低灌注，导致血流动力学变化。严重狭窄或闭塞使低灌注的影响增大，导致大脑一个或多个部分的灌注丧失，同时涡流和缓慢的血流也可以激活血小板及凝血因子，进而促进血栓形成。血管腔的狭窄程度对于患者脑卒中的风险有预测意义，一项以华法林和阿司匹林治疗症状性颅内动脉粥样硬化疾病（Warfarin Aspirin Symptomatic Intracranial Disease，WASID）的研究显示，狭窄严重程度与脑卒中发病率密切相关，狭窄程度70%～99%的症状性颅内动脉粥样硬化性狭窄患者责任病灶供血区域的脑卒中年复发率高达18%，远高于狭窄程度50%～69%的症状性狭窄患者（7%～8%）。合并颅内动脉狭窄的脑卒中患者有着更高的脑卒中致残率及复发率，因此，颅内动脉粥样硬化性狭窄已被全球公认为最重要的脑卒中负担。

二、脑动脉狭窄或闭塞的药物治疗

研究显示，抗血小板治疗能显著降低既往伴有缺血性脑卒中或TIA患者严重血管事件的发生风险（非致命性心肌梗死、非致命性脑卒中和血管源性死亡）。目前循证医学证据充分的抗血小板药物包括：阿司匹林、氯吡格雷、阿司匹林和双嘧达莫复方制剂、噻氯匹定。阿司匹林、氯吡格雷、阿司匹林和双嘧达莫复方制剂、噻氯匹定，已经得到临床医师的广泛认可和熟练运用，我国临床应用较多的是阿司匹林和氯吡格雷。CHANCE研究通过在5 170例伴有高复发风险的轻型AIS或TIA患者中观察氯吡格雷联合阿司匹林双联抗血小板治疗与单独应用阿司匹林的有效性与安全性，结果显示双联抗血小板治疗组90 d脑卒中发生的相对风险较阿司匹林单独应用降低32%，绝对危险度降低3.5%，且未增加出血风险。但是受不同的危险因素控制水平和医疗体系的限制，不同临床试验在不同时期进行比较有很大的局限性，氯吡格雷与阿司匹林联合治疗比阿司匹林单药治疗颅内动脉狭窄的短暂性脑缺血和缺血性脑卒中的疗效仍需要Ⅲ期随机平行对照试验研究加以证实。最新的荟萃分析指出对于缺血性脑卒中或TIA患者，1年以上双联抗血小板治疗会增加出血风险而不能减少脑卒中复发风险。

三、单纯球囊扩张术

在20世纪80年代有人尝试单纯球囊扩张治疗缺血性脑血管病，Vitek报道应用球囊成形术治疗颅外段颈动脉狭窄，在9例患者的10处狭窄中，有9处狭窄成功扩张，另外一处狭窄由于导管未能通过中止，术中未发生严重的并发症。随着颅外动脉狭窄血管内介入的获益，人们也开始尝试将球囊成形术运用在颅内动脉狭窄的治疗上。1986年，Brückmann报道了一组采用球囊成形术治疗的症状性椎基底动脉供血不足病例（$n = 13$），所有患者术中均采用多普勒超声和电生理监测，并在术后严格评估神经系统症状和血管影像。术后8例患者主客观症状明显改善，随访2～25个月（平均15个月），有2例闭塞（15.4%），其余患者血管通畅，没有不良事件发生。尽管应用球囊成形术可以取得比较满意的近期效果，但在颅内的应用仍然存在由于弹性回缩造成高再狭窄率的缺点。一项纳入1980年1月—2008年5月有关症状性颅内动脉狭窄介入治疗的69项病例系列荟萃分析结果显示，33项单纯采用球囊扩张的病例系列，共治疗1 027例患者，术后30 d内脑卒中或病死率为8.9%，与支架治疗组比较差异无统计学意义；但1年内脑卒中复发率、病死率和再狭窄率，球囊成形术均高于支架植入术。在已发表的病例系列中，球囊成形术后再狭窄率为 24%～40%，平均术后残余狭窄程度在40%以内。球囊成形术后的再狭窄往往需要后续的支架植入，限制了其在临床的应用。

四、球扩式支架

因为采用球囊可能发生内膜撕裂、血管弹性回缩甚至急性闭塞等不良事件，有医师开始选择使用支架治疗颅内动脉狭窄。我国学者缪中荣、黄清海也较早开展了支架治疗颅内动脉狭窄的研究，取得了满意的早期治疗效果。宣武医院2001—2006年使用冠状动脉球囊扩张性支架治疗狭窄率＞70%的113例重度症状性大脑中动脉 M1段患者，技术成功率达到96.4%，30 d脑卒中和病死率为4.42%，平均随访（29 ± 16）个月，血管造影或CTA随访36处，再狭窄率为20.25%，研究结果证实支架治疗严重颅内动脉狭窄优于药物治疗。长海医院对39例颅内动脉狭窄患者（19例后循环狭窄，20例前循环狭窄）应用球囊膨胀型支架行腔内成形术治疗，支架均一次成功植入，无手术相关并发症。术前平均血管狭窄程度分别为（73.5 ± 6.7）%，术后降至（11.2 ± 4.3）%。该组病例临床随访 4～24个月，无脑缺血再发作或脑卒中；29例患者进行脑血管造影随访，均无血管再狭窄。2004年发表的多中心前瞻性非随机研究——有症状的椎动脉和颅内动脉粥样硬化病变的支架成形术（Stenting of Symptomatic Atherosclerotic Lesions in the Vertebral or Intracranial Arteries，SSYLVIA）试验，纳入了43例狭窄率＞50%且药物治疗无效的颅内动脉狭窄患者，采用颅内专用球囊扩张支架Neurolink进行治疗。结果显示：支架植入成功率为 95%；随访30 d、1年后脑卒中复发率分别为6.6%和7.3%，其结果优于单用阿司匹林治疗。SSYL-VIA 研究证实颅内支架治疗相对安全，且支架植入成功率高、相对于药物治疗降低了脑卒中的发生率，故FDA批准Neurolink球囊扩张支架用于药物治疗无效和高度狭窄的颅内动脉治疗。Apollo支架是我国SFDA批准首个用于颅内动脉狭窄治疗的球囊扩张支架。姜卫剑等发表的ASSIST试验用Apollo支架治疗46例颅内动脉狭窄率≥50%患者，支架植入成功率91.7%，6.5%的患者在30 d内有轻微的脑卒中，年缺血终点事件发生率为4.3%，支架植入后脑卒中发生率低于口服药物，显著改善了患者预后。球扩式支架由于球囊扩张时刚性球囊的张力和牵拉可能造成穿支血管的移位或断裂，严重的血管迂曲是手术失败的主要原因。姜卫剑等报道早期使用球扩式支架治疗颅内动脉血管狭窄时，致死性SAH均发生于Mori C型病变。

五、自膨式支架

球囊扩张支架虽然得到了广泛的应用，但仍有再狭率较高、柔顺性相对较差以及球囊扩张时可能导致动脉破裂和穿支动脉闭塞等许多问题未解决。黄清海等对2008年以前发表的支架成形术治疗症状性颅内动脉狭窄的文献进行系统分析，以评估支架成形术在预防脑卒中复发、死亡及其他血管事件方面的效果及安全性。综合相关的21篇文献并结合长海医院治疗的症状性颅内动脉狭窄患者1 432例，平均手术成功率达96.61%；30 d内临床终点事件发生率为12.53%，30 d至1年内累积主要终点事件发生率为5.97%。表明球囊扩张支架治疗症状性颅内动脉狭窄围手术期的病死率和致残率仍然较高。Wingspan支架系统是美国FDA批准的治疗颅内动脉狭窄的专用支架，该自膨式支架系统结合了单独球囊扩张成型和球囊支架的优点，首先通过小球囊对狭窄部位进行亚满意扩张（达到正常管径的80%），然后将支架输送至靶血管病变部位释放。Wingspan支架应用的首次报道发表于2005年，共收治了15例患者，其中颈动脉3例，大脑中动脉3例，基底动脉5例，椎动脉颅内段4例。入组病变初始狭窄程度平均72%，球囊扩张后残余狭窄程度降低至平均54%，支架植入术后狭窄程度降低至平均38%，术中及围术期没有发生动脉夹层、闭塞和远端栓塞等不良事件。随访患者也没有再次发生TIA。该研究证实预扩后释放自膨式支架可以克服球囊成形术弹性回缩和球扩式顺应性差、支架远端可能造成血管损伤的缺点，提高了颅内动脉狭窄治疗的安全性。后续的研究也证明了Wingspan支架治疗药物控制无效的颅内动脉狭窄的安全性和有效性，该支架上市前的多中心注册研究共纳入45例患者，97.8%（44例）技术成功，30 d内死亡和脑卒中率为

4.5%。该研究还发现，支架释放后患者动脉狭窄率由基线的（74.9 ± 9.8）%降低到（31.9 ± 13.6）%，并且狭窄率在6个月随访时进一步降低至（28 ± 23.2）%，提示自膨式支架提供了持续的径向张力使狭窄部位进一步开放。

Gateway-Wingspan支架系统在颅内动脉狭窄治疗中显示出较高的技术成功率和较低的围手术期并发症，但存在支架内再狭窄率较高的问题，尤其是在年轻患者前循环病变，特别是颈内动脉床突上段容易发生无症状的再狭窄。Gröschel等回顾分析了1998年1月—2008年4月10年间发表的31项有关症状性颅内动脉狭窄支架植入术的研究，入组病例涉及1 177次颅内支架操作，其中77.0%（906例次）操作使用的是球囊扩张性支架，动脉再狭窄的发生率自膨式支架为17.4%（16/92，平均随访时间5.4个月），高于球囊扩张支架的13.8%（61/443，平均随访时间8.7个月），差异有统计学意义（$P < 0.001$）。采用自膨式支架再狭窄率高于球扩式支架，可能与采用小球囊进行亚满意预扩张、残余狭窄的存在容易引起远端的湍流、切应力的改变造成内膜损伤，以及血小板聚集有关。采用与供血动脉相等直径球囊扩张狭窄段得到满意的预扩张可能会降低术后再狭窄率，于嘉等对比了小直径球囊和等直径球囊预扩后释放Wingspan支架，两组间主要围手术期神经系统并发症发生率相似，小球囊组残余狭窄40.8%，等直径球囊组残余狭窄32.5%，而中期随访支架内再狭窄率等直径球囊组显著低于小球囊组。

六、SAMMPRIS研究对颅内动脉狭窄的影响

尽管多项研究证实Wingspan支架的安全性及有效性，2011年发表于《新英格兰医学杂志》（*New England Journal of Medicine*）的SAMMPRIS研究给颅内支架植入治疗带来了很多争议和思索。SAMMPRIS研究从2008年开始，由美国国立神经病学与脑卒中研究院（NINDS）资助，共纳入50个中心，为验证血管内介入治疗较强化药物治疗颅内动脉粥样硬化性狭窄有更低的再发脑卒中率这一假设，预期入组764例患者，随访2年。入组患者为近期发生过短暂性脑缺血或非致残性脑卒中的动脉狭窄率为70%～99%的症状性颅内动脉狭窄患者，随机分为强化内科治疗与强化内科治疗+介入治疗（应用Wingspan支架系统）两组，主要终点为入组30 d内脑卒中或死亡或靶血管重建手术后及随访期

间供血区域缺血性脑卒中。由于30 d内脑卒中或病死率介入治疗组显著高于强化内科治疗组（14.7% *vs* 5.8%，$P = 0.002$），在进行了451例患者（其中血管内介入治疗组224例，强化药物治疗组227例）随机试验后终止了登记入组。在30 d后，每组各发生了13例责任血管相关的脑卒中事件，随访1年介入治疗组主要终点事件发生率较内科治疗组也显著升高（20.0% *vs* 12.2%，$P = 0.009$）。2013年公布的3年期（平均随访32.4个月）随访结果显示，相对于支架治疗，药物治疗组主要终点累积概率较小（$P = 0.025\ 2$）。研究结果支持动脉粥样硬化性颅内动脉狭窄高风险患者进行积极药物治疗，而不是Wingspan支架系统治疗。

SAMMPRIS研究是继WASID研究之后又一项探讨颅内动脉狭窄治疗方法的大型前瞻性、多中心、随机对照临床研究，该研究的发表在学界引起了极大的争论，一些学者对其试验设计和参与试验的经验性等方面均提出了质疑。质疑主要集中在以下几个方面：① SAMMPRIS研究将入组人群的纳入标准修订为狭窄率70%～99%的症状性颅内动脉粥样硬化性狭窄，而美国FDA批准Wingspan支架作为人道主义豁免器械（humanitarian device exemption）用于治疗药物干预无效且狭窄率＞50%的症状性颅内动脉粥样硬化性狭窄。根据推断，血管内介入治疗组35%的患者在入组时未接受抗栓治疗，在这部分患者中必然会存在药物治疗有效者，按既往标准不应接受血管内介入治疗，因此SAMMPRIS试验研究对象的纳入标准可能不合适。② SAMMPRIS研究没有将严重的治疗路径迂曲纳入除外标准，而在以往的研究中这部分患者存在较高的手术并发症甚至有作者建议将Mori C型血管病变作为禁忌证。血管内介入治疗组中15例（6.7%）患者未能植入支架，而33例并发症患者也可能包含入路困难引发的事件。SAMMPRIS试验未将危险径路排除在外可能影响试验结果。③ SAMMPRIS研究对实施血管内介入治疗的神经介入医师资质要求的门槛过低。具备颅内动脉支架操作经验或者球囊扩张术治疗颅内动脉粥样硬化性狭窄20例以上术者使用3例以上Wingspan系统即可申请参与研究，在试验持续的29个月期间，12个高患者容量中心平均实施血管内介入治疗病例数9.3例，38个低患者容量中心平均实施血管内介入治疗病例数2.9例，50个中心平均每年实施病例不超过2例。颅内动脉治疗路径细小迂曲并有穿支血管，实施血管内介入治疗颅内动脉粥样硬化性狭窄需要较多的临床经验。参与研究的神经介入医师经验可能不足以保证血管内介入治疗的顺利实施。④ 按研究设计，血管内介入治疗患者如术前未能服满5 d氯吡格雷者(75 mg/d),需在术前6～24 h内顿服氯吡格雷600 mg,据推断此类患者至少占该组的35%。术后30 d内介入治疗组所致脑出血发生率为2.3%,远高于既往研究术后脑出血率为0.4%～1.2%,是否与该组至少应有35%的患者接受600 mg氯吡格雷顿服有关?

七、后SAMMPRIS时代脑动脉狭窄的血管内治疗

SAMMPRIS试验提供了一个确实有效的药物治疗方法,即阿司匹林+氯吡格雷强化抗血小板聚集治疗+他汀类降脂治疗,但即使最新的强化药物治疗方案未能使症状性颅内动脉粥样硬化性狭窄患者的脑卒中复发率下降到令人满意的水平,其1年脑卒中复发率12.2%,2年脑卒中复发率20.0%。中国是一个脑卒中大国,而颅内动脉粥样硬化性狭窄是国人中发生缺血性脑卒中的重要原因,寻找一种治疗颅内动脉粥样硬化性狭窄安全可靠的手段对国计民生至关重要。SAMMPRIS试验之后国内多位学者报道了单一中心使用治疗颅内动脉粥样硬化性狭窄的短期疗效结果,技术成功率均明显高于SAMMPRIS试验结果,其术后30 d内脑卒中及病死率为1.9%～6.7%,研究发现并发症以穿支丰富的部位为高发部位,随着术者经验的丰富并发症率显著降低。同时我们也应该注意到,Wingspan支架设计为双重导管输送的自膨式支架,在推送导管头端有一个不显影的纺锤头设计,这样可避免导管头端对近端血管斑块的切割,但在血管迂曲部位则可能造成推送困难。同时,由于纺锤头结果不显影,可能发生与支架的刮擦和缠结,这种情况多发生于后循环,有时甚至导致严重并发症的发生。我们在临床中严格评估血管病变,在预判输送路径无危险斑块时选择性地剪除纺锤头结构,可有效预防这种缠结的发生,并且不会增加围手术期并发症。因此,支架的改进尤其是输送方式的变化可能对降低围手术期并发症有重要作用。有学者尝试采用微导管输送的Enterprise支架替代输送导管与支架预装在一起的Wingspan支架治疗重度迂曲、长节段的并发症机会高的复杂颅内动脉狭窄,手术技术成功率100%,发生3例缺血并发症和1例出血并发症。同样,作为颅内动脉瘤辅助支架的Solitaire支架也可以用来治疗复杂颅内动脉硬化性狭窄。采用Enterprise和Solitaire支架显著降低了复杂病变的围手术期并发症,主

要在于单一的微导管输送比预装支架更容易，牵张力小，而且不需同轴操作，但远期疗效还需要大样本的临床试验进行观察。

SAMPPRIS试验结果的发表说明采用介入手段干预颅内血管存在较高的风险性，同时由于药物治疗的局限，颅内动脉硬化性狭窄介入治疗仍有其必要性，这就迫切需要寻找循证医学证据支持的有效降低症状性颅内动脉粥样硬化性狭窄脑卒中复发率的干预手段。缪中荣等通过对血管径路不同分型的病变进行个性化的治疗策略选择：球扩式支架用于径路平顺的Mori A型病变（BS组），球囊扩张结合自膨式支架用于径路迂曲的Mori B 或C型病变（AS组），球囊成形术用于径路迂曲的Mori A型病变（AG组）。总体技术成功率为96.3%（154/158），但各组间技术成功率有明显的差异：AG组89.7%（35/39），BS组97.5%（79/81），而AS组为100%（38/38）($P = 0.042$)。BS组发生了4例30 d内脑卒中，AS组则发生了3例。该研究提示应该根据径路和病变特点选择特定的介入器材对症状性颅内动脉狭窄进行治疗。中国症状性颅内动脉狭窄支架治疗多中心登记研究为一项主要目的为评估中国高风险症状性颅内动脉狭窄患者支架血管内治疗30 d围手术期安全性的前瞻性多中心登记研究，共纳入300例内科治疗失败、血管狭窄率≥70%的症状性颅内动脉狭窄患者应用支架系统治疗，对这些患者进行12个月的影像和临床随访。研究主要终点为病变颅内血管支架治疗30 d内的靶血管脑卒中事件（包括出血性或缺血性脑卒中）、短暂性脑缺血或死亡，次要终点为血管成功再通。300例患者中159例接受了球囊扩张式治疗（Apollo支架），141例接受了球囊扩张和自膨式支架治疗（Wingspan支架）。结果显示，血管再通的成功率为97.3%（292/300），30 d内的脑卒中、短暂性脑缺血和病死率仅为4.3%（13/300），其中8例患者出现靶区域有关的脑卒中事件，7例为缺血性脑卒中，1例为出血性脑卒中；5例为短暂性脑缺血。两组之间终点事件及不良事件无显著统计学差异。与SAMMPRIS研究不同，该研究参与者均为年支架手术量超过50台的中心，将目标人群限定为侧支循环不良、药物治疗无效的患者，排除了病变长度≥15 mm等研究者认为不适合进行支架治疗的高危病变，进一步细化了支架治疗可能的最佳获益人群，根据病变特点由研究者评估选择最合适的支架，并且患者从最后一次发病至支架治疗的时间平均为21 d，排除了SAMMPRIS试验中可能存在的干扰因素。虽然这项研究结果可能并不足以完全打消对于血管内治疗的疑虑，但是4.3%的早期终点事件发生率和97.3%的血管再通率仍然十分振奋人心，初步证实了颅内动脉狭窄血管内治疗短期内的安全性与有效性。

八、颅内动脉非急性闭塞的血管内治疗

症状性的亚急性或慢性颅内大血管闭塞性病变（large artery intracranial occlusive disease，LAICOD）是一种常见的脑卒中亚型，颅内动脉闭塞后由于前向血流不复存在，经动脉到动脉栓塞的机会明显降低，部分患者因侧支代偿比较充分，预后良好。但是如果通过侧支循环CBF灌注不足仍然可能引起缺血症状。LAICOD是患者死亡、预后不良、高脑卒中复发率的独立危险因素，文献报道动脉闭塞后即使给予强化医疗管理每年仍有6%～20%同侧脑卒中的复发风险。LAICOD是有关脑卒中治疗的一个不能忽略的全球性重要课题，但在临床治疗方案的选择上还存在困惑。WASID 研究显示药物治疗对于预防LAICOD脑卒中复发作用有限并且存在出血风险，尽管文献报道由于动脉硬化性闭塞引起严重血流动力学障碍的患者可能从直接的颈内动脉-颈外动脉搭桥获益，但对于颅内闭塞性疾病特别是引起进展性脑卒中和症状恶化的最佳治疗仍然没有达成一致共识。Gross早期对1例左侧大脑中动脉和1例基底动脉亚急性闭塞引起闭塞血管区域反复缺血症状发作的患者用2 mm × 9 mm球囊进行了球囊成形术，其中基底动脉闭塞的患者获得了持续的前向血流，而MCAO的患者则获得了更为完美的影像结果。两个患者术后症状都明显改善，随访期间神经系统功能完好，没有再次缺血发作。这提示血管内治疗可能在LAICOD治疗中发挥作用。Sung等在2012年报道了将Wingspan支架用于溶栓失败的急性MCAO患者，显示Wingspan支架治疗脑动脉闭塞是安全和可行的。同年，贺迎坤等对非急性期闭塞的椎-基底动脉进行再通治疗，21例患者中20例（95.2%）成功开通，发生围手术期并发症3例（14.3%）。Xu等于2014年报道了对7例症状性颅内椎动脉闭塞的患者进行血管再通手术，6例成功再通，1例死于小脑出血。Aghaebrahim等报道了两个中心共24例表现为频繁TIA（1例）和脑卒中（23例）的症状性颅内动脉闭塞，术前平均 NIHSS为10分，术后即刻NIHSS改善43%，围手术期症状性ICH 1例，再灌注综合征1例，未发生围手术期缺血性脑卒中，22例患者进行了90 d临床随访，均无再次缺血发作，9例患者mRS进一

步改善。沈阳军区总医院自2009年开始采用Gateway球囊结合自膨式支架治疗口服药物无效的症状性颅内动脉慢性闭塞，至2015年12月共治疗37例，其中2例手术失败，其余35例中9例采用Enterprise支架，26例采用Wingspan支架完成血管重建。围手术期并发症包括颅内血肿1例，SAH 3例，穿支梗死2例，其中1例患者死亡，1例长期昏迷，1例偏瘫，其余患者均恢复良好，复查SPECT可见局部CBF灌注的改善。9例复查脑血管造影，1例出现无症状再狭窄。慢性闭塞血管再通的技术要点在于寻找闭塞血管的真腔，双平板DSA可增加手术的安全性，异常增生的代偿血管是出血的高危因素，而穿支丰富的部位闭塞是缺血并发症的主要风险。结合我们的经验和文献报道，支架再通术治疗非急性期颅内椎-基底动脉闭塞病变技术上可行，疗效可靠，但较高的围手术并发症发生率及复杂的手术操作应引起足够重视，应该在大型的脑卒中中心或由有经验的神经介入医师完成手术。

九、前景与展望

对比WASID试验和SAMMPRIS试验，不难发现内科药物治疗方案的改变使症状性颅内动脉狭窄患者的预后显著改善，这反过来要求颅内动脉狭窄介入疗效的不断改进。通过改进介入器材、提高手术技巧熟练和挑选合适患者提高手术的技术成功率，减少围手术期并发症。支架内再狭窄是脑卒中早期复发的独立危险因素，也是制约颅内动脉狭窄远期疗效的主要问题，多项研究分析显示支架内再狭窄有很多影响因素，如年龄、吸烟、糖尿病、性别、支架的材料及类型、病变长度、病变位置、球囊扩张的速度等。有学者尝试应用药物洗脱球囊治疗支架内再狭窄，发现药物洗脱球囊再次血管成形对再狭窄的治疗是一种值得期待的治疗方法。Vajda等通过对51例患者支架内再狭窄采用药物洗脱球囊进行再次球囊成形，共扩张63次，其中20次采用常规球囊，43次采用紫杉醇洗脱球囊，分别在6周、12周、6个月和12个月进行临床和血管造影随访，总体的30 d内并发症发生率为1.6%，紫杉醇洗脱球囊再次血管成形的再狭窄率（9%）显著低于常规球囊（50%）。随着冠状动脉药物洗脱支架（drug-eluting stent，DES）在临床中的广泛应用并取得满意疗效，陆续有神经介入医师将其用于脑动脉狭窄的治疗，其疗效已经在一些小样本量的试验中得到证实，但仍需多中心、随机对照、长期随访的试验进一步证实DES在颅内动脉应用的安全性和有效性。药物洗脱支架虽然在预防支架内再狭窄方面相对于普通金属支架有明显的优势，但还不能克服球囊扩张支架的固有缺点，即顺应性相对于迂曲的颅内血管仍显不足，部分病例可能由于通过困难造成手术失败。另一种支架内再狭窄的方法是使用药物涂层球囊扩张病变，再使用自膨式支架覆盖病变，Vajda等通过对52例重度颅内动脉狭窄患者采用药物洗脱球囊预扩后释放Enterprise支架进行治疗，并分别于6周、12周、6个月和12个月进行临床和血管造影随访，操作相关的永久神经系统并发症为5%，血管造影显示使用这种手术方式后再狭窄率仅为3%。

脑血管病已经成为危害人民生命健康的第一位危险因素，由于检查条件的不断改善，人们对脑血管病的认识不断提高，尤其是颅内动脉狭窄和闭塞在国人脑卒中病因中占的比重越来越高。内科药物治疗理念进步对患者带来的获益同时也说明了介入治疗材料、手术技巧和治疗理念进步的必要性。目前，颅内动脉狭窄和闭塞介入干预还存在较高的风险性，这个现实不断地挑战着临床医师的能力，促进更多新材料、新技术的研发和手术技巧的提高。相信在不久的将来，会有对颅内血管狭窄和闭塞性病变更有效、更安全的治疗方法在临床广泛应用。

（李志清）

第七节　脑血管畸形的栓塞治疗

脑血管畸形是较为常见的脑血管病，在青壮患者中是最易致残的疾病，总体年发病率在（2.27～2.75）/100 000。主要包括脑AVM、海绵状血管畸形、毛细血管扩张症、Galen静脉动脉瘤样畸形和静脉发育异常，通常被认为是先天性的脑血管病。DAVF、颈动脉海绵窦瘘等是一类获得性疾病，其发生与静脉窦异常、外伤、炎症、肿瘤等因素有关，但由于结构和治疗上与脑血管畸形具有相似性，一般也被纳入脑血管畸形的范畴。由于其结构复杂，病因尚不明确，一直是脑血管病临床治疗中的难点问题。其中AVM和DAVF发病率相对较高，且更容易出现ICH和神经功能障碍等并发症，因此最为临床所关注。

脑AVM是最常见的颅内血管畸形，是脑供血动脉和引流静脉之间发生的异常沟通，这些异常沟通是异常的迂曲血管网，而非完整的毛细血管床，被称为“血管巢”。由于病变血流量大，血管巢结构薄弱，容易发生出血。有些病例并不存在血管巢，而是动静脉直接相通，称为脑动静脉瘘（arteriovenous fistula，AVF）或软膜AVF。由于动静脉短路使大量的动脉血经血管巢或直接进入引流静脉，还可导致周边脑组织盗血，并使受累动静脉改建，发生供血动脉、引流静脉动脉瘤样改变，从而发生脑组织缺血、受压、静脉充血等一系列病理生理变化。除了脑出血，脑AVM还可表现为癫痫、头痛和神经功能缺损；儿童AVF患者还可因回心血量的增加而导致心力衰竭。对于出血风险较大和进行性功能缺损的患者需要积极外科干预。

DAVF的病理基础同样是动静脉短路，与脑AVM不同的是，DAVF缺少动静脉之间的“血管巢”，且动静脉短路发生在硬脑膜及其附属结构上，而非脑组织中或者脑表面。DAVF可发生在硬脑膜的任何部位，海绵窦、横窦、乙状窦和矢状窦区最为常见，亦可发生在前颅窝底、天幕区、中颅窝底等非静脉窦区。其临床表现多样，与其静脉引流类型和方向有关。大多数患者伴有颅内血管性杂音，若病变通过皮层静脉引流，则可以发生ICH以及神经功能障碍，因此，对于合并皮层静脉引流的DAVF需要积极外科治疗。

颅内血管畸形的外科治疗方法主要包括显微外科手术、介入栓塞治疗、立体定向放射治疗。显微外科手术可以切除脑AVM，切断DAVF的动静脉短路或者皮层静脉通道。目前，最大径＜4 cm，位于非功能区皮层的AVM手术切除的风险接近5%；然而，体积大、邻近或位于功能区的AVM切除的风险仍然高达10%～20%。手术治疗也曾经是DAVF最主要的治疗手段。随着介入栓塞治疗的发展，大部分的DAVF都可以通过介入栓塞获得治愈，因此，目前显微外科手术仅用于部分前颅窝底和天幕区等非静脉窦区DAVF的治疗。

立体定向放射外科治疗是治疗脑AVM的有效手段，通常用于直径＜3.5 cm的AVM。治愈率与病灶体积、患者年龄成负相关；位于额叶、颞叶的病变经放射治疗后更易于消除。放射治疗同样可以用于DAVF的治疗。但是血管畸形的完全闭塞需要1～3年，完全闭塞之前，并不降低出血的风险；而且对于老年、高级别、病灶较大、邻近功能区的AVM，迟发性并发症的风险包括放射性水肿的发生率等亦明显升高。

介入栓塞治疗是采用血管内途径，通过微导管等装置将栓塞材料输送到病变部位，以闭塞病变或重建正常结构的方法。其用于脑血管畸形的治疗目的主要有以下4种。① 治愈性栓塞：完全栓塞畸形，获得解剖治愈。② 靶点栓塞：对于AVM，针对出血相关危险因素如动脉瘤、高流量的动静脉瘘等进行栓塞，降低病变出血的风险；对于DAVF，栓塞合并皮层静脉引流的部分或者流量较大的部分瘘口，以降低出血风险或缓解症状。③ 作为综合治疗的一部分：手术切除前或立体定向放射治疗前栓塞，缩减畸形体积，减少畸形的血供，降低出血风险，以有利于手术的进行或放射外科的治疗。④ 结构重建：对于累及主要静脉窦的DAVF，血管内治疗不仅能够栓塞瘘口，还能重建受累的静脉窦。近30年来，脑血管畸形的介入栓塞治疗进展迅猛，随着介入栓塞技术、材料和理念的不断发展成熟，栓塞治疗的作用已经从主要作为综合治疗的一部分（术前栓塞减少出血或放射治疗前缩减体积），转变为治愈性栓塞和结构重建，已经成为脑血管畸形尤其是DAVF治疗上最重要的治疗手段。在DAVF治疗方面，单纯介入栓塞治愈率可以达到90%～100%。这一进步得益于影像学的发展和介入材料进步。在影像学方面，高分辨率的平板DSA和基于旋转造影的计算机影像重建和融合技术为更准确、个体化地认识DAVF的血管构筑学提供了条件，借助这些技术，可以精确判定病变的显微结构，确定瘘口及治疗的关键靶点。材料方面，新型液体栓塞材料具备良好的弥散性和可控性，提高了栓塞效果；而高顺应性球囊、操控性更好的微导管和微导丝的应用拓宽了介入治疗的传统入路，降低了手术并发症。对于脑AVM，在Onyx成功应用于临床后，结合球囊导管、可解脱微导管等多种辅助材料和多种栓塞技术的应用，尤其是治愈性栓塞理念的提出和“高压锅”技术的应用，使得多数小型和部分大型的AVM仅通过介入栓塞也能获得解剖治愈。近年来，对于血管畸形血流动力学的模式研究也使得经静脉入路栓塞AVM成为可能。这些进展，都极大地推动了脑AVM介入栓塞治疗的效果。

在上述各种影响因素中，栓塞材料、微导管的研发以及治疗理念的转变是影响脑血管畸形介入栓塞效果的最主要因素，本节将围绕这三方面介绍脑血管畸形介入治疗的发展。

一、液态栓塞材料的研发和应用

过去的100多年里，人们尝试了大量的栓塞材料用于治疗颅颈部的血管性疾病或富血管疾病。1904年，Dawbarn医师报道了采用白蜡和凡士林的混合液体材料栓塞头颈部恶性肿瘤。1930年，Brooks等首先经颈动脉途径采用肌肉片栓塞颈动脉海绵窦。30年后的1960年，Luessenhop和Spence等报道了第1例颅内AVM栓塞，他们通过手术暴露颈总动脉，采用硅橡胶颗粒作为栓塞材料进行栓塞。介入神经放射学上另一个具有里程碑意义的则是20世纪60年代Serbinenko等首先采用可解脱球囊进行治疗，并在1974年发表了可解脱球囊治疗颈动脉海绵窦瘘的经验。在同时代，人们开始应用吸收性明胶海绵作为栓塞材料，其在1964年也被首次用于颈动脉海绵窦的治疗。聚乙烯乙醇（polyvinyl alcohol，PVA）在1974年开始被用作栓塞材料，起初也是海绵形式，目前用于栓塞的PVA均为颗粒形式。1976年，Gianturco不锈钢弹簧圈开始被用作介入栓塞材料，并成功用于经静脉入路栓塞DAVF和颈动脉海绵窦瘘。之后，人们通过对弹簧圈的形态、材料等进行了大量的改进，其中最具革命性变化的是1991年Guglielmi等研制成功可回收的GDC。其后，大量可解脱弹簧圈相继问世，在有效地促进了颅内动脉瘤介入栓塞治疗的同时，也大量地用于脑血管畸形的介入栓塞治疗。另外，在神经介入发展过程中，冻干硬脑膜微粒、自体血块、海藻酸钠微球、水凝胶微粒、聚糖微球体、不锈钢微球、泛影葡胺明胶微球、真丝线段、白岌粉、轻磷灰石微粒等均被尝试用作栓塞材料。

上述栓塞材料都是固体栓塞材料，其优点在于注射时相对不受时间的限制，在微导管不能完全到位的情况下仍能进行栓塞治疗，注射过程相对简单，易于控制。缺点主要在于以下两个方面。一是其颗粒既不能过大也不能过小，过大则只能栓塞入路的近端，无法进入畸形血管团闭塞病灶；过小容易进入静脉系统引起肺栓塞或栓塞AVM时引起静脉端过早闭塞，因此输送注射需要较大直径的微导管。对于AVM，经动脉入路栓塞微导管不能理想进入或接近畸形团，栓塞材料也仅能堵塞供血动脉，仅类似于结扎供血动脉，无法栓塞至畸形团内。二是后固体栓塞材料治疗的病灶容易发生再通，一方面由于多数固体栓塞材料本身或者栓塞后形成的血栓被吸收导致，另一方面是由于畸形团内的动静脉短路没有闭塞，从而募集周边其他血管的开放并供应血管畸形。基于上述原因,固体栓塞材料多数仅用于脑血管畸形的术前栓塞。

理想的栓塞材料应当具备有效、可控、安全的特征,具体而言,应当具备以下一些特征:① 有显影性;② 有足够流动性,并能通过最小的口径的微导管注射;③ 有一定的炎症反应,使被栓塞的血管结构永久性闭塞;④ 对周边的正常组织无不良反应,包括远期的致癌作用;⑤ 容易获得,相对廉价。

液体栓塞材料具有浸润性,可以栓塞到畸形团内部,因此是最可能具备上述理想栓塞材料特征的。20世纪70年代末,人们开始逐渐探索将液体栓塞材料应用到脑AVM栓塞中,并不断开发新型的液体栓塞材料。历史上液体栓塞材料主要包括两类:血管硬化剂和血管堵塞类栓塞材料。

血管硬化剂主要包括乙醇和十四烷基磺酸钠,都是主要用于浅表静脉畸形的直接注射治疗,可以破坏内皮细胞,促进血栓形成,并使得病灶萎缩。1997年,Yakes等首先发表了用纯乙醇栓塞颅内脑血管畸形的研究。在17例治疗的病例中,平均13个月的随访期,造影结果发现7例患者仅单纯通过纯乙醇注射治疗即获得治愈。但是,乙醇注射的风险限制了其进一步引用。在Yakes等报道的病例中,8例患者合并并发症,虽然大多是一过性。乙醇的不良反应主要来自其直接的组织毒性,会造成皮肤溃烂、黏膜坏死和永久性的神经损伤;用于颅内AVM栓塞时,会显著加重病灶周围脑组织的水肿,引发一过性或永久性神经功能缺损。另外,大量注射乙醇还会导致心血管功能衰竭。由于安全性问题,虽然该研究中AVM的闭塞率远高于同时代其他栓塞材料的疗效,仍没能使乙醇等血管硬化剂栓塞得以广泛应用。

1975年,Sano等报道采用硅酮聚合物来进行颅内AVM的栓塞,这是较早的血管阻塞类液体栓塞材料的报道。后来,Berenstein等使用低黏滞度的硅酮共聚物和钽粉的混合物栓塞,并结合双腔球囊的应用,可进一步使栓塞材料进入远端小血管,在球囊控制血流的情况下也使得液体栓塞材料有了一定可控性。20世纪70年代以来,以氰基丙烯酸正丁酯(n-Butyl cyanoacrylate,NBCA)为代表的氰基丙烯酸酯类栓塞材料开始应用于颅内血管畸形的栓塞,逐渐取代上述硅酮共聚物,作为脑血管畸形最主要的栓塞材料,至今沿用了数十年。随后20世纪90年代末,美国MTI公司开发了Onyx这一新型的液体栓塞材料,由于其良好的可控性能,Onyx逐渐成为更为广泛应用的液体栓塞材料。

相对于固体栓塞材料,血管阻塞类液体栓塞材料可以被均一地充盈目标血管，从而降低血管再通的可能性，获得永久性栓塞；另一方面，液体栓塞有可能直接注入AVM的畸形团，到达真正栓塞病灶，治愈病变的目的。目前，液体栓塞材料已经取代固体栓塞材料成为脑血管畸形栓塞的首选材料。固体栓塞材料中作为补充材料在少数情况下应用。根据其特性，血管阻塞类液体栓塞材料可分为两种，黏附性液体栓塞材料和非黏附性液体栓塞材料，这两种材料分别以NBCA和Onyx作为代表。

（一）黏附性液体栓塞材料的开发和应用

氰基丙烯酸酯是血管介入治疗使用的最主要的黏附性栓塞材料，是一种透明、无色、低黏滞度的液体，在遇到阴离子时能快速发生共聚反应而凝结。其由Alan E. Ardis在20世纪40年代合成出来，之后Harry Coover在一次试验中偶然发现其强烈的黏附特性，并于50年代末成功将其商业化生产，成为快速胶。在越南战争中，该胶被用于快速闭合伤口。

用于介入栓塞治疗的氰基丙烯酸酯主要有异丁基氰基丙烯酸酯（isobutyl-2-cyanoacrylate，IBCA）和NBCA。氰基丙烯酸酯经微导管注入体内后，与血液里的阴离子接触而发生共聚反应，一方面可以即刻堵塞血管，另一方面可以诱发血管壁的急性炎症反应和慢性肉芽肿性反应，最终导致血管闭塞。该栓塞多数是永久性栓塞，但是对于动脉端部分栓塞的血管畸形，可因血流的重新募集而发生再通。

Zanetti等在1972年首先报道了采用IBCA栓塞犬的肾动脉。1976年，Kerber等利用新型的球囊微导管输送到脑AVM的细小供血动脉中，采用IBCA进行了栓塞。但是，随后的研究发现IBCA具有较强的毒性反应，在动物实验中也观察到实验动物肉瘤高发。其组织毒性与共聚反应的时间和释放的热量有关。随后人们针对氰基丙烯酸酯的单体进行改造，开发了NBCA，而IBCA则在20世纪80年代后期退出了市场。最早应用的NBCA是由德国B. Braun公司生产的Histoacryl，其取得了欧洲CE认证，但主要用于伤口闭合，没有在神经介入栓塞方面的认证。美国Codman公司生产的Trufill NBCA在2000年获得了美国FDA的认证。Glubran是由意大利GEM Srl公司生产的复合氰基聚丙烯酸酯类产品，在相近时间获得了CE认证，用于神经介入栓塞。其主要由两种单体构成，一是NBCA，另一个是MS（GEM Srl公司拥有的一种单体）。加入MS使得NBCA在共聚时的放热温度降低到大约45℃，并且使其共聚时间由原来的15～40 s延长到60～90 s，一方面降低了组织毒性和炎症反应，另一方面也为NBCA充分均匀弥散栓塞脑血管畸形提供了时间。从NBCA应用30余年的病例报道来看，尚未见长期不良反应，包括异物反应和致癌作用的报道。

在氰基丙烯酸酯的实际应用过程中，还要解决两方面的问题，一是要具有X线下的显影性；另一个是尽可能延长共聚时间，防止堵塞导管。由于氰基丙烯酸酯是透X线的液体，要解决其显影性的问题需要借助添加显影介质。最常用的钽粉和碘化油。由于钽粉表面含有游离电子，除了可以使胶显影，还可以显著延长共聚时间。同样，碘化油也可以使胶显影并延长共聚时间。另外，加入冰醋酸也可以有效地延长共聚时间，被许多中心所采用。

采用氰基丙烯酸酯栓塞脑血管畸形的过程中需要考虑众多因素，包括材料组合、输送系统、注胶的量和速度，以及病灶的结构特征。安全有效的栓塞需要大量的经验积累，但是，由于这一材料在体内的不确定性，即使对于有经验的手术者，每一次栓塞的结果都是无法充分预见的。一般认为，对于这种黏附性栓塞材料，栓塞的目标是选择性部分消除畸形病灶，而并不总是期望完全栓塞。但是随着液态胶的应用及临床技术的不断改进，使得脑血管畸形完全消除或大部分消除的比例仍然得到了显著的进步。1995年，Frizzel 和 Fisher分析了35年内32个报道共计1 246例脑AVM病例的栓塞结果，1990年以前和以后的治愈率分别为4%和5%。而近来Elsenousi等对1980—2013年的103个研究进行了荟萃分析发现，单纯NBCA栓塞完全闭塞率在13.7%，而2000年后治疗的患者治愈率为24%。

以NBCA为代表的氰丙烯酸酯类液体栓塞材料栓塞血管畸形的并发症主要来自两个方面：一是与材料的黏附特性相关；二是与血管畸形的解剖因素有关。其中一个并发症是粘管，这一问题是黏附性栓塞材料所特有的，由于其黏附性，注胶时间受到限制，注射后必须立即撤管，否则将有微导管黏附于血管的危险，这就要求术者具有丰富的注胶经验，掌握好胶的浓度，把握注射速度和注射时间，严格控制反流，及时撤除微导管。另一个常见并发症为胶通过血管巢进入静脉端，并造成肺栓塞；而若胶停留在血管畸形的静脉端，而动脉端没有堵塞，则可能造成脑AVM的出血。另外，由于NBCA发生共聚后容易变成碎片，会造成其在病灶内弥散不全，导致不全栓塞，尤其是在DAVF治疗的过程中更为常见。

（二）非黏附性液体栓塞材料的开发和应用

20世纪70年代，Sano和Berenstein等采用的硅酮聚合物是最早的非黏附性液体栓塞材料，因使用烦琐，其地位后来被NBCA等黏附性材料所取代。为了克服黏附性液体栓塞材料能将微导管黏附于血管壁的危险，非黏附性的液体栓塞材料不断地被开发出来并应用到实际的栓塞治疗中。这类栓塞材料大多是由已经聚合的非水溶性的大分子聚合物溶于某种有机溶剂中配制而成，当与水性溶液接触时，有机溶剂很快弥散至水溶液中，聚合物沉淀析出成固体而起到栓塞作用。

二甲基亚砜（dimethylsulphoxide，DMSO）是一种含硫有机化合物，常温下为无色无臭的透明液体，是一种吸湿性的可燃液体，具有高极性、高沸点、热稳定性好、非质子、与水混溶的特性，能溶于乙醇、丙醇、苯和氯仿等大多数有机物，被誉为“万能溶剂”；由于DMSO的这种特性使其成为最佳的液态栓塞材料的溶剂，因此，随后发明的栓塞材料中绝大一部分都是以DMSO为溶剂。

1. Onyx

Onyx是AVM栓塞治疗史上的一次革命性的研发。EVAL是其早期产品。由于黏附性栓塞材料存在凝固过快的缺点，无法做到更完美的畸形团内栓塞，1990年，Taki等开始将注意力集中在乙烯聚合物上。乙烯-乙烯醇共聚物（ethylene vinyl alcohol copolymer，EVAL）是聚乙烯和PVA的共聚物，可溶于DMSO。他们将5 g EVOH与35 g甲泛葡胺粉溶于60 g的DMSO中，当该材料与血液接触时，DMSO很快弥散至血液中，EVAL沉淀析出成固体而起栓塞作用，沉淀析出成固体后并无黏附性，与NBCA完全不同。其早期的经动脉入路栓塞的3例AVM病例中，2例消除了95%的病灶，1例消除了75%，取得了非常满意的栓塞效果，特别是解决了栓塞材料迅速凝固的问题。Terada等也应用EVAL成功栓塞了3例合并供血动脉动脉瘤的脑AVM，3例患者均成功栓塞了供血动脉及动脉瘤，1例AVM栓塞程度达到95%。与NBCA以相比，EVAL应用安全，操控更容易。

随后，Murayama等发现聚合物中乙烯浓度不同，其固化的速度亦不同。20世纪90年代后期，美国医疗器械公司Micro Therapeutic Inc开始生产名为Embolyx E的栓塞材料，对Taki的材料做了改进，同时将显影剂改成了钽粉，提供了更好的可视性，随后进一步将钽粉溶度从0.35 g/ml调整到0.87 g/ml，并将其更名为Onyx。2001年，全美20个医学中心开展了多中心的随机对照临床研究，对Onyx和NBCA栓塞AVM进行非劣势比较，46例患者采用NBCA栓塞，43例采用Onyx栓塞，闭塞50%以上的AVM定义为成功闭塞，NBCA的成功闭塞率为84%，而Onyx的成功闭塞率为98%，后期显微外科手术的时间上两者亦无统计学差异；Onyx组有3例死亡病例，而NBCA组无死亡病例，美国数据监测安全协会（Data safety monitoring board，DSMD）认为3例死亡病例均死于二期显微外科手术并发症，与Onyx栓塞无关。自此，Onyx的安全性及有效性得到认可。2005年7月，Onyx用于脑AVM治疗获得FDA认证。

随着Onyx的应用越来越多，各个中心报道使用Onyx栓塞AVM之间的治愈率和并发症发生率差异很大，这些差异是各个中心栓塞的目的不同所造成的。一些中心以治愈畸形为栓塞目的，另一些中心仅将栓塞作为进一步手术切除和放射治疗的术前干预。2008年，Katsaridis等报道单用Onyx治疗AVM的治愈率达60%，但治愈的大部分是Spetzler Martin分级1～2级的病例。2015年发表的一项回顾性研究采用经静脉入路Onyx治疗21例高级别AVM，一期栓塞完全治愈率达到95%。这些令人鼓舞的临床结果在Onyx出现之前是无法想象的。

与NBCA胶相比，Onyx胶最大优点是不粘管，可以长时间缓慢注射，聚合性好，可在整个畸形血管团内充分弥散，不易漂入引流静脉导致堵塞，反流也比较容易控制。由于Onyx胶的特性，改变了AVM栓塞的技巧，相对于NBCA来说，Onyx的允许反流距离更长（可以达到1～2 cm，根据部位不同以及有无重要的动脉）。尽管Onyx无黏附性，但并不代表Onyx拔管一定很容易。在Onyx早期使用时拔管困难的病例占9.3%，而与之相比NBCA造成拔管困难的比例只有1.6%，这可能是早期很多中心对于Onyx的特性不熟悉而造成的。必要的反流是Onyx向远端病灶浸润的关键，但过度反流又是拔管困难的最主要原因。标准的Onyx栓塞技术是“固化-推注”技术，即先允许Onyx在微导管头端聚集并轻微反流，形成“塞子”，这个“塞子”可以防止Onyx反流，并保证Onyx顺压力梯度向病灶内浸润。

2. PHIL

PHIL（precipitating hydrophobic injectable liquid）是Microvention公司研发的最新一代的DMSO相溶性液态栓塞材料，是一种共聚物，可溶解于DMSO，为了增加在射线下的可视性又将碘原子通过化学键结合在了共聚物上，理化特性上与Onyx凝固时形成分层的固化结构不同，PHIL偏向于直接形成团块样结构，与Onyx

一样，PHIL允许在同一根微导管内反复不断的注射，但前向弥散性能更好，也很少发生堵管。Samaniego等报道9例DAVF和AVM采用PHIL胶栓塞，无一例发生堵管。栓塞技巧与Onyx类似，也需要在近段做“塞子”才能使远端弥散得更好。PHIL有25%、30%、35% 3种不同浓度适合栓塞不同流量的瘘和畸形团结构。由于没有加入钽粉，在使用前无须摇匀，在CT上没有金属伪影，使得手术中及手术后的出血容易被发现。由于以上优势，PHIL胶可以说是目前较为完美的液态栓塞材料，其缺陷在于其溶剂DMSO具有一定的心脏毒性作用和血管炎症反应。

3. Poly

Poly（NIPAM-CO-NNPAM）是温度敏感性聚合物，具有温度敏感特性，通过调整两种单体比例来调整共聚物的相转变温度（lower critical solution temperature，LCST），从23～33℃可调。当温度低于LCST时，聚合物为水溶液状态，当温度到达人体体温时，超过了LCST，这时聚合物从水中沉淀出来，沉淀成固体，从而起到栓塞作用，温度敏感性聚合物作为一种新的栓塞材料，以水溶液的形式存在，使用时具有不黏附导管，固化后柔软等优点，而且无须有毒的有机溶剂输送，安全、方便，具有很好的应用前景。

二、头端可解脱微导管的研发和临床应用

（一）头端可解脱微导管的研发背景

拔管困难及拔管造成的血管损伤，甚至严重的脑出血是脑血管畸形栓塞主要的严重并发症。使用NBCA栓塞病变时，注胶持续时间非常短，需要在见到微导管头端时立即拔管，就是为了防止拔管困难，这就造成了NBCA栓塞病灶时，注胶过程“仓促”，很难达到完全栓塞。和NBCA相比，虽然Onyx的不黏性可以有效降低微导管粘连的可能，但是由于常用到“塞子”技术，反流的Onyx会包裹微导管头端，也会造成拔管困难导致微导管永久留置体内，或拔除时可能会因过度牵拉血管造成反射性的呼吸心搏骤停，或者损伤血管引起ICH。

头端可解脱微导管（detachable tip microcatheter）是液体栓塞材料治疗脑血管畸形的一项重要发明。当注胶结束需要撤除微导管时，既可以常规完全拔除微导管，若发生导管头端粘连，也可以通过解脱远端部分拔除微导管，这样拔管过程更加可控，安全系数也更高。尤其是使用NBCA栓塞病灶，或者应用非黏

附性液体栓塞材料需要延长反流距离以增加近端阻力时，由于可解脱微导管头端至解脱点尚有一定的距离，这就允许胶的反流长度可以适当延长，而且注胶的过程也可以更加从容，可以明显延长注射时间，能够保证液体栓塞材料尽可能多地弥散进入畸形血管团中，甚至完全栓塞病灶。

（二）常用的头端可解脱微导管

目前，用于临床上的头端可解脱微导管有两代（**见图5-7-1**）。第1代是Sonic微导管，它与NBCA及Onyx两种材料均兼容，Sonic微导管有3种型号，分别为：1.5F/25 mm；1.2F/15 mm；1.2F/25 mm，两个数字代表的分别是微导管头端的直径及可解脱部分的长度，可根据供血动脉的具体情况进行选择。在使用过程中，它既可以通过血流导向进行选择性超选，也可用使用微导丝辅助进行超选。Sonic微导管的管身远端有3处标志，第1处标志在远端的导管头端，第2处在解脱点处，第3处在距离解脱点5 mm近端处。其可解脱的头端和微导管主体之间通过可被DMSO降解的材料连接，注射时管腔内和头端周围Onyx中的DMSO会导致该黏合材料缓慢溶解而使头端解脱。在注胶过程中，同样需要时刻注意胶的反流，对于NBCA，反流不能超过解脱点的标志；而Onyx的反流

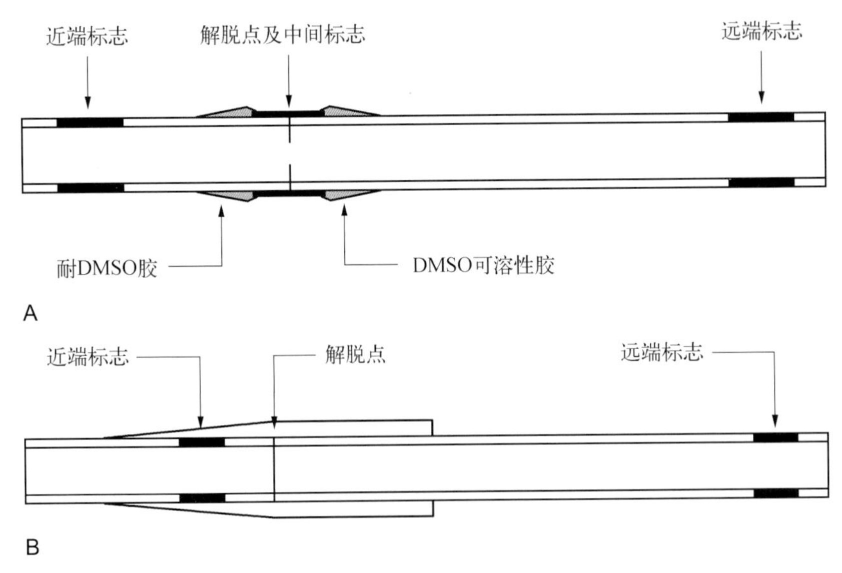

图5-7-1　头端可解脱微导管结构示意图

注：A. Sonic微导管；B. Apollo微导管

可以适度超过解脱点的标志，但不能超过近端的标志。所以，使用该导管进行Onyx栓塞时，允许我们在管头处制作一个20～30 mm长的“塞子”，可以有效地促进材料弥散进入畸形血管团（**见图5-7-2**）。

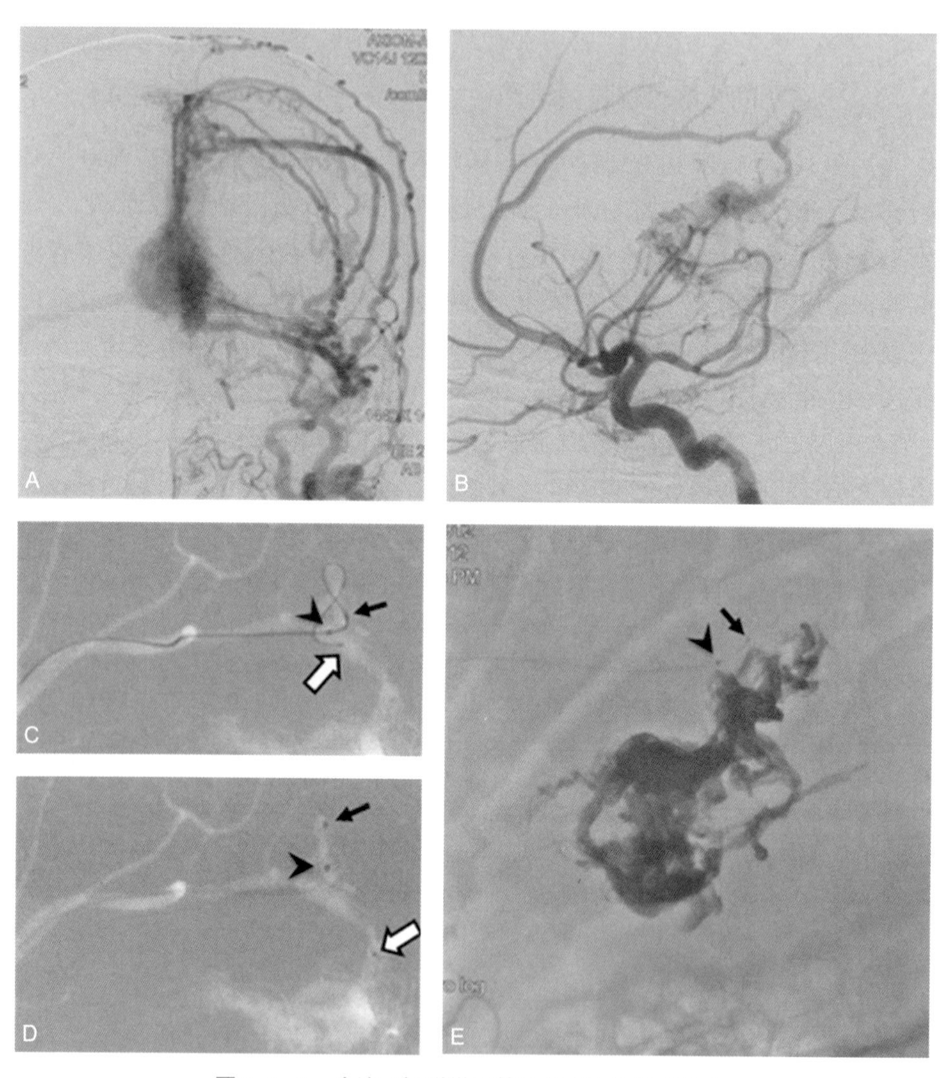

图5-7-2　头端可解脱微导管用于颅内DAVF栓塞

注：A. Galen静脉型天幕区DAVF，颈外动脉造影可见脑膜中动脉，天幕以及大脑镰脑膜动脉参与供血，但超选困难。B. 颈内动脉造影可见大脑前动脉-后胼周动脉参与供血。C、D. 采用Sonic头端可解脱微导管顺利经大脑前动脉超选至供血动脉远端，头端（白箭）接近瘘口；解脱点（小箭）距离头端2.5 cm，近端标记点（大箭头）距离解脱点5 mm。E. 采用Onyx栓塞，栓塞时Onyx有充分的反流距离，在该病例反流并没有达到解脱点

第2代可解脱微导管为Apollo微导管，和Sonic相似，也能同时兼容NBCA和Onyx两种材料，Apollo微导管近端管径为2.7F，远端管径为1.5F，内径为0.013″/0.033 cm，总长度为165 cm，根据解脱点到头端距离的长短分为15 mm和30 mm两个型号，大多数情况下Apollo微导管的超选是需要微导丝辅助的，但是因为其远端较柔软，单纯靠血流导向辅助超选也能实现，与Sonic不同，Apollo微导管只有两个不透光的标志，分别位于导管头端和解脱点近端。其解脱点的设计不同于Sonic，而是通过类似于袖套装置连接可解脱头端和主体，头端可解脱部分直径较小，插入近端导管主体，可以通过体外牵拉微导管使解脱点断开，以保证微导管主体的解脱，解脱的拉力为0.32 N，当拔除微导管的力度超过了头端和主体之间的摩擦力时，头端就会解脱。

（三）头端可解脱微导管的临床应用

Tahon等在2008年报道了第1例使用头端可解脱微导管Onyx栓塞的病例，该病例为前颅窝底DAVF。微导管经前镰动脉顺利超选至靠近瘘口处，注射Onyx过程中反流3 cm，并顺利将Onyx注射到引流静脉内，铸形良好，完全闭塞瘘口，之后拔管时顺利在解脱点解脱微导管头端，拔出微导管主体。之后，Sonic微导管逐渐采用Onyx栓塞脑血管畸形很常用的微导管，在某些中心更是成为最主要的微导管。Maimon等对该中心连续治疗的43例脑AVM患者进行了回顾性分析，发现采用Sonic微导管注射Onyx的手术，注射体积远远大于采用常规微导管的手术，并且完全栓塞率也相对较高，达55%，高于同时期其他研究的结果。Apollo微导管进入临床使用的时间较晚，Herial等在2014年做了第1个有关采用经Apollo微导管Onyx栓塞治疗脑血管畸形的报道，2例脑AVM和1例颅内DAVF病例中，该微导管顺利完成困难的供血动脉超选，并可顺利拔管。在近年来提出的治愈性栓塞治疗中，头端可解脱微导管也成为最常用的栓塞微导管。

除了可以明显延长注射时间，减少导管留置风险以及拔管出血的风险等优点以外，头端可解脱微导管在应用过程中还存在一些问题。在进行可解脱微导管的准备时，要注意对微导管尤其是解脱点的保护，以免在使用前发生导管头端的解脱。在体外准备时，导丝进入微导管后，建议提起导管较硬的部分，使较软的头端下垂，防止导丝从内部损伤到解脱点，导致体外解脱。微导管超选到位以后，在注胶的过程中要注意控制注射的力度，以防止在注射过程中发生导管头端的解脱，否则，推注的栓塞材料可能会从解脱点溢出粘连导管，造成拔管困难以及误栓正常血管。

三、脑血管畸形栓塞理念的演变

很长一段时间以来，栓塞治疗一直作为AVM手术治疗的辅助手段，或者仅作为一种姑息性治疗的方法，用于减少术中出血，减轻症状。介入治疗的长期实践引发了材料的不断改进，同时使得人们对于各种材料的特性认识进一步加深，可以更有效地发挥各种材料在血管畸形治疗方面的作用；另一方面，持续进步的影像学技术也不断应用到介入栓塞治疗中，促进了人们对于脑血管畸形结构的认识，使得介入栓塞更为可控。这些转变，促进了介入栓塞治疗的理念不断发生转变，使其在脑血管畸形治疗中的地位由原来的辅助地位逐渐转为主导地位，栓塞治疗的预期结果由原来的部分栓塞转为追求完全栓塞，并由此引发了栓塞技术的不断改进，并不断提高介入栓塞的治愈率和安全性。

（一）脑AVM的栓塞治疗

近年来，脑AVM在栓塞治疗方面的理念转变主要在两个方面：一是治愈性栓塞；另一个是经静脉入路栓塞。

1. 治愈性栓塞

介入栓塞治疗曾经作为外科手术切除AVM的辅助手段，主要作用在于术前栓塞病灶缩小体积和减少血流，以及闭塞手术无法到达的深部供血动脉。当立体定向放射治疗用于治疗脑AVM后，介入栓塞治疗也担负了缩小畸形团体积的角色，可以使放射治疗的靶点更加局限，增强放射治疗效果。虽然没有随机对照研究来证实其确实有效，这些术前栓塞的应用也极为广泛。

在这些治疗的过程中，神经介入医师亦不断探索介入栓塞的最终作用，即治愈性栓塞。20世纪80年代以来，许多研究着力于探索哪些患者可以通过介入栓塞获得治愈。在这些研究中，术后血管造影即刻闭塞率从5%～96%不等。这样的研究主要可以分为3类：一是在进行术前或放疗前栓塞时获得治愈；二是以治愈性栓塞作为总体目标，但没有对适合的病例做出明确的选择；这两类研究总体上证实了治愈性栓塞的可能性，另一方面对哪些患者最可能获得治愈提出了疑问。第三类研究则是针对这一问题展开的，选择特定的病例进行治愈性栓塞，进一步探索仅通过栓塞治疗即可以治愈的病例特征。

Valavanis和Yaşargil较早提出治愈性栓塞的概念，他们提出在介入栓塞之前就应当确定栓塞的目标，并且应当根据AVM的结构，既往病史等制订栓塞策略，包括栓塞的途径、导管的类型、栓塞材料的种类和预期栓到的位置和铸形形态。在他们报道的387例患者中，完全闭塞率高达40%。随后，Yu等报道在有选择的患者中，单纯采用NBCA栓塞，治愈率可达22%。病例选择的标准主要包括畸形团直径不超过3 cm；供血动脉数量不超过3根；微导管头端可接近畸形团。而对于微小AVM，单纯NBCA栓塞治愈率更是高达84.6%。Onyx的应用进一步促进了AVM的治愈性栓塞（**见图5-7-3**）。van Rooij等针对直径＜3 cm的AVM，采用了新的栓塞方法，治愈率达到96%。他们以Onyx经动

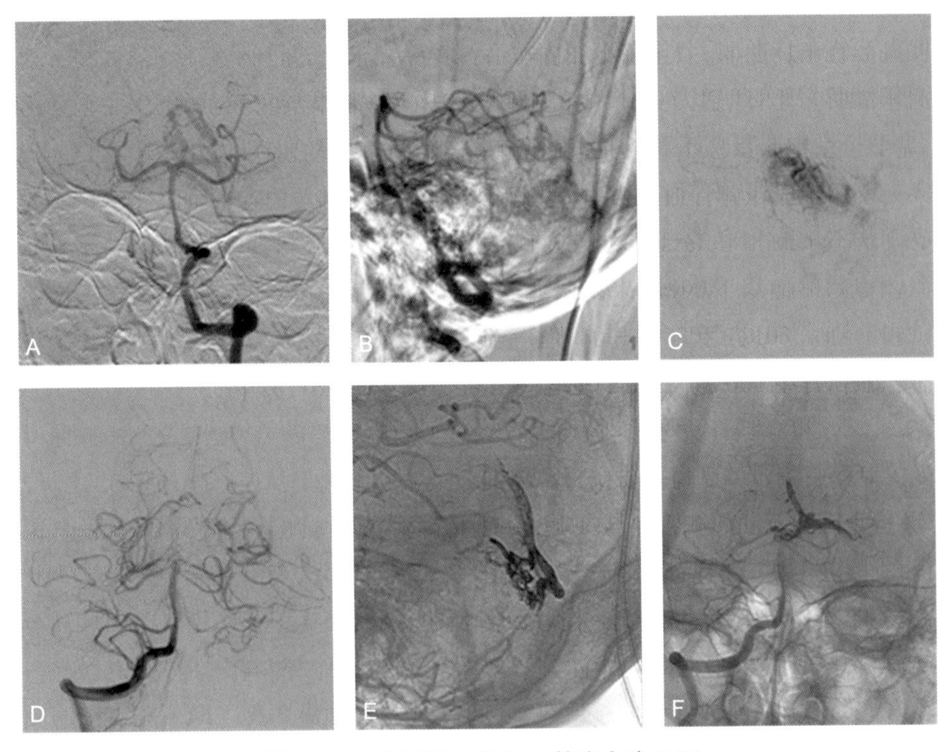

图5-7-3　经动脉入路Onyx栓塞小脑AVM

注：A、B. 出血型小脑蚓部AVM，供血动脉来自小脑上动脉；C. 经小脑上动脉栓塞，微导管超选造影确认微导管头端位于畸形团内；D. 采用Onyx栓塞，最终完全栓塞AVM；E、F. 正侧位不减影图像可见Onyx铸形

脉入路栓塞，每次当Onyx少许进入静脉即停止注射，并最终将畸形团完全弥散铸形，且近80%的患者仅经一支供血动脉栓塞。

1）材料的应用

栓塞效果和安全性的提高离不开材料的进步。首先是液体栓塞材料的应用。治愈性栓塞都出现在液体栓塞材料规模应用之后。NBCA被证实在术前栓塞中与PVA无差别后就迅速地得以扩大应用，并随后发现部分患者可以单纯通过NBCA的栓塞获得治愈。Onyx大规模应用之后，由于其可以长时间注射，并且可以通过不断前推-停顿控制其弥散的方向，更具可控性，已经在脑AVM的栓塞中体现出更加良好的特性，进一步促进了AVM的治愈性栓塞。

头端可解脱微导管是在脑AVM治疗上栓塞材料的又一大进步。利用该类微导管，无论是采用NBCA还是Onyx，可以注射更长时间，使更多栓塞材料能弥散如畸形团内部，并减少微导管留置和拔管出血的风险。另外，采用Onyx等非黏附性材料栓塞时，由于头端可解脱微导管允许反流的距离延长，可以形成更牢固的“塞子”使栓塞材料向远端畸形团内弥散，也使得经一支供血动脉栓塞获得治愈的机会显著增加。

2）栓塞新技术

血管畸形栓塞的核心问题在于如何控制血流，尤其是对于液体栓塞材料，有效地控制血流，使栓塞材料在保持引流静脉通常的情况下均匀地充盈畸形血管团，是血管畸形治愈的关键。近来，研究者发明了多种栓塞或者辅助技术，来有效控制血流，提高治愈性栓塞的可能性，主要有如下几种。

（1）球囊辅助栓塞技术：高顺应性球囊应用到脑AVM的栓塞中，一方面可以促进迂曲成角供血动脉的成功超选，另一方面也可以有效控制动脉端血流，使Onyx更快更多地注入畸形团。另外，球囊还有效减少了液体栓塞材料的反流，可以在长时间大量注射液体栓塞材料后相应减少导管留置的风险（**见图5-7-4**）。

（2）高压锅技术（pressure cooker technique，PCT）：该技术2014年由Chapot等提出，其主要是采用头端可解脱微导管注射Onyx栓塞血管畸形，而通过另一支微导管在上述微导管的头端和解脱点之间填塞弹簧圈及注射NBCA来形成“塞子”，促进Onyx的持续注射，减少反流。另外，在供血动脉血流停顿的情况下通过微导管内超选造影还可以更清楚地了解畸形的结构。这样的“塞子”比Onyx自身反流凝固的“塞子”可以更快形成，并更为牢固地较少Onyx反流，提

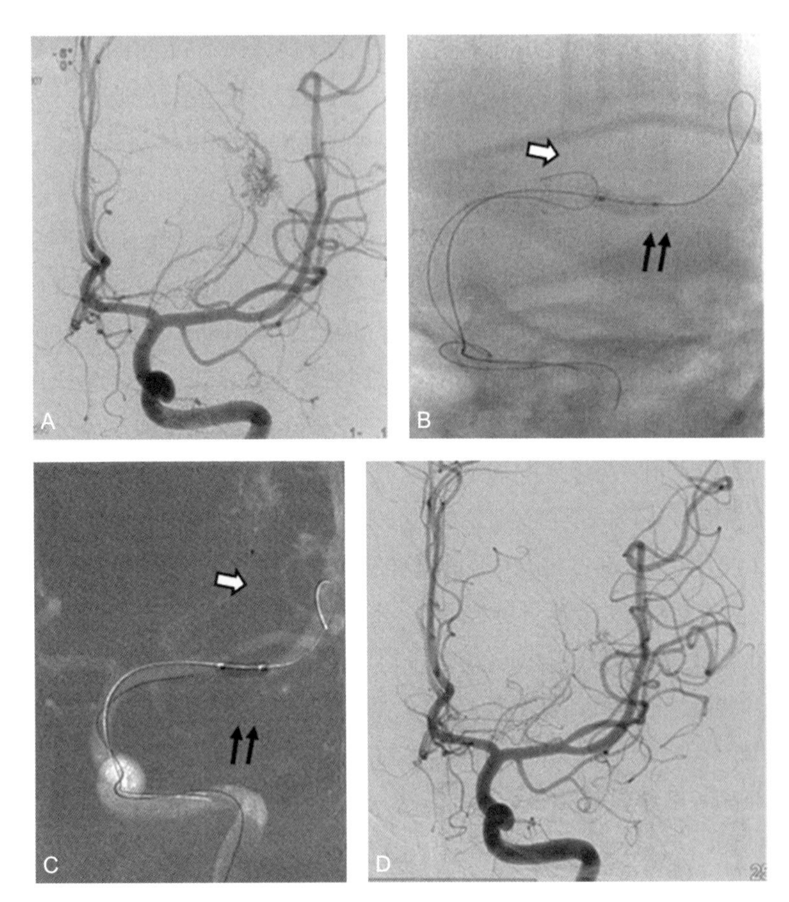

图5-7-4　球囊辅助微导管超选

注：出血性AVM，术前造影（A）可见左侧豆纹动脉供血，经深部静脉引流。豆纹动脉与大脑中动脉成角明显，微导管常规超选困难。采用高顺应性球囊（双箭）在供血动脉起始部远端充盈，支撑微导管进入豆纹动脉（B、C），并进一步超炫至接近畸形团（白箭）。采用Glubran栓塞，术后造影（D）可见畸形团大部分栓塞，残余部分由大脑中动脉M3段穿支过路供血，进一步立体定向放射治疗

高Onyx的栓塞速度，方便控制弥散方向，减少不必要的停顿。其也比球囊更容易到达目标部位。另外，还可以在相对安全的供血动脉近端注射栓塞材料，提高栓塞的效率。对于大型的AVM，也有望促进治愈性栓塞。

（3）双微导管技术：传统Onyx栓塞AVM的方法是经单支微导管注射，注射需缓慢，并可能需不时停顿，以避免栓塞材料进入静脉系统并使其不断改变方向，进入畸形团的其他部分并最终栓塞畸形团。这就意味着中间的停顿时间会较长，并不一定总能控制Onyx向理想的方向弥散。Abud等提出了双微导管

技术畸形栓塞，其主要做法是利用2支微导管分别超选不同的供血动脉，并同时或交替进行Onyx的注射，这样，一方面节省了时间，更重要的是另一方面有效地控制了竞争血流，促进了Onyx向畸形团内弥散。在其17例病例中，16例获得了完全治愈。

（二）脑AVM的经静脉入路栓塞

无论是显微外科手术、介入栓塞治疗，还是立体定向放射外科治疗，引流静脉一直都是必须要优先保护的部分：显微外科手术必须先完全离断供血动脉以后再切断引流静脉；介入栓塞治疗AVM过程中，也遵循相似的原则，首先需要栓塞多支供血动脉，使栓塞材料弥散到血管巢内，而保证引流静脉不被过早阻塞。若过早阻塞或切断静脉，则会导致动脉端血管巢的充血、肿胀以致大出血。同样，在放射治疗的病例中，引流静脉的提早闭塞同样会导致脑出血。在栓塞的手段方面，对于脑血管畸形的栓塞，原来人们一直把焦点放在动脉端，无论是对于脑AVM还是DAVF。但是，近年来，随着经静脉入路栓塞在其他疾病尤其是DAVF治疗上的成功，也成为AVM栓塞的一种手段，并获得了满意的效果，也更新了脑AVM栓塞治疗的理念。

1. 静脉入路栓塞的背景

静脉入路栓塞可以追溯到颈内动脉海绵窦瘘（carotid cavernous fistula，CCF）和DAVF的治疗。20世纪60年代，Hamby采用手术中在海绵窦内填塞肌肉组织的方法治疗CCF，后来，Mullan通过显微外科手术在海绵窦内植入吸收性明胶海绵等各种血栓形成材料来治疗CCF，他还通过颈静脉将球囊在海绵窦内充盈成功地治疗了CCF。这些方法，是经静脉入路栓塞的雏形。1980年代，Halbach等首先采用静脉入路治疗横窦-乙状窦区和海绵窦区的DAVF，是真正成形的静脉入路方法。他们经静脉途径将微导管输送到瘘口静脉端，并使用弹簧圈或液体栓塞材料栓塞病变。随后，Mickle和Dowd等分别成功地采用经静脉入路栓塞Galen静脉血管畸形，静脉闭塞后导致瘘口逆向血栓形成，从而闭塞瘘口。

虽然经静脉入路栓塞AVF获得成功并逐渐成为最常用的治疗手段，但很长时间以来并没有人尝试经静脉入路栓塞脑AVM。最大的问题在于可能在病灶栓塞之前就造成了引流静脉的闭塞。但是，在显微外科手术中，不少研究者进行了有益的尝试。Mullan和Parkinson等尝试经引流静脉术中注入促凝材料。

Steiger和Hanggi等还报道了5例桥脑和中脑AVM逆向电凝病灶后经外科手术消除，即术中首先尝试先夹闭引流静脉，测试可以耐受后再电凝病灶。

另外，外周AVM的颈静脉入路栓塞治疗也提供了一些经验教训，越来越多的病例采用静脉入路栓塞。Beek等采用经股静脉途径采用弹簧圈栓塞下颌角AVM；van der Linden采用乙醇经静脉入路栓塞手、颅骨、颈部以及盆腔AVM。这些病例的成功也说明了颅内AVM采用相同技术栓塞的可能性，但是颅内AVM本身结构和静脉引流方式复杂，使得该技术存在挑战。

2. 经静脉入路栓塞脑AVM的模型研究

Massoud和Hademenos首先提出了一种经静脉逆向栓塞AVM病灶的模型。他们在1999年详细描述了这一技术，即在控制性低血压下经静脉途径逆向硬化病灶（transvenous retrograde nidus sclerotherapy under controlled hypotension，TRENSH）的技术。这一模型旨在表明，在控制性低血压和动脉球囊堵塞的情况下，经静脉途径克服动脉血流是栓塞材料达到病灶的动静脉短路处是可能的。这一模型提出在低血压环境下，栓塞材料可以成功地弥散至病灶而不增加病灶内的压力。Massoud随后在猪AVM模型中进行了验证，通过建立一侧颈动脉、静脉瘘，将颅底奇网作为AVM模型。可以看到，随着系统低血压后跨病灶压力梯度的下降，经静脉端注射造影剂时病灶内造影剂充盈相应增加。若采用球囊堵塞供血动脉，静脉注射造影剂时病灶内造影剂充盈进一步增加。但是在上述实验中没有采用硬化剂或其他栓塞材料，而仅采用造影剂作为替代。

3. 系统和局部低血压的作用

经静脉入路最重要的前提是保证引流静脉在病灶完全消除之前仍能引流通畅。如果栓塞材料堵塞了静脉流出道，则会增加动静脉短路的压力，导致畸形团病灶内充血肿胀，压力最终可能超过畸形团所能承受的程度，导致破裂出血。避免出现这种情况的关键措施，一是将微导管超选到尽可能接近畸形团的位置；另一个是调整血流动力学状态，任何降低静脉端压力（跨畸形团压力梯度）的措施都可以促进栓塞材料向畸形团内弥散。全身或者畸形团局部血压下降对于成功进行静脉入路栓塞至关重要，可以使栓塞材料能够克服供血动脉压力完成栓塞。一项计算机模型的研究表明，随着平均动脉压的下降，动静脉短路的血流和供血动脉内的血流流速都相应下降，并基本呈线性关系。在切除大型外侧裂AVM时，手术医师常通过心肺支持下诱导低血压和低温来降低血管巢压力，保证手术安全。1999年，Pile-Spellman等还报道了1例术中采用腺苷导致心脏停搏，并成功完成经动脉NBCA栓塞的高流量AVM病例。在心脏停搏的情况下，NBCA在畸形团内可以很好地控制，缓慢前进，最终几近完全地弥散到该部分畸形团。但是不同的AVM栓塞时需要什么程度的低血压，目前尚不明确。

另一个可以导致畸形团内血流停顿的方法是采用临时球囊阻断，这同样也应用到了TRENSH模型中，当供血动脉被球囊阻断后，静脉端的压力下降，向畸形团内的造影剂充盈增加。众多临床研究也认为，动脉内球囊阻断血流后，AVM的栓塞更容易控制。除了减少跨畸形团的压力之外，还可以减少栓塞材料进入功能区软膜血管的可能。

4. 栓塞材料的选择

TRENSH模型中没有使用真正的栓塞材料，而仅使用造影剂来替代栓塞材料，并建议采用50%乙醇栓塞，以期造成畸形团内膜的损伤。NBCA不适合用于静脉内栓塞，因为可能因其即刻闭塞引流静脉而带来灾难性的后果。而Onyx的优点使其可以作为静脉入路的理想栓塞材料。Onyx的反流都是呈层状，贴近血管壁，而非完全堵塞血流。而且Onyx还可以长时间注射，并根据AVM的血流动力学调整。随着不粘胶技术的进步，其在静脉入路栓塞AVM中的安全性会进一步提高。

5. 静脉入路栓塞的临床应用及发展方向

目前，有关静脉入路栓塞AVM的报道都来自欧洲的治疗中心。所有病例都是在传统治疗方法无效之后或不适合传统的治疗方法，以静脉入路栓塞治疗的，大多数AVM都是深部病变，有小的功能血管参与供血（如豆纹动脉、脉络膜动脉）；并且多数是出血性病变。

Kessler等在2011年报道了5例经静脉入路治疗的AVM，均是出血性AVM，其中4例位于幕上（基底节、侧脑室和颞叶），1例幕下（脑桥小脑），由于颈动脉入路微导管不能到达，且不适合手术或单纯放射治疗，所以经静脉入路栓塞。2例患者之前经历了放射治疗和经动脉入路栓塞。最终5例患者中4例获得完全消除，Onyx是主要的栓塞材料，没有手术并发症。Consoli等于2013年报道了其经静脉入路栓塞小型（＜3 cm）出血性AVM的经验，这些AVM也都位于深部（脑桥小脑区、下丘脑、中脑、丘脑和脉络裂）。3例患者采用经动脉和静脉联合入路，2例单纯经静脉入路栓塞。所有AVM仅完全消除，无并发症。

Iosif等在2015年也报道了包括基底节、脑室旁区域、皮层功能区等深部或功能区的高分级AVM的经静脉入路栓塞治疗。所有病例的供血动脉极细、异常扭曲或为过路型供血动脉，均为单支引流静脉。微导管超选入畸形团的引流静脉如大脑内静脉、脉络膜静脉或基底静脉，接近或进入畸形团。20例患者中1例栓塞术中发生静脉破裂，2例患者术后发生脑出血。19例患者在术后18个月造影随访时，其中18例获得治愈性栓塞。新近，Mendes等总结报道了7例小儿丛状AVM的治疗结果，首次报道在小儿病例中采用经静脉入路治疗结果，3例通过单纯静脉入路栓塞，4例通过动静脉联合入路栓塞，都获得了解剖治愈，没有并发症，术后平均20个月随访没有复发。

尽管对于这些病例，经静脉入路栓塞能获得很高的栓塞率，安全性也高，但上述研究者对将静脉入路栓塞作为首选的主流治疗方案很谨慎，仅将其作为试验性的挽救方案，是栓塞治愈该疾病的最后手段。大多数研究者也认为，虽然经静脉入路栓塞AVM打破了经动脉入路栓塞的原则，但目标是一致的，成功的经静脉入路栓塞仍然需要尽可能在完全闭塞血管团以前保持静脉出路通畅。目前，临床有效性的文献报道仍十分有限，栓塞材料也并没有在动物模型中检验过，静脉入路栓塞是在相当特殊的适应证情况下才得以应用。

Kessler等提出的指征和手术策略一直为大家所沿用。指征如下：小型出血型AVM（<2 cm）；没有合适的手术途径，放射性治疗无效；没有合适的供血动脉可供栓塞：如为过路供血、豆纹动脉或脉络膜动脉供血；经单支静脉优势引流。在手术策略方面，只应用Onyx或其他非黏性栓塞材料；尽可能采样球囊临时阻断动脉血流；动脉内置管进行造影确认；术中采取控制性降压，最好进行动态跨畸形团压力监测，消除跨畸形团压力梯度。

总体而言，脑AVM经静脉入路栓塞治疗目前刚刚起步，还存在许多挑战，需要进行更多的研究来确认其有效性和安全性。

（三）颅内DAVF的栓塞

颅内DAVF的栓塞经历了一个从动脉入路到静脉入路，再到针对不同部位的DAVF分别采取动、静脉入路栓塞的过程，这一过程伴随着栓塞材料的不断进步和对DAVF结构的进一步认识，同时也带来了治愈率的不断提高和并发症、复发的减少。随着Onyx等多种栓塞材料的广泛应用，DAVF的治疗获得了巨大的进步，超过90%的DAVF可以通过介入栓塞治疗获得治愈。近十余年来，影像学研究的进步使人们对于DAVF结构的认识不断进步，也使得DAVF的栓塞更加精确。精确靶向栓塞治疗也逐渐成为DAVF栓塞的一种理念，并可望进一步降低并发症和复发的风险。

1. 经动脉入路栓塞

20世纪80年代以前，动脉入路还是DAVF栓塞治疗的唯一入路，直至20世纪90年代末以前，动脉入路还是DAVF介入治疗中应用最多的入路。通过超选择技术将导管头端输送到供血动脉远端的瘘口附近，根据具体情况选用不同的栓塞材料来闭塞瘘口。由于栓塞材料的限制，传统的动脉入路通常只能用颗粒、微球等栓塞供血动脉，栓塞材料通常不能到达瘘口，多不足以完全栓塞瘘口，与供血动脉伴行的某些小血管可能再进展为瘘，导致症状复发。这种情况直至IBCA和NBCA等液态栓塞材料出现以后才得以改观。但是，在20世纪80年代经静脉入路开始用于DAVF的治疗以后，神经介入医师开始逐渐尝试该入路治疗。经动脉入路栓塞逐渐开始仅作为没有合适静脉入路的病变，或者仅计划作姑息性栓塞病变的治疗手段。

2003年Nelson等提出的“楔入”技术有效地推动了经动脉入路栓塞治疗的进步。他们运用NBCA进行经动脉入路栓塞：首先将微导管超选至供血动脉，并尽量送向远端“楔入”供血动脉远端，阻断血流，微导管超选造影证实后，用5%葡萄糖水灌注微导管及微导管尖以远的动脉，这样，微导管远端的供血动脉则变成了微导管的延伸。再将NBCA缓慢注入，胶通过动静脉瘘口进入引流静脉中，闭塞整个病变。对于多支血管供血的高流量瘘，预先采用PVA颗粒栓塞以减少竞争血流，最终可以用NBCA以上述方法做确定性的治疗。根据需要，可以选用多条动脉入路，即使前面动脉入路注入的NBCA可能为血流冲散未完全栓塞瘘口，也可以为后面的动脉入路减少竞争血流。一般选用低浓度胶。这样，胶通过微导管远端的供血动脉，直接进入瘘口内堵塞瘘口静脉端，并渗入窦旁丰富的网状侧支吻合中，最终获得治愈。

Onyx的发明和应用于临床给颅内DAVF的治疗带来了革命性的进步。其具有注射时间较长、均匀充盈病变血管以及良好的弥散性能，通过调整注射速度和停顿时间控制弥散方向以及可以术中多次造影确认等特性为DAVF的治疗提供极佳的工具。2006年，Rezende等报道了首例Onyx经动脉入路栓塞直接皮层静脉引流的颅内DAVF,之后Onyx开始广泛地应用于DAVF的栓塞治疗。2008年,Cognard等将适应证扩展到伴有皮层静脉逆流且受累静脉窦闭塞的DAVF,通过经动脉入路同样能够完全充盈已无正常功能的静脉窦,达到完全治愈的目的。这样,研究者们开始将Onyx同样应用于低级别的DAVF,即无皮层静脉逆流和静脉窦内引流通畅的DAVF,也取得了满意的结果,使得原来需要经静脉途径或者动静脉联合途径栓塞的DAVF,绝大部分都可以单纯通过动脉途径解决。

相对于静脉入路弹簧圈栓塞治疗,经动脉入路有如下几个优点:① 病灶确切栓塞,可防止伴行动脉改变引流静脉,并造成脑室质内出血;② 不存在因静脉窦栓塞、狭窄静脉入路困难的限制;③ 防止静脉入路导管技术的并发症,如牺牲脑实质正常引流静脉的回流途径,通过岩上窦时引起的第Ⅵ对颅神经麻痹、静脉破裂出血等;④ 防止因静脉窦内弹簧圈填塞、静脉高压、新生DAVF形成。但是经动脉入路最主要的并发症是来自颅神经营养支栓塞导致颅神经损伤和经危险吻合导致颅内动脉系统异位栓塞。目前,高顺应性球囊的应用有助于缓解这个问题。在栓塞微导管近端充盈球囊可以促进液态栓塞材料向瘘口静脉端弥散,减少反流,也减少向颅神经营养支和危险吻合弥散的风险;同时缩短手术时间,提高栓塞的效率和治愈率(**见图5-7-5**)。高顺应性球囊还能辅助微导管超选,有利于动脉内微导管到位,进一步拓展了经动脉入路栓塞的适应证。

2. 经静脉入路栓塞

经静脉入路栓塞DAVF开始于1980年代,Halbach等首先采用静脉入路治疗横窦-乙状窦区和海绵窦区的DAVF,获得成功。随着弹簧圈的进步,至20世纪90年代后期,越来越多的横窦乙状窦和海绵窦区DAVF采用经静脉入路栓塞治疗,疗效确切,并逐渐在这些部位的DAVF治疗上取代了传统的经动脉入路栓塞。尤其是对于累及大静脉窦的,有多支动脉参与供血,并在静脉窦壁上存在多发瘘口的DAVF,若动脉入路注射固体栓塞材料或氰基丙烯酸酯胶,都不能完全闭塞瘘口,亦无法闭塞静脉窦,而经静脉入路则更为直接有效,因此,更适于经静脉入路栓塞治疗。

经静脉入路栓塞的风险大部分来自过低地估计栓塞静脉窦对于脑静脉引流的影响。文献报道,由于术后静脉回流障碍引起的一过性神经功能障碍在4%～33%,永久性神经功能障碍发生率在4%～5%,病死率在0～4%。另一常见的并发症为血管穿孔,经眼上静脉入路治疗海绵窦区DAVF的并发症大多与

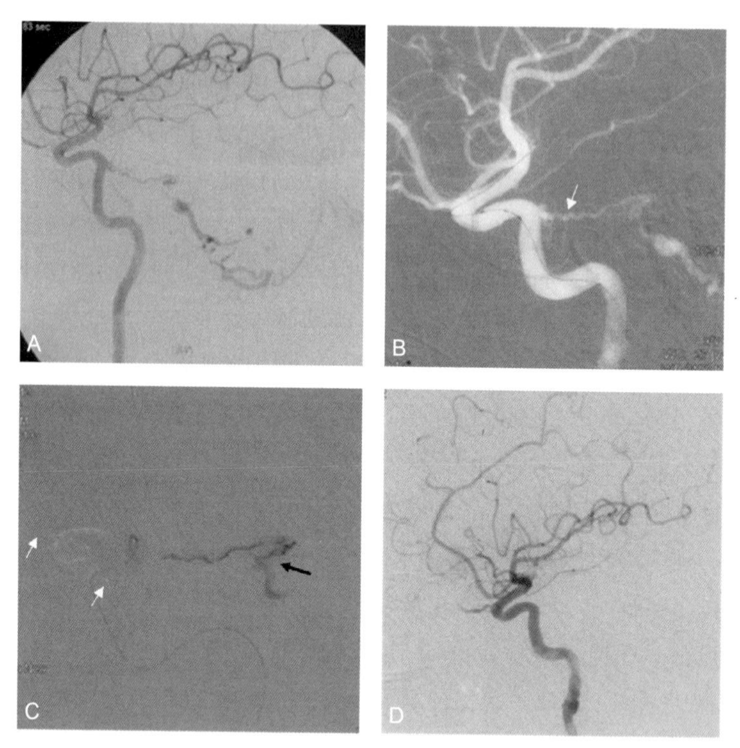

图5-7-5　球囊辅助经动脉入路栓塞天幕区DAVF

注：A. 术前造影可见天幕区DAVF，左侧脑膜垂体干天幕缘支是唯一可见的供血动脉；B. 经动脉入路栓塞；微导管仅能进入脑膜垂体干主干（白箭）；C. 在颈内动脉内海绵窦段充盈球囊（双箭分别指示球囊远、近端），辅助Onyx栓塞，Onyx顺利弥散并充盈引流静脉起始部（黑箭）；D. 术后造影可见DAVF完全栓塞

血管入路或血管穿孔有关。对于Cognard Ⅲ、Ⅳ型患者，经静脉栓塞还可能栓塞了正常的引流静脉，导致静脉充血性ICH。部分患者还可能因为没有完全栓塞，静脉引流改道至皮层静脉引流，增加出血风险。另外，经静脉入路造成过多的静脉窦栓塞，可能诱导远隔部位新的瘘的发生，这样的病例也常有报道。

目前，随着Onyx的广泛应用，经动脉入路Onyx栓塞又重新大部分取代了经静脉入路栓塞。但是，由于海绵窦区DAVF的特殊性，经静脉入路栓塞仍然是该部位DAVF的首选治疗方法。Onyx也被应用于经静脉入路栓塞海绵窦区DAVF，还减少了因弹簧圈填塞过多造成动眼神经麻痹等海绵窦综合征的发生。

3. 精确靶向栓塞

精确靶向栓塞并不是一种单纯的栓塞方法和入路，而是利用现代影像技术，在对于DAVF结构更精确认识的基础上栓塞策略的调整，以提高栓塞效率，减少不必要的正常供血和引流通道的堵塞，从而减少并发症，并期望减少DAVF的复发率。

2003年，Caragine等报道了横窦、乙状窦区DAVF的“平行窦”现象，即瘘口集中的静脉通道，与有功能的静脉窦平行分隔。经静脉入路栓塞时，只需进入这个病变的分隔被栓塞而保留正常的引流部分（**见图5-7-6**）。Piske等后来总结他们自己中心的病例发现，受累静脉窦分隔的比例高达30%。

Takahashi等在2004年利用脑血管造影和三维MR多平面重建技术来分析海绵窦区DAVF的瘘口部位，并以此来指导静脉入路微导管头端位置，弹簧圈填塞的部位和体积。多数瘘口集中在海绵窦的后部和后海绵间窦。在8例患者中，3例患者最终实现了靶向栓塞，所需弹簧圈的量比常规的栓塞明显减少。近来，借助数字平板DSA的三维重建技术，可以清楚显示海绵窦区DAVF的瘘口部位。Satow等报道在70%患者的瘘口可以通过三维DSA影像定位，并

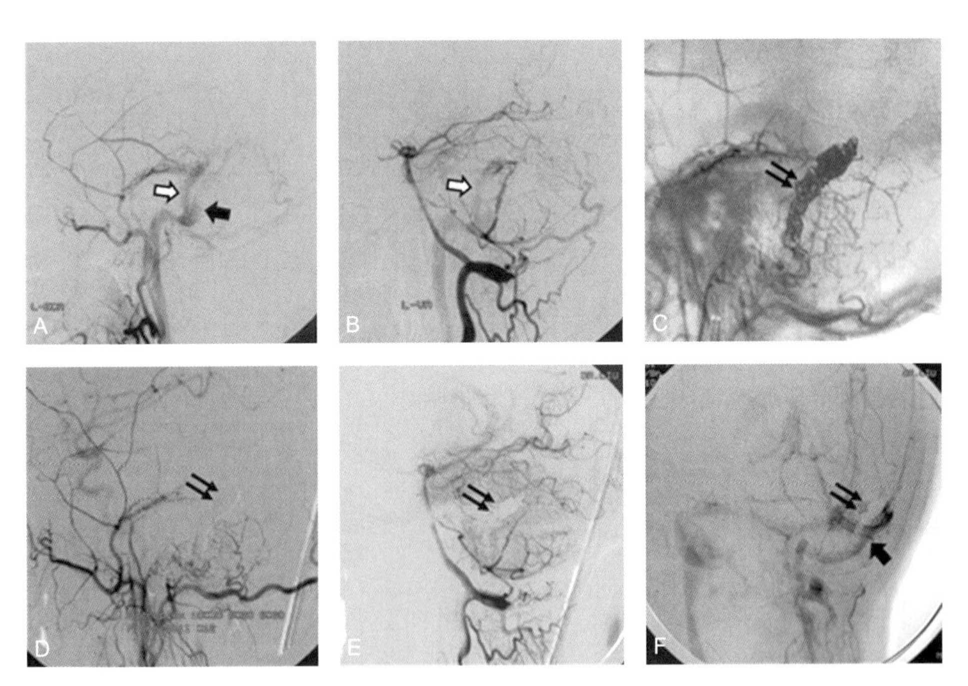

图5-7-6 经静脉入路治疗合并平行窦的乙状窦区DAVF

注：术前左侧颈外动脉（A）和椎动脉（B）造影可见左侧乙状窦区DAVF，由脑膜中动脉、脑膜后动脉供血，瘘口静脉端（白色箭头）位于平行于左侧乙状窦（褐色箭头）的平行窦内，与左侧乙状窦分隔。经静脉入路栓塞，微导管超选至该平行窦内填塞弹簧圈（双箭头），术后颈外动脉（D）、椎动脉（E）造影复查可见瘘口完全闭塞，椎动脉造影静脉期（F）可见左侧乙状窦保持通畅（黑色箭头）

在这些患者中，85.7%可以仅在静脉袢填塞少量弹簧圈就可以完全栓塞海绵窦区DAVF，做到精准靶向栓塞，术后3～6个月随访结果稳定。另外，海绵窦区DAVF的精准栓塞还减少了永久性动眼神经、展神经麻痹的可能。

平板旋转DSA的多种重建手段也被用于横窦乙状窦区等大静脉窦区瘘口静脉端结构的分析。Kiyosue等发现，所有病例中，均存在1～4个静脉袢。虽然经静脉入路分别栓塞这些静脉袢并不总能取得成功，但这些研究清楚地展示了瘘口一般仅集中在静脉窦的一小部分而非整段静脉窦，因此静脉窦的保护是完全可行的，且对于有些患者是必要的。经静脉入路闭塞整段受累静脉窦的方法虽然可以闭塞瘘口，但是这种操作也促进了血管增生因子的表达，并最终可能导致瘘口在邻近部位复发或远隔部位新发。

实际上，不少研究者已经对静脉窦的保护进行了有益的尝试(**见图5-7-7**)。新型球囊的应用，也可以在经动脉入路或静脉入路栓塞大静脉窦区时，在受累

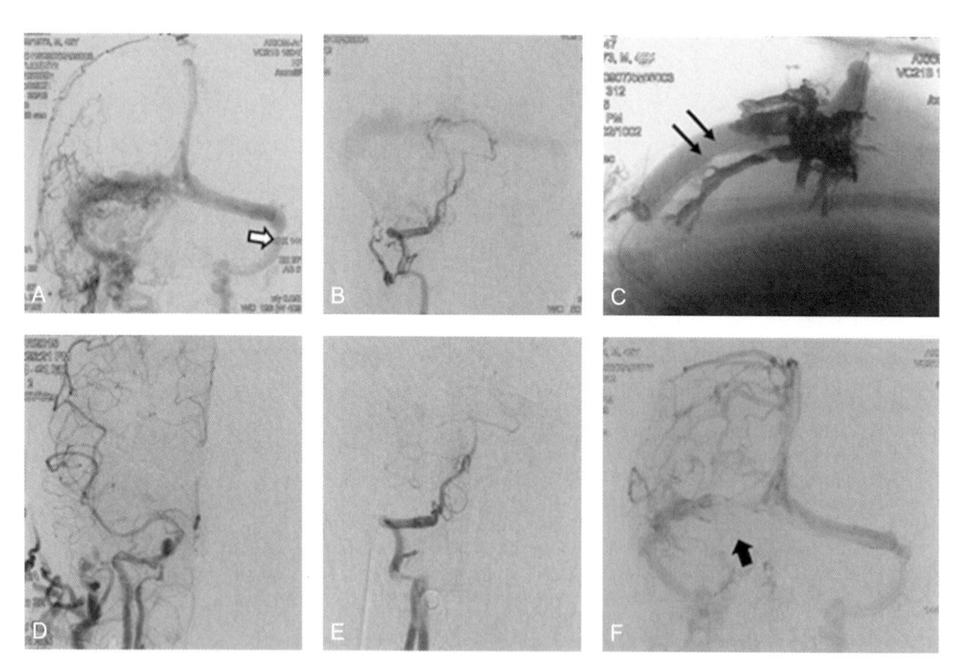

图5-7-7　静脉窦内球囊保护下栓塞横窦DAVF

注：术前右侧颈外动脉(A)、椎动脉(B)造影可见右侧横窦区DAVF，伴窦内逆流及皮层静脉引流，左侧横窦乙状窦交界区存在狭窄(白色箭头)。经动脉入路以Onyx栓塞(C)，右侧横窦-矢状窦内充盈球囊(双箭头)保护静脉窦。术后右侧颈总动脉(D)和椎动脉(E)造影可见DAVF被完全栓塞，右侧横窦通畅(黑色箭头，近窦汇处被Onyx遮挡)，恢复正向血流

静脉窦内充盈，使栓塞材料局限于瘘口静脉袢处，而不堆积在静脉窦内，从而保护静脉窦的通畅，可望提高DAVF栓塞治疗的长期疗效。

（李　强，张　琪，许　奕）

第八节　神经介入辅助器械的设计与临床应用

大量临床研究表明，脑血管病介入治疗的致残率和病死率均明显低于开颅手术治疗，这不仅与植入支架和栓塞物的性能有关，还与导丝和导管等介入辅助器械的不断改进有关。导丝是介入诊疗的关键工具，其头端较柔软尾端较硬，主要作用是引导导管插入血管，为导管提供导引和支撑。导管是血管内介入诊断与治疗的基本工具之一。导管通过导丝引导到目标部位，选择性进入分支血管，为其他器械的输送提供通道，如注射造影剂、灌注药物、注射栓塞剂、输送弹簧圈、输送支架等。不同的神经导丝和导管等辅助器械的设计决定了支架和栓塞物能够到达的区域。因此，在神经介入手术时，选择正确、配套的辅助器械是神经介入手术成功的重要因素，也是避免严重并发症的关键。

一、神经导丝

（一）神经导丝的设计

导丝主要由芯轴、护套、尖端、涂层四部分构成。导丝的芯轴贯穿整个导丝的全长，在远端呈阶梯式或锥形过渡变细。导丝的护套位于导丝的远端，包覆于芯轴的外部。导丝的尖端位于导丝远端的头端。通常导丝的外部涂覆有2种涂层，远端为亲水涂层，近端为疏水涂层。

导丝的基本性能包括操控性能、柔顺性能、支撑性能、推送性能、可视性能、触觉反馈性能等重要特性。操控性能是指导丝尖端跟随导丝近端旋转、扭动的能力。导丝尖端越灵活，操控性能越好，导丝到达、跨越病变的能力越强。导丝的柔顺性能是指导丝顺应血管自然状态通过病变的能力。导丝的柔顺性能越好，适应迂曲血管的能力越强。导丝的推送性能是指导丝近端推送杆的力量传递到导丝远端使之顺利到达病变的能力。导丝的推送性能越好，导丝到达病变的能力越强。导丝的支撑性能是指导丝作为其他器械（如微导管、球囊导管等）的输送导轨，在病变血管，特别是在复杂病变血管中的稳定程度。导丝的可视性能是指在透视下，导丝远端的显影性能。导丝的触觉反馈性能是指导丝头端传递回导丝近端的反馈力，它提供给术者导丝头端活动状况的感知，避免手术过程发生血管穿孔、夹层等并发症。

导丝的性能与导丝的结构设计息息相关。不同的结构设计决定了导丝的不同性能。导丝芯轴的尺寸、芯轴远端不同的研磨形态影响导丝的支撑性能和柔顺性能。芯轴越粗，导丝的支撑性能越好（**见图5-8-1**）。芯轴远端研磨的过渡段越长或阶梯越多导丝的柔顺性能越好（**见图5-8-2**）。不同的芯轴材料也会影响导丝的性能，镍钛合金的芯轴具有超弹性、耐弯折的优点，但是它的扭控性、支撑性低，而且难塑形。不锈钢的芯轴具有好的扭控性和推送性，而且容易塑形，但是它容易弯折。

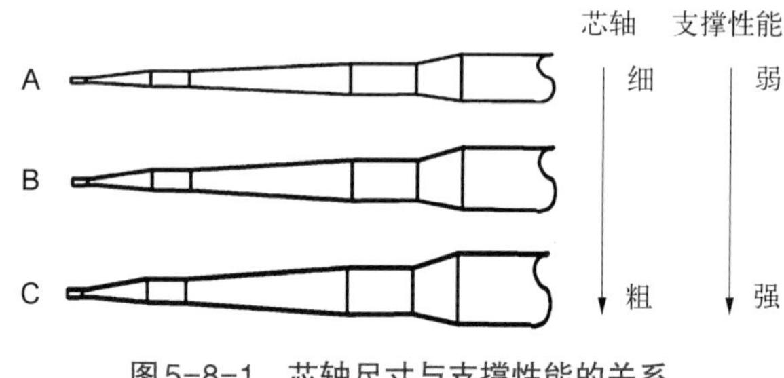

图5-8-1　芯轴尺寸与支撑性能的关系
注：A. 细芯轴；B. 中等粗细芯轴；C. 粗芯轴

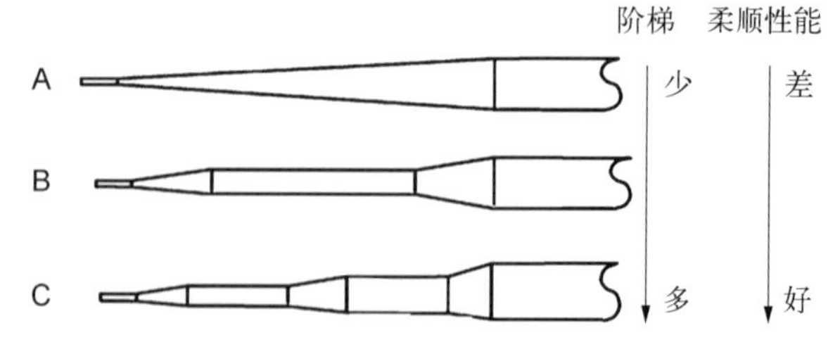

图5-8-2　芯轴远端不同的研磨形态与柔顺性能的关系
注：A. 阶梯数少；B. 阶梯数适中；C. 阶梯数多

不同的导丝护套影响导丝尖端的触觉反馈和可视性能。目前临床上应用的导丝主要有弹簧圈护套和聚合物护套(**见图5-8-3**)。弹簧圈护套的设计可帮助术者获得良好的尖端触觉反馈,同时增强导丝的可视性。聚合物护套的设计可以使导丝表面光滑,减少导丝的通过阻力,但是导丝尖端的触觉反馈和可视性能没有弹簧圈护套的优异。

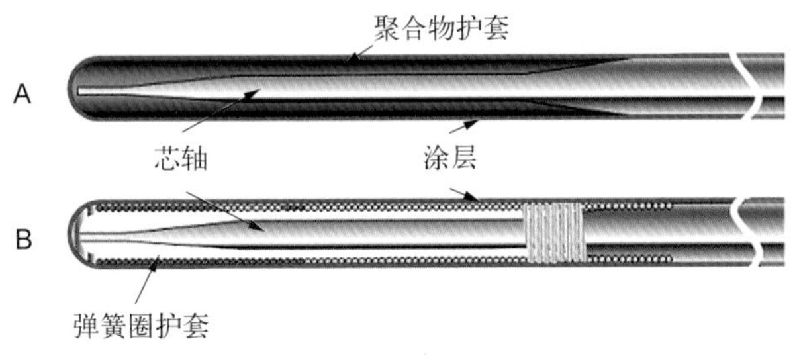

图5-8-3　不同的导丝护套示意图

注: A. 聚合物护套; B. 弹簧圈护套

不同的尖端设计决定导丝头端的操控性和柔软性。导丝的尖端设计主要分为两类,一类是芯轴远端连接安全丝(Shape ribbon设计),此种设计增加了导丝头端的柔软性,适合扭曲、成角病变,对血管的损伤小,但操控性及通过能力较差。另一类设计是芯轴直达导丝的头端(Core-to-tip设计),导丝头端的硬度增加,适于通过阻力较大的病变。导丝的头端形状可分为"J"形头、直头、成角等不同类型。导丝头部可塑形为所需形状,塑形的头部使导丝易于进入分支血管。

为降低导丝表面的摩擦力,改善器械间(球囊/导丝、支架/导丝)的相互作用,提高导丝在血管中的跟踪性,常在导丝表面进行涂层处理。导丝涂层分为两大类,即亲水涂层和疏水涂层。当遇到水溶液时,亲水涂层会吸引水分子,使得导丝表面形成一层"凝胶状"的光滑涂层;疏水涂层主要为PTFE涂层,它可以抵制水分子形成"蜡状"表面。

导丝的不同结构设计所获得的导丝的性能之间具有一定的平衡关系。好的导丝柔顺性能,可以使导丝更容易通过迂曲的血管,但是因为支撑性能的缺少,在微导管或球囊导管通过时,不能提供很好的稳定性。导丝的外径越小,其柔顺性能和器械的兼容性能越好,但是导丝的操控性能、支撑性能越差。导丝的尖端设计越软,其头端操作上的损伤会越少,但是导丝头端的耐用性和触觉反馈性能越差。

（二）临床常用神经导丝的介绍

临床上常用的神经导丝主要有Synchro、Transend、Traxcess和Avigo等。

1. Synchro导丝

Synchro导丝的设计与常规的导丝设计不同，它近端采用不锈钢芯轴，远端采用切割的镍钛合金海波管外层设计（**见图5-8-4**）。当旋转导丝近端时，近端的扭转力沿导丝外层的微构海波管传递至头端，使其具有优异的操控性能；而传统的导丝扭控力仅通过内部芯丝传递，随着芯丝逐渐变细而逐渐减弱（**见图5-8-5**）。

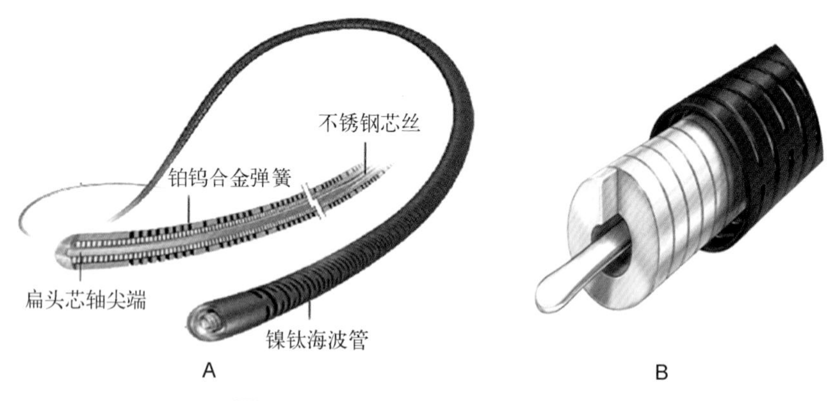

图5-8-4 Synchro导丝的基本结构

注：A.导丝的组成；B.导丝头端放大图

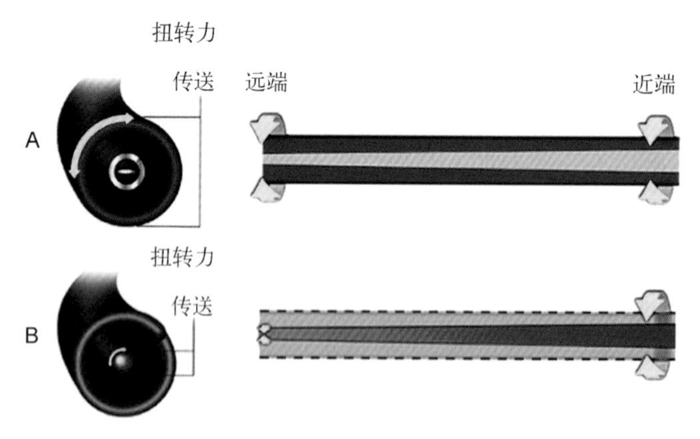

图5-8-5 Synchro导丝与传统导丝扭转力传送示意图

注：A. Synchro导丝；B. 传统导丝

2. Transend导丝

Transend导丝采用了特殊处理的Scitanium不锈钢合金芯轴，该材料内部晶体的结构均匀、稳定（**见图5-8-6**），使得导丝具有较好的操控性能和支撑性能。导丝远端由聚乙烯包裹，内含不透射线的金属钨，使其显影段比普通导丝长；头端采用扁头设计，使其具有较好的塑形能力（**见图5-8-7**）。

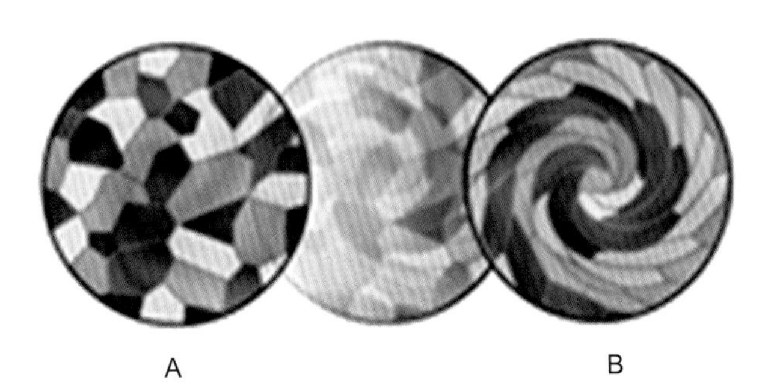

图5-8-6　不同合金芯轴晶体结构状态

注：A. 传统不锈钢合金芯轴；B. Scitanium合金芯轴

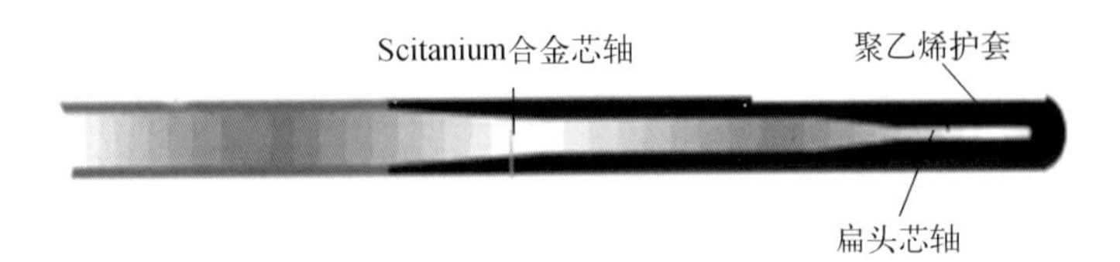

图5-8-7　Transend导丝的基本结构

3. Traxcess导丝

Traxcess导丝采用不同材料芯轴的混合设计，近端不锈钢芯轴与远端镍钛芯轴无缝连接而成，近端的不锈钢设计提供更准确的扭转控制，远端镍钛芯轴提供更好的形状保持能力（**见图5-8-8**）。远端末端直径仅0.012″/0.030 cm，近端可对接加长导丝，需要时候可加长（**见图5-8-9**）。

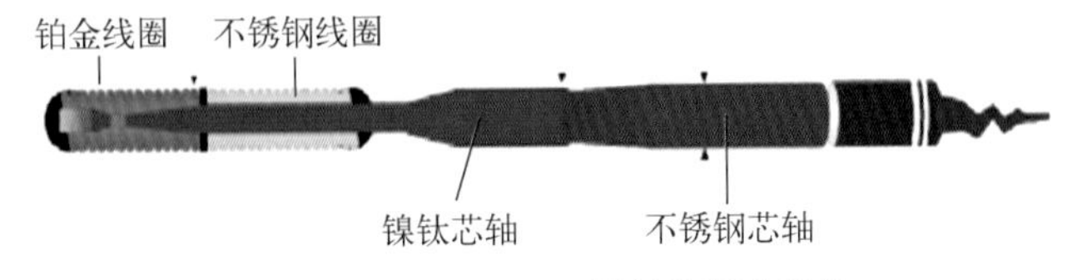

图5-8-8　Traxcess导丝的基本结构

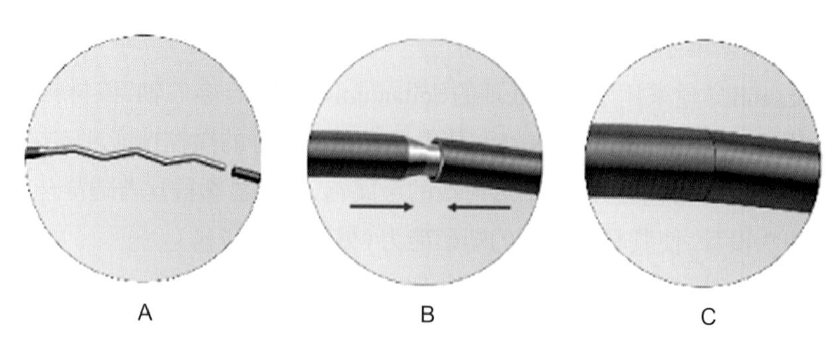

图5-8-9 Traxcess加长导丝设计

注：A. 准备加长；B. 加长；C. 完成加长

4. Avigo微导丝

Avigo微导丝是螺旋缠绕型核心钢丝设计的0.014″的亲水微导丝，其近端覆盖PTFE涂层，远端被38 cm显影聚合物和亲水涂层所覆盖（**见图5-8-10**）。Avigo微导丝核心钢丝设计采用多阶段渐细、螺旋缠绕和塑形带微脊设计（**见图5-8-11**），导丝头端弹性好，具有精确的扭控性，且导丝的支撑力较好，易于导管跟踪。

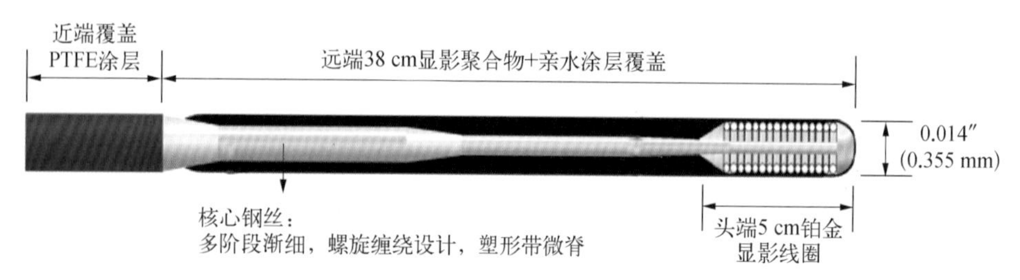

图5-8-10 Avigo微导丝的基本结构

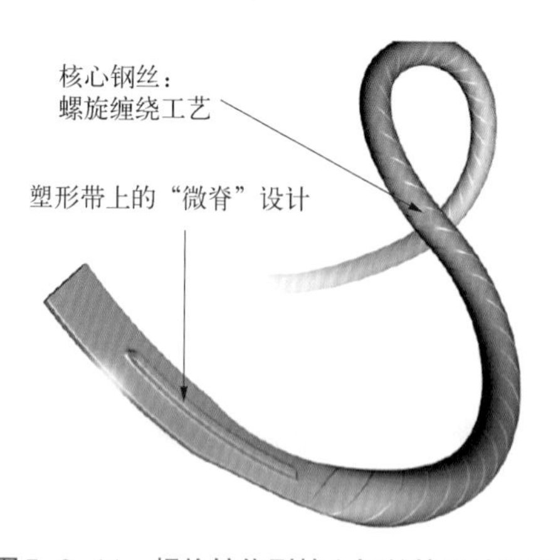

图5-8-11 螺旋缠绕型核心钢丝的设计结构

二、神经导管的设计与临床应用

(一) 导管的设计与性能

1. 导管的设计

导管通常由导管尖端、导管远端、导管过渡段、导管近端、导管尾座组成。导管尖端通常呈锥形,以提供较好穿越病变的能力;导管尖端通常具有光滑圆润的倒脚,以减少对血管的损伤。导管的远端通常比较柔软且具有较好的抗变形能力,以获得较好的穿越迂曲血管病变结构的能力。导管的过渡段介于导管远段和近段之间,好的过渡段设计可以将导管近端的推送力尽可能多地传递到远端,不好的过渡段设计在传递近端力到远端的过程中,可能会引起打折等现象。导管的近端通常较硬,以提供较好的支撑性能和推送性能。导管的尾座通常由扩散应力管和连接件构成。扩散应力管为中空管状结构、连接连接件和导管近端。

2. 导管的性能

导管的性能可分为推送性能、穿越性能、跟踪性能、支撑性能、可视性能、形状记忆性能等。导管的推送性能是指将用于导管近端的力量传送到导管尖端,使导管沿导丝克服迂曲血管到达病变部位的能力;坚硬的导管近端设计、光滑的亲水涂层、合适的近端和远端推送杆的过渡、锥形的外径设计有助于推送性能的提升。导管的穿越性能是指导管通过病变部位的能力;较小的导管远端外径、锥形的导管头端设计及其好的导管推送性能都有助于导管穿越性能的提升。导管的跟踪性能是指导管在导丝的指引下到达病变部位的能力;导管远端的柔顺设计、导管内腔的光滑设计、导管头端的圆润设计都有助于导管跟踪性能的提升。导管的支撑性能是指导管抵抗弯折的能力;外层材料和中间层的结构设计影响导管支撑性能的提升。导管的可视性能是指导管在透视情况下,能够清晰地辨认导管的标记显影部位;显影点的材料选择和尺寸设计影响材料的可视性能。导管的形状记忆性能是指导管头端塑形或保持其塑形状态的能力,导管头端的结构设计和材料的选择影响了导管的形状记忆性。

(二) 导管的分类

1. 微导管

微导管是具有小管径的单腔高分子柔软复合管材,为器械输送至小血管或远端血管提供通道，比如它可用于输送栓塞材料、溶栓药物、造影剂、支架等。一般外径＜3F(0.04″)，内径＜0.03″。它柔顺性好，易于通过尺寸小、远端迂曲、血流量低的血管，多用于选择性或超选择性颅内血管的介入治疗。

微导管可分为普通导管和漂浮导管两大类。普通微导管通常需要配合导丝来到达远端病变部位，一般用于弹簧圈的栓塞和支架的输送通道。漂浮导管通过血流冲刷到达远端病变部位，一般用于液体栓塞剂或药物的注射，比如AVM的治疗。漂浮微导管近端为3.2F，远端逐渐变为1.8F或1.5F，最细者达1.0F。漂浮微导管远端15～25 cm是由硅胶材料制成，这种材料非常柔软而且容易塑形。

微导管的管壁由内到外依次可包括：内层、中间层和外层。内层和外层通常由高分子材料复合而成；微导管的外径由近至远逐渐变小，外层的厚度也逐渐变小；外层材料通常为嵌段聚醚酰胺(PEBAX)、热塑性聚氨酯(TPU)等材料，近端硬度大于远端的硬度；内层材料通常为PTFE光滑内层，光滑内层有助于减少导丝、支架与导管内腔的摩擦力。中间层为加强层，介于内层与外层之间，一般由镍钛合金和(或)不锈钢丝金属和(或)高分子材料以缠绕或编织形式包裹住内层。加强层编织或缠绕的角度多接近于90°角，能有效提升微导管柔顺性。单根丝编织形式能提供微导管最佳的柔顺性；多股丝编织方式能有效提升微导管硬度。扁丝能有效减少导管厚度、提升导管扭控性，大的加强层丝径有助于导管支撑力的提升。

微导管的不同用途对于微导管性能的要求不一样。用于弹簧圈栓塞动脉瘤的微导管，除了优异的推送性能、跟踪性能外，弹簧圈在栓塞过程中，微导管的稳定性以及微导管头端的塑形能力、塑形保持能力非常重要。用于输送支架的微导管除了具有大管腔、光滑内腔的优异性能外，微导管本身在迂曲血管中，保持内腔形状及尺寸完整的抗弯折能力非常重要。

不同的微导管结构设计与性能之间存在着一定的平衡关系。微导管的硬度提升可以增强推送性能、尺寸稳定性、头端塑形能力、抗弯折能力，但是硬度提升会降低导管的追踪性能和柔顺性能。微导管的外径减小可以提升微导管通过微小血管的能力，但是会降低微导管的稳定性。微导管头端柔软度越好，对血管损伤越小，但是降低了微导管的稳定性和头端塑形能力。

目前，市场上的漂流微导管，通常用于治疗AVM，如Marathon、Sonic、

Magic；10系列微导管通常用于10和部分18弹簧圈治疗小动脉瘤，如SL10、Headway17、Prowler10、Echelon10；14系列微导管通常用于10和18弹簧圈治疗小到大的动脉瘤，如Prowler14、Echelon14；19系列微导管通常用于18弹簧圈治疗中到大的动脉瘤，如Excelsior1018；21系列微导管通常用于18弹簧圈输送、辅助弹簧圈支架输送、取栓支架输送，如Headway21、Plowler Plus、Rebar18；27系列或更大微导管通常用于密网支架的输送或者大规格弹簧圈辅助支架和取栓支架的输送，如XT27、Marksman。

Marathon漂浮微导管采用镍钛合金钢丝编织而成，耐拉性能强，易于拔管；管身抗折，且造影破裂压耐受力高；近端操控性较好，远端25 cm柔软段易于顺血流漂浮到远端血管结构中实现到位；近端外径为2.7F，远端外径1.5F；内腔0.013″，可匹配0.012″以下的微导丝。

Echelon微导管采用镍钛合金钢丝编织，提供持久稳定的支撑性能和出色的管腔形状保持能力。内腔为0.017″，且Echelon10系列的外径1.7/2.1F；Echelon-14微导管的内腔与Echelon-10内腔相同，头端外径为1.9F，相比Echelon-10能够提供更强的支撑力。

Marksman是外径2.8/3.2F，内径0.027″的微导管，通常用于输送和释放颅内大尺寸的器械，比如SolitaireAB/FR 6 mm系列、Pipeline和其他颅内支架。Marksman采用混合编织方式，使其近端支撑和远端柔顺达到完美平衡，能够快速到位、实现器械的顺滑推送和精准释放。

Headway微导管从近端管体到远端柔性阶段之间共有7个降变的硬度变化，使整个管体实现平滑的过渡。Headway17 Advanced 采用了内层逐渐变薄的技术，使得导管的头端可以具有更多的外层材料，达到更好的头端塑形能力，在释放弹簧圈时候，可以有更好的“刷漆式”动作（**见图5-8-12**）。

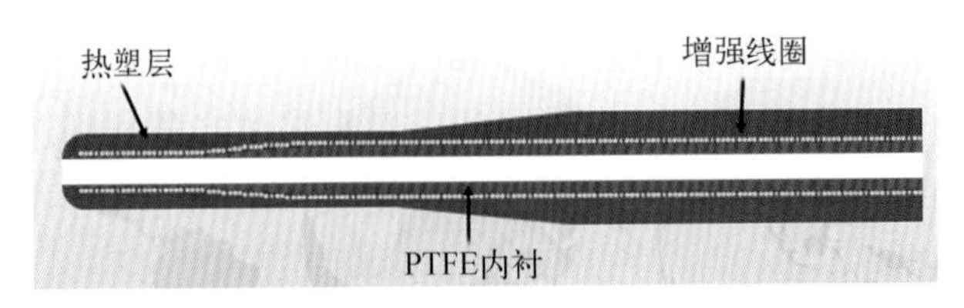

图5-8-12 Headway特殊的内层结构

2. 球囊导管

神经介入的球囊导管是一种头端带有可膨胀球囊的软性导管，用于在影像引导下扩张人体内狭窄的血管、血管内的封堵测试或辅助支架植入前后的扩张或辅助栓塞动脉瘤技术。在不膨胀的情况下球囊导管进入靶病变部位，治疗成功后可以回缩球囊以便撤出球囊导管到体外。

球囊导管主要含有5个部分：球囊、远端主杆、近端主杆、连接部和连接件（**见图5-8-13**）。远端主杆包含有球囊，是导管中最柔顺的部分，一般长度为20～30 cm。远端主杆和近端主杆包含有导丝腔和球囊充盈腔。近端主杆是导管最坚硬的一部分，通常是不锈钢的中空管，主要提供推送性能。连接部长度通常为5～8 cm，提供连接件与近端主杆的过渡区，防止近端主干折断。

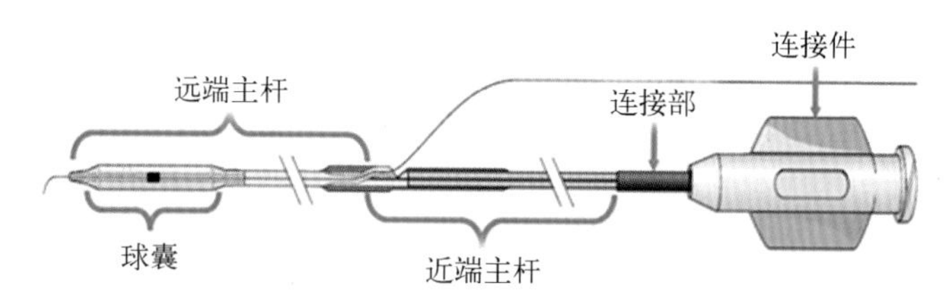

图5-8-13　球囊导管的结构示意图

球囊导管的性能需要有良好的跟踪性能、通过性能、穿越性能、推送性能。球囊导管的跟踪性能是指导管沿着导丝通过弯曲路径到达病变部位而不使导丝移位的能力。影响球囊导管跟踪性能的因素：球囊头端的柔顺性能、球囊肩部过渡角度、远端主杆的柔顺性能。球囊导管的通过性能是指球囊穿越病变的能力。影响通过性能的因素：球囊材料选择、球囊外径、球囊表面是否有涂层等。球囊的穿越性能是球囊导管通过病变的概率。球囊导管的推送性能越好，穿越病变的概率越大；球囊导管的顶端直径越大，穿越病变的概率越小；球囊导管的未扩张状态的球囊外径越大，穿越病变的概率越小。球囊导管的推送性能是指将用于推送杆近端的力量传送到球囊头端使之顺利到达病变的能力。影响推送性能的因素：近端杆的设计是否坚硬、是否有亲水涂层、近端杆和远端杆之间的过渡是否合适。

球囊导管按照导丝的输送方式不同可分为同轴式球囊导管和快速交换式球囊导管，两者的主要区别在于导丝口的位置（**见图5-8-14**）。

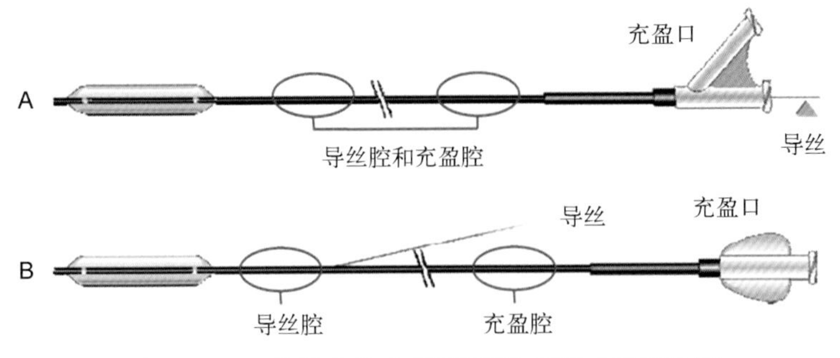

图5-8-14　快速交换式球囊导管和同轴式球囊导管

注：A. 同轴式；B. 快速交换式

同轴式球囊导管的导丝口位于近端，需要更长的导丝，需双人操作，在术中能更换导丝。同轴式球囊导管远端主杆和近端主杆同时包含有导丝腔和球囊充盈腔。它比快速交换式球囊导管具有更好的支撑性能和推送性能，通过迂曲血管的性能更佳。

快速交换式球囊导管的导丝口位置位于导管中间区域，使用的导丝较短，能单人操作，但是术中不能更换导丝，一般用于支架植入前后的扩张。快速交换式球囊导管远端主杆为双腔结构，包含有导丝腔和球囊充盈腔；近端主杆为单腔结构，仅有球囊充盈腔。

球囊导管按照球囊的顺应性不同可分为顺应性球囊、半顺应性球囊、非顺应性球囊，通过改变球囊的顺应性可应用于不同病变部位。非顺应性球囊耐压高，多用于动脉粥样硬化的血管成形术；半顺应性球囊主要用于输送支架，对支架进行扩张以增加支架在血管中的贴壁性；顺应性球囊耐压低，适应血管形态的能力强，主要用于辅助弹簧圈栓塞和液体栓塞剂的填塞。用于制作球囊的材料通常有聚乙烯（polyethylene，PE）、聚对苯二甲酸乙二醇酯（polyethylene terephthalate，PET）、尼龙和聚氨酯。

球囊导管按照腔体结构可分为单腔球囊导管和双腔球囊导管。远端主杆和近端主杆的导丝腔和球囊充盈腔为同一腔体，则为单腔球囊导管；远端主杆和近端主杆的导丝腔和球囊充盈腔为两个腔体，则为双腔球囊导管。

目前，市场上比较常用的神经介入用球囊导管有GatewayPTA球囊导管，Scepter、HyperForm和HyperGlide封堵球囊导管。

GatewayPTA球囊导管（**见图5-8-15**）为同轴式双腔球囊导管，适用于对

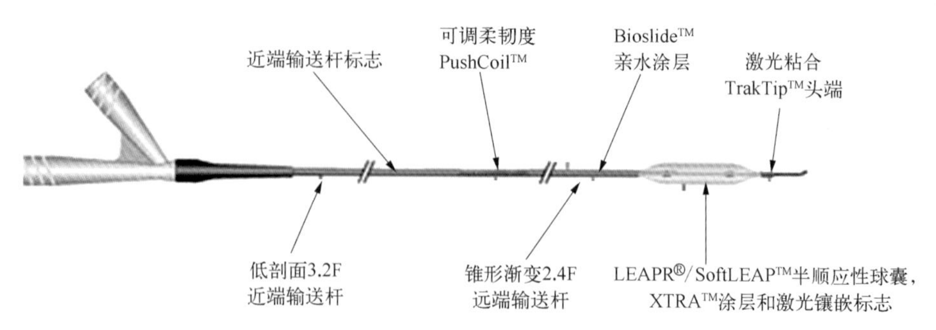

图5-8-15 Gateway PTA 球囊导管

颅内动脉血管狭窄部位进行球囊扩张处理,以便改善颅内供血。球囊头端采用激光黏合技术,使得头端的剖面仅为0.017″,提高了穿越病变能力。采用半顺应性球囊,6 atm/607.95 kPa的名义压力,扩张时球囊缓慢扩开。近端杆与远端杆之间采用特殊的海波管设计,已调节近端与远端推送杆的平滑过渡,适应近端杆的支撑和远端杆的柔软度。它可适用0.014″的导丝,6F的导引导管。

HyperForm和HyperGlide封堵球囊导管(**见图5-8-16**)是单腔球囊导管,导丝腔和球囊充盈腔为同一腔体。球囊的顺应性极高,可顺应任何血管空间,能有效封堵分叉和顶端动脉瘤,降低弹簧圈脱落至动脉分支的风险;可使用卡式注射器和导丝物理封堵来实现精确充泄。因为单腔球囊的充泄腔大,充盈后产生的压力小,仅为0.5 atm/50.6625 kPa,因此可用于脆弱的血管,并且可有效减少球囊辅助技术的并发症,如动脉瘤破裂、血管痉挛的发生。球囊带有弹簧

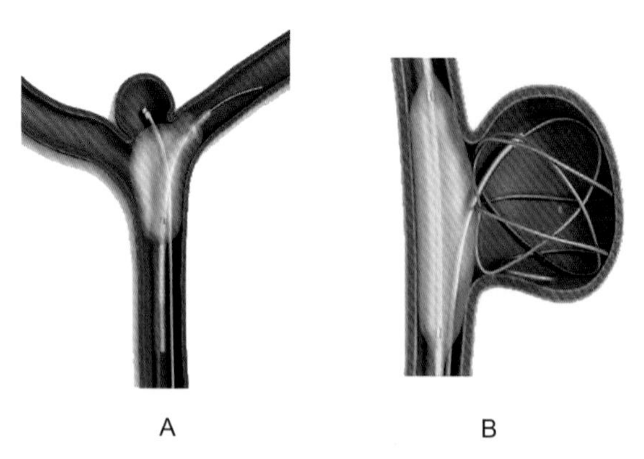

图5-8-16 HyperForm和HyperGlide球囊导管

注:A. HyperForm导管;B. HyperGlide导管

圈增强杆，由于增强杆的支撑力而使得球囊导管能够到达原来难以到达的动脉瘤部位。HyperForm球囊有两种规格，具有不同直径的球囊。HyperGlide球囊的顺应性则稍微低些。

Scepter球囊导管主要用于血管的封堵测试、辅助弹簧圈栓塞。Scepter球囊导管具有双腔，导丝内腔和球囊充盈腔完全独立分开，因此，与单腔球囊系统相比，具有双腔的Scepter球囊导管可更自由的操作导丝（**见图5-8-17**）。Scepter球囊导管也有两种不同顺应性的球囊导管：一种是顺应性球囊-Scepter C和一种超顺应性球囊Scepter XC（**见图5-8-18**）。Scepter球囊导管头端柔软易塑形，以易于导丝通过；球囊材料为聚氨酯，薄且耐用；球囊上涂有亲水涂层，提高了球囊在血管中的通过性。

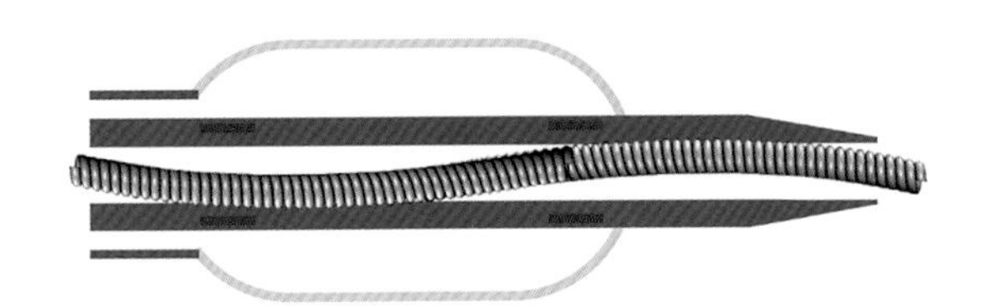

图5-8-17　Scepter球囊导管的双腔示意图

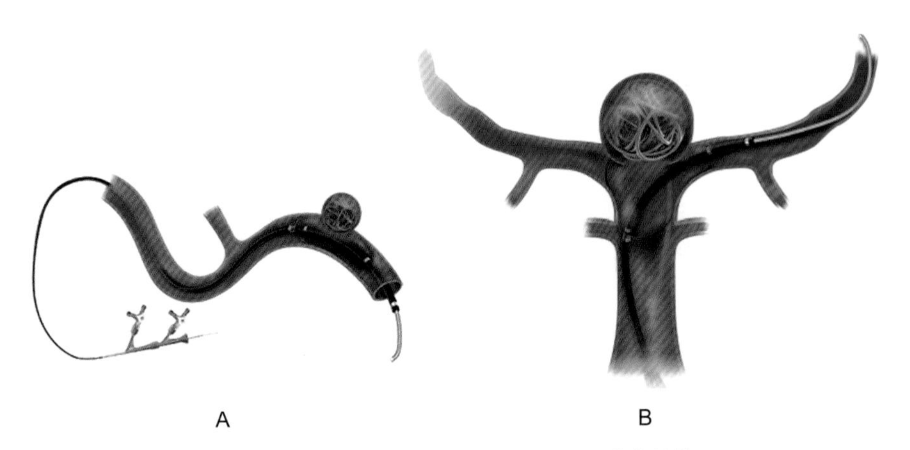

图5-8-18　Scepter C和Scepter XC球囊导管

注：A. Scepter C导管；B. Scepter XC导管

3. 颅内支撑导管

颅内支撑导管多用于输送介入装置（如支架、球囊等）和一些直径小的导管，其管壁薄、内腔大、可视性好、远端柔软，能到达C4、C6，甚至到达M2段。

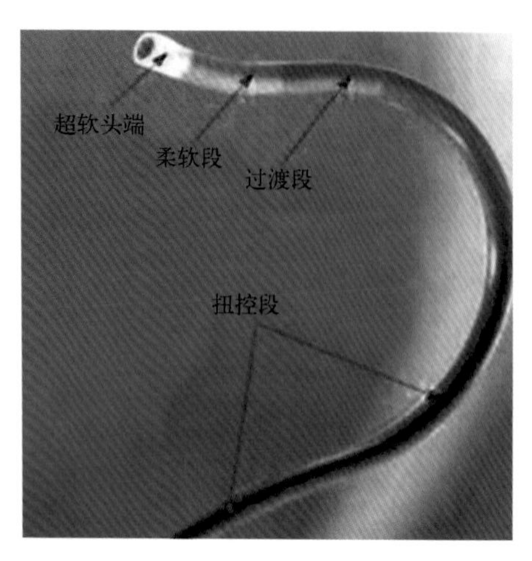

图5-8-19 颅内支撑导管结构的4个部分

目前，临床上常用的颅内支撑导管的结构主要分为4个部分：超柔软的可视头端（安全区），既可以保证导管精确插入动脉，又尽量避免对动脉管壁的损伤；柔软段（传送区）介于头段和过渡段之间，保证导管操作的柔顺性；中等硬度的过渡段（支撑区），增强导管的抗折性能；牢固的扭控区（推送区），保证1∶1扭矩传递，提供理想的可控性（**见图5-8-19**）。

支撑导管与微导管结构类似，由3层结构组成。最外层是高分子材料，它决定了支撑导管的形状、硬度和与血管内膜之间的摩擦力；中间层一般由多根钢丝或镍钛丝编织或缠绕而成，中间层是加强层，它使支撑导管具备一定的抗弯折和抗扭曲的能力，同时还使其获得一定的顺应性和柔韧性。中间层不同的金属丝编织方式，颅内支撑导管会有不同的性能。导管的最内层一般为PTFE层，它可以减少导引导丝、球囊、微导管等与其内腔之间的摩擦力（**见图5-8-20**）。

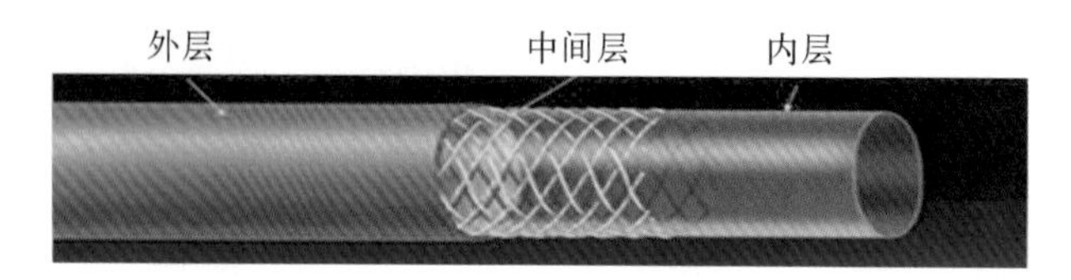

图5-8-20 颅内支撑导管的3层结构

理想的颅内支撑导管具有的性能为：远端能够到达更远、近端支撑更强、内腔更大、整体抗打折和抗椭圆。神经介入不同术式对支撑导管性能提出不同的要求。在动脉瘤或AVM栓塞术中，要求支撑导管能够更靠近治疗区，提供更强支撑；兼容多器械操作；抗打折、抗管腔椭圆化，顺畅输送器械；术中更清晰的造影及路图图像。在机械取栓术中，要求支撑导管尽可能接近血栓区域；具有抽吸功能，有更大的吸率，内腔更大，便于大负荷血栓吸出。

目前最常用的支撑导管外径为5F、6F。外径大的导管支撑力好，内径也相应大，因此在一些需要较强的支撑力和较为复杂的病变需要多种器械处理时，大外径的支撑导管是比较好的选择。但是外径大的支撑导管对血管的损伤也较大。现在介入器械的发展趋势是逐渐细微，创伤越来越小，随着制造工业的改进，在同样的外径下可获得更大的内径，但有时候内径的增加建立在牺牲一定支撑力和抗折力上。因此，在选择导管时要权衡利弊，不能一味追求小外径、大内腔，只有最适合处理病变的器械才是最好的。

目前，市场上常见的颅内支撑导管有Navien、Sofia和Neuron。

Navien颅内支撑导管的结构由4层组成，外层为聚酯纤维的外套层，外套层的硬度由近及远有所不同，以此来进一步优化近端支撑及远端柔顺的平衡；紧贴外套层内部的是一层聚合物层，它主要是固定、贴合各层结构；支撑骨架层位于内层和聚合物层之间，它由镍钛扁线圈疏密变化缠绕而成，优化近端支撑及远端柔顺的平衡；内层为PTFE层，内部涂有涂层，以顺滑器械的推送。该导管近端支撑性强，远端节段柔软，到位高，最远可到达大脑中动脉。Navien颅内支撑导管内腔大，兼容性强，6F内腔0.072″，5F内腔0.058″，比其他5F导管内腔增大20%。5F头端为直型，6F头端有直型和多功能预弯型(**见图5-8-21**)。

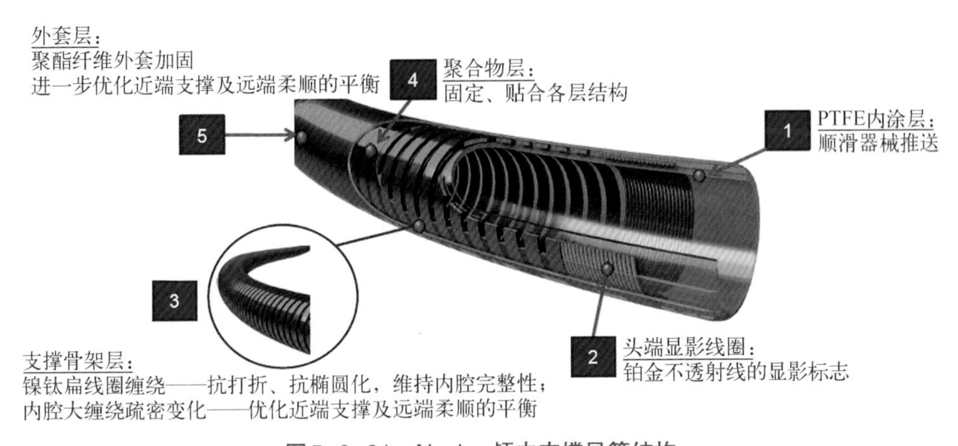

图5-8-21　Navien颅内支撑导管结构

Sofia导管的中间层是弹簧和编织组成的双层结构，头端2 cm仅由编织结构组成。有5F(Sofia)和6F(Sofia Plus)两种规格，内径分别为0.055″和0.070″(**见图5-8-22**)。该导管对于扭曲的血管有独特的优势，弹簧可减少弯折，而编织层可提供有效的扭矩以用于通过扭曲的血管，双层结构为导管提供强大的支

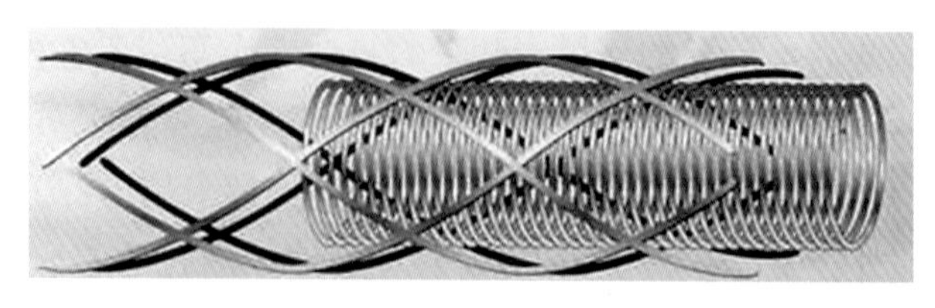

图5-8-22 Sofia导管的中间层

撑力和1∶1的扭控。导管头端无弹簧内芯，因而柔软，有利于塑形和精准灵活的导向。

Neuron导管近端采用不锈钢丝编织，以提高支撑性能；远端采用铂金丝弹簧缠绕，以增加远端的显影性能。Neuron导管一般需要长鞘或者内衬管来提高支撑力以便可以上到更高的位置。Neuron™ MAX 088大内腔导管，内径为0.088″，可选长度为80 cm和90 cm，其超软头端长4 cm，头端有直型和多功能预弯型。Neuron 070导管内径为0.070″，可选长度为105 cm和95 cm，其超软头端长8 cm和6 cm两种；Neuron 053导管内径为0.053″，可选长度为105 cm和115 cm，其超软头端长12 cm和6 cm两种。

参考文献

[1] Ahveninen J, Huang S, Ahlfors SP, et al. Interacting parallel pathways associate sounds with visual identity in auditory cortices[J]. Neuroimage, 2016, 124(Pt A): 858-868.

[2] Alaraj A, Wallace A, Dashti R, et al. Balloons in endovascular neurosurgery: history and current applications[J]. Neurosurgery, 2014, 74 Suppl 1: S163-190.

[3] Aletich VA, Debrun GM, Misra M, et al. The remodeling technique of balloon-assisted Guglielmi detachable coil placement in wide-necked aneurysms: experience at the University of Illinois at Chicago[J]. J Neurosurg, 2000, 93(3): 388-396.

[4] Briganti F, Leone G, Marseglia M, et al. Endovascular treatment of cerebral aneurysms using flow-diverter devices: a systematic review[J]. Neuroradiol J, 2015, 28(4): 365-375.

[5] Brinjikji W, Kallmes DF, Kadirvel R. Mechanisms of healing in coiled intracranial aneurysms: areview of the literature[J]. AJNR Am J Neuroradiol, 2015, 36(7): 1216-1222.

[6] Brinjikji W, Murad MH, Lanzino G, et al. Endovascular treatment of intracranial aneurysms with flow diverters: a meta-analysis[J]. Stroke, 2013, 44(2): 442–447.
[7] Chalouhi N, Tjoumakaris S, Gonzalez LF, et al. Coiling of large and giant aneurysms: complications and long-term results of 334 cases[J]. AJNR Am J Neuroradiol, 2014, 35(3): 546–552.
[8] Chiu AH, Cheung AK, Wenderoth JD, et al. Long-term follow-up results following elective treatment of unruptured intracranial aneurysms with the pipeline embolization device[J]. AJNR Am J Neuroradiol, 2015, 36(9): 1728–1734.
[9] Chueh JY, Puri AS, Gounis MJ. An *in vitro* evaluation of distal emboli following Lazarus Cover-assisted stent retriever thrombectomy[J]. J Neurointerv Surg, 2017, 9(2): 183–187.
[10] Cognard C, Januel AC. Remnants and recurrences after the use of the WEB intrasaccular device in large-neck bifurcation aneurysms[J]. Neurosurgery, 2015, 76(5): 522–530; discussion 530.
[11] Connolly ES, Jr., Rabinstein AA, Carhuapoma JR, et al. Guidelines for the management of aneurysmal subarachnoid hemorrhage: a guideline for healthcare professionals from the American Heart Association/american Stroke Association[J]. Stroke, 2012, 43(6): 1711–1737.
[12] Crobeddu E, Lanzino G, Kallmes DF, et al. Review of 2 decades of aneurysm-recurrence literature, part 2: Managing recurrence after endovascular coiling[J]. AJNR Am J Neuroradiol, 2013, 34(3): 481–485.
[13] Dabus G, Linfante I. The natural history of acute ischemic stroke due to intracranial large-vessel occlusion: what do we know?[J]Tech Vasc Interv Radiol, 2012, 15(1): 2–4.
[14] de Barros Faria M, Castro RN, Lundquist J, et al. The role of the pipeline embolization device for the treatment of dissecting intracranial aneurysms[J]. AJNR Am J Neuroradiol, 2011, 32(11): 2192–2195.
[15] DeBakey ME. Carotid endarterectomy revisited[J]. J Endovasc Surg, 1996, 3(1): 4.
[16] Deutschmann HA, Wehrschuetz M, Augustin M, et al. Long-term follow-up after treatment of intracranial aneurysms with the Pipeline embolization device: results from a single center[J]. AJNR Am J Neuroradiol, 2012, 33(3): 481–486.
[17] Dornbos D, 3rd, Pillai P, Sauvageau E. Flow diverter assisted coil embolization of a very small ruptured ophthalmic artery aneurysm[J]. BMJ Case Rep, 2013, 2013.
[18] Fiorella D, Lylyk P, Szikora I, et al. Curative cerebrovascular reconstruction with the Pipeline embolization device: the emergence of definitive endovascular therapy for intracranial aneurysms[J]. J Neurointerv Surg, 2009, 1(1): 56–65.

[19] Fischer S, Perez MA, Kurre W, et al. Pipeline embolization device for the treatment of intra- and extracranial fusiform and dissecting aneurysms: initial experience and long-term follow-up[J]. Neurosurgery, 2014, 75(4): 364-374; discussion 374.

[20] Fischer S, Vajda Z, Aguilar Perez M, et al. Pipeline embolization device (PED) for neurovascular reconstruction: initial experience in the treatment of 101 intracranial aneurysms and dissections[J]. Neuroradiology, 2012, 54(4): 369-382.

[21] Gao B, Baharoglu MI, Cohen AD, et al. Y-stent coiling of basilar bifurcation aneurysms induces a dynamic angular vascular remodeling with alteration of the apical wall shear stress pattern[J]. Neurosurgery, 2013, 72(4): 617-629; discussion 628-619.

[22] Gobin YP, Starkman S, Duckwiler GR, et al. MERCI 1: a phase 1 study of Mechanical Embolus Removal in Cerebral Ischemia[J]. Stroke, 2004, 35(12): 2848-2854.

[23] Higashida RT, Halbach VV, Dowd CF, et al. Initial clinical experience with a new self-expanding nitinol stent for the treatment of intracranial cerebral aneurysms: the Cordis Enterprise stent[J]. AJNR Am J Neuroradiol, 2005, 26(7): 1751-1756.

[24] Kulcsar Z, Ernemann U, Wetzel SG, et al. High-profile flow diverter (silk) implantation in the basilar artery: efficacy in the treatment of aneurysms and the role of the perforators[J]. Stroke, 2010, 41(8): 1690-1696.

[25] Leng X, Fang H, Leung TW, et al. Impact of collateral status on successful revascularization in endovascular treatment: asystematic review and meta-analysis[J]. Cerebrovasc Dis, 2016, 41(1-2): 27-34.

[26] McDougall CG, Johnston SC, Gholkar A, et al. Bioactive versus bare platinum coils in the treatment of intracranial aneurysms: the MAPS (Matrix and Platinum Science) trial[J]. AJNR Am J Neuroradiol, 2014, 35(5): 935-942.

[27] Miao Z, Zhang Y, Shuai J, et al. Thirty-day outcome of a multicenter registry study of stenting for symptomatic intracranial artery stenosis in China[J]. Stroke, 2015, 46(10): 2822-2829.

[28] Mohlenbruch MA, Herweh C, Jestaedt L, et al. The FRED flow-diverter stent for intracranial aneurysms: clinical study to assess safety and efficacy[J]. AJNR Am J Neuroradiol, 2015, 36(6): 1155-1161.

[29] Mokin M, Morr S, Natarajan SK, et al. Thrombus density predicts successful recanalization with Solitaire stent retriever thrombectomy in acute ischemic stroke[J]. J Neurointerv Surg, 2015, 7(2): 104-107.

[30] Molyneux AJ, Kerr RS, Yu LM, et al. International subarachnoid aneurysm trial (ISAT) of neurosurgical clipping versus endovascular coiling in 2143 patients with ruptured intracranial aneurysms: a randomised comparison of effects on survival,

dependency, seizures, rebleeding, subgroups, and aneurysm occlusion [J]. Lancet, 2005, 366(9488): 809-817.

[31] Murayama Y, Tateshima S, Gonzalez NR, et al. Matrix and bioabsorbable polymeric coils accelerate healing of intracranial aneurysms: long-term experimental study [J]. Stroke, 2003, 34(8): 2031-2037.

[32] Nelson PK, Lylyk P, Szikora I, et al. The pipeline embolization device for the intracranial treatment of aneurysms trial [J]. AJNR Am J Neuroradiol, 2011, 32(1): 34-40.

[33] Nishido H, Piotin M, Bartolini B, et al. Analysis of complications and recurrences of aneurysm coiling with special emphasis on the stent-assisted technique [J]. AJNR Am J Neuroradiol, 2014, 35(2): 339-344.

[34] Pierot L, Moret J, Turjman F, et al. WEB treatment of intracranial aneurysms: feasibility, complications, and 1-month safety results with the WEB DL and WEB SL/SLS in the French observatory [J]. AJNR Am J Neuroradiol, 2015, 36(5): 922-927.

[35] Sorenson T, Brinjikji W, Lanzino G. Newer endovascular tools: a review of experimental and clinical aspects [J]. J Neurosurg Sci, 2016, 60(1): 116-125.

[36] Spacek M, Veselka J. Carotid artery stenting-historical context, trends, and innovations [J]. Int J Angiol, 2015, 24(3): 205-209.

[37] Steiner T, Juvela S, Unterberg A, et al. European Stroke Organization guidelines for the management of intracranial aneurysms and subarachnoid haemorrhage [J]. Cerebrovasc Dis, 2013, 35(2): 93-112.

[38] Szajner M, Roman T, Markowicz J, et al. Onyx((R)) in endovascular treatment of cerebral arteriovenous malformations-a review [J]. Pol J Radiol, 2013, 78(3): 35-41.

[39] Tahtinen OI, Vanninen RL, Manninen HI, et al. Wide-necked intracranial aneurysms: treatment with stent-assisted coil embolization during acute (< 72 hours) subarachnoid hemorrhage—experience in 61 consecutive patients [J]. Radiology, 2009, 253(1): 199-208.

[40] Tsai CF, Thomas B, Sudlow CL. Epidemiology of stroke and its subtypes in Chinese *vs* white populations: a systematic review [J]. Neurology, 2013, 81(3): 264-272.

[41] Turk AS, Maia O, Ferreira CC, et al. Periprocedural safety of aneurysm embolization with the Medina Coil System: the early human experience [J]. J Neurointerv Surg, 2016, 8(2): 168-172.

[42] Wagner A, Cortsen M, Hauerberg J, et al. Treatment of intracranial aneurysms. Reconstruction of the parent artery with flow-diverting (Silk) stent [J]. Neuroradiology, 2012, 54(7): 709-718.

[43] Wakhloo AK, Lylyk P, de Vries J, et al. Surpass flow diverter in the treatment of intracranial aneurysms: a prospective multicenter study[J]. AJNR Am J Neuroradiol, 2015, 36(1): 98–107.

[44] Wang C, Tian Z, Liu J, et al. Flow diverter effect of LVIS stent on cerebral aneurysm hemodynamics: a comparison with Enterprise stents and the Pipeline device[J].J Transl Med, 2016, 14(1): 199.

[45] Ye G, Zhang M, Deng L, et al. Meta-analysis of the efficiency and prognosis of intracranial aneurysm treated with flow diverter devices[J]. J Mol Neurosci, 2016, 59(1): 158–167.

[46] Yuki I, Kan I, Vinters HV, et al. The impact of thromboemboli histology on the performance of a mechanical thrombectomy device[J]. AJNR Am J Neuroradiol, 2012, 33(4): 643–648.

[47] Zaidat OO, Yoo AJ, Khatri P, et al. Recommendations on angiographic revascularization grading standards for acute ischemic stroke: a consensus statement [J]. Stroke, 2013, 44(9): 2650–2663.

[48] Zhou G, Su M, Zhu YQ, et al. Efficacy of flow-diverting devices for cerebral aneurysms: asystematic review and meta-analysis[J]. World Neurosurg, 2016, 85: 252–262.

[49] Zhou Y, Yang PF, Fang YB, et al. A novel flow-diverting device (Tubridge) for the treatment of 28 large or giant intracranial aneurysms: a single-center experience[J]. AJNR Am J Neuroradiol, 2014, 35(12): 2326–2333.

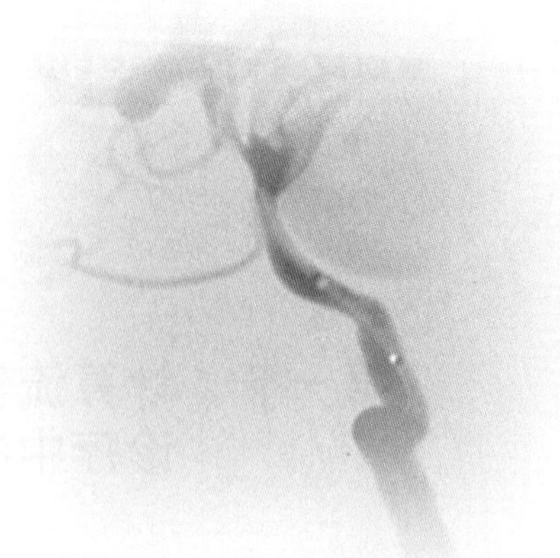

第六章

医工结合与脑血管病诊疗新进展

从历史的视角来看，医学的进步往往受限于当时的科技水平。随着各行各业关键领域的技术突破，医学也常常带来一系列连锁反应——显微镜、计算机、磁共振的发明都是如此，这也正反映出学科间信息沟通与合作的重要性。

在新的理念下，转化医学的目标也不再局限于新的诊断方法、治疗手段的发现，而应当将以一切科学研究成果更好地服务于人类健康为目的，向多方面延伸。近年来人工智能、3D打印等技术已开始渗透我们的生活，而它们在脑血管病领域中又能带给我们哪些新的惊喜呢？

第一节　计算流体力学在脑血管病诊疗中的应用

一、概述

计算流体力学技术(computational fluid dynamics, CFD)诞生于20世纪30年代,是近代流体力学、数值数学和计算机科学结合的产物,已成为流体力学的重要分支之一。CFD技术的基本原理是应用各种离散化的数学方法,对流体力学各类实际问题进行数值实验、计算机模拟和分析研究。现代医学影像技术的快速发展以及对血流动力学机制研究的迫切需求,为CFD技术在医学领域的应用提供了契机,使对血流动力学的量化研究成为可能。自Gononzalez等最早报道将CFD技术应用于颅内动脉瘤血流动力学研究以来,该技术目前已广泛应用于脑血管病的发病机制、治疗转归、临床决策与器具研发等研究领域。

应用CFD技术进行血流动力学分析主要包括以下步骤(**见图6-1-1**):

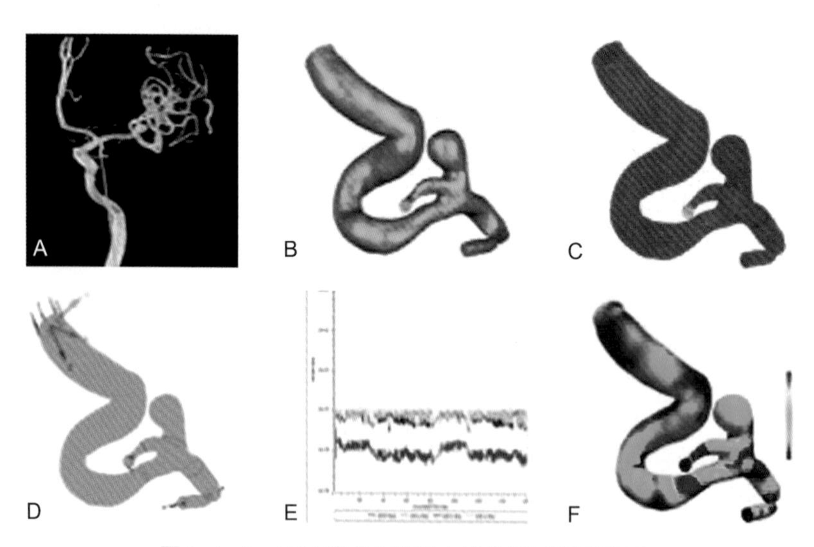

图6-1-1　CFD技术血流动力学分析过程示意图

注：A. 原始三维影像；B. 模型平滑裁剪；C. 网格化；D. 设定边界条件；E. 求解；F. 后处理

A. 应用原始影像数据重建血管几何模型；B. 应用软件对模型进行平滑与裁剪；C. 对流体域的网格化处理；D. 边界条件的设定；E. 运算求解；F. 后处理。作为一项仿真模拟技术，计算结果的准确性是其核心要求。CFD分析的准确性有赖于对血管模型的真实重建及边界条件的合理设定，包括血管壁的形态、出入口条件以及血流流动模型。原始影像数据的采集以三维血管造影为"金标准"，而对于出口与入口的血流流速与波形的采集有较多的方法，包括相位对比磁共振成像（phase-contrast Magnetic Resonance Imaging，pc－MRI）、血管超声等。本节将对CFD技术在脑血管病研究中的应用现状及发展趋势进行讨论。

二、CFD技术在颅内动脉瘤研究中的应用

（一）CFD技术在颅内动脉瘤自然病史研究中的应用

1. 血流动力学与颅内动脉瘤发生与转归的相关性

颅内动脉瘤是自发性SAH的主要原因之一，具有高发病率、高残死率和低破裂率的流行病学特征。其自然病史可人为划分为3个阶段，即发生、生长和破裂。目前的研究结果认为，血流动力学在各个阶段中均发挥着重要作用。血流对血管壁的作用力可分为两类：第1类是对血管壁的直接压力（pressure），主要影响血管内皮及平滑肌细胞的紧张程度；第2类是壁面切应力（wall shear stress，WSS），即血流从血管壁切线角度施加在单位面积的力，与血流黏滞度、血流各层间摩擦力和剪切率相关。血管内皮是血流动力学作用的首要界面，直接感受血流作用力的变化。在正常情况下，完整的血管内皮及稳定的层流通过控制一系列抗凝、抗炎症因子从而维持血管的稳态。但是这种脆弱的稳态可被血流的异常变化和血管壁的损伤所破坏。异常血流动力学通过将其对血管壁的机械应力刺激转化为生物学信号，引起炎症细胞的黏附和血管内皮局部炎症的反应，导致血管壁的病理性重构与机械性质变化，从而在颅内动脉瘤自然病史的各个阶段发挥其重要作用。

2. CFD技术在颅内动脉瘤发生与生长机制中的应用

血流动力学是导致颅内动脉瘤发生与生长的重要因素。临床上，多数颅内动脉瘤发生于血管分叉或血管曲率较大部位。Baek等研究发现在分叉部位，血流冲击区域的压力与WSS显著升高，提示高WSS与颅内动脉瘤的发生具有相

关性。Meng等通过手术构建犬动脉瘤模型，并应用CFD技术对其进行血流动力学分析显示，其颈动脉分叉部WSS高于其他部位；而在2个月后于该部位能够观察到动脉瘤样改变。另有研究者在病例特异性模型上人工去除动脉瘤以对动脉瘤发生区域进行血流动力学分析，结果也发现该区域具有较高的WSS。但动脉瘤的发生和发展可能导致载瘤动脉形态的显著改变，因此这种人工移除动脉瘤的分析方法其结果可信度受到质疑。Kulcsar等则利用数例动脉瘤形成前的血管三维影像进行血流动力学分析显示，在随访过程中最终发生动脉瘤的区域能够观察到WSS及其空间梯度变化显著高于载瘤动脉其他区域，进一步提示高WSS在动脉瘤发生中的重要作用。

但与动脉瘤发生伴随WSS升高不同，多数研究显示，瘤体WSS在动脉瘤增大过程中伴随着WSS的降低。虽然临床上为了避免动脉瘤破裂引起的严重后果，往往倾向于积极地干预，较难获得连续影像随访并观察到动脉瘤体积不断增大的病例，限制了相关研究的样本量，仍有学者如Boussel等对7例动脉瘤进行了随访研究及CFD分析认为，动脉瘤增大的区域WSS显著降低。但是针对动脉瘤子囊形成的研究结果却显示，子囊的发生与高WSS与子囊形成具有密切相关性。

上述结论提示，在动脉瘤发生、发展过程中始终伴随着血流动力学的变化，高WSS与低WSS均参与了动脉瘤发生发展过程，但交替作用于不同的阶段，高WSS可能与动脉瘤及局部子囊的发生相关，而低WSS可能与动脉瘤体积的整体增大相关。

3. CFD技术在颅内动脉瘤破裂机制中的应用

动脉瘤自然病史的最终阶段即动脉瘤破裂，是目前血流动力学机制研究的重要方向。既往动脉瘤破裂风险的研究主要基于人口学及形态学研究。国际未破裂颅内动脉瘤研究（International Study of Unruptured Intracranial Aneurysms，ISUIA）认为，直径＞7 mm的动脉瘤具有较高的破裂风险应实施干预。但是单纯依靠动脉瘤的大小不能为临床未破裂动脉瘤的治疗决策提供可靠的依据。因此，在最新的美国《动脉瘤性蛛网膜下腔出血指南》中推荐在评估动脉瘤破裂风险时，除关注大小等因素外还应考虑其血流动力学。

文献报道与颅内动脉瘤破裂相关的血流动力学参数众多，包括WSS、剪切振荡指数（oscillatory shear index，OSI）、压力（pressure）、能量丢失（energy loss，

EL)、流场特征等。但目前对各血流动力学参数在动脉瘤破裂中的作用机制仍存在争议，且在不同类型动脉瘤中，血流动力学参数的表现也存在差异。在囊性动脉瘤研究方面，Xiang等通过对119例颅内囊性动脉瘤的CFD分析认为，低WSS与颅内动脉瘤的破裂密切相关；与之类似，Fukazawa等通过对12例破裂大脑中动脉分叉部动脉瘤的分析显示，动脉瘤破裂点的WSS显著低于瘤体其他区域。但也有研究提出了与上述研究相反的观点，Cebral等通过对210例颅内动脉瘤的分析显示，破裂动脉瘤WSS高于未破裂组；Russell等的研究也证实动脉瘤子囊形成区域的WSS高于瘤体的其他区域。而梭形动脉瘤的血流动力学特征与囊性动脉瘤存在一定差异。研究显示，与典型的侧壁型动脉瘤流场特征不同，梭形动脉瘤的基本流场特征为涡流型，即血流自动脉瘤近端入口呈螺旋形血流进入动脉瘤腔，在瘤腔内形成垂直于动脉瘤长轴的涡流，呈螺旋形向前流动并经动脉瘤远端出口流入载瘤动脉，且该流场特征会由于出入口血管成角等形态学参数的改变而表现出不同的复杂程度。而在其他参数方面，观察到破裂梭形动脉瘤的WSS显著低于未破裂梭形动脉瘤，但瘤壁压力未见明显的差异。

导致颅内动脉瘤血流动力学分析得到争议性结论的原因可能源于多个方面。首先是颅内动脉瘤疾病本身的复杂性，有学者提出：高WSS与低WSS通过不同的途径参与动脉瘤的破裂——高WSS在小型动脉瘤通过瘤壁细胞介导病理性重构，而在较大动脉瘤中低WSS诱导炎症细胞引起病理性重构。其次，不同研究对具体参数的定义尚不统一。例如，对WSS的定义，不同研究中可能会采用空间平均WSS、载瘤动脉标准化WSS、收缩期峰值WSS等不同定义，使得不同研究之间无法进行比较。再次，绝大多数研究均采用已破裂动脉瘤与未破裂动脉瘤比较的研究设计，而由于颅内动脉瘤一旦发生破裂其形态及血流动力学会发生相应变化，因此影响了研究结果的准确性。同时，目前颅内动脉瘤的血流动力学研究以多部位研究为主，忽视了不同部位动脉瘤血管壁机械性质、瘤体周围结构等的差异，势必对分析结果产生偏倚。针对上述问题，已有学者尝试采用更为合理的研究设计开展研究。Lv等通过对动脉瘤“破裂前状态”与未破裂动脉瘤的比较分析显示，低WSS与动脉瘤的破裂显著相关；Xu等通过应用镜像动脉瘤模型，对单部位颈内后交通动脉瘤进行比较分析，也支持上述结论。通过更加规范的参数定义、更加合理的研究设计和更大样本量的累积，动脉瘤血流动力学分析也将为动脉瘤破裂风险的预测提供更加可靠的依据。

（二）CFD技术在颅内动脉瘤治疗转归研究中的应用

随着神经介入器具与神经介入技术的快速发展，血管内治疗已成为脑血管病治疗的首选治疗方法。近年来，颅内动脉瘤的血管内治疗理念已经从以往的"瘤内栓塞"向"血管重建"再到"血流导向"不断转变。治疗理念的更新，不仅源于对临床现象的观察与总结，同样也以血流动力学机制的深入研究为支撑。目前，应用CFD技术已能够实现对介入器具，包括弹簧圈与支架植入后的血流动力学变化进行准确模拟，并成为新器具研发与评价的有效手段。

1. 弹簧圈

自GDC弹簧圈问世以来，不同材质及三维构型的新型弹簧圈层出不穷，治疗效果不断提高。由于弹簧圈在瘤腔内成袢结构的复杂性，对弹簧圈进行CFD模拟分析技术难度较高。目前对弹簧圈的CFD分析方法可归纳为两类：微观分析法和宏观分析法。微观分析法即对弹簧圈几何构型进行趋于真实地重建后进行CFD模拟分析；而宏观法则是通过应用多孔介质等方法模拟弹簧圈的性质但忽略弹簧圈成袢的实际形态。

弹簧圈的填塞能够有效减低动脉瘤壁WSS、减慢瘤腔内血流并减少涡流，从而促进瘤内血栓的形成达到治愈动脉瘤的目的。但多项研究显示，弹簧圈填塞后动脉瘤腔内的压力并未见明显变化，甚至在动脉瘤腔不全栓塞的情况下可能会增加瘤颈处血流动力学压力，引起动脉瘤复发。提示弹簧圈的治疗作用主要通过影响WSS与血流速度实现。

填塞密度及弹簧圈构型对动脉瘤预后的影响是弹簧圈血流动力学分析的主要关注点。研究显示，即使在填塞密度较低的条件下，弹簧圈的植入也能明显地降低血流速度，引起的瘤体WSS的降低并改变WSS的矢量方向，从而对动脉瘤起到保护作用并利于瘤腔内血栓的形成。但Morales等观察到单纯通过增加弹簧圈的填塞密度对动脉瘤瘤体WSS的进一步变化影响不大，但是能够较显著地降低瘤颈处的WSS。动脉瘤腔内血流速度的改变除了与弹簧圈的填塞密度有关，还与弹簧圈构型有关。在相同的填塞密度条件下，弹簧圈在动脉瘤颈处堆积越多，对瘤内血流速度的降低与WSS的改变越为有效，提示在临床实际弹簧圈填塞过程中应重视对瘤颈区域的填塞。

单纯弹簧圈栓塞术后较高的复发率是血管内治疗颅内动脉瘤的主要问题之一，而其复发部位多位于动脉瘤瘤颈区域，因此，动脉瘤瘤颈区域的血流动力学可能是弹簧圈栓塞后复发的主要影响因素。临床研究认为填塞密度低于20%可能会导致动脉瘤的复发，提高栓塞密度能够改善瘤颈处的血流动力学。Luo等应用CFD研究显示，弹簧圈栓塞后，瘤颈处WSS较高的动脉瘤更易于复发，且与复发的部位相吻合，提示高WSS是动脉瘤复发的重要危险因素，血流动力学分析可为动脉瘤栓塞术后复发的预测提供依据。

2. 颅内支架

颅内支架作为弹簧圈栓塞的辅助器具，极大地拓展了颅内动脉瘤血管内治疗的适应证，更重要的是，经过长期随访证实，其应用可显著降低动脉瘤栓塞术后复发率。支架改善动脉瘤临床预后的作用除了有效地提高弹簧圈填塞密度、促进内皮细胞新生外，还通过改善动脉瘤及其载瘤动脉的血流动力学实现。应用CFD技术研究支架对血流动力学的影响，使我们能够对支架治疗颅内动脉瘤的机制进行多角度、多因素的量化分析，并可在此基础上进行支架设计。

（1）虚拟支架模拟技术：准确地再现支架植入血管后的形态是获得可信CFD分析结果前提，目前已有多种数值模拟方法应用于支架血流动力学的分析。Cebral等提出了一种被称为“自适应网格嵌入技术”(adaptive grid embedding technique)，该方法在已经膨胀开于血管内的圆筒表面覆盖上支架的几何形态的纹理，或将支架简化为可以在外力和(或)内力作用下发生形变以适应血管中心线的圆筒状结构。该方法虽然能够提供较好的支架植入后形态变化，但它始终是在已膨胀开的圆筒模型基础上使其发生形变，并没有考虑到支架真实的形态结构及其对血管形态的顺应性改变。Larrabide等提出的快速支架释放技术(fast virtual stenting, FVS)是通过挤压单一的可发生形变的模型来计算支架植入后的真实形态结构。该方法耗时少，可用于临床的快速模拟预测，但不能反映出支架真实的机械特性。Kim等报道运用玻尔兹曼晶格法(Lattice Boltzmann method, LBM)进行支架模拟分析，研究了支架网丝孔率和形态对动脉瘤内血流动力学的作用。但上述方法存在共同的局限性，即均不能再现血管中支架植入后发生机械形变后的真实形态结构，需要进一步验证。

Ma等所报道的有限元分析法(finite element analysis, FEA)能够模拟支架在动脉瘤模型内的机械释放，并经过体外模型进行了对比分析，具有较高的仿真度，但该方法对技术要求较高。Huang等报道了采集micro-CT影像在Mimics软件中重建支架形态的方法，较好地再现了支架在植入后发生的形变，但该方法仅能用于已植入支架的事后分析，且由于支架网丝直径与动脉瘤模型尺寸间的差异导致网格划分过程的复杂性，限制了该方法用于临床方案的制订。Augsburger等通过在动脉瘤颈处建立具有与支架具有相同血流阻力的多孔介质补片的方法模拟支架植入效果，并与虚拟支架结构模型进行比较，验证了多孔介质模拟支架的可行性，具有简化CFD计算过程、减少耗时的特点。随着计算机模拟技术的不断进步，支架模拟植入的仿真度更高、耗时更少，分析结果准确性和可信度也不断提高。

（2）支架对颅内动脉瘤血流动力学的影响：支架通过覆盖动脉瘤瘤颈，对入射血流的产生机械阻挡作用，从而发挥其对血流动力学的影响。黄清海等应用CFD技术对动脉瘤支架治疗前后的血流动力学分析显示，支架植入能够显著降低瘤内血流速度及动脉瘤壁的WSS，使血液在瘤腔内滞留时间延长，从而促进瘤体内血栓的形成。

但不同的支架设计在改变血流动力学的作用上存在差异。其中，支架孔率（porosity）与网孔密度（pore density）是影响支架改善血流动力学效果的2个重要设计参数。孔率指的是网孔面积占支架表面积的比率。应用CFD技术比较不同孔率的支架对血流动力学的影响能够观察到，动脉瘤内血流速度峰值及动脉瘤壁WSS随着支架孔率的降低而降低，即支架孔率越低，网孔对血流的转向作用越强，促进血栓形成的作用也越强。但与此同时，当支架孔率过低时，有可能导致穿支血管的闭塞。而网孔密度则是单位面积内的网孔数量。在孔率一定的情况下，网孔密度增高能够提高其降低血流速度的作用。此外，支架网丝的直径也会对支架植入后的血流动力学变化产生影响。Lieber等的研究证实，在孔率不变的情况下，支架网丝直径越小，对血流阻断效果越强。另有报道比较开环与闭环对不同形态侧壁动脉瘤血流动力学的影响，显示在血管曲度较低的血管中，闭环对动脉瘤内血流影响大，而在曲度较高的血管中，开环的方形网丝设计对血流影响大。

除了支架本身的设计外，支架的释放策略也会对支架引起血流动力学的改变产生影响。支架的释放策略对动脉瘤血流动力学的改变具有重要作用。

Kono等比较单一支架、并行支架及Y形支架等8种支架植入策略对分叉部动脉瘤血流动力学的影响，结果显示，Y形支架降低局部流速的效果最佳，其机制可能是支架穿越网孔时发生形变导致孔率降低所致。临床中应用多重支架治疗颅内动脉瘤，增加瘤颈处的网丝覆盖，降低孔率，以发挥改变血流动力学的作用，且随着支架重叠数量的增多，其降低瘤腔血流速度与瘤体WSS的效果越显著，从而为瘤内血栓的形成创造条件，这也为新型血流导向装置的研发提供了理论基础。

支架植入一方面通过减少瘤腔内入射血流发挥血流导向作用，另一方面还通过改变载瘤动脉形态对血流动力学产生影响。Huang等在应用支架辅助栓塞治疗20例分叉部动脉瘤中观察到，支架的植入能够显著改变近端载瘤动脉与远端载瘤动脉成角。Gao等进一步对14例分叉部动脉瘤支架植入术后的形态学与血流动力学研究显示，支架植入后能够顺直载瘤动脉、减少载瘤动脉成角，从而减小并偏移入射血流的冲击域，降低壁面切应力，减少复发风险。

（3）血流导向装置：血流导向装置（FD）的研发无疑是由机制研究到动物试验再到临床应用成功转化的典型案例。FD自临床应用以来，取得了理想的临床疗效，现已成为颅内动脉瘤治疗的重要方法之一。如前所述，支架孔率等参数能够影响支架改善血流动力学的效果，FD的治疗理念即是通过增加瘤颈的金属覆盖，降低孔率，提高网孔密度，减少动脉瘤腔内入射血流，将其向载瘤动脉远端引导，从而促进瘤内血栓的形成，最终达到治愈动脉瘤的目的，因此也被称为“低孔率支架”或“密网孔支架”。Huang等应用micro-CT重建FD并进行CFD分析显示，FD能够更有效地降低血流速度及WSS，减少涡流，并延长血流在瘤腔内的滞留时间。

FD植入后的不同动脉瘤预后存在差异，可能与不同动脉瘤及其载瘤动脉形态学所导致的血流动力学差异有关。研究显示，FD对较小动脉瘤的血流导向作用可能更加显著。FD对宽颈动脉瘤与窄颈动脉瘤血流动力学的影响不尽相同，CFD研究证实其在窄颈动脉瘤中对血流动力学的改善更为有效。甚至囊性动脉瘤与血泡样动脉瘤在植入同样支架后其WSS的改变也存在差异。除了动脉瘤本身的形态，Meng等的血流动力学研究还证实，载瘤动脉曲率的增加也会降低FD的阻断血流的作用。应用FD治疗涉及较大分支血管的动脉瘤也应持谨慎态度，一方面，FD的植入可能导致分支血管的狭窄闭塞，引起功能障碍，另一方面，当动脉瘤涉及较大分支，FD植入改善血流动力学效果可能降低。有研究显示，当分支血管直径为1 mm时，FD植入后瘤内血流速度降低35.5%；而当分支为 2 mm时，瘤内血流仅降低7.2%。此外，临床上选择支架型号通常会超过血管直径以利于支架释放并防止移位，但FD的支架网格角度和尺寸会因此发生变化，从而降低其对血流的阻断作用，因此选择适当尺寸的支架可能更能发挥FD的有效性。上述研究结果均提示，在应用FD治疗动脉瘤时应充分考虑动脉瘤及载瘤动脉的形态学特征而采取个体化的方案。

同时，由于FD植入即刻不能完全治愈动脉瘤，因此存在术后再破裂的风险，也是其最严重的并发症之一，文献报道其发生率在2%～4%。应用CFD技术进行血流动力学分析为探讨其可能机制提供了途径。Shobayashi等比较Pipeline植入前后的血流动力学特征，显示瘤体内血流速度虽下降了74%，但瘤体内压力仅下降了6.7%。Hassan等则应用理想动脉瘤模型进行CFD分析，比较FD植入前后的瘤体内压力，结果显示瘤壁周围的压力在FD植入后反而升高。Cebral等通过对FD术后破裂的真实动脉瘤模型进行分析也提示，术后发生破裂的动脉瘤均出现了瘤腔内压力的升高。上述血流动力学的研究提示，虽然植入FD后能够有效地降低动脉瘤腔内的血流速度，但瘤腔内的压力并没有显著降低，这可能是动脉瘤发生FD治疗后再出血的原因。此外，最新的研究还认为，FD植入后动脉瘤腔内压力的变化与术前动脉瘤腔内的压力具有相关性。因此，了解术前动脉瘤的血流动力学状态有助于FD治疗方案的制订与临床预后的判断。

（4）基于CFD技术的颅内动脉瘤治疗决策系统的研发与应用：CFD技术为明确颅内动脉瘤的血流动力学机制提供了量化研究方法。但是，目前基于CFD技术的颅内动脉瘤研究多处于实验室阶段，其操作的复杂性与耗时性难以为临床医师所接受，阻碍了其在临床决策中的应用。另一方面，单纯从血流动力学的角度尚不足以对颅内动脉瘤的发生、发展与转归进行准确地预测，还应充分考虑人口学、基础疾病、基因组学、形态学等因素进行多维度分析。因此，应基于多维数据，整合各项分析技术，建立一体化的颅内动脉瘤治疗决策系统，才能更好地应用于临床治疗决策。

在这一方面，Buffalo东芝研究中心、谢菲尔德大学、上海长海医院等多家机构已开始基于CFD技术开发颅内动脉瘤临床决策系统，旨在为颅内动脉瘤的临床决策提供快速、易用的分析工具。下面将对谢菲尔德大学的@neurist系统及Buffalo东芝研究中心的AView系统做简要介绍。

由谢菲尔德大学主导开发的@neurist颅内动脉瘤治疗决策系统，是目前国际上最成熟的系统之一。该项目于2006年启动，由欧洲28家机构及美国、新西兰、日本等机构的研究人员共同参与。该系统由多个模块构成，包括基因分析、影像分析、风险分析及个体化治疗策略模拟与介入器具选择等，对患者进行从分子到大体的多维数据分析，从而为患者的个体化临床决策提供帮助，同时应用所建立的多中心数据库开展进一步的研究以及治疗器具的研发（**见图6-1-2**）。

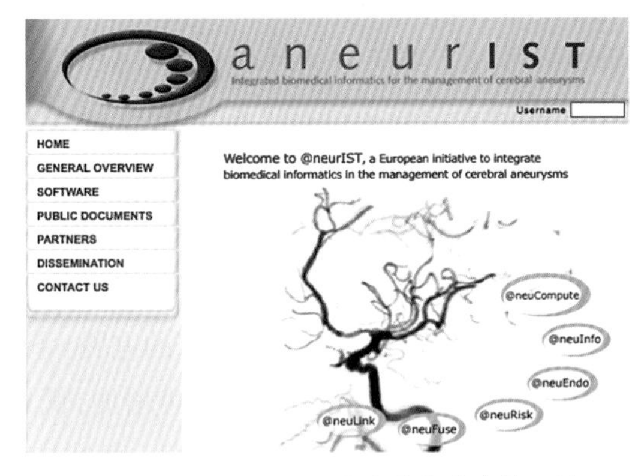

图6-1-2　@neurist动脉瘤临床决策系统

Buffalo东芝研究中心主导开发的AView动脉瘤破裂风险预测系统将临床数据、形态学分析及血流动力学分析进行了整合，形成了一站式的动脉瘤破裂风险预测平台。基于原始影像数据，能够自动进行三维影像重建、形态学参数分析以及基于CFD技术的血流动力学分析，有效地简化了动脉瘤形态学与血流动力学分析的操作步骤，已初步应用于临床颅内动脉瘤破裂风险的预测，显示出较好的系统稳定性和预测效果。

三、CFD技术在脑供血动脉狭窄研究中的应用

脑供血动脉狭窄是缺血性脑卒中的主要病因。血流动力学是脑供血动脉狭窄发生和发展的重要因素之一，研究显示，动脉狭窄更易好发在血管内血流动力学变化相对复杂的区域（如血管分叉处及血管曲率变化较大的部位）。其

中，WSS的变化与动脉狭窄的发生密切相关，其可能机制是通过对动脉管壁的机械信号影响内皮细胞基因表达及炎性因子黏附进而引发一系列粥样硬化改变。研究还显示，随着动脉狭窄程度的提高，局部WSS与血流速度也相应逐步升高。此外，剪切振荡指数（oscillatory shear index，OSI）也被证实与粥样硬化性狭窄的发生有关，高OSI能够引起早期血管内膜增厚以及血管内皮通透性的增加，进而影响血管内皮的功能及完整性，促使了动脉粥样硬化的发生与发展。

血流动力学与动脉斑块的稳定性具有相关性。高壁面切应力可使动脉壁内皮渗透性增加和内皮组织受损，阻碍内皮组织修复，削弱斑块纤维帽保护作用，诱发斑块溃疡、破裂，血小板进一步聚集导加速粥样硬化斑块形成、破裂以及出血，继发血栓形成或栓塞。有研究通过高分辨率MR管壁成像判断斑块的稳定性，同时与CFD血流动力学分析进行匹配分析显示，斑块不稳定组WSS、管壁压力及血流速度均高于稳定组。

实际上，脑供血动脉粥样硬化与血流动力学的相互作用是一种动态发展的过程。粥样硬化形成及狭窄的进展使得动脉管腔逐渐缩小，导致病灶附近管壁WSS以及压力、血流的变化，并能反过来促进斑块及狭窄的进展。已有研究证实，局部动脉粥样硬化斑块形成、管腔狭窄导致该处血流速度增加，低WSS分布在局部狭窄斑块上游，OSI则处于狭窄斑块下游。在这种条件下，更容易促使狭窄处上游显性斑块的破裂，并进一步促进狭窄处下游斑块的生长。此外，脑供血动脉狭窄支架术后再狭窄也被证实与WSS的异常分布密切相关。对脑供血动脉狭窄血流动力学机制的深入研究将有助于对临床预后的判断及治疗方案的选择。

四、血流动力学的在体评估方法

CFD技术为脑血管病的血流动力学提供了量化的分析方法，但如前所述，应用CFD技术进行血流动力学分析，其真实性有赖于边界条件的准确设定。而目前基于CFD技术的血流动力学模拟研究均在不同程度上对各边界条件进行了简化，因此其准确性有待进一步提高。同时，动脉瘤壁及血管壁在心动周期中的弹性形变也会对血流动力学产生很大影响，在血流动力学分析过程中亦不可忽视。

解决上述问题，除了通过进一步提高边界条件设定的病例特异性及应用流固耦合的方法将管壁性质纳入考虑外，在体血流动力学分析应能提供最准确的分析数据。目前可用于在体血流动力学评估的影像方法以pc-MRI最为成熟。随着影像设备及后处理技术的不断改进，pc-MRI除能定性地显示流场外，已能够对血流速度、WSS等参数进行定量计算，与CFD模拟的分析结果具有可比性。而应用MR成像进行在体分析的另一优势在于，除了能够对血流动力学进行在体分析外，还能够同时应用管壁成像等方法进行瘤壁厚度的测量以及瘤壁炎症的识别，从而将血流动力学与瘤壁特征进行关联分析，能够为血流动力学与瘤壁炎症的偶联机制研究提供依据。而基于心电门控的4D-CTA技术能够对心动周期中动脉瘤壁的弹性形变进行分析，从而为进一步提高血流动力学分析的准确性提供基础。

五、展望

CFD技术在血流动力学研究中的应用，改变了对脑血管病发生、发展及治疗预后机制的探索方式，并且在加速器具研发与指导临床决策上显示出巨大潜力。未来血流动力学研究将从以下几个方面进一步发展：① 基于更大样本量的分析和更规范的参数定义；② 与多维度数据及多重影像方法相结合，提高疾病风险预测的准确性；③ 提高治疗方案模拟的真实性与便捷性，服务于术前临床决策；④ 加强临床医师与血流动力学研究人员间的交流与协作。随着计算机技术的不断发展与个体化诊疗需求的不断增加，基于CFD技术的脑血管病血流动力学机制研究一定有更大的发展空间，发挥更重要的作用。

（吕 楠，黄清海）

第二节 血管介入机器人在神经介入治疗中的应用研发

微创外科手术技术兴起于20世纪80年代，目前主要包括内镜手术和介入手术，而不同于传统“开放性”手术，其特点是以微小的创伤同样实现了治疗疾病的目的，介入手术可分为血管介入手术和非血管介入手术。血管介入手术是指医师在数字减影血管造影（DSA）的导引下，操纵导管在人体血管内运动，对病灶进行治疗，达到栓塞畸形血管、溶解血栓、扩张狭窄血管等目的。与传统“开放”手术相比，本方法具有创伤小、安全有效、术后恢复快、并发症少等优点。血管介入手术已被应用到多种外科手术中，如心血管外科、神经外科、妇产科、肿瘤科、血管外科、耳鼻喉科手术等。在神经外科领域，随着介入技术的进步，神经介入发展迅速。

目前，血管介入手术也存在明显弊端：① 医师在X线环境下工作，长期操作对身体伤害很大；② 现有手术方法技巧性强、风险性高，专科医师手术培训时间长，限制了这项技术的广泛应用；③ 由于操作复杂、手术时间长，因医师疲劳和人手操作不稳定等因素会直接影响手术质量，进而影响患者生存质量；④ 由于一些特殊条件下医学专业人才的缺少，尤其在野战条件、边远地区和海上航行等一线环境中，现场此类手术得不到及时开展，相关伤病员得不到及时救治。这些缺点限制了血管介入手术的广泛应用，机器人技术与血管介入技术有机结合是解决上述问题的重要途径。机器人操纵手术器械的优点很多，如可以按照医疗图像精确定位，可以没有颤动地执行持续动作，可以工作在对医师不利的环境，可以快速、准确地通过复杂的轨迹重新定位。

一、血管介入机器人的关键技术分析

（一）血管介入手术过程分析

目前血管介入手术的主要步骤如下：① 穿刺针按照适合位姿穿透皮肤进入血管内，并将导丝插入针管；② 将血管鞘顺着导丝并在其支撑下送入血管，将导管顺着血管鞘导入血管，缓缓向前推进；③ 在DSA图像引导下，观察导管的路径及管尖的位置，并调整位置与方向直至导管到达病灶；④ 在DSA图像监控下，施行导管诊断及治疗操作，如于室间隔缺损处放置室间隔缺损封堵器，于动脉狭窄处放置支架，行动脉瘤GDC栓塞。其中导管到达特定的分支血管是整个手术的关键步骤，也成为血管介入手术机器人要解决的主要突破口。

导管（和导丝）插入一般有如下几种常用方法：① 推送法：推送导管前进，使管头直接进入特定的血管分支；② 回拉法：导管插入后，管头超越欲插血管，需回拉导管,使管头弹入靶血管; ③ 旋转法: 捻旋导管的尾端,使导管头端做相应方向的旋转,使管头落入靶血管; ④ 旋转与推送回拉的结合: 捻旋导管尾端的同时推送或回拉导管,也就是上3种动作的结合,使管头弹入靶血管。通过分析手术过程和医师的操作动作,分析手术中必须注意的事项和各种力约束条件,进行机器人的动作分解,最终确定机器人系统的组成结构、各子系统的自由度、运动速度、位移量等参数,为机器人的设计与控制提供必要的设计依据和参数。

(二) 图像导航技术

传统的介入手术通常借助CT或X线影像引导,而X线影像引导介入治疗占主要地位,如DSA。目前的X线影像引导技术主要是基于二维平面投影像的引导技术,因而存在病变血管与周围血管重叠问题,无法从影像中获取到三维位置信息,手术过程严重依赖于医师的临床经验。三维血管影像可多角度显示病变,更易于医师观察诊断。针对血管影像的三维重建,国内外已展开了一些三维血管影像方法的研究,如螺旋CTA、电子束CTA、三维MRA、三维B超、旋转DSA等方法。用于介入手术的图像导航技术分为术前图像导航和术中图像导航。基于DSA系统的锥束投影影像的获取与基于锥束CT的血管成像的结合可能是解决问题的办法之一。

(三) 机械结构

血管介入手术属于精细操作,血管介入手术机器人在手术中主要用于把持、定位、推送、旋转导管,应具备很高的刚度和灵活性,完成任务需要多于6个活动度,才能保证导管快速、安全运动到病灶区。传统的机器人机构不能满足这些特征,因此需要开发具有冗余度的机器人新构型。冗余度机器人可在保证末端运动规律的同时,利用零空间的自运动产生不同的关节位形,从而使机器人能够躲避障碍、克服奇异性、提高灵活性以及获得较好的动力性能等,从而适合微创外科手术复杂操作的需求。同时,灵活性、刚度、工作空间和定位精度是血管介入手术机器人的关键指标,其目的是在保证机器人满足任务工作空间要求的同时,提高机器人的刚度和灵活性。从血管介入的手术过程可以分析出,完成介入手术的机器人至少包括驱动机器人和姿态调整机器人。值得注意的是，某些手术过程由一个机器人系统难以独立完成，同时医师在手术中仍然扮演重要角色。驱动机器人直接把持导管和导丝，在C形臂下工作，在图像引导下，完成导丝及导管的推送及捻旋等动作。姿态调整机器人主要是为前者提供一个平台，在较大范围上进行空间位置的定位。从系统上看，用于血管介入手术的机器人，只有当机器人机构、图像导航、虚拟力反馈、手术规划等几部分有效匹配时，机器人的性能才能达到最佳。

（四）系统安全技术

机器人在血管介入手术过程中应避免对医师、患者、周围环境造成意外损伤，因此系统的安全监控是一个不容忽视的问题。基于多信息融合的自主多层安全监控平台的建立，在机器人出现异常情况时，系统自主的或半自主的采取安全防范措施主要在以下几方面考虑安全问题。首先，在设计机器人系统的硬件和软件时都要设置保护措施，以保证在特殊情况发生时（如突然断电）机器人的各个关节可以立即制动，不会对医师和患者构成伤害；在机器人工作失效时，医师应该可以继续完成手术，而且在手术进行时要使机器人和医师协调配合、不会发生碰撞。其次，手术之前，必须对手术区域进行消毒，这就要求机器人手臂要方便装卸、易于消毒。再次，在控制层面，将采用容错技术和故障诊断技术，自动完成故障诊断、报警。为此系统主要内容包括机器人本体的精度、电机的精度、传感器的测量精度、机器人的控制算法、三维图像导航精度等因素对手术安全的影响。

随着信息科学和生命科学的飞速发展以及学科间的交互渗透，介入手术机器人的发展使得血管介入手术更趋于精确和微创，为医疗外科技术的发展开辟了一个崭新的领域。血管介入手术机器人不仅在手术精确定位、手术最小创伤、手术质量等方面将带来一系列的技术变革，而且将改变常规外科的许多概念，会对新一代手术设备的开发与研制产生深远的影响。

三、国内外研究进展概述

血管介入手术是微创外科的一个新方向，而微创血管介入手术机器人则是微创外科手术机器人的又一个领域，血管介入手术机器人同样以其对患者的低创伤、疼痛轻、恢复快为特点受到人们的青睐。血管介入手术机器人主要根据患者血管术前或术中的影像数据构建三维血管内外形态图，通过各空间参考坐标系的建立与配准以及对血管交叉口、弯道、弹性、斑块特征的分析，并在手术过程中跟踪、定位手术器械，实现医师通过人机对话方式在导航系统引导下利用机械手为患者进行精确的血管介入手术，辅助医师高质量地完成手术操作。

（一）介入手术机器人系统的现状

为了缓解介入手术医师的压力，国内外各领域学者将计算机和机器人辅助技术引入医疗领域，并在手术工具、介入装置和引导图像及系统研究等许多方面卓有成效。在1990年以后，一系列微创手术系统被开发出来。目前，手术机器人系统一般采用主从控制方式，主端一般采用主手、触摸屏、控制杆、磁场控制等方式；从端一般是带有机械臂的机器人辅助装置。在CT或者MR图像引导下，医师在主端遥控操作，从端被动接受主端指令，从而实现机器人的主从介入控制。这种控制方式既可以避免医师受到辐射的影响、降低劳动强度，又有效地实现了介入手术的实施。下面根据国外一些企业近期的研究成果，介绍几款成熟的介入手术机器人系统。

1. Amigo Remote Catheter System

Amigo Remote Catheter System 是由Catheter Robotics公司研发的一款远程导管系统（**见图6-2-1**）。该系统能兼容目前所有的监视器和工作站以及现存的商

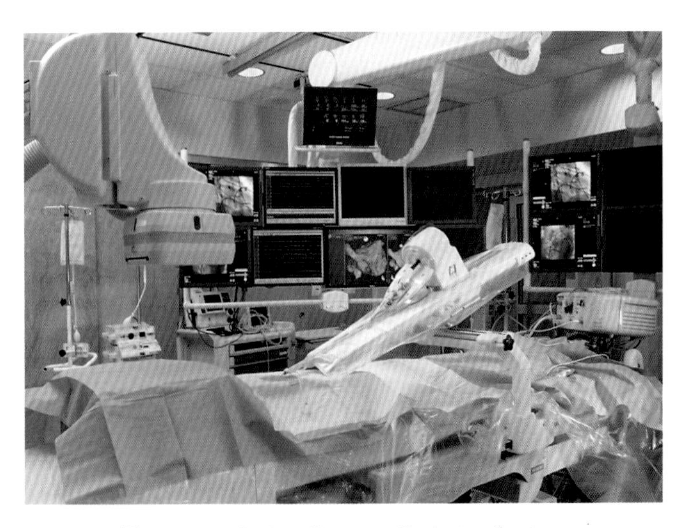

图6-2-1　Amigo Remote Catheter System

业化导管，不会给手术带来额外的成本开销。通过13个中心206例患者的测试数据显示该系统具有良好的安全性能和导航性能，目前已经用于临床手术治疗。

Amigo远程导管系统由导管控制滑台（**见图6-2-2**）和一个导管控制手柄（**见图6-2-3**）组成。控制滑台自身具有6个自由度，能控制导管3个自由度的运动：推送、旋转和前端弯曲。控制手柄采用了简约的设计，前端旋转器用于控制导管旋转，中间旋钮用于控制导管前端弯曲，后端按钮控制导管推送。整个系统简单直观，便于学习且容易操作，同时能够在30 min内完成装配，方便在非手术时的移动和拆卸，另外其友好的操作方式使学习周期从传统的数周缩短到几小时。该系统在2010年4月首次成功进行了人体心房颤动（AF）手术的治疗。

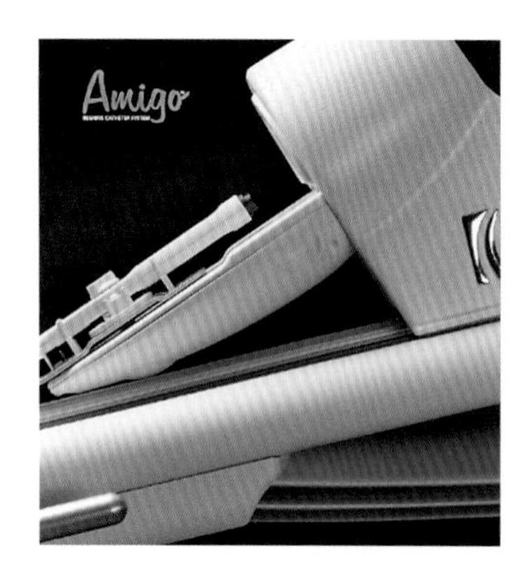

图6-2-2　导管控制滑台

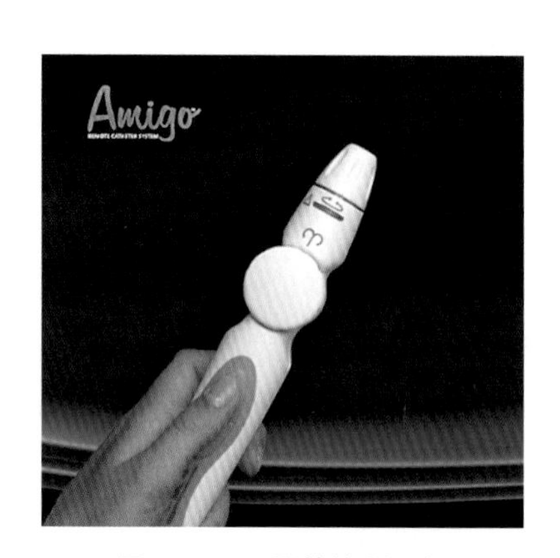

图6-2-3　导管控制手柄

2. Sensei X Robotic Catheter System

Hansen Medical 公司研发的Sensei X Robotic Catheter System是最早在实际中应用的机器人导管系统，此系统采用的Artisan Extend控制导管（**见图6-2-4所示**）具有先进的导航能力和可控制变形能力。此导管由内部的操作导管和导管外部起导向作用的鞘管组成。导管和鞘管分别为由4根钢丝驱动的单向弯曲管，它们相互配合，具有6个自由度，可以实现空间复杂形状。Sensei机器人导管系统能够自由灵活地控制导管，对即刻的导管定位能够立即生效，灵活稳定地控制导管组成的内部和外部引导导管，能容纳现有的导管进入难以到达的血管部位。该系统还能智能判断摩擦和阻力部位，辨别受力变化，给操作者不断地提供力反馈信息。同时给医师提供三维可视化界面，增强医师在血管内部移动导管到指定部位的准确性。

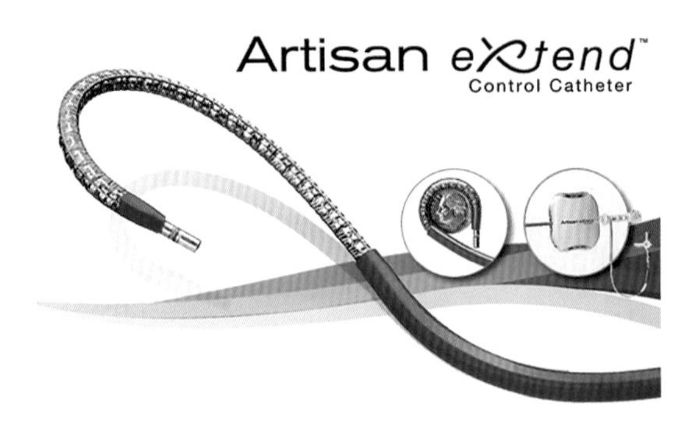

图6-2-4 Artisan Extend控制导管

该系统的导管控制滑台和医师操作平台如图6-2-5所示。操作平台提供的三维主控手柄可以方便医师控制导管运动，控制台的屏幕可显示实时的CT或者MR图像和超声波图像，并通过3D可视化模块实时显示心脏及导管的三维图像。同时，它可以将医师手工操作工作台的运动转化为对患者心脏内导管的运动控制，且采用专有的运动控制技术实现精确地导管位置控制。

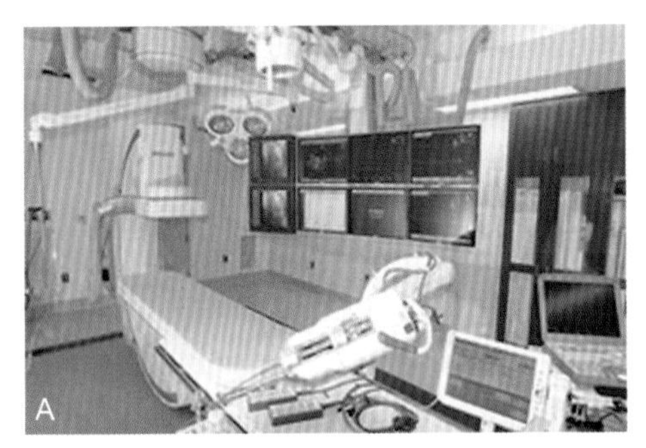

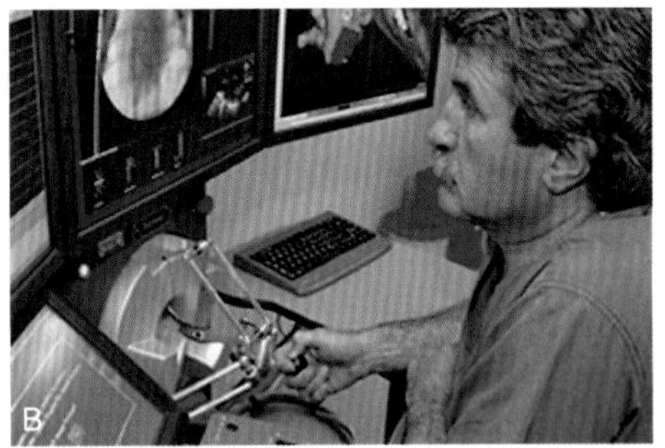

图6-2-5 Sensei导管机器人系统

注：A. 从端机器人手术系统；B. 主端医师操作平台

3. Niobe magnetic navigation system

由于为手术机器人增加力学传感模块或磁导航模块等对于增加手术的安全性和准确度有非常重要的意义，迄今为止，国内外已经有许多研究机构以及商业公司对拥有该功能的主从手术机器人系统进行了比较深入的研究和实践。

Stereotaxis公司与西门子公司联合推出的数字平板磁导航血管造影系统（Niobe magnetic navigation system）是目前研究比较成熟的一款磁导航介入手术系统，如图6-2-6所示。该系统由4个部分组成：安装在手术台的2个相对

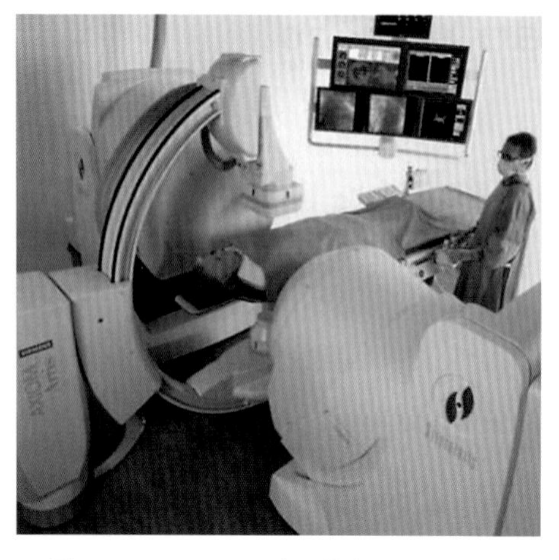

图6-2-6　Niobe磁导航介入手术系统

放置的磁极用来产生磁场，通过改变磁场方向来控制磁导管运动；用来提供虚拟路径导航的Navigant软件；用于提供活体图像的实时造影系统；用于控制整个系统的触摸监视屏。整个系统处于封闭的手术室内，其优势是介入器械通过导航和定位装置方便准确地进入病变血管部位，同时可以减少X线的辐射，并且导管在血管内的运动是由计算机控制自动运行的。然而此系统对环境要求非常苛刻，需要磁场屏蔽，另外整体设备占据空间巨大，价格也十分昂贵。

4. CorPath 200 System

Corindus公司研制的CorPath 200 System是最早一款进行临床试验的采用被动导管技术的血管介入手术机器人系统，如图**6-2-7**所示，图中左侧为系统整体框架，右侧为插管机构和控制台的细节图。该系统采用被动导管技术，由插管机构和控制台组成。插管机构固定在3个自由度的机械臂上，机械臂固定在手术台边缘滑轨上，并且可以沿滑轨移动，同时可以完成抬升、平移、旋转3个自由度的动作。通过机械臂的动作，可将插管机构定位到一个适合患者的手术位置。插管机构通过一对可控摩擦轮挤压，实现导丝的输送；在蜗杆上设置夹持器实现导丝的夹持，通过蜗轮蜗杆机构实现导丝的旋转；通过一对摩擦轮挤压实现

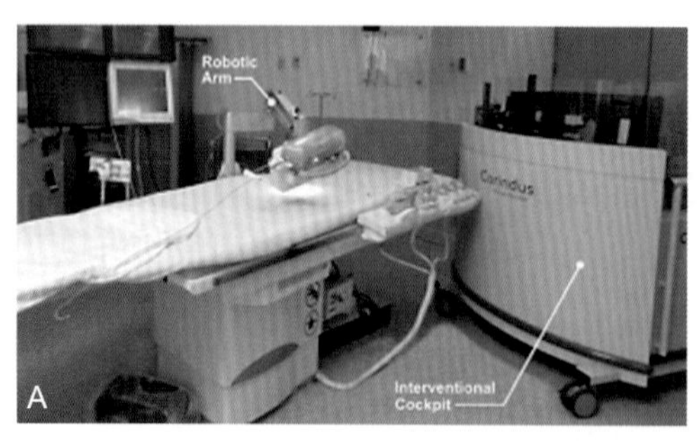

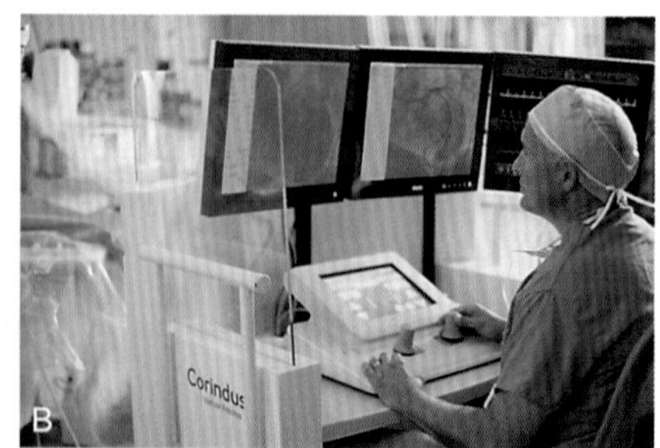

图6-2-7　机器人辅助系统CorPath 200

注：A. 从端机器人手术系统；B. 主端医师操作平台

导管的输送。医师在手术室外操作控制杆和触摸屏，配合远程遥控进行室内插丝插管机构的控制，从而完成整个血管介入手术的完成。但是该系统不能自动换丝换管，需要一名医师在手术室内辅助介入手术完成，影响了手术的连贯性。

5. 超声引导介入手术系统

哈佛大学的Novotny等研究了超声波引导图像技术，该技术可以用于微创介入手术中。原理是通过Radon变换得到介入手术工具上的轴向量，然后通过标定点来获得其余两个方向向量，这样就可以获得手术器械的所有自由度。该技术在动物心脏内进行了实验，实验结果表明该技术可以在快速运动的组织内实现超声波引导。哈佛大学Shelten G. Yuen等利用Novotny提出的三维超声引导图像技术，设计了一套具有力跟踪功能的超声引导运动系统来辅助医师进行手术，如**图6-2-8**所示。设计的系统主要由以下几部分组成：三维超声引导设备、操控导管运动的机器人操作系统和用于医师观测手术过程的视觉反馈系统。其中机器人操作系统驱动导丝实现了前进运动和后退运动。此外，Shelten G.Yuen设计的控制系统为两个控制环，分别为力控制外环和位置控制内环。其中力控制外环的输出为内环位置信息的输入。同时该方案中对导管和环境间的摩擦和死区进行了位置补偿，提高了导管介入过程的安全性和准确性。该系统在活猪心脏内进行的实验表明，可以实现毫米级的介入精度。

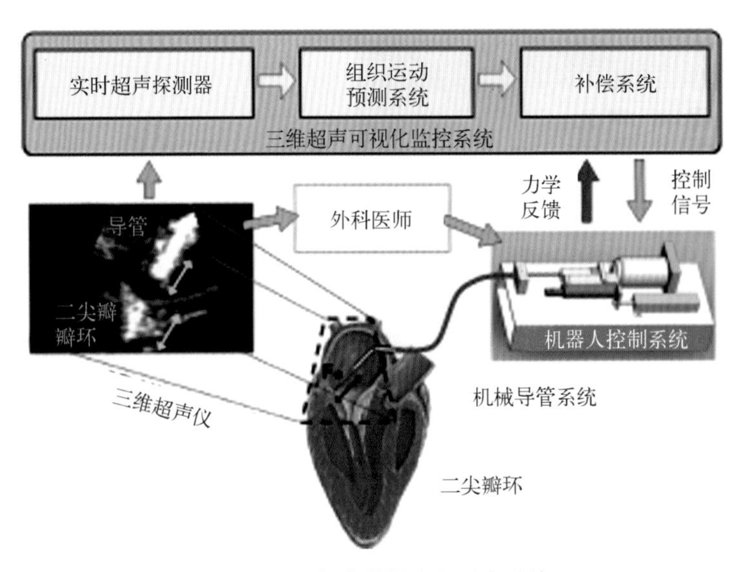

图6-2-8　超声引导介入手术系统

6. Beyar System

以色列海法心血管疾病研究所在2006年研制了一种微创介入手术机器人系统，该系统主要用于微创介入手术中的心脏介入治疗，如图6-2-9所示，由安装在手术台旁边的操纵装置和控制单元组成。操纵装置在收到控制器的指令后，控制通用导管运动（轴向运动、旋转运动和弯曲运动），以完成介入手术。该机器人可遥操作完成心脏介入手术，图6-2-9B是机器人手术现场，图6-2-9C为手术控制端，医师已经完成了18例心脏支架手术，手术成功率达到94.2%。该系统用于治疗心血管疾病，既保障了介入手术高精度操作，提高了手术的安全系数，又避免了医师遭受射线辐射。

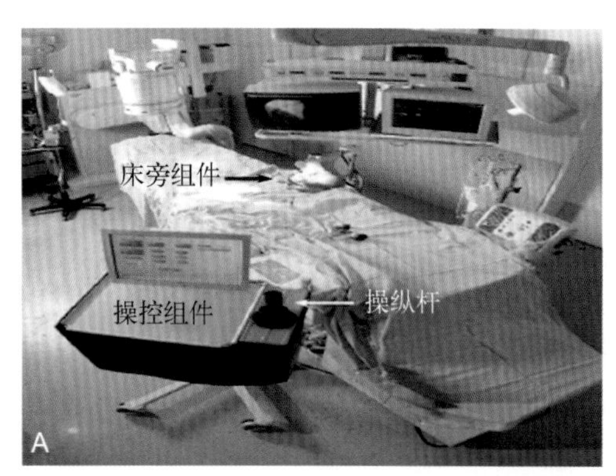

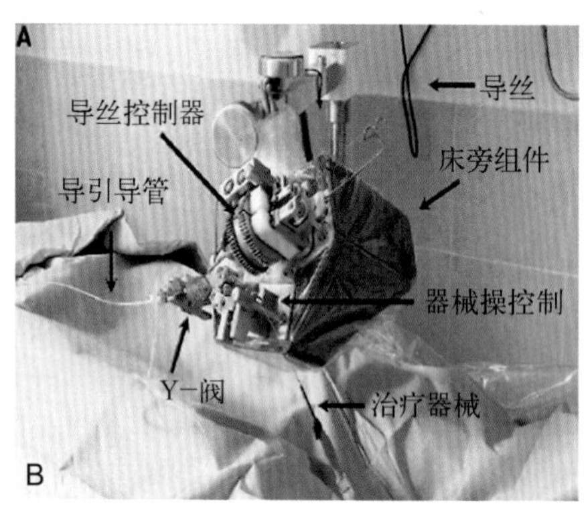

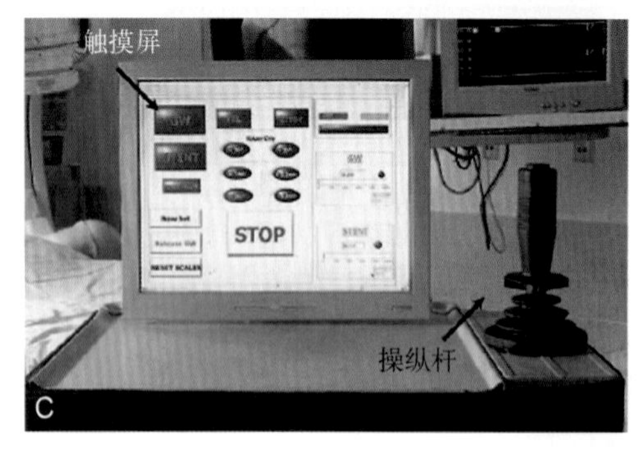

图6-2-9 Beyar介入手术系统

注：A. Beyar 心血管介入手术机器人；B. 机器人手术现场；C. 手术控制端

7. 其他国外系统

其他国外开展血管介入机器人的研究还包括很多，都有自己的重点与独特之处。1999年，日本Hironobu Takizawa开始从事人体血管内的微创手术。日本名古屋大学Carlos Tercero设计出血管介入手术机器人，该机器人使用两组齿轮来控制导管的运动，目前该系统处于实验室研究阶段，还未应用于临床试验。香川大学的郭书祥教授团队研制了用于治疗血管神经外科的导管操作机器人系统，导管操作机器人系统采用主从式结构，如图6-2-10所示。该系统含有用于测量导管和血管之间接触力的力传感器，接触力通过触觉显示装置传送给外科医师。触觉反馈可以保护血管免受损坏。2000年，韩国汉城大学的Jun Keun Chang教授也开始这方面的研究，但此时的研究仅限于实验室阶段，尚未开发出样机进行临床实验。

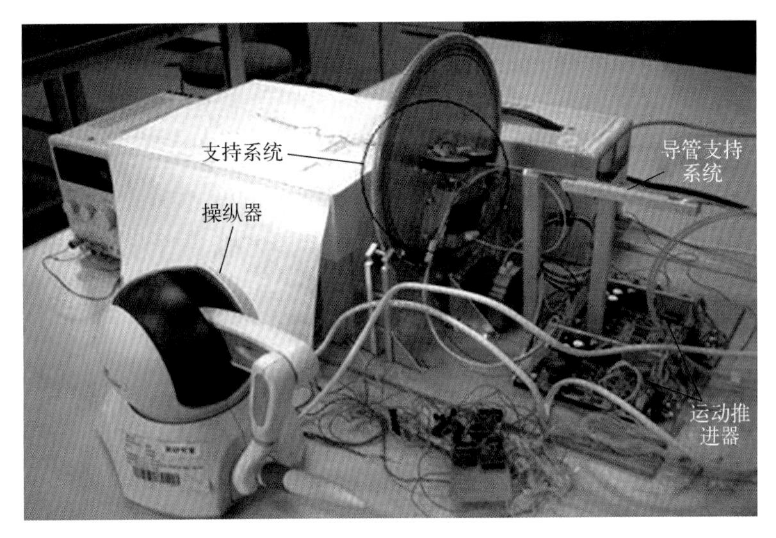

图6-2-10　导管机器人系统

MediGuide公司的GMPS Ready Cathlab系统是一种能够立即跟踪医学成像设备（如造影）在其工作领域的成像系统。该系统在简单的导管内配备智能传感器，智能追踪并定量测量和标志导管在血管内的行进位置，同时进行虚拟的可视化三维显示，辅助医师执行预定的手术方案和对手术进行干预。

加拿大西安大略大学Jayender等人采用Mitsubishi PA10-7C机器人作为从手端输送装置。该机器人可以看作是医师手的延伸，机器人获得的力也是导管输送过程中近端所受的总力。Jayender在进行力或位置的控制时，将介入手术中的导管看作机械臂末端一个延时释放能量的环节，因而其建立的系统动力学模型为带固定延时的七自由度机械臂动力学模型。并在此模型的基础上，分别采用波变量法针对双边时延进行双边控制，采用混合阻抗控制实现控制。总之，该课题组对导管输送过程的研究集中在对输送机器人的控制上，但研究中并未考虑输送过程中导管末端与组织环境的接触力。

美国卡内基梅隆大学的Howie Choset教授等人将蛇形机器人系统应用到微创介入手术中。该课题组设计的介入手器械为一种多关节的机器人，该机器人实现的前后移动速度最高为20 mm/s。该机器人内部可以携带导管到达指定的病变位置。Howie Choset教授设计的系统成功地在猪体内左心房进行了消融手术。

8. 国内研究现状

在国内，哈尔滨工业大学付宜利教授针对微创血管介入手术展开了研究，并搭建了介入手术机器人平台。该系统主要由用于导管定位的电磁传感器，主手手柄、从手机械介入装置和三维引导图像组成。该系统采用的是主从控制方式，医师在远端结合三维引导图像，操纵主手，控制从端机械介入装置完成介入手术。

江苏科技大学针对微创遥操作机器人系统存在通信时延时导致系统透明性和稳定性下降的问题，采用滑模变结构进行控制，并搭建了遥操作机器人实验平台。

海军总医院与北京航空航天大学、北京医院、北京理工大学合作于2007年将机器人技术引入血管介入手术，开展手术机器人机构综合和优化、三维医学图像导航、自主安全监控关键技术研究，开发出具有自主知识产权的血管介入手术机器人系统样机VIR-1型和VIR-2型，进行模型试验、本地动物实验和远程动物实验，并在此基础上完成临床研究，最终实现减少辐射，降低操作难度，提高手术质量的应用目标。本微创血管介入手术，是一种主从式介入手术机器人系统，该系统可以将导管精确地输送到指点靶点，介入装置的控制精度小于1 mm。

此外，解放军第四军医大学、上海交通大学、中科院沈阳自动化研究所、北京理工大学也分别针对导管隔室自动操作系统、机器人辅助插管设备、导管输送导航系统、运动规划等问题展开了研究。

与国外相比，国内目前在介入手术机器人的研究上，无论是从硬件方面还是软件方面都有比较明显的差距，主要集中在以下几个方面：① 介入手术机器人的引导与力反馈研究处于起步阶段，缺少真实力反馈；② 没有成熟的产品投放到市场或者进行人体试验。总体上介入手术机器人的研究还有待获得新的进展，这将对微创手术机器人的应用以及产业化产生积极作用。

（二）介入手术机器人系统存在的问题和研究成果

1. 存在的问题

综合国外血管介入手术机器人的研究现状，针对未来的发展趋势，分析得出现有血管介入机器人存在如下3个问题。

（1）现有的血管介入手术机器人系统结构复杂、精度低、灵活性差。系统的复杂导致可靠性和安全性难以保证。系统自由度增加后，各个关节的误差累加到末端，使得机器人的定位精度降低。血管介入手术环境比较复杂，需要对导管进行微调操作，而目前的机器很难做到。

（2）血管介入手术未能实现三维医学图像导航。目前血管的DSA影像医学图像只是用于定性观察和手术规划，未充分利用血管的医学图像信息，未将手术空间数字化，没有将术中图像与术前图像进行配准融合实现手术导航，完全依赖医师经验进行手术规划。

（3）现有的血管介入手术培训系统缺少力反馈信息。虽然有些样机采用微型力传感器来反馈导管和血管之间的力，但微型力传感器的材料性能及内部机制尚不清晰，尚未找到合适有效的控制方法，因此难以对导管运动实现闭环控制。

2. 作者团队的研究成果

近年来针对以上问题，我们与北京理工大学生命学院郭书祥教授团队继续深入研究相关问题，主要研究内容包括如下。

1）介入手术辅助机器人系统设计

机器人辅助导管手术系统包含两部分：系统控制端和导管操作端，两部分之间采用基于网络的远程控制。**图6-2-11**为所开发的系统，这是一种主从结构的系统。系统的主端是控制端，从端是导管操作端。目的是参照医师的操作习惯来设计，让医师能平稳、简单地操作该系统。

（1）主端控制器设计：**图6-2-12**展示了系统的控制端。控制端上左手柄处的一个开关用来控制导管操作端的两个抓手，操作者的操作由右手柄来检测，导管操作端的运动和控制端的右手柄保持一致。右手柄可以检测医师手部的两种运动：一种是轴向运动，一种是周向运动。

（2）从端导管操作器设计：导管操作端的结构也是控制器的方式，即导管操作端可以和操作者的手保持同样的运动。**图6-2-13**是导管操作端。这部

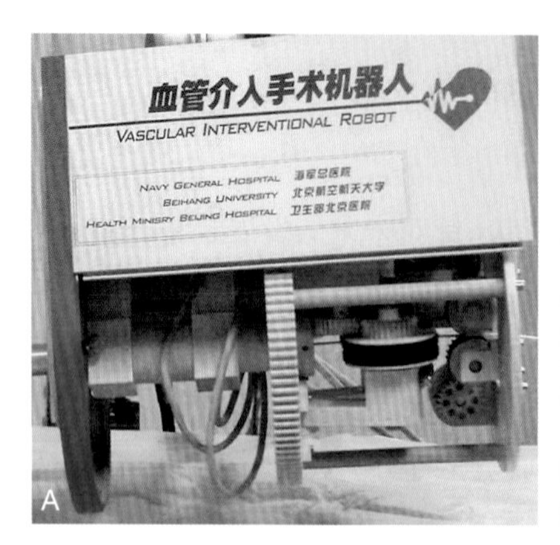

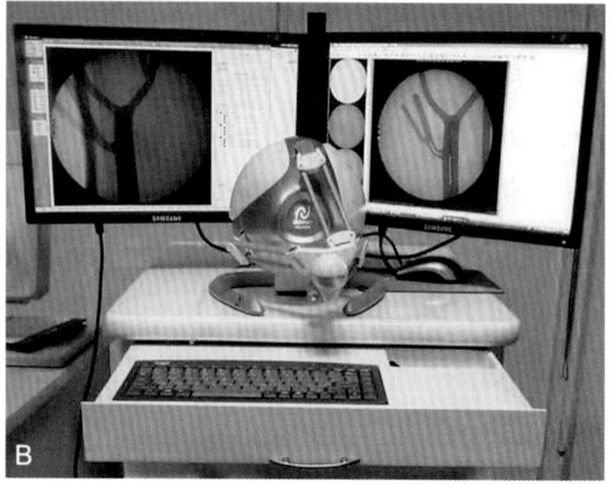

图6-2-11 机器人辅助导管操作系统

注：A. VIR-1型血管介入机器人机构推进系统；B. VIR-1型图像导航系统和操纵杆

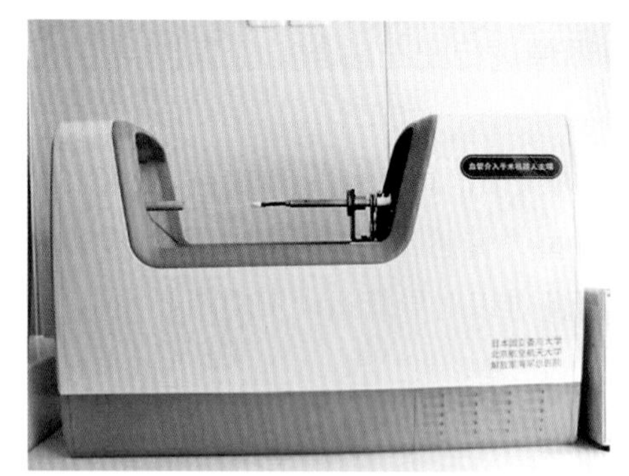

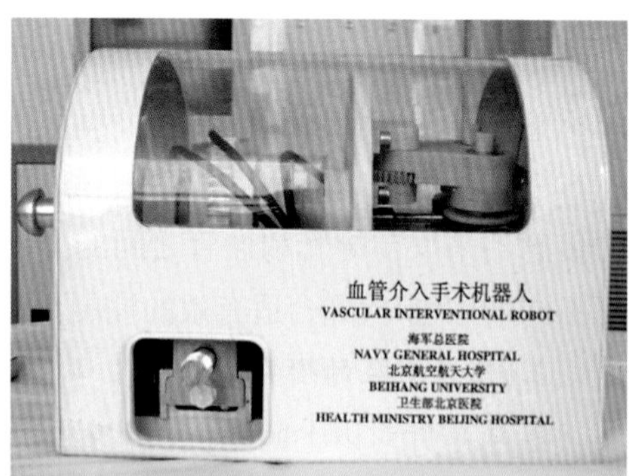

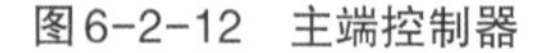

图6-2-12 主端控制器

图6-2-13 从端控制器

分放在患者一侧。导管用该机构进行推送。该部分包含两个自由度，沿框架的轴向自由度和旋转自由度，该部分放置两个抓手。操作会是形象化的且容易上手。另一方面，这种结构可以实现对医师的机械反馈。在机器人导管手术控制系统中采用了PID控制算法，这样保证插入运动的精确性，同时可以实时控制减少系统滞后延时。

2）力反馈问题

大多数系统缺乏有效的碰撞力检测模块和高精度的触觉力反馈模块。为了解决这些问题，研究者提出了一种解决方案，它能够实现导丝远端与血管壁间的碰撞力检测，同时能在主端为医生提供实时的触觉力信息的反馈。同时，针对从端的力反馈检测装置，设计了具有安全功能的主从控制算法，通过实验验证了该主从控制算法的精确性，以及力反馈系统的精确性。建立基于3R伪刚体模型的碰撞力检测方法和PID闭环力反馈控制算法，通过实验验证了该方法的可行性，它可以有效地提高反馈力的精确度。

（1）智能力传感器：在介入手术过程中，获得导管与血管间的接触力至关重要。为检测导管与血管间的接触力，我们为机器人导管系统建立了一套智能力传感器系统。基于此力传感器系统，可以获得导管与血管间接触力信息并将其反馈给医师。由于血管很脆弱，如导管上的力传感器控制不好，手术过程中非常容易损伤血管。因此，我们建立了一套新型的微型触觉传感器系统以检测导管侧壁与血管间的摩擦力和接触力。**图6-2-14**为所建立触觉传感器系统的样机，采用压敏橡胶材料，单个微小传感器尺寸为4.0 mm × 4.0 mm × 0.5 mm，以耦合的方式安装于导管侧壁。

采用微型光学力传感器检测导管头端与血管间接触力，同时采用光纤传感器（FOP-M光纤传感器，FISO Technologies Inc）引导导管进行推进和旋转，这

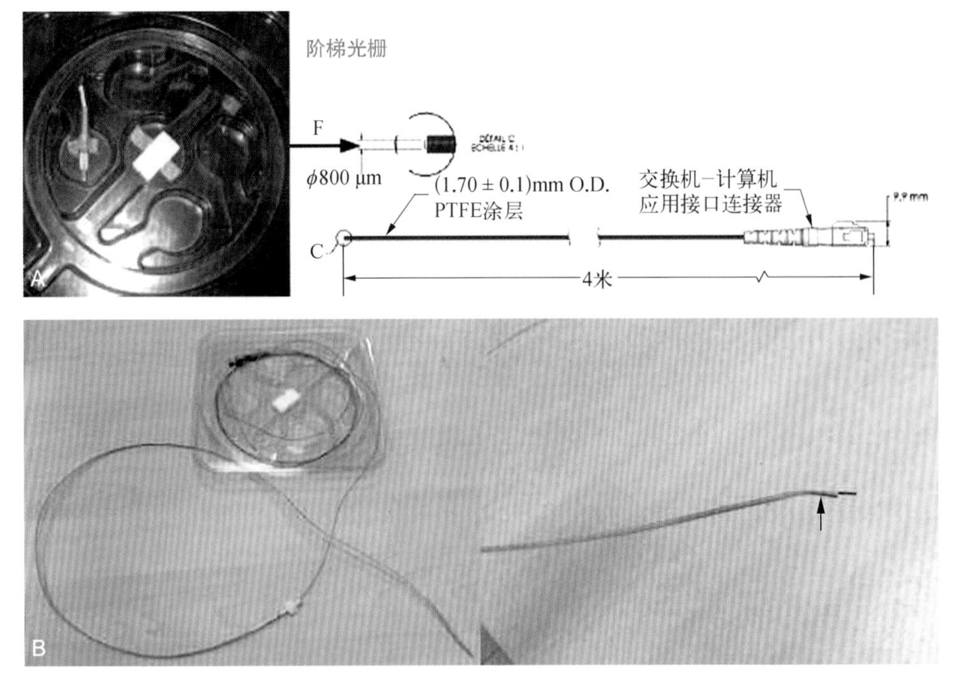

图6-2-14　力传感器系统的样机三维图

注：A. Canadian Medical Company FISO生产的加载于导管末端的压力探头；B. 传感器（直径800 μm，红箭头显示）固定于微导管末端（5F单弯管，黑箭头显示）

里光纤传感器同时起到导丝的作用。

（2）力监测系统：对传统力信息监测方法进行了改进，以使医师可以获得手术过程中任意时刻的具体力信息，图6-2-15为主端力信息监测系统。此力信息监测系统包含两部分，传感器输出部分和系统控制面板部分，可以监测手术过程中导管和血管壁接触力的实时变化情况，在传感器输出信号分为4个区域：3个建立的触觉力传感器输出显示区域和1个光纤传感器输出显示区域，操作人员可以从系统控制面板控制整个主从系统，三个触觉力传感器用来检测导管侧向力，一个光纤传感器用来检测导管头端力，当力传感器接触血管壁时，传感器输出信息会实时显示在力监测系统，同时力反馈信号会发送到Phntom Omni，手术情况可以采用网络摄像头进行监测。医师不仅可以实时地监测力的变化，还可以通过Phantom Omni感觉到触觉力反馈。当接触力超出安全范围时，Phantom Omni会自动锁定，从而整个系统可以自动规避手术危险，进而帮助医师提高手术过程中的安全性。

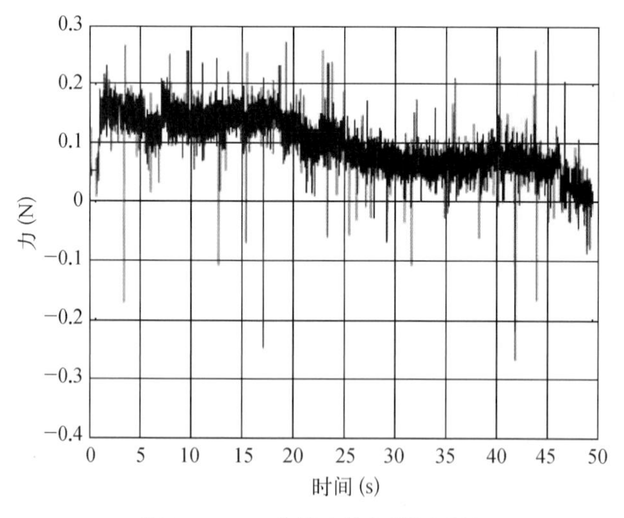

图6-2-15　主端力信息监测系统

3）导丝运动

针对导丝在输送过程中的位置跟踪控制问题，在血管中设计了一个简单的导丝模型，采用了位置控制算法，实现从端对导丝末端的位置进行精确控制。同时完成主从模糊控制算法的设计，并提出对导丝末端进行更加精确控制的位置补偿的主从控制算法。该位置补偿的主从控制算法针对导丝在血管内的模型来进行设计,结果表明导丝模型和位置补偿的主从控制算法均是合理的。针对整体手术过程效率提升的问题,设计了自动推进导丝的功能,通过对从端的力反馈检测数据,当导管先到达一定的位置后,从端推进导丝自动前进,当导丝到达导管前端时,停止自动推送运动,改为人工操作,继续进行手术,完成手术过程,实验表明该方法有助于提升整体手术的效率,进一步提升整体主从介入手术的效能。

四、血管介入手术机器人系统介绍

海军总医院与北京航空航天大学、北京医院、北京理工大学在基于以上背景开展对血管介入机器人的研究。针对现有的血管介入手术操作复杂、可控性差、辐射时间长等难点问题,将机器人技术引入血管介入手术,开展手术机器人机构综合和优化、三维医学图像导航、基于虚拟力反馈的手术培训、自主安全监控等关键技术研究,开发出具有自主知识产权的血管介入手术机器人系统样机,进行临床实验验证,实现减少放射损伤、降低操作难度、提高手术质量的应用目标,并最终应用于野战外科领域,实现远程遥操作的实施,促进国防卫生事业的进步。

主要包括以下内容:① 血管介入手术机器人机构综合与优化。具有冗余自由度的机器人机构,突破构型综合、灵活性分析、多性能指标优化等关键技术,实现机器人精确定位、灵活规划、稳固把持、避免辐射的目标。② 基于DSA图像的三维重建和图像导航。有限旋转DSA投影数条件下血管三维重建问题,并进行术前三维图像和术中二维图像的匹配,完成机器人图像导航和手术规划。③ 基于虚拟力反馈的手术模拟与培训。针对血管柔性体的碰撞检测和虚拟力计算,稳定、逼真、实时地模拟手术过程,实现对医师的手术技能培训。④ 血管介入手术机器人的安全监控。基于多信息融合的自主安全监控平台,应用力反馈技术有效地了解导管末端受力情况,避免机器人在手术中对医师、患者和周围环境造成意外损伤。⑤ 系统集成和临床实验验证。血管介入手术机器人的系统集成,制定系统操作规范,通过临床实验验证手术方案和操作流程的可行性。

(一) 血管介入手术机器人系统主要构成

血管介入手术机器人系统主要包括机构推进系统(硬件)和图像导航系统(软件)

两部分。系统总质量20 kg，体积小，可个人携带移动，并可直接固定于通用手术床使用。机构模块结构紧凑、装卸方便、易于消毒，便于在简单条件下迅速展开手术。

1. 血管介入手术机器人的机构推进系统

根据血管介入手术的要求，医师在手术过程中完成导管的直线进给和旋转运动，设计并完成机器人机构设计，包括主从两部分。主部分是远离射线环境的受医师操作的操纵杆部分，指导从部分运动；从部分指在床边直接推进导管的机构推进系统。机构推进系统按机械结构分为直线进给机构、旋转机构和总体构型。

直线进给机构实现导管在血管内的前进和后退，机构采用滚动轮机构，实现旋转运动转化为直线运动的功能（**见图6-2-16**）。

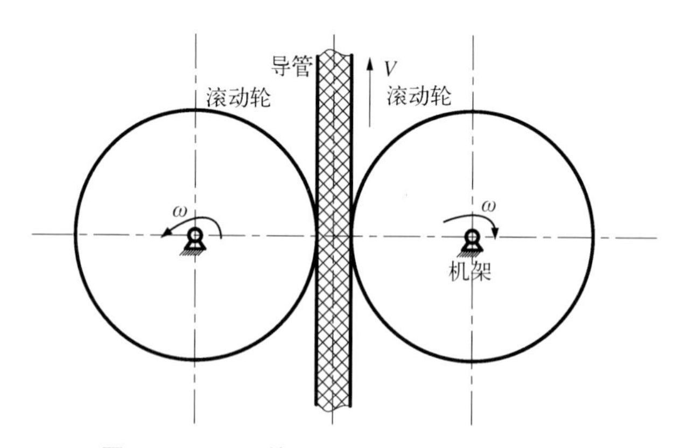

图6-2-16 导管进给运动机构：滚动轮机构

旋转运动机构可以完成导管绕自身轴线的旋转，以便导管顺利地进入血管分支中，采用齿轮传动机构来实现在电机的驱动下导管绕轴线旋转运动（**见图6-2-17**）。

血管介入机器人机构推进系统总体构型根据直线进给运动和旋转运动的方案分析，总体上是直线进给运动附属于旋转运动，直线进给运动选择滚动轮机构实现，旋转运动选择齿轮传动机构实现，导管在直线进给机构上夹持和进给，滚动轮依靠一组传动齿轮实现旋转并使得被预压在滚动轮之间导管做直线运动，直线进给模块安装在旋转运动模块上，实现直线运动模块随旋转运动模块旋转，同时实现了导管沿自身轴线的旋转，如图**6-2-18**和图**6-2-19**所示。

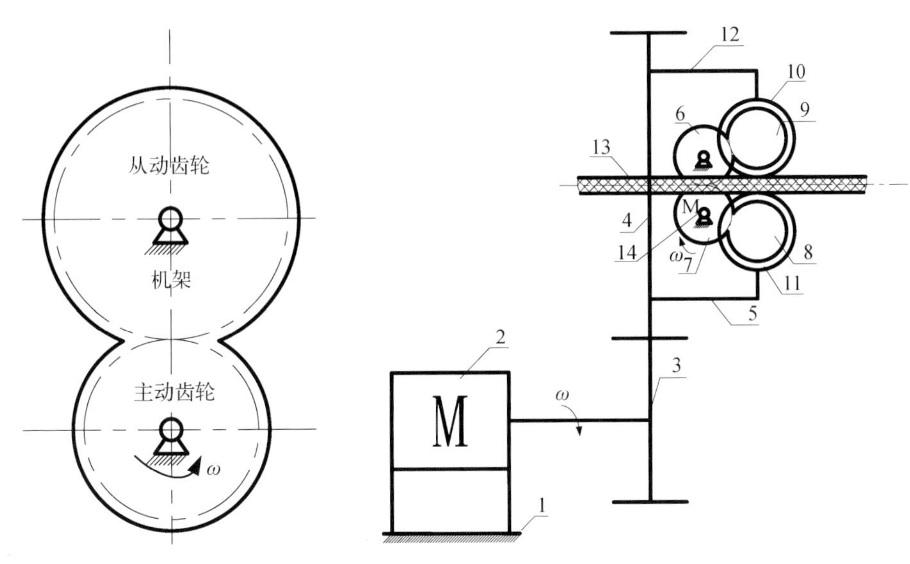

图6-2-17 导管旋转运动机构：齿轮传动机构

图6-2-18 血管介入机器人机构推进系统总体机构简图

注：1. 机架；2、14. 电机；3. 主动齿轮；4. 从动齿轮；5、12. 支架；6、7、8、9. 齿轮；10、11. 滚轮；13. 导管

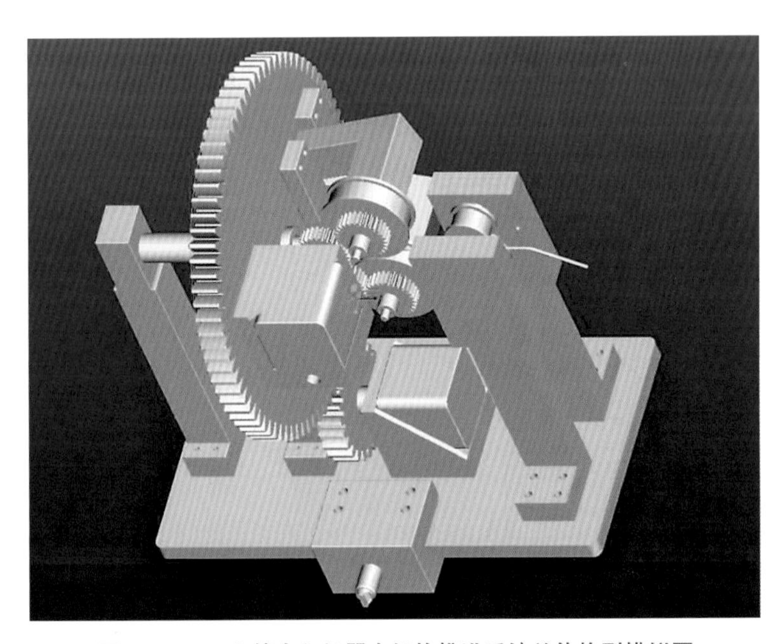

图6-2-19 血管介入机器人机构推进系统总体构型模拟图

血管介入手术机器人的机构推进系统包括主从两部分，可实现导管的直线进给和旋转运动。在满足血管介入手术要求的同时，还具有结构紧凑、质量轻、体积小、零件少、方便与直线运动模块集成的特性；此外，手术机器人采用的材料为工程塑料，可以实现整体消毒、减少腐蚀、便于无菌手术等。

2. 血管介入手术机器人图像导航系统

该系统主要包括视觉定位系统、DSA图像校正、基于多角度DSA图像的血管三维重建技术、血管介入计划治疗系统。利用视觉定位系统获取C臂的位置参数是导航系统实现的前提；而其测量精度直接影响着DSA血管重建、CTA血管空间配准的精度，对通过C臂投影获得的DSA图像校正进行失真校正可以实现数据的准确；对多角度DSA图像进行血管三维重建，以此三维血管路径图用于导航定位和引导介入手术的进行。最后通过血管介入术计划治疗系统，实现手术路径规划、术前仿真、术中导航与监控。

1）视觉定位系统

视觉系统（**见图6-2-20**）通过跟踪两个与DSA成像系统有固定几何关系的跟踪标记来确定C臂X线光源和影像增强器的空间坐标。其中跟踪标记1固

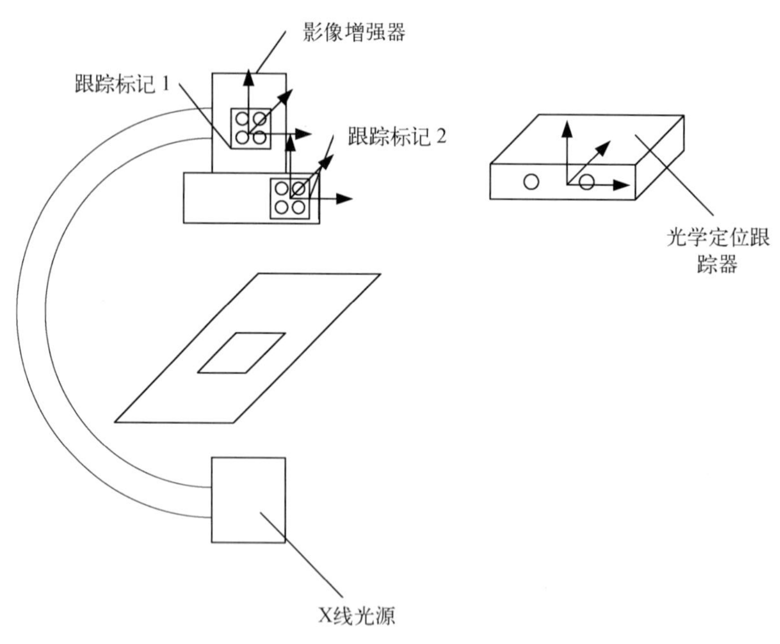

图6-2-20　视觉定位系统示意图

定在影像增强器上，并保证其局部坐标系的一个轴平行于成像平面，从而可以确定成像平面坐标系到三维空间坐标系的变换关系。标记2固定在校正模型上，并保证其局部坐标系的一个轴平行于校正孔平面，从而根据校正模型的设计参数和系统定标部分得到的光源到校正孔平面的距离推算出光源和影像增强器中心的三维坐标。

2）DSA图像校正

（1）校正模型。DSA图像是基于C形臂的X线减影图像，但C臂接收端是影像增强器，投影图像不可避免地存在失真变形，因而影响手术导航的定位精度。C臂投影图像失真包括针垫失真（pincushio n-distortion）、S形扭曲（S−distortion）、图像偏移（image offset）。针对DSA成像失真，采用在C臂成像板附近安装标有标志点的校正模板获得标志点的失真像素点。我们用它建立了两种校正模型：① 多项式拟合；② 相机模型。其中多项式拟合校正包括了等距理想模型、线性理想模型、Tsai法多项式拟合模型。在校正中还运用了灰度插值法来提高图像校正的质量。标志点的提取如图**6−2−21**所示。模板分2层，一层上以等间距20 mm规律均布了128个直径为2 mm的圆孔，另一层上以等间距56.57 mm均布了8个直径2 mm的圆孔。

运算既可以对图像做平滑处理也可用于补偿不均匀的背景亮度。如图**6−2−22**所示，从图像可看出图像下部的背景要比上部的黑。对这样不均匀的亮度直接做阈值处理很困难，需要人工设定阈值，且会遗失一些标志点。因此，采

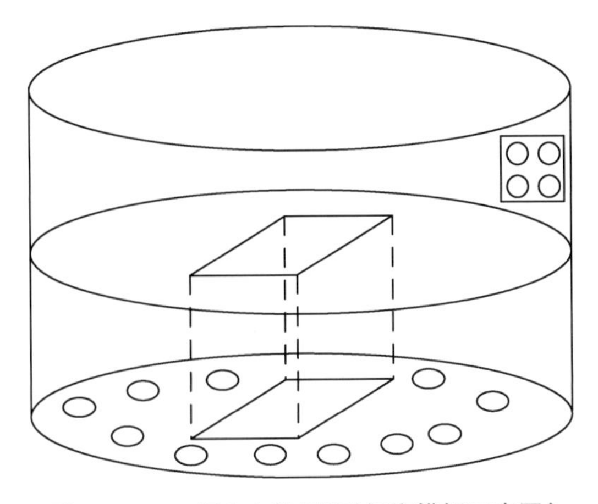

图6−2−21　标志点的提取（标定模板示意图）

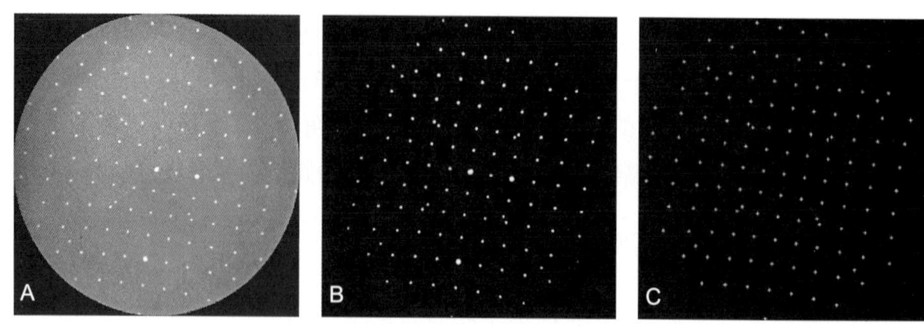

图6-2-22 阈值化处理的结果图
注：A. X线下校正模板原始图；B. 普通阈值处理；C. 优化算法处理

用先对图像开运算，再从原图像中减去开运算后的图像从而使图像顶部和底部的标志点很好地显示出来，然后通过自动设置阈值对图像进行处理并清晰地得到标志点，最后通过标志连接分量方法得到图像标志点的中心点，也即精确点。

（2）基于多角度DSA图像的血管三维重建技术：具体内容包括基于DSA系统的锥束投影图像的获取、有限投影条件下锥束投影图像的三维重建问题、血管的分割和血管图像的三维可视化；术中二维图像与术前三维重建模型的匹配、导管位置实时自动监测与空间定位；血管介入术计划治疗系统，手术路径规划、术前仿真、术中导航与监控。实现流程：① 选2个角度下的DSA图像，根据用户交互指定目标血管中线的起始和结束点，自动提取血管的中线。② 根据极线约束原理，确定血管中线点的一一对应关系。如图6-2-23所示，A图像中线

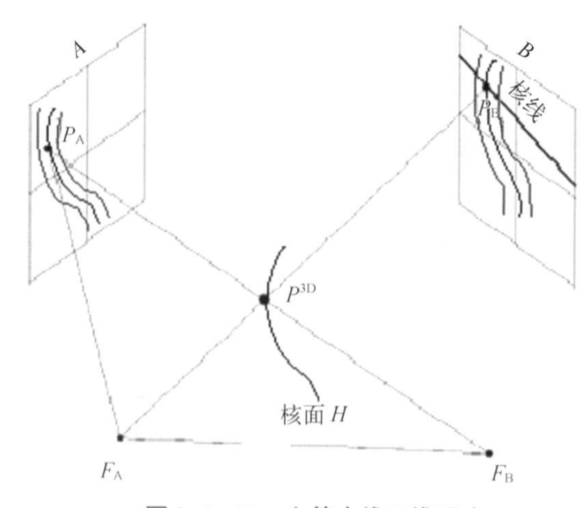

图6-2-23 血管中线三维重建

点P_A在图像B中的对应点，一定位于由$P_AF_AF_B$确定的平面与成像平面B的交线上。求得该交线与图像B中血管中线的交点即P_A的对应点。③ 重建血管中线点对应三维坐标。对于P_AP_B，直线F_AP_B和F_BP_A的交点即为该中线点的三维坐标。对所有的中线点对进行重建，则得到血管的三维中线。

图6-2-24为利用上述方法提取血管中线的实验结果。**图6-2-24A**和**图6-2-24B**分别为实验犬的0°和20°角投影；**图6-2-24C**和**图6-2-24D**为同一角度下的冠状动脉。可以看出，提取出来的血管中线基本模拟了血管的形状，但不是精确的中线，尤其在血管分叉处以及血管有很多弯曲时。

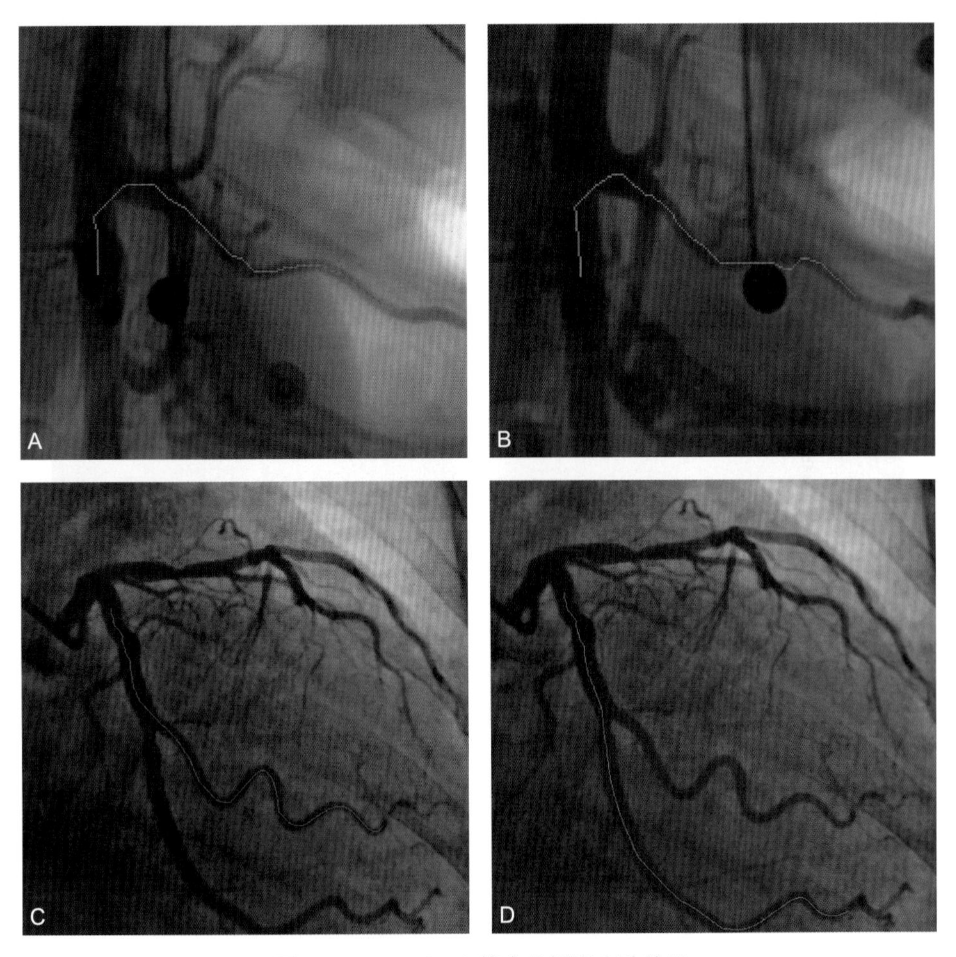

图6-2-24　DSA血管中线提取实验结果

注：A. 0°角投影；B. 20°角投影；C、D. 同一角度下的冠状动脉

（3）CTA血管重建：CT直接获取患者三维组织信息，相比于基于DSA重建出的三维血管，CTA三维血管模型不仅空间坐标准确，而且在血管形状、曲率和管径方面也更加精准，更有助于医师在术前进行路径规划以及术中观测（**见图6-2-25**）。

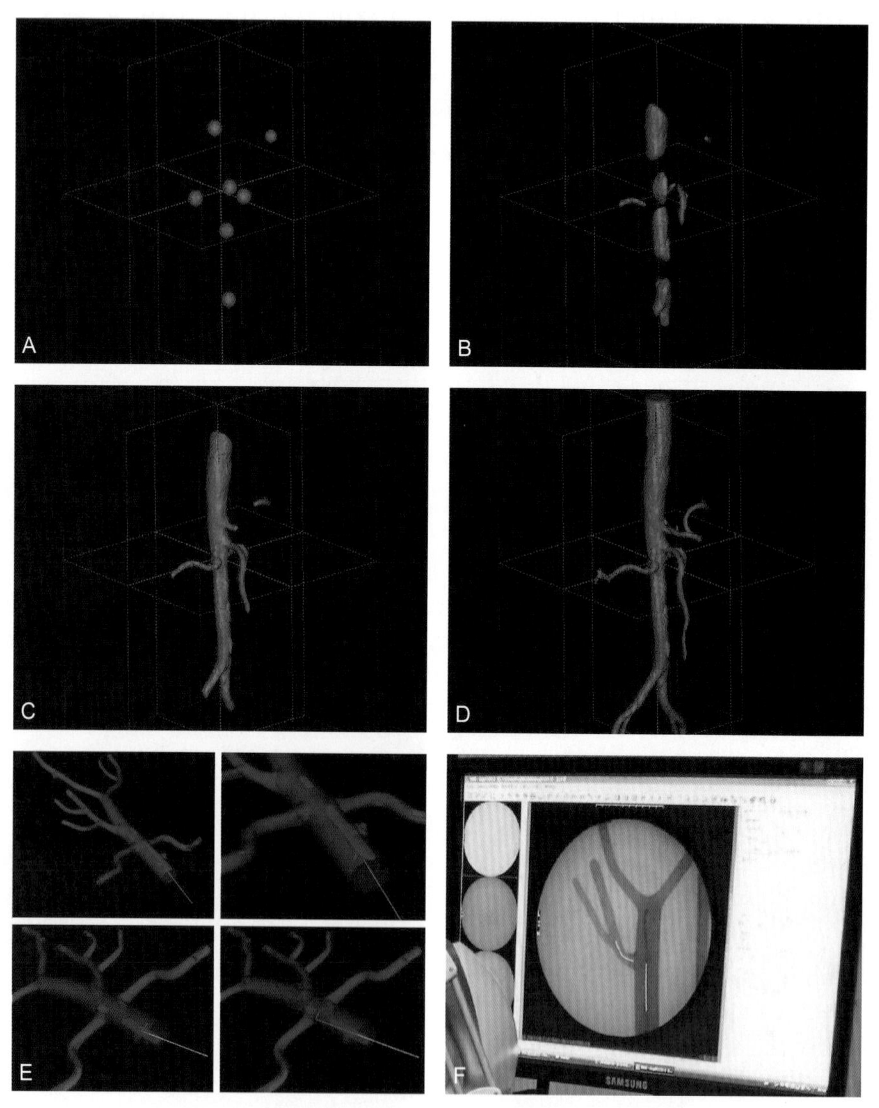

图6-2-25　基于多角度DSA图像的三维血管重建

注：A. 7个种子点构成的初始曲面；B. 迭代100次后，耗时16 s；C. 迭代300次后，耗时52 s；D. 迭代800次后，耗时145 s；E. 基于多角度DSA图像的三维血管重建；F. 图像导航系统

3）血管介入术计划治疗系统

手术中DSA为医师提供血管的解剖结构，由于DSA实际上是基于时间序列的二维投影图像，因此需要获取多个不同方位的投影如正位、侧位和其他角度的投影像才能获得三维空间信息，并进行三维图像重建，进而完成手术规划和导航。手术导航模块的功能主要包括术前血管的医学图像三维重建、术中二维医学图像与术前三维医学图像的匹配、导管位置实时自动监测与三维导航定位等（**见图6-2-26**）。

VIR-2型血管介入机器人机构推进系统较VIR-1型更符合人体工学特点，更适合医师的习惯，对机器的学习掌握更快。通过视觉定位系统、DSA图

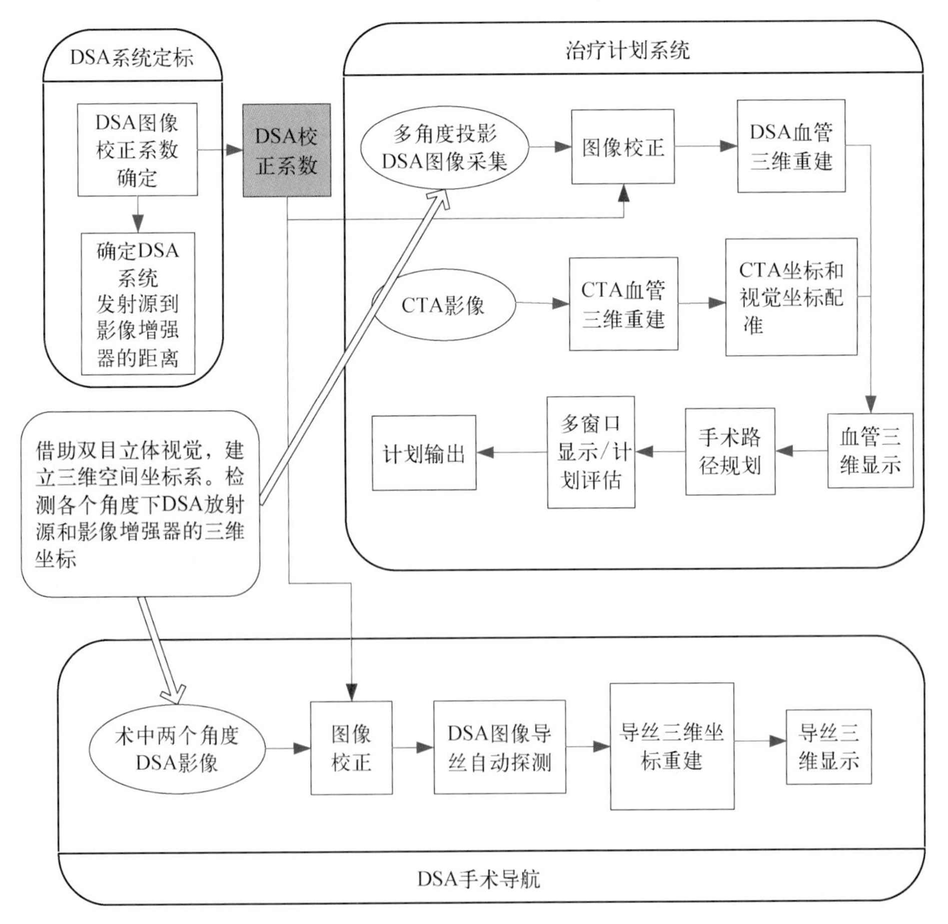

图6-2-26　血管介入手术机器人图像导航模块结构图

像校正、基于多角度DSA图像的血管三维重建技术，以及血管介入计划治疗系统，进而完成手术规划和实现图像导航，有效地提高手术效率与质量。

3. 血管介入机器人的全系统构成

血管介入机器人的系统构成除了血管介入手术机器人的机构推进系统和图像导航系统外，另外的关键技术还有机构的综合优化和自主安全监控设计。机器人本体的精度、电机的精度、传感器的测量精度、机器人的控制算法、三维图像导航精度等因素对手术安全均会产生影响，基于以上多信息融合的自主多层安全监控平台的建立，借助图像和力反馈信息的导引，机器人各部分协调工作，在机器人出现异常情况时，系统自主或半自主地采取安全防范措施，使本系统能自动完成故障诊断、报警和制动，并快速实现机器人操作与徒手操作的转换，最大限度保证手术安全。同时系统采取具有冗余度的机器人结构，通过机构的综合优化，使机器人系统结构紧凑、装卸方便、把持稳固、图像导航定位精度高（定位精度<1 mm）（**见图6-2-27和图6-2-28**）。

4. 血管介入机器人的虚拟手术培训系统

虚拟手术培训系统可分为硬件和软件两大部分，硬件主要包括输入设备、主计算机和反馈设备。输入设备为操作者和虚拟手术培训系统之间的交互工具；主计算机提供模型绘制、变形计算、碰撞检测等功能；反馈设备将视觉和触觉信息传递给操作者，良好的反馈系统可以极大增强虚拟手术培训系统的真实感和沉浸感，结构如图**6-2-29**所示。

虚拟手术培训系统包括导丝和血管几何及物理模型的建立、最小能量法的应用、碰撞检测及响应、导丝的视觉渲染和导丝跟踪及力觉渲染。

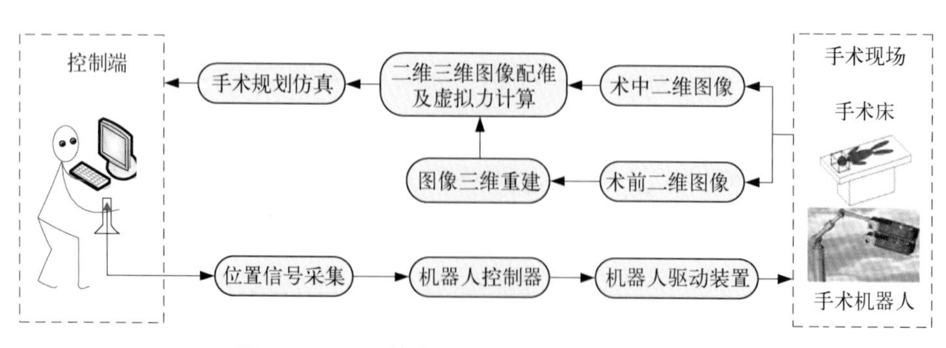

图6-2-27　血管介入手术机器人系统结构框图

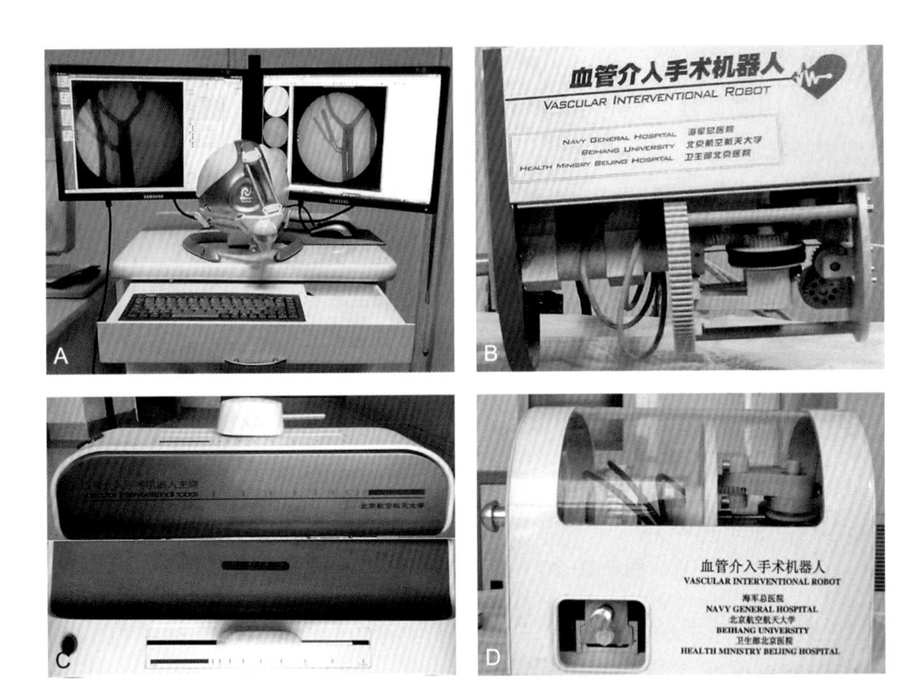

图6-2-28　血管介入手术机器人的机构推进系统整体构成

注：A. VIR-1型图像导航系统和操纵杆；B. VIR-1型血管介入机器人机构推进系统；C. VIR-2型操纵杆；D. VIR-2型血管介入机器人机构推进系统。VIR-1、VIR-2分别指第1代、第2代

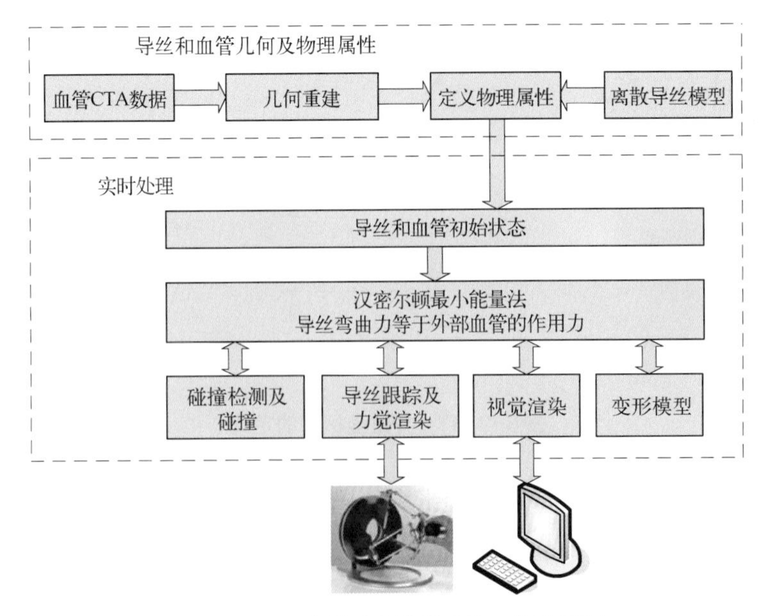

图6-2-29　虚拟手术培训系统工作流程图

1）导丝和血管的建模

导丝采用刚性体建模，为了很好地模拟柔性体血管，血管建模采用弹簧–质点模型来模拟血管。

血管介入手术导丝的模型由一组关节坐标位置组成（$x_0x_1, \cdots, x_{N-2}\ x_{N-1}$），每相邻的两个关节之间由距离为$\lambda$，直的、不可压缩和伸张的线段连接（**图6–2–30**）。在分析导丝和血管壁的碰撞时需要考虑导丝的直径，因此设导丝的半径为r。

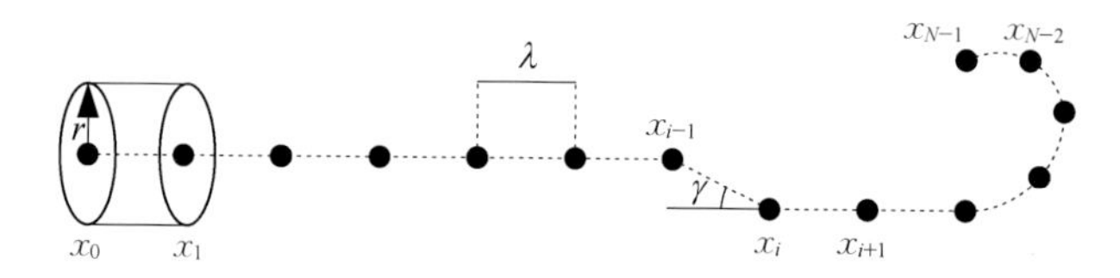

图6-2-30 血管介入手术导丝模型

（1）导丝坐标系的定义：在每个关节点定义3维笛卡尔坐标系（P, Q, S），在每个关节点处单位向量P的方向定义为$\hat{e}_i^{(p)} = \dfrac{x_{i+1} - x_i}{\lambda}$，$\hat{e}_i^{(Q)}$和$\hat{e}_i^{(S)}$的方向可随意定义，但需要满足：$\hat{e}_i^{(P)} \perp \hat{e}_i^{(Q)}$，$\hat{e}_i^{(Q)} \perp \hat{e}_i^{(S)}$ and $\hat{e}_i^{(P)} \perp \hat{e}_i^{(S)}$。$\theta$表示$Q_i$和$Q_{i+1}$之间的夹角（**见图6–2–31**）。

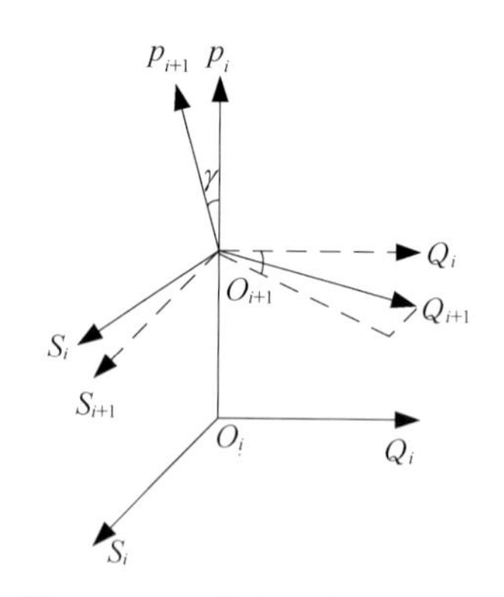

图6-2-31 导丝坐标系的定义

（2）血管建模：为了很好地模拟柔性体血管，课题采用弹簧–质点模型来模拟血管。血管几何建模如**图6–2–32**所示，血管模型由三角面片组成，其中每两个相邻节点之间用弹簧相连，满足$F = kx$，其中F表示两个质点间的作用力，k表示弹簧的弹性系数，x表示两个质点间距离。

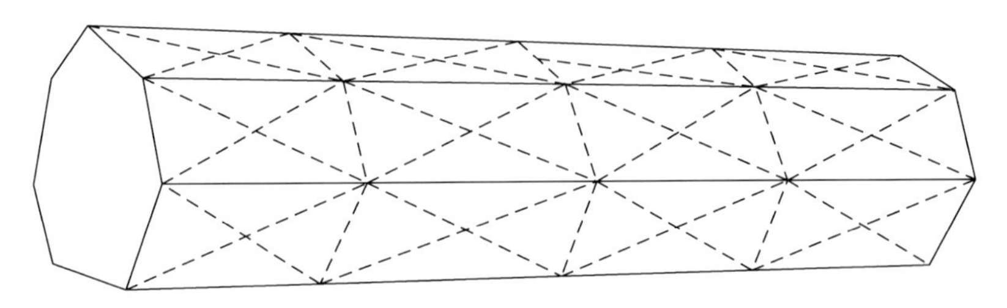

图6-2-32　血管建模示意图

（3）导丝的运动算法：采用汉密尔顿最小能量法，即导丝在血管中运动应保持最小能量状态，采用该算法是基于导丝是弹性体。

根据广义胡克定律，在关节x_i处导丝的能量为

$$U_i^{\text{bend}} = \frac{1}{2}C\theta^2 \tag{6-1}$$

则导丝中所有的能量为

$$U_{Tb} = \sum_{i=1}^{k-2} U_b(i)$$

式中，θ为相邻两端导丝的角度，C是弹性常数。如果相邻两端导丝所成的角度为0，那么该关节处弯曲能量为0。根据理论力学的知识（Hearn，1997），夹角为θ的导丝能量等于

$$U_i^{\text{bend}} = \frac{\lambda EI}{2r^2} \tag{6-2}$$

式中，EI为抗弯刚度，其中E为导丝的弹性模量，I为二阶矩，如果导丝的旋转半径为r。

由于λ相对于r很小，因此可以假设

$$\theta \approx \frac{\lambda}{R} \tag{6-3}$$

综合式（6-2）（6-3）得

$$U_i^{\text{bend}} = \frac{\theta^2 EI}{2\lambda} \tag{6-4}$$

根据式（6-1）（6-4）得

$$C = \frac{EI}{\lambda} \tag{6-5}$$

显然，导丝头部的抗弯刚度EI相对于其他部位要小，因此C值的大小不应为常数。

根据$\sin^2\theta = 1 - \cos^2\theta$和$\cos\theta = \frac{[(x_i - x_{i-1}) \cdot (x_{i+1} - x_i)]}{\lambda^2}$，由于$\lambda$相对于$r$很小，所以$\theta \approx \sin\theta$，再综合式(6-4)(6-5)在关节$x_{i-1}$，$x_i$和$x_{i+1}$处的弯曲能量为

$$U_i^{\text{bend}} = \frac{1}{2}C\left(1 - \frac{[(x_i - x_{i-1}) \cdot (x_{i+1} - x_i)]^2}{\lambda^4}\right) \tag{6-6}$$

假设向量$\lambda_i = x_{i+1} - x_i$，$\alpha_i = \delta x_{i+1} - \delta x_i$，其中，$\lambda_i$表示相邻关节之间矢量差，$\alpha_i$表示相邻关节向量变化的差值。医师推进、拉回和旋转导丝时，在每个关节增加一个ξ_0，即$\delta x_i = \xi_0 + \sum_0^{i-1}\alpha_j$，因此，变化后关节$x_i$处的能量为

$$U_i^{\text{bend}} = \frac{1}{2}C\left(1 - \frac{[((x_i + \delta x_i) - (x_{i-1} + \delta x_{i-1})) \cdot ((x_{i+1} + \delta x_{i+1}) - (x_i + \delta x_i))]^2}{\lambda^4}\right) \tag{6-7}$$

由$\lambda_{i-1} = x_i - x_{i-1}$，$\alpha_{i-1} = \delta x_i - \delta x_{i-1}$则式(6-7)变形为

$$U_i^{\text{bend}} = \frac{1}{2}C\left(1 - \frac{[((x_i - x_{i-1}) - (\delta x_{i-1} - \delta x_i)) \cdot ((x_{i+1} - x_i) - (\delta x_i - \delta x_{i+1}))]^2}{\lambda^4}\right) \tag{6-8}$$

$$U_i^{\text{bend}} = \frac{1}{2}C\left(1 - \frac{[(\lambda_{i-1} + \alpha_{i-1}) \cdot (\lambda_i + \alpha_i)]^2}{\lambda^4}\right) \tag{6-9}$$

$$U_i^{\text{bend}} = \frac{1}{2}C\left(1 - \frac{[\lambda_{i-1} \cdot \lambda_i + \lambda_{i-1} \cdot \alpha_i + \alpha_{i-1} \cdot \lambda_i + \alpha_{i-1} \cdot \alpha_i]^2}{\lambda^4}\right) \tag{6-10}$$

导丝的能量之和为$\sum_{i=1}^{i=n-1} U_i^{\text{bend}}$

血管中能量为所有弹簧能量之和：$\sum U_i^{\text{tensor}} = \frac{1}{2}kx^2$。

通过 $\min\left(\sum U_i^{\mathrm{tensor}} + \sum_{i=1}^{i=n-1} U_i^{\mathrm{bend}}\right)$ 可以计算出一系列的 α_i，这样最终可以确定导丝在血管中的形状。

2）导丝的运动算法

导丝的运动算法采用汉密尔顿最小能量法，即导丝在血管中运动应保持最小能量状态，采用该算法是基于导丝是弹性体。

（1）血管图像的三维模型参数初始化：为了加快碰撞检测的响应速度，模型的一些参数需要在程序初始化时离线完成，机器人操控的导管在运动过程中调用这些参数。碰撞检测算法的优化：碰撞检测算法的优劣关系到反馈力和图形显示的实时性。虚拟反馈力的计算：研究虚拟反馈力的组成、计算方法以及合成技术。

（2）虚拟手术培训模块的功能：主要包括首先在计算机内建血管和导管的数字模型，然后根据血管介入机器人的运动轨迹，进行碰撞检测和虚拟力触觉的计算，最后将虚拟力信号通过力觉反馈装置传递给操作者，同时实时显示手术的三维图形场景（**见图6-2-33**）。

虚拟手术培训模块主要针对血管柔性体的碰撞检测和虚拟力计算，稳定、逼真、实时地模拟手术过程，研制成功血管介入手术机器人虚拟手术培训系统。可使受训者根据图像和虚拟力触觉信息，按照手术规划在屏幕上形象化显示整个手术过程，不断地发现不足、纠正错误，直到仿真效果达到预期目标，有助于迅速提高医师的手术技能，大大降低手术培训风险和成本，缩短医师学习曲线。

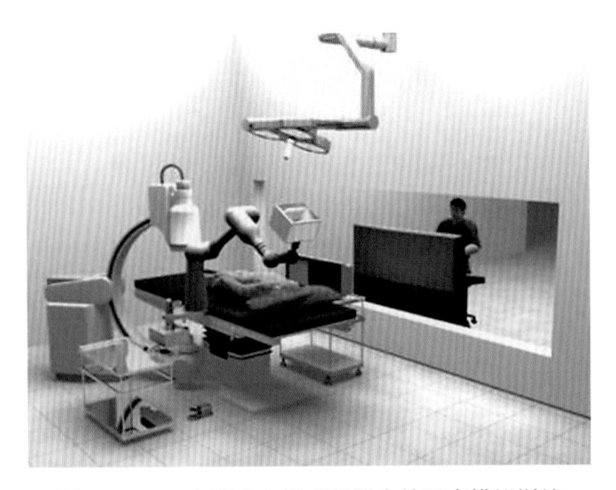

图6-2-33　血管介入手术机器人的手术模拟训练

五、血管介入手术机器人系统的相关实验

（一）体外预实验

为验证机器人的运动功能，在完成整机设计的情况下完成了动物实验前的预实验（玻璃血管模型试验），包括机器人自动控制导管在玻璃血管内的实验、血管介入机器人与导管手术室的环境融合（**见图6-2-34和图6-2-35**）。

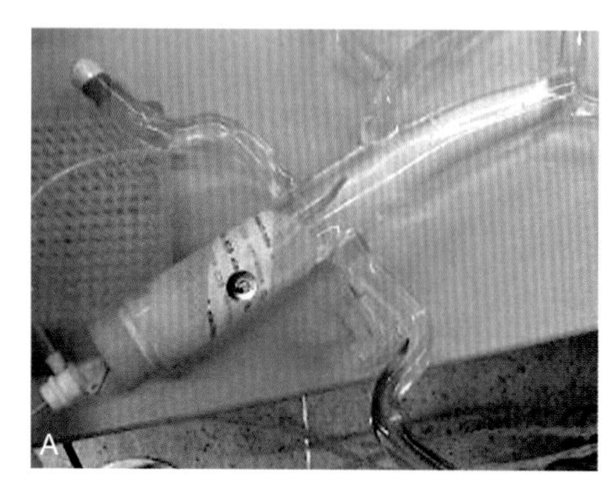

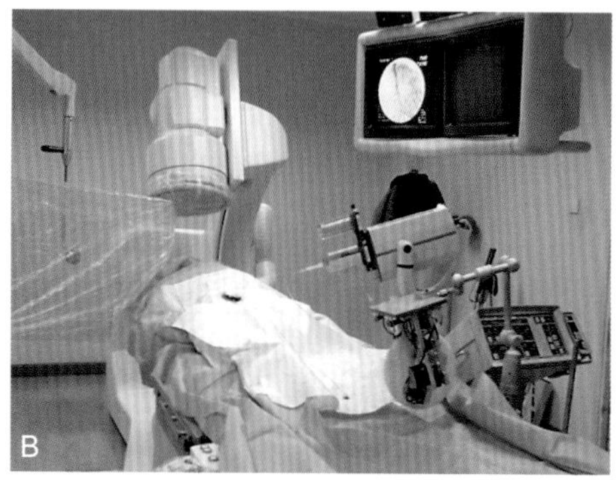

图6-2-34　体外实验

注：A. 血管介入机器人对导管的控制试验；B. 导管手术室中的血管介入机器人

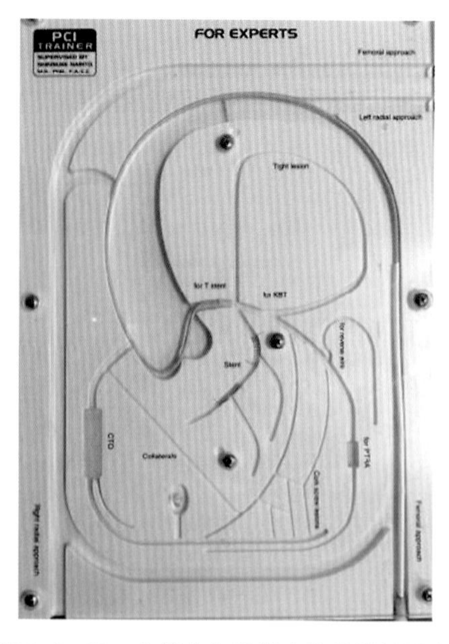

图6-2-35　血管介入机器人体外训练平台

（二）动物实验

手术步骤：成年健康清洁雄性犬10只，体重16～20 kg，室温（20±2）℃，自然光线，自由饮水和进食。雄性犬予氯胺酮麻醉成功后固定于平板上，右侧股部备皮，消毒后于右侧股部动脉搏动最明显处切开皮肤与皮下组织，显露右侧股动脉，人工用Sedinger法将5F鞘插入动脉内，5F单弯造影管插入后，将消毒好的血管介入机器人机构推进系统引入，并固定住造影管，用机械臂固定好机构推进系统并调整好位置，同时用三通连接好高压注射器和肝素盐水滴注系统（**见图6-2-36A、B**）。① 左肾动脉造影：医师在透视下通过操纵杆操纵

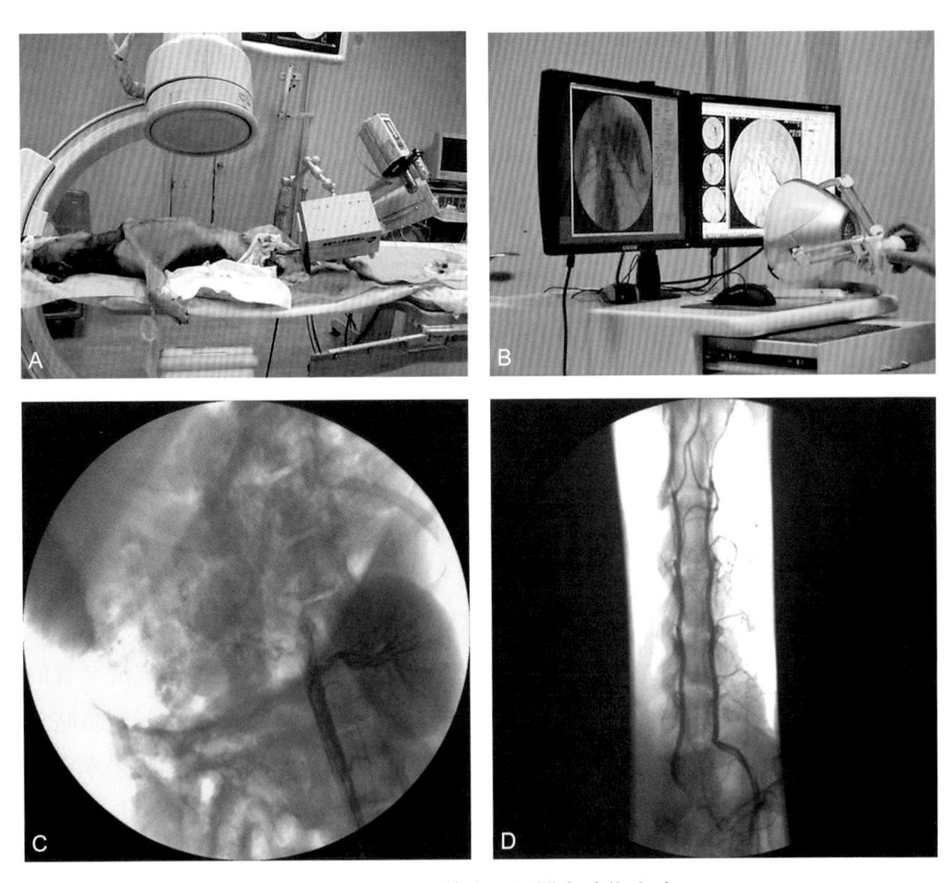

图6-2-36 血管介入机器人动物实验

注：A. 机构推进系统控制导管在动物血管内运动；B. 医师在透视下通过操纵杆操纵机构推进系统；C. 左侧肾动脉造影正位像；D. 左侧椎动脉造影正位像

机构推进系统，控制造影管的运动，经过左右旋转和前后推进，及两种运动方式的组合，造影管经过股动脉后到达腹主动脉上端，左前斜30°角和右前斜30°角造影后进行腹主动脉与肾动脉的血管三维重建，确认左肾动脉开口方向位置及动脉走行后，在图像导航下将血管放入左肾动脉近端，行左侧肾动脉造影（**见图6-2-36C**）；② 颅内血管造影检查：在透视下通过血管介入机器人控制器将造影管向前推进，经过左右旋转和前后推进，及两种运动方式的组合，经过股动脉、腹主动脉、胸主动脉、降主动脉后到达升主动脉造影（左前斜30°角和右前斜30°角）后进行腹主动脉与肾动脉的血管三维重建，确认左侧颈内动脉开口及动脉走行后，在图像导航下将血管放入左侧颈内动脉近端，行左侧颈总动脉造影。

机器人遥操作脑血管造影术手术过程顺利，机器人在平均45 min内进行双侧颈总动脉的插管及双侧椎动脉的插管造影检查。双侧颈动脉与双侧椎动脉造影均成功进行，左侧椎动脉造影如**图6-2-36D**所示。定位操作一次性完成，远程定位精度达到1 mm。工作人员在DSA机下暴露时间为0 min，除血管鞘导入股动脉操作需要医师直接参与外，其他手术操作均由医师控制机器人完成整个实验过程，基本实行了机械化和自动化。术后1～1.5 h，实验犬恢复正常活动，无手术并发症。

六、血管介入机器人的远程遥操作

在对VIR-1进行动物实验过程中发现的一些问题，针对这些问题VIR-2机器人系统得以问世。血管造影机器人VIR-2主要包括机构推进主从系统、三维图像导航系统、导管末端力反馈3部分。① 血管造影机器人的机构推进主从系统（**见图6-2-37**）：根据血管造影手术的要求，机器人在手术过程中完成导管的直线进退和旋转运动。包括主从两部分：主部分是远离射线环境并与网络联接的远程端，受主刀医师操作的操控，指导从端部分运动；从端指在介入手术床边直接推进导管的机构推进系统，两者联结可通过有线和网络来联络。② 三维图像导航系统：主要包括视觉定位系统和基于双角度DSA图像的三维血管快速重建。利用视觉定位系统获取C臂的位置参数是导航系统实现的前提，双角度DSA图像进行血管三维快速重建，以此三维血管路径图进行导航定位和引导介

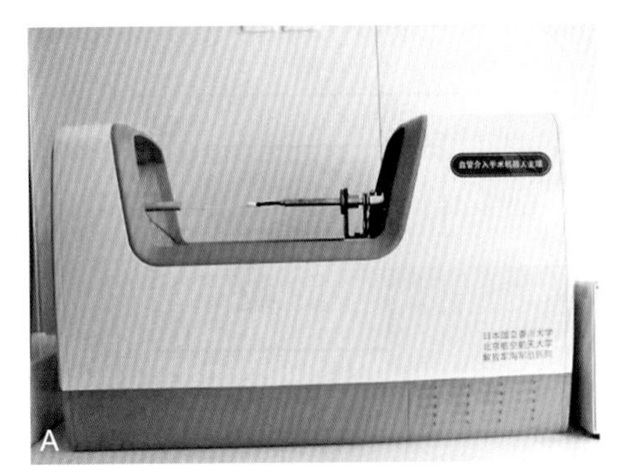

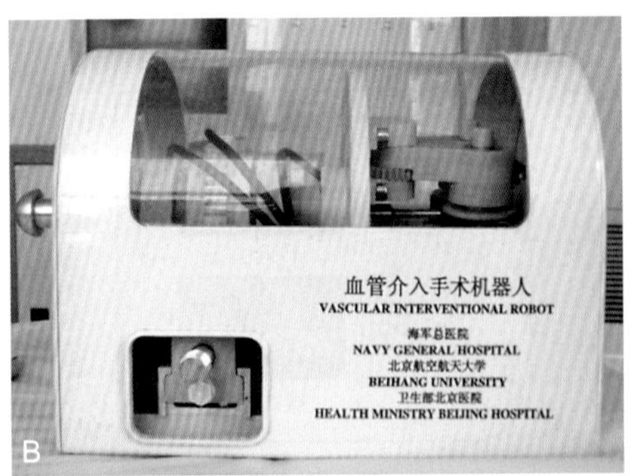

图6-2-37　血管介入机器人远程遥操作动物实验

注：A. 血管介入机器人机构推进系统主端；B. 血管介入机器人机构推进系统从端

入手术。③ 导管末端力反馈系统：在通用导管前端直接附载微型力觉传感器，操作中遇到的阻力直接通过传感器传送到操作面板上，指导术者的实时操作。

本手术由海军总医院神经外科专家、日本香川大学专家和VIR-2型血管介入机器人完成。主端远程控制台位于日本香川，辅端机器人和本地控制台位于北京。雄性犬予氯胺酮和速眠新肌肉注射，麻醉成功后固定于平板上，右侧股部备皮，消毒后于右侧股动脉搏动最明显处切开皮肤和皮下组织，显露右侧股动脉，人工用Sedinger法将5F鞘插入动脉内，5F单弯造影管插入后，将消毒好的血管介入机器人机构推进系统引入，并固定住造影管，用机械臂固定好机构推进系统并调整好位置，同时用三通连接好高压注射器和肝素盐水滴注系统（**见图6-2-38**），之后先在模型上（**见图6-2-39**）试验，发现问题并做出改进。

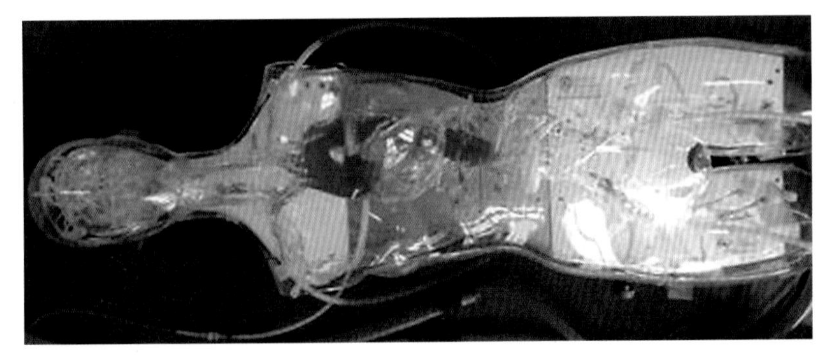

图6-2-38　真实血管模型（EVE）

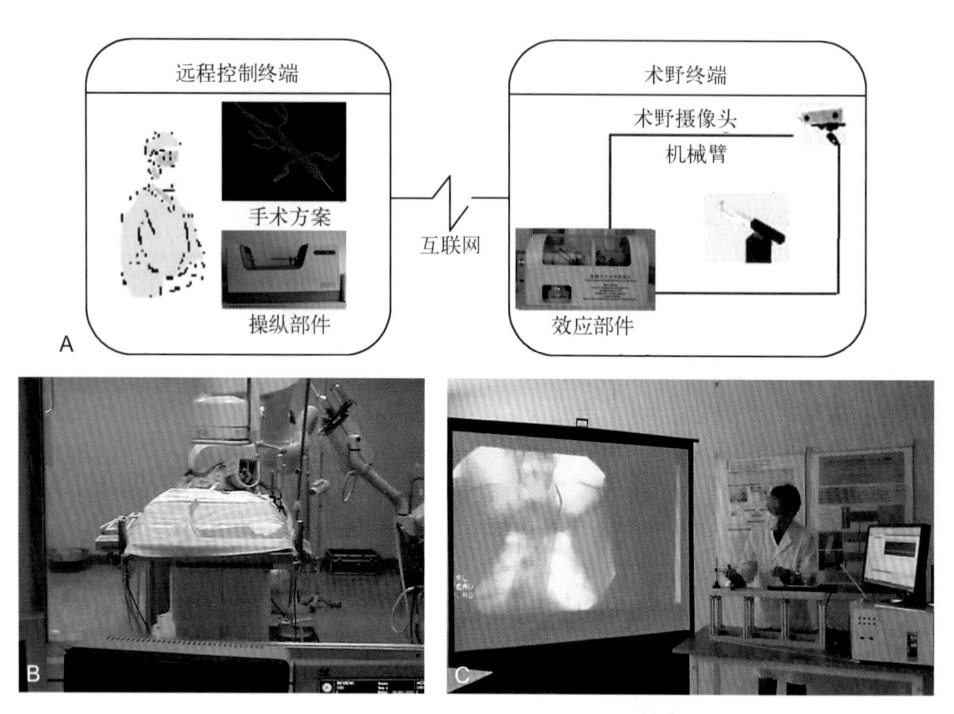

图6-2-39 血管介入机器人的远程遥操作

注：A. 遥操作手术系统结构示意图；B. 手术本地端——机器人在控制下操作导管运动；C. 手术远地端——医师在视频指导下控制主端机器人进行操作

北京与日本两地相距2 500 km，用位于日本香川大学的机器人主端控制位于北京的机器人从端，通过互联网异地操作血管介入机器人成功完成动物脑血管造影手术，实现了血管介入手术的远程操作。这表明VIR-2型机器人可完成遥操作脑血管造影手术，有应用于临床的前景，尤其是不需要专家到现场而患者却能得到本专业领域医学专家的医疗服务。随着医用机器人技术和通信传输技术的不断完善，远程控制操作将有利于异地医疗人员的交流和培训，同时它在医疗外科将有更广阔的应用领域。

七、血管介入机器人的临床应用

我们在成功进行动物实验的基础上，经过海军总医院医学伦理委员会批准，应用此机器人进行了初步临床应用，完成10例全脑血管造影术。2013年3—2013年9月共有10例患者行全脑血管造影术，其中男性6例，女性4例；年龄19～58岁，平均38.4岁。手术由专家和血管介入机器人共同完成，在人工完成股动脉鞘穿刺后，将造影管固定于机器人，专家在图像导航的引导下操作机器人主端，专家位于操作室，远离射线环境，指令通过网络传输控制导管手术室内的机器人从端，完成全脑血管造影术（**见图6-2-40**）。

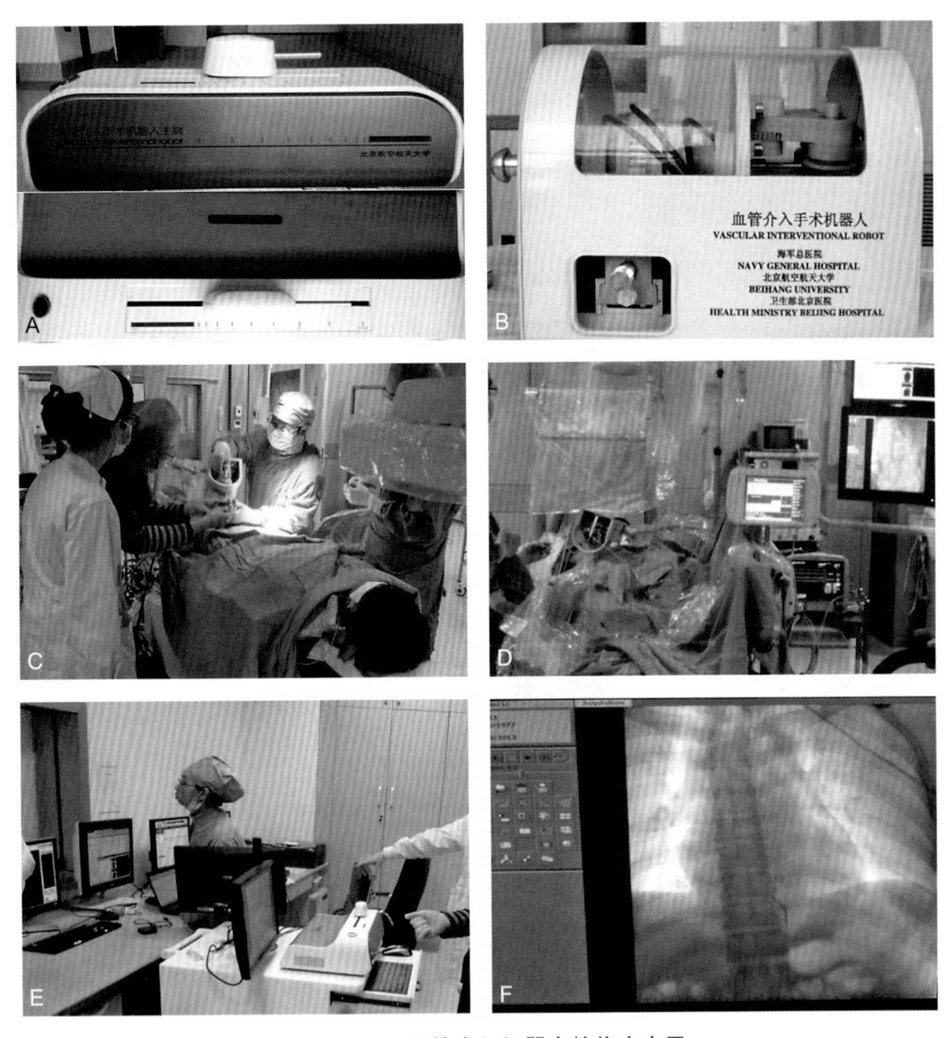

图6-2-40　血管介入机器人的临床应用

注：A. 血管介入机器人机构推进系统主端（上为侧面，下为俯视图）；B. 血管介入机器人机构推进系统从端；C. 5F单弯造影管固定于从端机器人；D. 介入手术室手术现场；E. 专家控制机器人主端；F. 专家控制主端机器人进行操作

血管介入机器人辅助全脑血管造影术手术过程顺利，机器人在25～41 min内进行全脑血管造影术，平均完成时间(31 ± 5)min。4例诊断为颅内动脉瘤，1例诊断为脑血管畸形，5例为正常脑血管，其中颅内动脉瘤和脑血管畸形进行了手术处理，结果良好。全脑血管造影如图**6-2-41**所示。定位操作均一次性完成，远程定位精度达到(1.03 ± 0.23)mm。工作人员在DSA机下暴露时间为0 min。除血管鞘导入股动脉操作需要医师直接参与外，其他手术操作均由医师控制机器人来完成，整个手术过程基本实行了机械化和自动化。患者未发生感染、动脉夹层和斑块脱落造成的脑梗死等手术并发症。

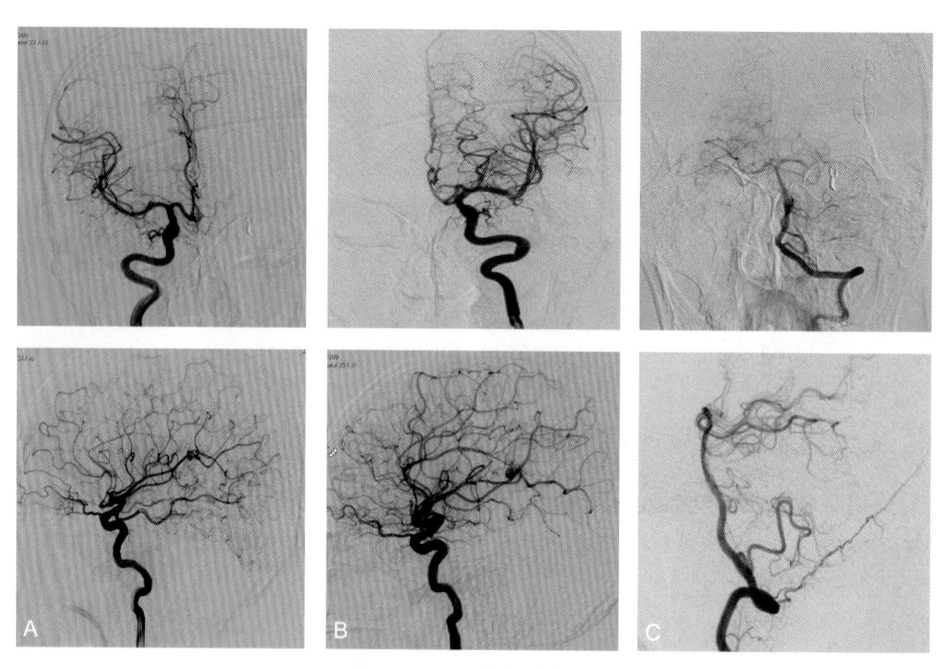

图6-2-41 全脑血管造影图

注：A～C. 依次为右侧颈内动脉、左侧颈内动脉和左椎动脉的正位相(上)和侧位相(下)

八、血管介入机器人的优势、特点与不足、下一步工作

1. VIR-2系统的优点

① 主从式机器人机构，采用人体工学设计，主端与当前介入医师的习惯吻合度更高，更容易受医师操控，而从端更加小巧灵活，从而适应血管介入外科手

术复杂操作的需求。② 三维医学图像导航可引导术者快速、准确地将导管推进到指定的病灶位置顺利完成手术。它基于双角度的DSA图像的三维血管快速重建，结合与实际图像的融合匹配技术，最终实现了从二维图像到三维图像导航的目标，使操作导管到靶血管更加顺畅，简化操作，提高了手术质量。③ 最小力觉传感器的应用，微小力传感器被安装在导管前端，手术中实时获取导管与血管间的碰撞信息，精度达到0.8 mm，有效降低手术风险，在必要时进行干预与报警。

2. VIR-2系统的特点

总结VIR-2系统的研究工作，该系统的主要特点体现在如下几方面。

（1）临床适用性方面：主要对血管介入手术机器人机构综合与优化。设计出具有冗余自由度的机器人机构，突破构型综合、灵活性分析、多性能指标优化等关键技术，有效地减少医师操作时由于手部抖动对手术的影响，最终实现机器人精确定位、灵活规划、稳固把持、避免辐射的目标。手术质量与三维影像重建相关，本研究最终手术方式就基于DSA图像的三维重建和图像导航，并进行术前三维图像和术中二维图像的匹配，完成机器人图像导航和手术规划。机器人的安全与稳定是本研究的另一难点，在安全性方面首先建立基于多信息融合的自主安全监控平台，并应用力反馈技术有效地了解导管末端受力情况，避免机器人在手术中对医师、患者和周围环境造成意外损伤。同时，系统设置多层安全策略，能自动完成故障诊断、报警和制动，并快速实现机器人操作与徒手操作的转换，最大限度保证手术安全。我们还制定了一本专门针对机器人操作与保养的操作规范和应用手册，可直接指导使用。本产品在完成动物实验的基础上完成初步临床研究，在推广应用的过程中迈出了最坚实的一步。

（2）缩短医师学习曲线：本研究主要针对血管柔性体的碰撞检测和虚拟力计算，稳定、逼真、实时地模拟手术过程，血管介入手术机器人系统中的虚拟手术培训系统可使受训者根据图像和虚拟力触觉信息，按照手术规划在屏幕上形象化显示整个手术过程，有助于提高医师的手术技能，降低手术培训风险，缩短医师学习曲线。

（3）特殊条件下的应用：野战条件具有机动性与空间有限性，因此本研究在机器人的重量、体积与装卸上做到最大的简便。机器人总质量20 kg，可个人携带移动，并可直接固定于通用手术床。机构结构紧凑，装卸方便，易于消毒，便于在野战等简单条件下迅速展开，并实施血管介入手术，在远程专家指导下完成复杂手术,可有效地提高救治成功率并降低伤残率。先后两次将血管介入机器人配置在866医院船,参加海上军事任务,开展精度测试实验,取得了数据并使机器设计得到改进,同时受到外军很高的赞誉。

(4)实现遥操作:传统血管介入手术是在X线下进行,对患者与医师有一定的副损伤,本研究基于此点,将重点放在开发遥操作功能方面,机器人分主从两部分,两者通过局域网甚至是互联网来进行连接,传输信号及指导手术。机器人主端可通过网络传输信号与指令,控制位于异地位置的机器人从端,完成全部手术操作。这样在减少了辐射损伤的同时,也使手术可通过无所不在的网络完成,这样拓展了大医院大专家的技术辐射优势,也给偏远地区、救灾一线、医院船和海上航行航向船舶开展高水平血管介入手术提供了一种可能,有助于提高临床救治水平。本研究在模型试验、动物实验和临床研究中均实现了遥控操作,最后顺利完成中日两国间应用机器人进行远程遥控操作临床模拟血管造影术。

从整个系统上看,本系统基本上达到减少医师接受辐射的初步目的,同时通过操纵从端机器人,医师可完全掌控导管运动,减少了人手震颤的影响,同时在图像导航加强基础上方便介入操作,为提高手术质量创造了有利条件。

3. VIR-2系统的不足

当然本系统还有一些不足,比如夹持导管导丝不方便,与介入手术台的空间结合布置不是太合理,力触觉反馈的缺乏,机器人灵活性不够,存在一定死角,同时由于从端的体积仍较大,影响了手术的顺利进行,还有待下一步继续研究并完善。

4. 作者团队的工作进展

近年来针对以上问题我们同北京理工大学生命学院郭书祥教授团队继续深入研究相关问题,主要研究内容如下。

(1)导丝运动:针对导丝在输送过程中的位置跟踪控制问题,在血管中设计了一个简单的导丝模型,采用了位置控制算法,实现从端对导丝末端的位置进行精确控制。同时完成主从模糊控制算法的设计,并提出对导丝末端进行更加精确控制的位置补偿的主从控制算法。该位置补偿的主从控制算法针对导丝在血管内的模型来进行设计,结果表明导丝模型和位置补偿的主从控制算法均是合理的。针对整体手术过程的效率提升的问题,设计了自动推进导丝的功能,通过对从端的力反馈检测数据,当导管先到达一定的位置后,从端推进导丝自动前进，当导丝到达导管前端时，停止自动推送运动，改为人工操作，继续进行手术，完成手术过程，实验表明该方法有助于提升整体手术的效率，进一步提升整体主从介入手术的效能。

（2）力反馈问题：大多数系统缺乏有效地碰撞力检测模块和高精度的触觉力反馈模块。为了解决这些问题，研究者提出了一种解决方案，能够实现导丝远端与血管壁间的碰撞力检测，同时能在主端为医师提供实时的触觉力信息的反馈。同时，针对从端的力反馈检测装置设计了具有安全功能的主从控制算法，通过实验验证了该主从控制算法和力反馈系统的精确性。建立基于3R伪刚体模型的碰撞力检测方法和PID闭环力反馈控制算法，通过实验验证了该方法的可行性，它可以有效提高反馈力的精确度。

（3）虚拟训练系统的完善：血管介入手术虚拟训练系统，为介入医师的培养提供了一个方便且低成本的训练方式。本文在现有系统的基础上，提出若干改进措施，以期提升系统的实时性、准确性，具体研究内容如下。① 改进虚拟环境在血管三维建模方面：采用了Marching Cubes算法，以此合并相关点，在保证性能的前提下简化了血管的三维数学模型。在血管三维模型上，本系统采用物理引擎Bullet加入物理特性，使血管模型更加逼真；② 碰撞检测方法的改进：提出了基于运动对象局部场景截取的碰撞检测、基于空间分解和包围盒层次的混合碰撞检测的改进办法。改进系统最终选择以轴向包围盒（axis-aligned bounding box，AABB）为基本方法的局部碰撞检测法，该方法能有效地缩短碰撞检测时间，从而更好地实现系统的实时性；③ 力学分析及力反馈设计：本文对导管在血管中行进过程中受到的接触力进行了分析，将接触力划分为3类，即导管前端与血管间的碰撞力、导管体与血管间的摩擦力、导管体与血液间的黏滞力。同时根据这3种力设计了基于Phantom触觉设备的导管控制和力反馈功能。经实验表明，本虚拟训练系统能较好地使用Phantom控制导管模型完成推送、拉回和旋转等介入手术的基本操作，并且能检测出导管模型与血管模型之间发生的碰撞，同时将碰撞力反馈给操作者。因此，本系统能模拟介入手术的插管操作并具有很好的训练效果，能帮助医师快速掌握介入手术操作技巧，并能进行术前模拟，以提高介入手术的安全性。

（卢旺盛，王利军，刘　达，郭书祥）

第三节 3D打印技术在颅内动脉瘤治疗中的应用研发

一、3D打印技术在医学应用中的概述

3D打印技术（three dimensional printing）又称为“快速原型制造”，是指通过连续的物理层叠加，逐层增加材料以生成三维实体的技术，也是近年来迅猛发展的一项新技术。3D打印技术的兴起，给传统的制造、医疗、文创、航空航天等产业带来了巨大的冲击和变革。随着医学影像技术和材料工程的不断发展，3D打印技术开始应用到医疗实践中。

随着医学个体化需求的不断扩大，3D打印技术在医学领域中的应用研究发展迅速。目前3D打印技术在医学领域的应用主要分为以下三类。① 医学模型的打印主要用于手术计划、练习和教学，还可以通过模型向患者展示疾病情况，增加患者对疾病的理解。医学模型的制造是3D打印技术在医学领域中最直接、最基本的应用，通过打印出不同的器官和病变的模型，能将器官或病变内部构造的细节逼真地、可视化地呈现。外科医师可以根据这些器官或病变的模型，在术前对一些复杂的手术进行手术设计和演练，以确保手术的成功，降低手术的风险，减少手术的并发症。② 个体化医疗器械/组织工程的制造：3D打印技术在医疗器械和组织工程中的已经得到了广泛的应用，如在骨科个体化钢板、人工关节、假肢的制造，以及耳鼻喉科中个体化人工外耳道、助听器、个性化种植牙等方面已经有了初步的探索应用。③ 通过3D生物打印，制造出人工器官和组织，用于器官的移植。3D打印技术所具有的优点能够满足构建3D模型的需求，在手术设计、操作演练和培训教学等方面具有广阔的应用前景和极高的应用价值。3D打印技术在医学上的应用，除了上述几种外还包括医学研究、新药研制以及药物剂型、药物配送。目前这一类应用仍在探索中。

二、3D打印技术在颅内动脉瘤手术治疗中的应用

神经外科所涉及的神经系统解剖结构复杂，功能精细，病变更是错综复杂，给手术和教学带来很大困难，给医疗安全亦带来巨大的隐患。神经外科医师的工作对象是人体最复杂精密的解剖结构，尤其是形态极其不规则的颅底骨质，和其上的脑组织、血管、颅神经等，再加上表现复杂的神经系统肿瘤和血管畸形等病变，使复杂而狭小的颅腔内结构产生了巨大的变化，一般的影像学很难直观地呈现颅内病变的结构，处理这些病变给神经外科医师带来了极大的困难和挑战。

颅内动脉瘤是一种具有代表性的脑血管疾病。目前颅内动脉瘤手术治疗主要有显微手术夹闭和血管内栓塞。显微外科手术最大的难点在于手术夹闭材料的选择，动脉瘤解剖位置、动脉瘤形态以及邻近血管关系的准确把握和手术并发症的预防，特别是对复杂、宽颈的囊状动脉瘤，术前计划对减少术中操作损伤及减少手术时程尤为重要。因为这些因素与动脉瘤破裂、术后感染、致残率和病死率有密切关系。颅内血管结构复杂，即使是具备丰富的临床经验与解剖知识的医师，拥有娴熟的神经外科手术技术和高清晰的影像设备，在处理脑血管病变时也面临巨大挑战和困惑。而利用3D打印技术，可以将影像学数据转换成3D打印数据，从而制备复杂颅内血管疾病模型，利用这些模型，神经外科医师可以进行手术计划、手术演练、教学和个体化精准治疗。3D的应用不仅局限于颅内动脉瘤，而且可扩展到脑血管病或颅内肿瘤。对颅内动脉瘤开颅手术而言，3D打印最大的价值在于对显微外科术中的解剖关系显露及最优手术入路模拟；对AVM而言，帮助了解畸形团内结构及血流动力学改变，指导治疗策略制订；对其他脑血管病，如硬脊膜动静脉瘘的瘘口位置判断等亦有积极的作用。

1. 教学模型

在神经外科领域，对动脉瘤手术操作的培训相对困难。年轻的神经外科医师很少有机会独立开颅进行动脉瘤手术，因为相对简单或未破裂的动脉瘤手术大部分通过血管内介入治疗完成，需要手术夹闭的动脉瘤大多较复杂，需要较高的手术技能。而3D打印动脉瘤模型(**见图6-3-1**)较好地解决了这一难题，借助该模型，年轻的神经外科医师可以在一个安全可控的操作环境，全方位观

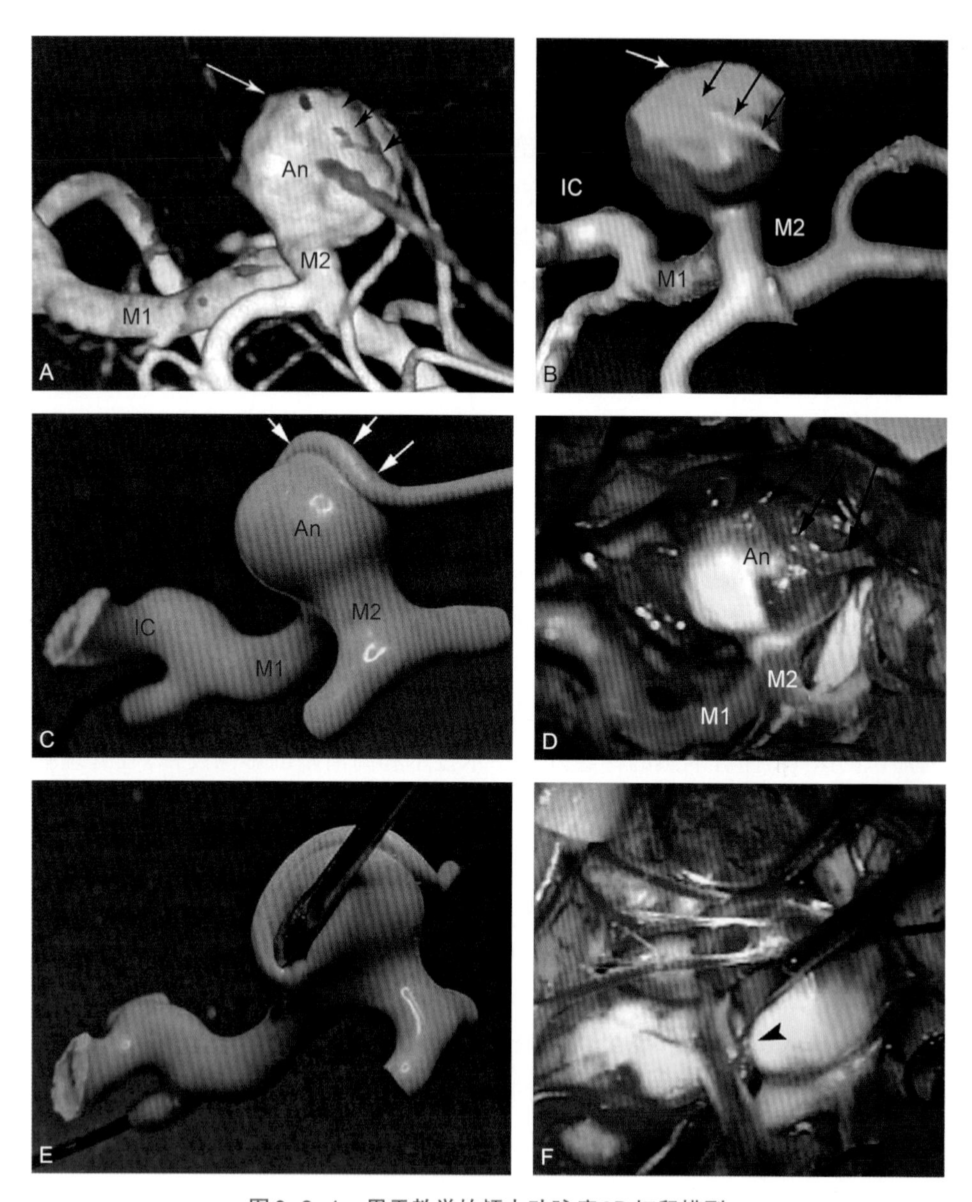

图6-3-1 用于教学的颅内动脉瘤3D打印模型

注：M1、M2是指大脑中动脉M1段、M2段，An是指动脉瘤，IC是指颈内动脉（A）3D-DSA显示M2下干（箭头）从动脉瘤上起源；（B）彩色三维计算机图形显示与DSA相同的结构（箭头示M2下干）；（C）中空弹性血管模型显示M2下干（箭头）起源被动脉瘤隐藏；（D）术中发现与模型基本相同；（E）在弹性血管模型上，当用神经剥离子将动脉瘤顶变形时，可见动脉和动脉瘤颈部之间有一个很小的间隙；（F）在实际手术中发现分支的起源（箭头），像预期的那样很容易被分开

摩复杂颅内动脉瘤的解剖模型，进行术中模拟操作及手术风险评估，增加年轻医师实际操作的实践和机会，可使他们在短时间内获取复杂的手术技能，并可以此建立客观的手术技能培训和考核系统，使动脉瘤手术技术的培训规范化和流程化。这将对大学教学医院、临床医师的规范化培训具有积极的意义。

2. 术前手术模拟操作

3D打印模型有助于手术方式的选择，如血管内介入治疗还是开颅手术，并能确定显微外科手术时手术入路。动脉瘤开颅手术的难点在于难以明确动脉瘤颈与载瘤动脉的关系、是否与周围的血管有粘连，辨认被瘤体遮挡的细小血管分支等。3D打印模型与动脉瘤及其周围结构形态一致，可以增强术者对动脉瘤形态结构学的理解，并据此决定动脉瘤夹的长度、形状以及动脉瘤夹的放置角度和位置等，以避免术中动脉瘤破裂和损伤周围血管。全方位视角了解动脉瘤的解剖结构及其与周围血管组织的关系，可以使术者更好地明确动脉瘤夹闭时的策略，尤其是对缺乏手术经验的神经外科医师，可以从3D打印模型获益，包括对动脉瘤解剖结构的认识、手术入路的选择及对动脉瘤夹闭操作的模拟演练。有学者制作了13个颅内动脉瘤3D打印模型用于诊断、手术计划、术前模拟、训练低年资医师及患者宣教，结果显示，3D打印模型和术中所见解剖结构一致；5名神经外科医师均认为模型有助于理解脑血管的解剖结构、明确动脉瘤方向及动脉瘤与载瘤动脉的关系，且可用于训练缺乏经验的神经外科医师及为患者宣教；其中3名医师认为模型可使手术计划、动脉瘤颈评估、手术方式选择（夹闭或栓塞）及动脉瘤夹的放置位置的选择等工作简化。

相比于影像学资料，3D打印模型提供的不仅是视觉感受，还有触觉，让术者更加真实地模拟实际手术情景，更好地理解动脉瘤的解剖，给予术者立体全方位的感受。值得一提的是，当医师触碰到柔软的动脉瘤模型时，手指对模型施加的压力使血管模型发生形变和移位，这样的感受可使术者更深刻地理解在手术过程中，由于脑组织移位和手术操作所致的血管位置及形状改变；另外，若要观察位于动脉瘤后方的血管，在传统的电脑操作的3D影像学资料上，需要旋转整个大脑以改变视角，而在模型上只需要将动脉瘤稍微移开，便可观察位于其后方的血管，给予术者非常真实的手术情景体验。借助动脉瘤模型，术者可以从各个角度近距离地研究复杂的脑血管解剖结构，进而增强术者的理解，特别是当医学影像资料的显示不甚清晰时。3D打印模型的高仿真性能够满足个体化、精准化医疗的需求。

个体化动脉瘤夹是3D打印在此领域最有价值的应用。术前根据3D血管数据设计个性化的动脉瘤夹，可以在同时满足保护分支血管和载瘤动脉的条件下，最完整地夹闭动脉瘤。因为动脉瘤夹是金属材料，因打印成本问题，目前还只是一种探索，相信随着打印技术的进步，个体化3D打印动脉瘤夹会成为一个重要的应用。

3. 3D打印技术的缺陷

3D打印技术在颅内动脉瘤治疗的应用仍有一些不足，这些缺点也是目前3D打印在血管病方面共同的不足，具体表现如下。

（1）血管内部情况尚未明确：尚不能真实了解血管壁的钙化及斑块、动脉瘤内栓子的情况，以及血流动力学的变化。动脉瘤的成功夹闭不仅需要明确动脉瘤的形状大小，也需要了解其厚度、硬度和血管壁的其他特性，通过展示血管壁的钙化情况、动脉瘤内部的栓子等可以使得术前模拟训练更加真实。

（2）时间及经济成本高：制造模型的时间相对较长、花费较高。往往动脉瘤破裂发病较急，需立刻进行手术，而3D打印技术耗时较长则限制了该技术在动脉瘤破裂急诊手术中的应用。

（3）缺乏病变周围组织相关信息：在实际手术过程中，为了预防术后脑缺血，需要保留动脉瘤附近的穿支动脉，但这种动脉的模型制作非常困难；一个原因是该类动脉过于细小，在技术上难以重建，目前的模型仍无法提供关于动脉瘤附近相关组织的信息，如桥静脉及大脑侧裂的方向。因此，通过使用与大脑实质材质相似的材料制作大脑模型，以便术前了解动脉瘤与各部脑组织的空间位置关系是将来需要解决的问题。

（4）图像失真问题：目前的技术和材质，虽然3D打印制造的动脉瘤模型非常精确，误差＜1 mm，但是在打印直径＜2 mm的血管和非常扭曲的血管时，还有一定困难。3D打印脑血管模型的精确度受到目前图像分辨率及后期图像处理技术的影响。受图像分辨率的限制，直径较小的血管及沿水平方向走行的细小血管（如穿支动脉）难以重建。

相信随着打印材料和打印技术的进步，以上问题会逐渐得到解决，其模拟真实性将逐渐加强，并会在临床应用中更好地体现出其内在价值。

三、3D打印技术在颅内动脉瘤介入治疗中的应用研究

相比开颅而言,颅内动脉瘤介入治疗是一种新兴技术,其发展势头非常迅速。如何利用最新技术完善这个技术本身,逐渐将技术标准化,更易操作,同时提高手术的安全性与有效性,并更好地向基层推广,是神经介入领域很多临床工作者思考的问题。3D打印技术就提供了一种可能,目前国内已有多家单位正在开展将3D打印技术应用于颅内动脉瘤血管内治疗的研究。

典型的颅内动脉瘤血管内介入传统过程大致可以这样简单描述:首先通过股动脉置鞘,导引导管到达主干血管内,之后将预塑形微导管在导丝的导引下超选进入动脉瘤内,之后顺着微导管将不同固态弹簧圈送入动脉瘤内,最后达到完全致密栓塞的目的。术中关键问题之一是保证致密堵塞同时保证瘤颈不残留,如果术中需要应用支架则需选择支架的大小、位置、型号,金属覆盖率对动脉瘤血流动力学影响。因此,人们从3D颅内动脉瘤模型、微导管塑形、3D弹簧圈和支架模拟手术和血流动力学计算等角度开展研究。

尽管血管内治疗颅内动脉瘤对患者来说非常微创,但是对手术医师而言,术前需要考虑和关注的因素很多,如动脉瘤的位置,瘤颈的长度、大小、角度,瘤腔的大小、有无狭窄,是否累及远端动脉,支架远端到达的位置,是否保留载瘤动脉等,这些因素都决定了手术的成功与否。复杂的颅内动脉瘤,更需要术前精确测量计算支架的大小、形态、长度,设计手术的入路及锚定点,以及考虑术中如何准确释放。目前临床一般采用术前CTA检查及术中造影的方法,来选择支架释放位置及以及决定手术的方式。但是CTA及造影提供的是2D的平面图像,常常存在计算误差较大、术中情况考虑不足的情况。3D打印在颅内动脉瘤的血管内治疗方面具有以下优势:① 与CTA比较,诊断更加直观,测量更加精准;② 便于术者设计手术方案;③ 便于术者选择、定制手术器材;④ 便于与患者及其家属沟通病情,方便告知患者及家属手术的必要性、手术发生并发症的可能性;⑤ 有利于规避手术风险及制订风险预案;⑥ 对于复杂的分支支架设计与弹簧圈填塞更有意义。

Namba应用3D打印来指导颅内动脉瘤的术前微导管预塑形指导介入治疗10例,结果显示与实际血管和动脉瘤解剖相匹配,70%病例无须微导丝的辅助而直接将微导管准确送入动脉瘤腔内,所有的微导管均精确与动脉瘤长

轴相匹配，同时通过3D打印来进行预塑形的微导管可表现出极高的稳定(**见图6-3-2**)。相关研究表明，当使用3D打印技术时，颅内动脉瘤患者的特异性和最佳微导管形状可以在术前确定，保证了微导管的稳定性以及治疗的最佳效果。这些初步应用报告表明3D打印指导颅内动脉瘤的介入治疗大有可为。

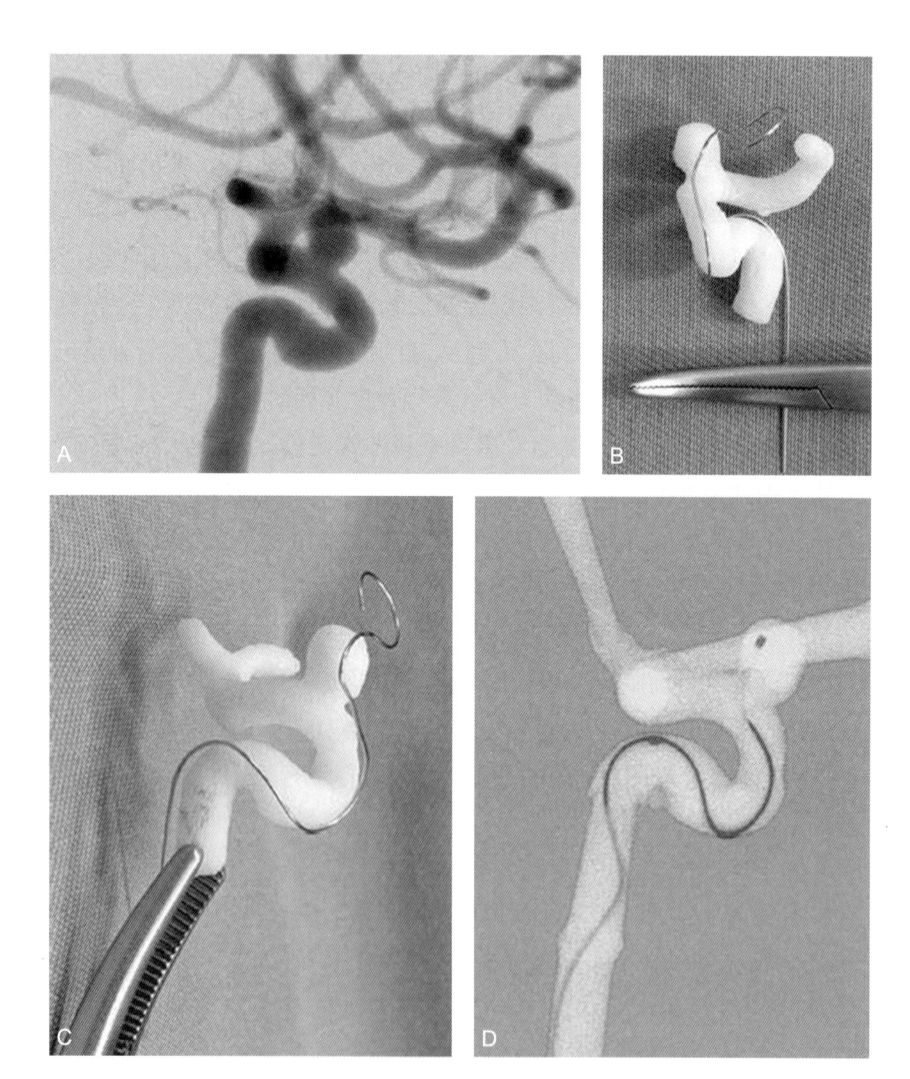

图6-3-2 3D打印颅内动脉瘤模辅助微导管的塑形

注：A. 颅内血管瘤的DSA图像；B、C. 参照打印好的血管瘤模型进行塑形针塑形；D. 参照塑形针对微导管塑形后在血管内的形态

3D打印技术目前的应用现状仍不理想，国内很多3D打印公司使用的软件如Mimic均非自主研发，导致很多功能不齐全，比如DSA数据读取及处理困难。目前以天坛普华医院卢旺盛副教授、清华大学杨光明博士以及科易华（北京）医疗科技有限公司一起组建的研发团队，针对目前3D打印市场存在的问题与挑战，已经在自有软件研发、硬件开发和打印成本降低等诸多方面取得一定突破，其中自主研发的3D PathFinder软件，具有3D血管数据快速处理、3D手术仿真模拟、血流动力学分析能力，同时融合并结合一线专家经验，将大大助力于颅内动脉瘤血管内治疗，有望成为血管内介入医生手术的有效辅助工具。

1. 3D手术仿真模拟设计系统

3D手术仿真模拟设计系统如图6-3-3所示。整套系统由移动图像工作站、桌面3D打印机以及3D手术仿真模拟设计软件（简称系统软件3D PathFinder）等几个模块组成，通过机架结构以及外壳将各个模块整合为一体机结构。图像工作站装有系统软件，可以进行模具的设计和打印。

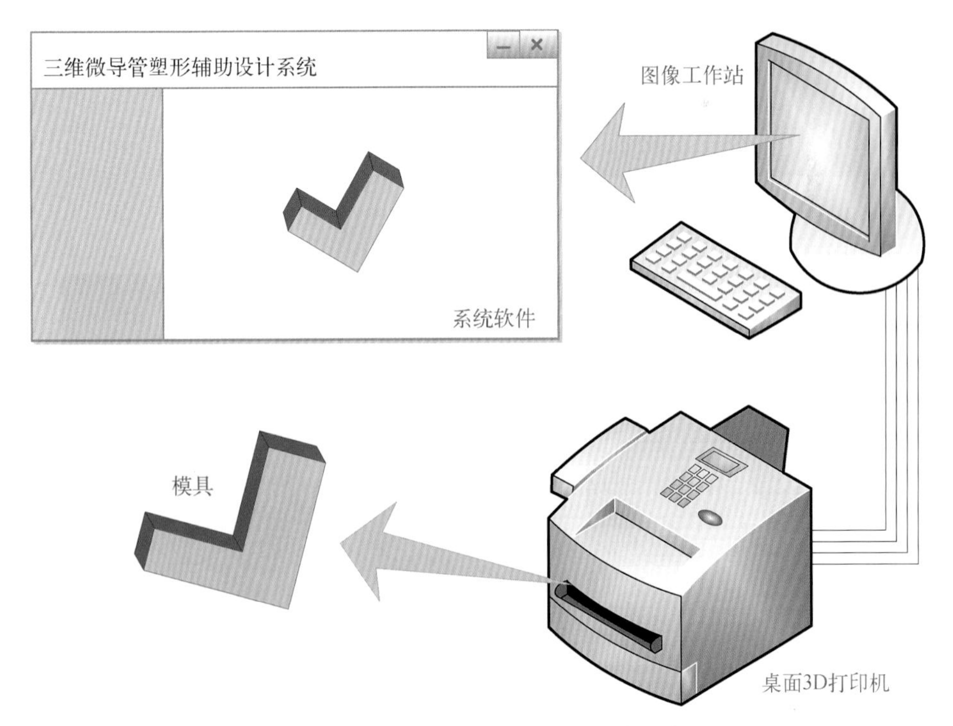

图6-3-3 3D手术仿真模拟设计系统示意图

2. 系统具体操作使用流程

系统开机后，运行系统软件并登入，同时将一份3D耗材通过送料口送入系统；可以以pacs/usb/cd为输入源，获得DSA机生成的患者三维血管数据，导入系统软件；系统软件中，通过人工标记测量或通过自动计算标记，设计手术方案并生成最终手术预案的三维数据；后续即应用此模拟系统生成的最优方案，之后进入常规介入手术环节（**见图6-3-4和图6-3-5**）。

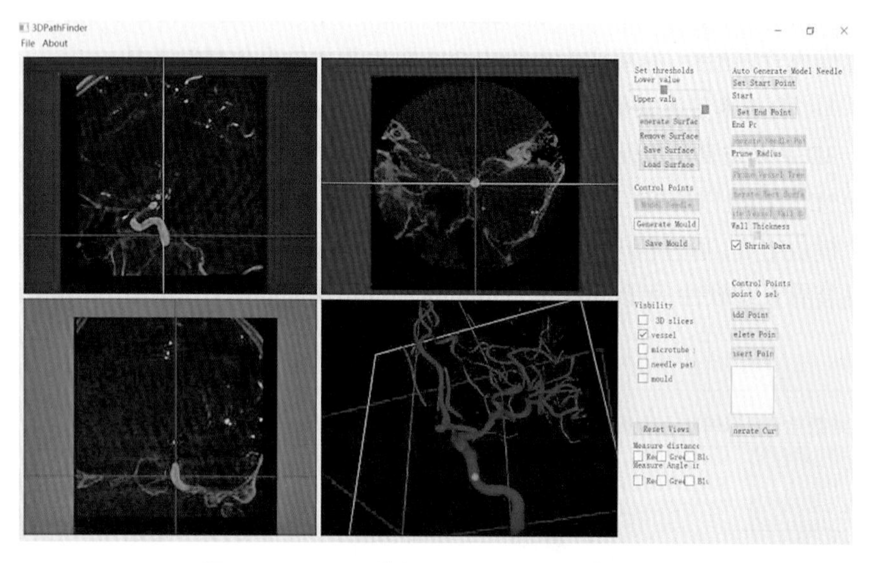

图6-3-4 3D血管软件界面一（3D血管重建）

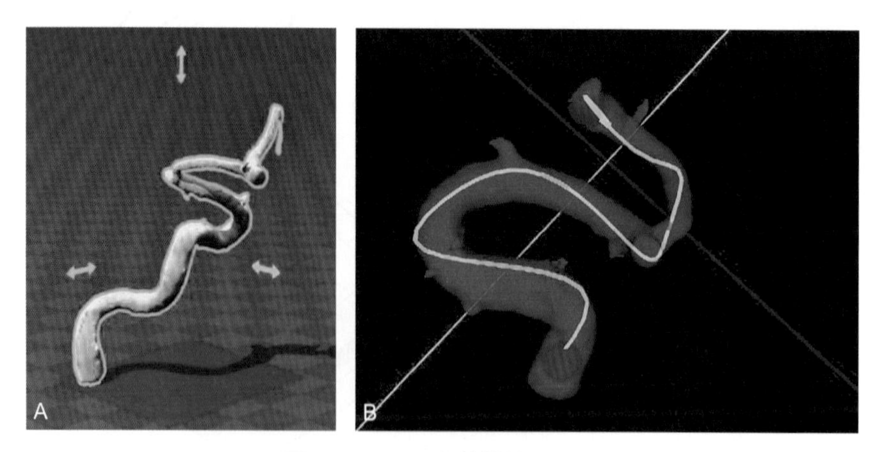

图6-3-5 3D血管软件界面二

注：A. 3D血管打印文件；B. 微导管路径生成

3. 设计手术预案

结合专家经验，同时利用3D血管模型、3D手术仿真模拟以及血流动力学分析，最后形成个性化的颅内动脉瘤血管内治疗手术方案，将其应用于颅内动脉瘤血管内实际治疗。目前还没有完全地临床应用病例，但从体外实验上看，3D打印塑形针可以有效地辅助微导管塑形，提高微导管快速到达动脉瘤的能力，并表现出很强的微导管的稳定性。

3D打印个性化的永久植入物是另一个有前景的方向，因为生物材料具有其他材料不具有的优势，而3D打印个性化的细胞与组织在颅内动脉瘤的应用也存在一定的应用空间，如个性化的弹簧圈、血管支架可以对动脉瘤进行个体化的修复。同样可以3D打印出可塑性高可降解的血管支架，这样就能起到很好的支撑作用，又具有极佳的生物相容性，可以提高颅内动脉瘤腔内治疗的长期有效性，这一方面已有人做出前沿性研究，如Ovsianikov等运用喷墨激光3D打印技术，打印出适合细胞生存的3D水凝胶支架，这种支架的细胞毒性非常小，支架本身呈蜂窝状，可以为细胞的植入提供支撑。事实上，可吸收的冠状动脉支架已经在国外开始用于人体，而血管可吸收支架亦开始在欧盟和美国进行临床试验，我们相信3D打印个性化的永久植入物应用于颅内动脉瘤的治疗也为期不远。

四、展望

3D打印技术虽然技术先进，发展迅速，但是在医学领域中的应用也面临着巨大的挑战。首先，由于受多种因素的限制，打印设备的精度、速度和效率还不够高，打印精度与速度之间存在严重冲突，缺乏理想的打印材料，打印产品成本较高，所有这些均限制了3D打印技术的广泛应用。3D打印技术，要想在医学领域中得到广泛而深入的应用，仍面临着巨大的挑战。在颅内动脉瘤治疗领域中，由于颅内血管复杂的解剖结构，给医师带来巨大挑战，而通过3D打印技术，可以打印出逼真的、精确的、可视化的颅内动脉瘤模型，为医师在术前进行手术计划、手术演练和培训提供了便利。同样通过3D打印，还可以根据动脉瘤3D数据提供良好的个体化动脉瘤夹、个体化微导管和个性化弹簧圈。总之，3D打印技术在颅内动脉瘤治疗中的研究正在迅速的发展，应用前景十分广泛。

（卢旺盛，秦　岚，杨光明）

第四节　康复机器人的发展现状及未来

一、背景介绍

随着人们生活水平的提高和现代医学的进步，人均寿命不断增长，我国和世界上许多国家一样，正步入老龄化社会。在中老年群体中，有大量的脑血管疾病或神经系统疾病患者，这类患者多数伴有偏瘫症状。近年来，因脑卒中使患者出现偏瘫的人数不断增多，并且在年龄上呈年轻化趋势。据统计，2013年全球新发脑卒中人数达2 800万人，发展中国家脑卒中发病率为670/10万，而发达国家为990/10万。另外，随着交通工具的快速发展，因交通事故造成神经损伤或肢体损伤的人数也越来越多。临床研究表明，这类患者除需要早期的手术治疗或药物治疗外，还需要科学、正确的康复训练重新建立肢体与脑部损伤中枢神经间的联系，逐步刺激促使脑部损伤部位康复，实现肢体运动功能的恢复。

及时开展康复训练不仅能够维持关节活动度、防止关节挛缩，而且能够明显提高患者运动功能的最终恢复程度。目前，传统的康复疗法是由康复治疗师对患者进行一对一的康复治疗，存在效率低下、效果难以控制等问题，并且康复医务人员存在巨大的人才缺口。康复机器人的出现极大地降低了康复治疗师的工作量，缓解了康复医疗行业的供需矛盾，提高了康复治疗的效率，并能促进患者的主动参与、客观评价康复训练的强度、时间和效果，使康复治疗更加系统化和规范化。

伴随现代中枢神经康复机制的深入探讨与研究，国内外研究者在康复机器人辅助进行运动功能重建与康复效果的论证上开展了大量工作，这为康复机器人在康复辅助训练中的应用提供了重要的医学依据。同时，全球广阔的市场前景催生了众多康复机器人厂商，他们投入巨额经费进行科技创新，大大提高了康复机器人的技术体验，进一步促进了康复机器人的普及。

二、康复机器人及其关键技术分析

（一）康复机器人的分类

康复机器人主要可以分为牵引式上肢康复机器人、牵引式下肢康复机器人、悬挂式下肢康复机器人和可穿戴外骨骼康复机器人。

1. 牵引式上肢康复机器人

牵引式上肢康复机器人系统（**见图6-4-1**）是一种以普通连杆机构或串联机器人机构为主体机构，使机器人末端与患者手臂连接，通过机器人运动带动患者上肢运动来达到康复训练目的的机械系统。一般机器人系统与患者相对独立，仅通过患者手部与机器人末端相连，其结构简单、易于控制，系统可靠性高。代表性产品有瑞士的Armeo和意大利的TechnoBody。

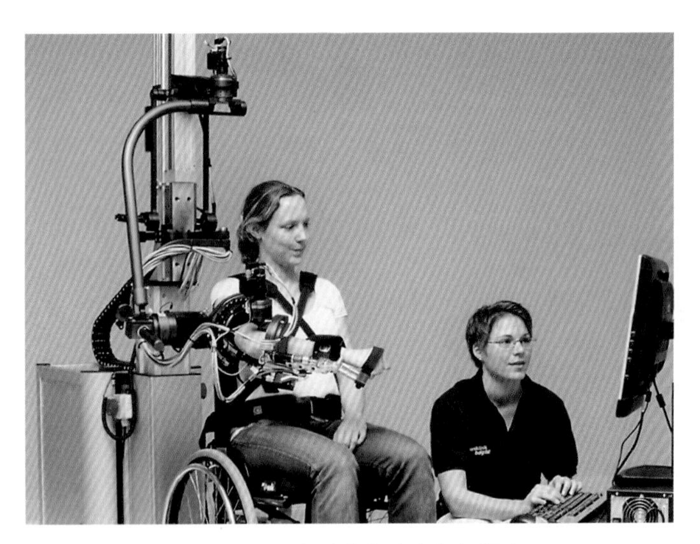

图6-4-1　牵引式上肢康复机器人

2. 牵引式下肢康复机器人

牵引式下肢机器人又称为坐卧式康复机器人，适用于运动功能完全丧失的瘫痪患者和脑卒中患者的康复训练前期。其优势在于在运动训练过程中，患者处于坐位、斜躺或平躺的姿态，无须下肢为身体提供支撑。但是对于已经能够部分自主控制下肢肌肉收缩的患者而言，坐卧的身体姿势不利于患肢步行功能的恢复。

牵引式下肢康复机器人有两种，一种是末端牵引式康复机器人（**见图6-4-2A**），属于下肢康复机器人中的低端设备：采用一对脚踏板与患者的双足相接触，除此之外机构和患者之间再无其他的相互作用点。这类机器人成本较低，易于操作使用，但只能实现相对简单的训练策略和末端运动轨迹，多用于缓解瘫痪带来的关节僵硬、肌肉萎缩等并发症，康复效果非常有限。另一种是多关节牵引式下肢康复机器人（**见图6-4-2B**），属于下肢康复机器人中的中高端设备：它由两条机械腿组成，其结构类似于人体下肢，各个关节也与下肢的某些运动自由度一一对应。在训练过程中，下肢沿着机械腿并列进行安放固定，除了脚踏板与双足相接触外，在腿部也可能存在多处肢体与机构之间的交互点。此类下肢康复机器人既可以方便地实现单关节的运动，也能够完成多关节协调的训练，运动轨迹在工作空间内自由可编程，并具备多种主被动康复训练策略。代表性产品有土耳其耶尔德兹技术大学设计Physiotherabot和瑞士公司Swortec的MotionMaker。

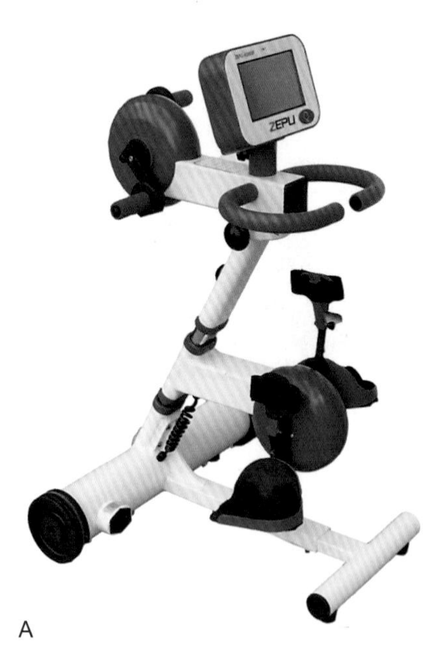

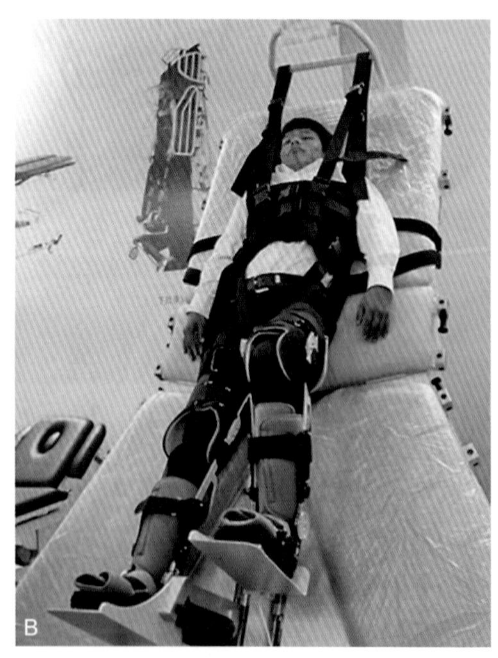

图6-4-2　牵引式下肢康复机器人

注：A. 末端牵引式康复机器人；B. 多关节牵引式下肢康复机器人

3. 悬挂式下肢康复机器人

悬挂式下肢机器人(**见图6-4-3**)又称为直立式康复机器人，不适用于下肢运动功能完全丧失的患者，多用于患者中后期康复。患者在使用直立式下肢康复机器人进行康复运动时采用站立的姿态，相对于坐卧式训练，更加贴近于日常生活中下肢的活动方式，有利于激发患者自主地为身体提供支撑，对于恢复患肢的步行功能有很大的帮助。步态训练对于下肢运动功能障碍是非常重要且有效的康复运动手段，传统康复方法使用悬吊机构和挽具支撑患者的部分体重，将其直立于跑步机上，理疗师手动操控患者的下肢配合跑步机的运动节奏完成步行训练。该过程费时费力，相较而言悬吊减重式步态训练机器人可以大幅降低理疗师的人员需求和体力消耗，同时能确保与传统手段相当的康复效果。所谓悬吊减重，就是通过穿戴于患者腰胸部的挽具，以及连接挽具和头顶上方支架的绳索，以提拉躯干的方式实现体重支撑，保持患者的直立姿态。至于步态训练，则主要由特定的介质与患者的双足相互作用，完成下肢的交替运动。作用介质主要分为三种，分别是脚踏板、跑步机和地面。但患者躯干被束缚悬挂，舒适性差，对后期康复患者的适应性差，且价格昂贵，售价几百万元。代表性的产品有瑞士的Lokomat、德国的LokoHelp和美国的Robomedica。

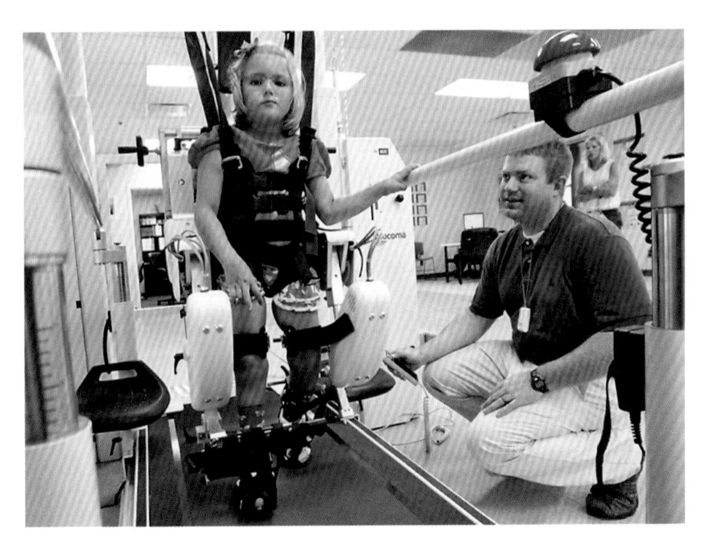

图6-4-3　悬挂式下肢康复机器人

4. 可穿戴外骨骼康复机器人

可穿戴外骨骼式康复机器人(见图6-4-4)基于仿生原理进行设计,结合人体工程学,能舒适穿戴于患肢,每个自由度在机器人上都对应一个单独驱动装置。因此,可以确保其运动与人体自由度运动同轴,可以实现更自然有效的康复训练,但目前多用于后期康复训练和残疾人辅助。代表性的有以色列公司ReWalk Robotics公司的ReWalk系列、日本Cyberdyne公司的HAL、美国Berkeley Bionics公司的eLEGS以及新西兰Rex Bionics公司的REX。

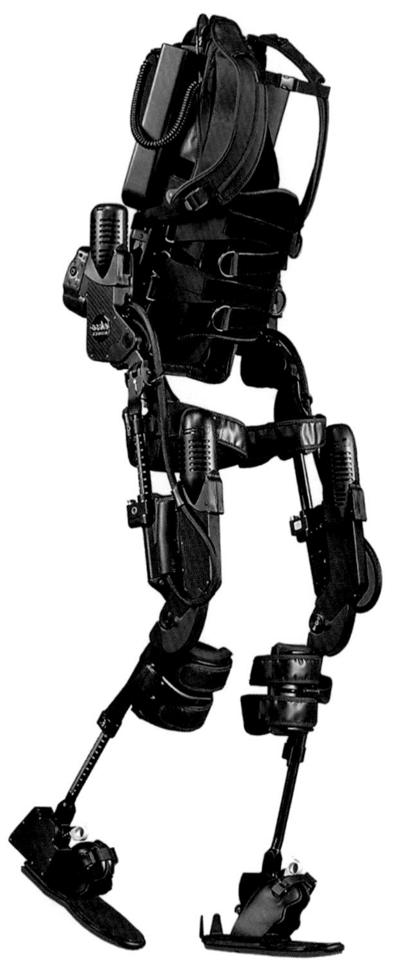

图6-4-4 可穿戴外骨骼康复机器人

(二)康复机器人的关键技术分析

康复机器人系统设计可以划分为机械本体设计和运动控制策略设计两部分。机械本体设计需综合考虑患者的病情特点、实现功能、训练模式、安全舒适性等,提高训练动作的种类,增大动作幅度,使机械更加简洁轻巧,穿戴起来更加舒适。运动控制策略设计(见表6-4-1)是目前的一个难点,因为康复机器人是一个具有时变、强耦合和非线性的动力学特征的系统,加上患者在康复过程中因肌张力的变化、肌肉痉挛等造成的环境不确定性,其控制十分复杂。如果控制系统不稳定,会给病患部位造成二次损伤。康复机器人运动控制策略从控制手段主要分为:力控制策略、力场控制策略及生物电信号控制策略。运用力传感器是直接检测机器人同病患部位之间的相互作用力并对之进行控制的力控制策略,是机器人辅助康复运动控制中应用最广泛的一种控制策略,力位混合控制和阻抗控制又是其中最为常用的两种方法。

表6-4-1　康复机器人运动控制策略

大类	子类	次类	定义和优缺点
力控制策略	经典控制	阻抗控制	阻抗控制是通过调节机器人末端的位置偏差和力的动态关系来实现位置和力控制的方法，不直接控制期望的位置和力。阻抗控制虽然对系统的不确定性和扰动具有较强的鲁棒性，但当患者的病情不确定时，阻抗控制表现出较差的轨迹跟踪能力
		力位混合控制	力/位置混合控制采用位置控制方式和力控制方式分别控制自由和受限方向上运动。该方法直观上允许对康复机械同患者的相互作用力进行直接控制，但是对力、位置分别控制对系统的运算性能提出较高要求，控制系统实时性变差
	现代控制	最优控制	从现有的成果来看，最优控制往往不能保证控制的最佳特性，效果不明显
	智能控制	神经模糊控制等	随着智能控制技术发展，康复机器人运动控制进入智能化阶段，尤其被控对象在不确定性的情况下，智能控制得到了较成功的应用。但智能控制也有其局限性，如模糊控制中规则库过大、模糊推理时间延长、实时性难以保证；规则库简单则控制效果受到限制。另外，神经网络技术中隐含层及隐含层神经元数量的合理确定、泛化能力仍是一个值得研究的课题
力场控制策略			力场控制策略仿照物理学中电势和电场力的概念，把机械手在环境中的运动视为一种人造受力场中的运动。当需要提供辅助力时，可以将辅助力场设计为机械手末端位置矢量的函数，根据训练过程中机械手末端的位置偏差调整辅助力大小和方向；当需要提供阻力时，可以将阻力场设计为机械手末端速度矢量的函数或者根据康复训练过程中的力场后效应进行阻力场设计。力场控制难点在于力场本身的设计以及力场控制策略的选择
生物电信号控制策略		肌电信号控制	利用分离的肌电信号对康复机械手进行控制，使其具有与肢体相同对外界刺激的反应能力和对神经信号的识别处理能力，模拟肢体动作，实现肢体康复治疗。但由于人体表面肌电信号十分微弱，且检测出的信号不能完全反应人脑对某一动作的运动指令，再加上外部电场干扰相对较强，均影响到控制的准确度
		脑电信号控制	从人体表面肌电信号中准确识别出肢体的运动模式依然是制约因素之一，于是从信息入手，通过测量人脑神经元产生的脑电信号(EEG)，并根据EEG实现对康复机械手的控制。脑机接口技术(BCI)就是通过EEG 对外界进行控制的技术。该领域的研究已在动物实验上取得很大进展

三、康复机器人的国内外发展现状

（一）康复机器人国外发展状况

当前，全球康复机器人市场高速增长，欧美和日本等发达国家进入外骨骼机器人时代。发达国家在康复机器人领域引领整个产业的研发方向，这与发达国家对于该产业的引导与扶持是密不可分的。以美国和日本为例，美国的外骨骼机器人厂商Ekso从公司创立到产品的研发推广都得到了美国军方与国防部的大力支持；日本方面，外骨骼机器人厂商Cyberdyne则列为“日本LifeInnovation大国战略发展计划”的重要环节。

外骨骼机器人本身的技术及用户体验在不断升级，更新换代十分迅速，电池容量更大，更加轻质便携，步态控制能力和可定制性也不断提升。国外主要的康复机器人品牌及产品如下。

1. ReWalk Robotics

以色列的科技公司ReWalk是全球民用外骨骼系统龙头，创始人为Dr. Amit Goffer，1997年他因越野车意外导致四肢瘫痪，亲身经历激发了他的创造力。2001年成立ReWalk的前身Argo医疗科技公司，十年内ReWalk从一个初创企业发展为国际企业，美国、德国和以色列均有其总公司及分部。目前，ReWalk Robotics旗下共有两款产品，分别是ReWalk Personal和ReWalk Rehabilitation，前者主要针对个人用户，适合家庭、工作或社交环境中使用，通过传感器和监控器，使患者站立、行走和爬楼。后者则是针对机构用户，用于临床修复，为瘫痪患者提供物理治疗方式，包括减缓瘫痪导致的肢体疼痛、肌肉痉挛、帮助肠道消化系统、加速新陈代谢等。ReWalk 2012年获得欧盟的认证，2014年取得美国FDA批准，成为首家取得这项批准的机械外骨骼系统。这项进展使ReWalk Robotics的前景备受看好，并在2014年9月于美国纳斯达克股票交易所公开上市（**见图6-4-5**）。

2. Cyberdyne

Cyberdyne株式会社是以日本筑波大学信息工程学院、Cybernics研究中心山海嘉之教授的研究成果为基础在2004年6月成立的，并于2014年在东京证券交易所创业板上市。Cyberdyne开发的HAL系列（**见图6-4-6**）是通过生物电感应器，采集皮肤上的生物电驱动外骨骼系统做相应的动作，并设计有“机体探测节点”的功能，外骨骼可以通过这套系统探测人体肌肉的发力点从而介入

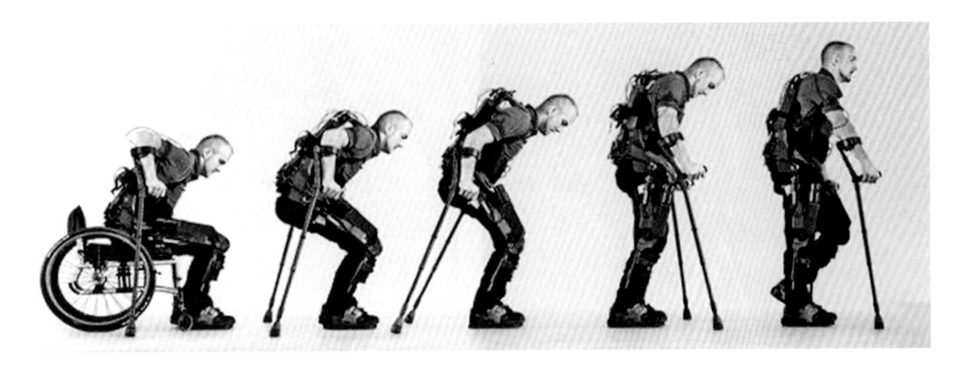

图6-4-5　ReWalk外骨骼机器人

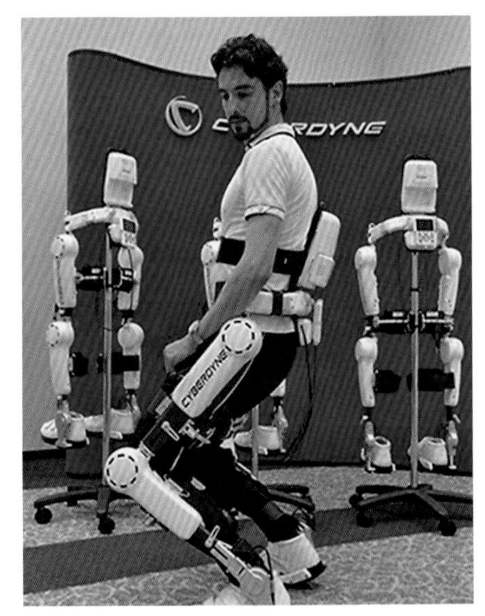

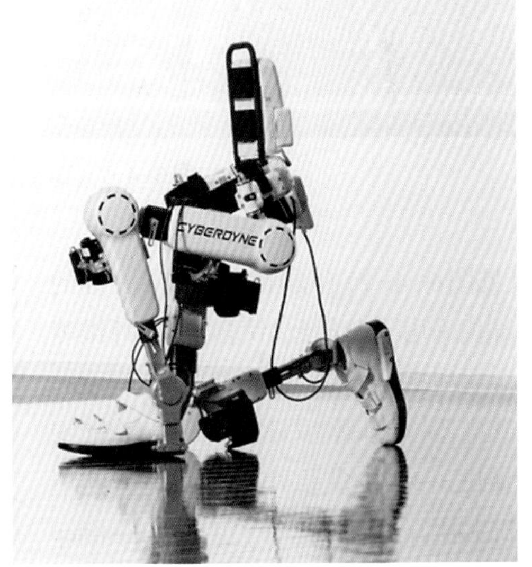

图6-4-6　Cyberdyne HAL外骨骼机器人

工作，以增强人体的肌肉力量来协助完成工作。HAL系统更强调与人体的整合度，它更像人体的自然延伸而不仅是一种助力工具。

3. Ekso Bionics

Ekso Bionics是一家上市公司，公司前身是Berkeley Bionics。该公司是应用机器外骨骼提高人类运动能力方面的先锋者，与军方合作十多年，2012年开始投身研究如何帮助下身瘫痪者。从它诞生时起，Ekso Bionics就与伯克利大学等世界级研究院形成了伙伴关系，从国防部获得了科研经费并获得美国洛克希德马丁公司的专利技术。该公司已有两款医疗外机械骨骼eLEGS和Ekso GT

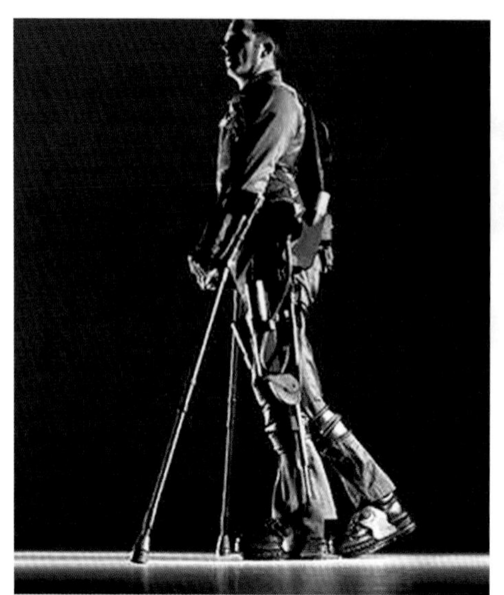

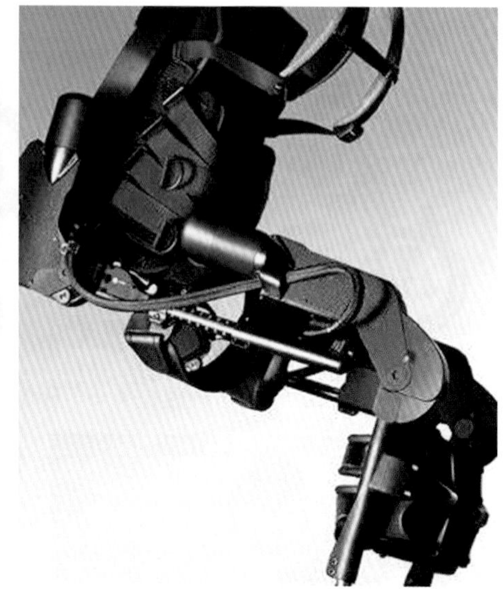

图6-4-7　Ekso外骨骼机器人

(**见图6-4-7**)在2012年上市,关键的部位采用了铝合金、钛合金、碳纤维等金属和复合材料,系统内建了高精度的感应器、微型驱动马达、拟人关节等,它提供了3种模式供用户根据自身的情况和康复进度来选择,包括了FirstStep(康复治疗师辅助进行)、ActiveStep(用户自主控制模式)和ProStep(自动感应用户身体动作触发每一步)。

4. SuitX

诞生于加州大学伯克利分校的SuitX公司,从2005年起就开始与Ekso Bionics进行合作,共同研发名为Phoenix的一款外骨骼机器人(**图6-4-8**)。Phoenix的主要工程创新是设备的质量仅为12.25 kg,堪称同类型世界上最

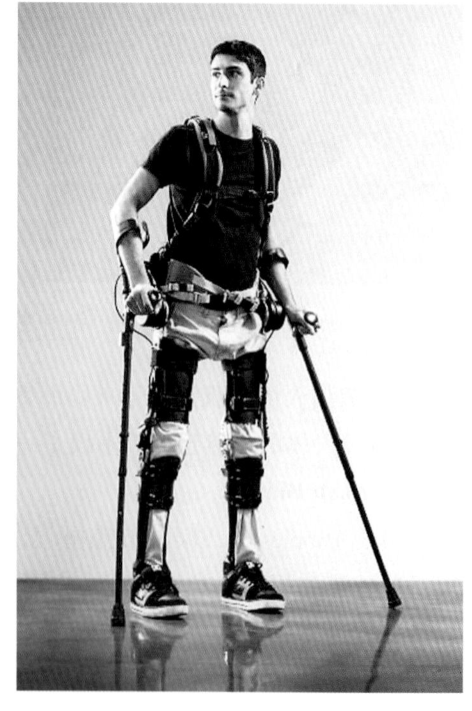

图6-4-8　Phoenix外骨骼机器人

轻的外骨骼机器人。不同于其他的外骨骼机器人，Phoenix仅在臀部设计了两个马达，在膝盖部位则采用了一种张力收缩装置。在抬起膝盖时，该装置能让腿关节放松，帮助用户的腿部灵活自由移动；当腿触地时，设备关节处会变僵硬，这样整个装置能够更好地承受用户的体重。

5. Hocoma

Hocoma公司成立于1996年，与欧美多国高校合作研发高端康复治疗与训练产品。作为国际知名的医疗康复机器人公司，其医疗康复机器人在人体工程学、电子传感器、计算机软硬件和人工智能等众多方面具备先进技术。公司主要提供四款康复机器人产品(图6-4-9)。① Lokomat：是一款能够提供即

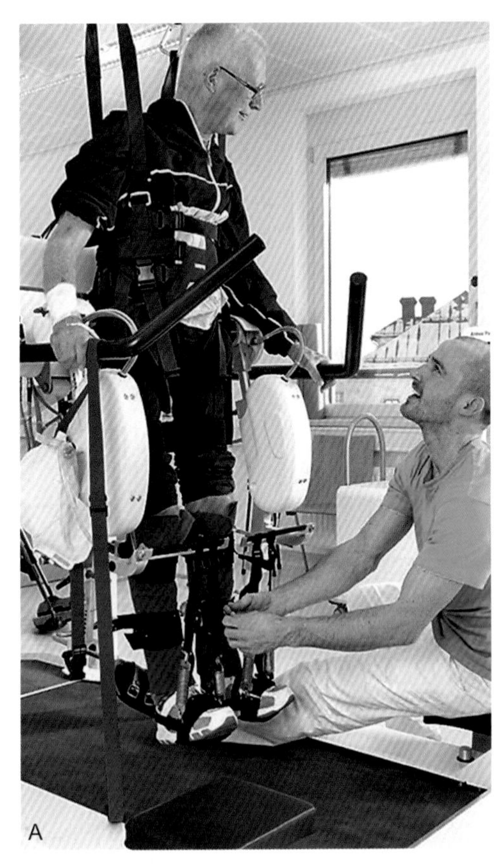

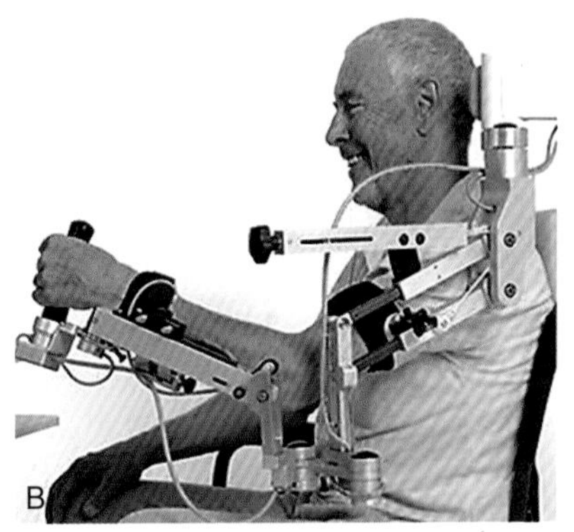

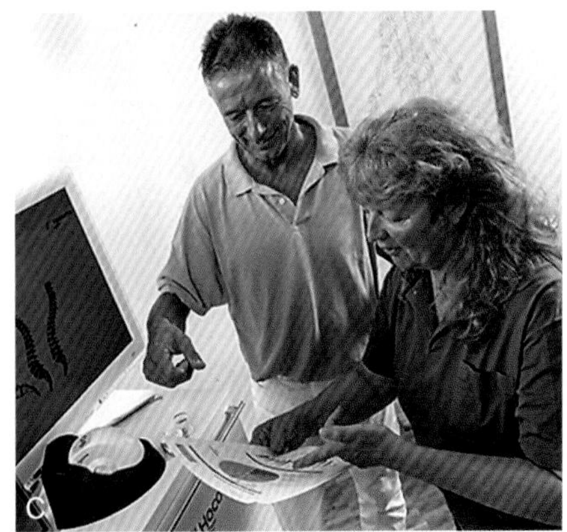

图6-4-9　Hocoma康复机器人

注：A. Lokomat；B. Armeo；C. Valedo

时反馈与评估的步态训练机器人，对脑卒中、脊髓损伤、创伤性脑损伤、多发性硬化症等神经系统疾病患者有良好的康复效果。② Armeo：是一款能够提供即时反馈与评估的上肢康复机器人，支持从肩膀到手指的完整的运动链治疗，能够根据患者的情况自动提供协助。即使是症状严重的患者也能用此款设备进行高强度的早期康复治疗。③ Erigo：是一款集成的倾斜机器人系统，用于长期卧床患者的早期神经康复训练。④ Valedo系列：用于背部疼痛治疗，包括Valedoshape、Valedomotion和Valedo三款产品，分别用于脊柱评估、诊所治疗和家庭治疗。

6. Woodway

美国Woodway公司成立于1975年，一直专注于研制设计独特、性能卓越、可靠耐用的竞技训练、商业健身及医疗康复专业跑台。该公司的康复机器人主要有LokoHelp和KineAssist两款（图**6-4-10**）。① LokoHelp：是一款用于康复运动的步态训练机器人，除了可以减轻康复治疗师的工作强度外，还能提高康复治疗的效果。② KineAssist，是一款能够模拟实际生活环境的康复训练机器人，可以提供包括平地走、爬坡、站立平衡、动态平衡等运动疗法。

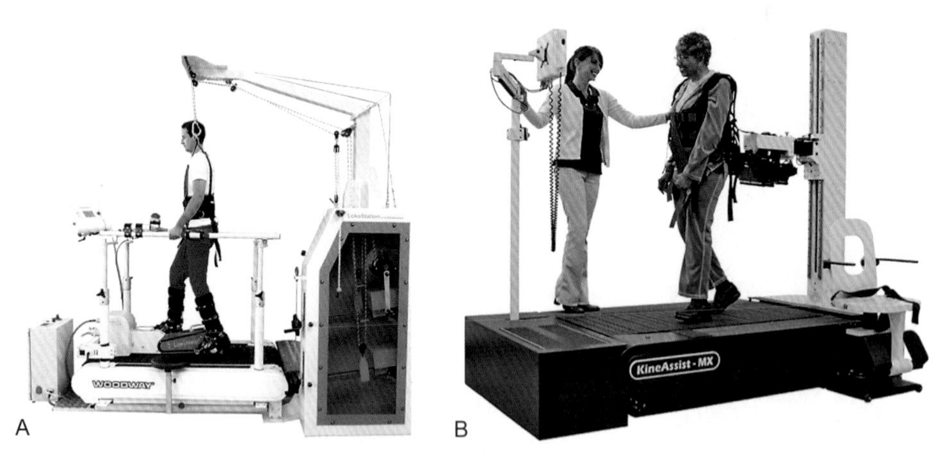

图6-4-10　Woodway康复机器人

注：A. LokoHelp步态训练机器人；B. KineAssist康复机器人

7. Open Bionics

Open Bionics是一家专注于医疗型、助理型与操作型机器人的非上市公司。该公司的产品是价格实惠的机器义肢手臂（图**6-4-11**）。Open Bionics机器手

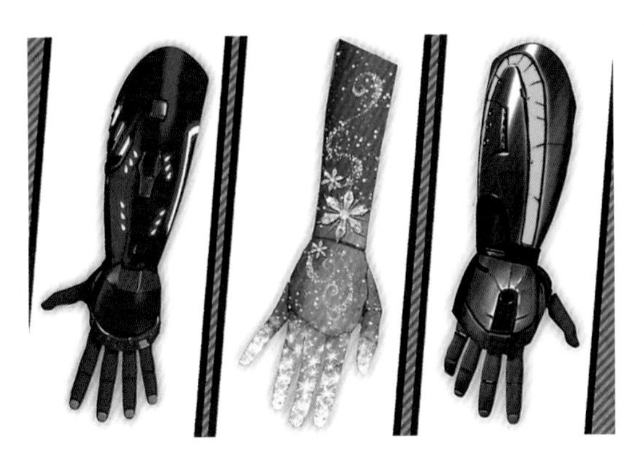

图6-4-11 Open Bionics动漫设计儿童机器手臂

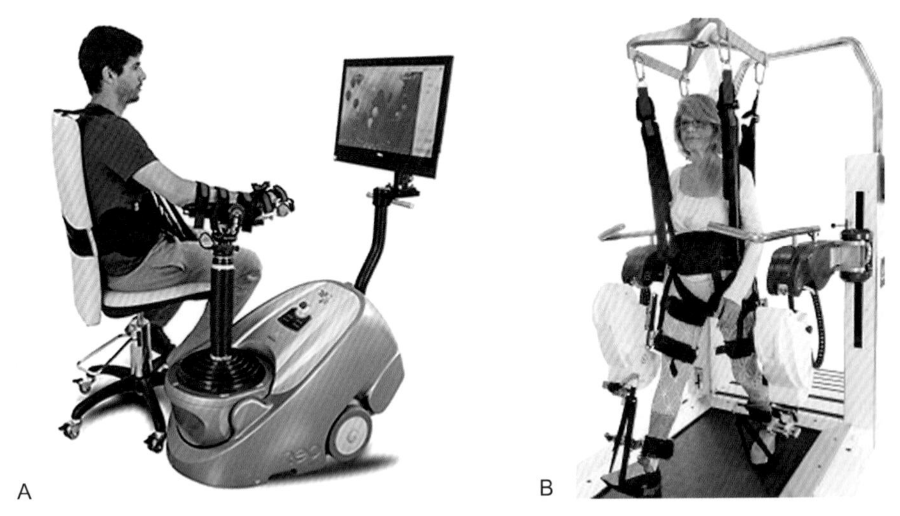

图6-4-12 Motorika康复机器人
注：A. ReoGo上肢康复机器人；B. ReoAmbulator下肢康复机器人

与人手的重量相同，通过医用电极与手臂肌肉相连。当手臂肌肉收缩后，肌肤表面会有电子信号。感应器获取这种信号，然后将其传递给机械手。

8. Motorika

Motorika公司目前有两款产品，分别为ReoGo上肢康复机器人和ReoAmbulator下肢康复机器人（**见图6-4-12**）。ReoGo含有目标导向下的诱发式被动运动，单点触发式、间歇触发式和连续触发式三种不同程度的助动运动模式和主动运动模式，符合脑功能的重塑过程，适合于0～5级肌力不同程度的患者使用。

ReoAmbulator通过大量重复性训练，激活患者脑功能重塑，诱导患者形成正确步态，前驱动和前置扶手设计带给患者安全感。

（二）康复机器人国内发展现状

相对于国外已经较为成熟的外骨骼式上肢康复训练机器人技术，国内在该领域的研究起步较晚、技术水平相对落后，形成产品化的机器人少之又少。然而随着国家经济和科技的快速发展，国内许多研究机构开始重视外骨骼式康复机器人的研究，通过不懈努力取得了一些令人瞩目的成果。

清华大学是我国最早涉足康复工程领域的高等学校，从20 世纪80 年代就开始了康复工程的研究工作，并且承担了大量康复工程方面的研究课题。2000年，清华大学季林红及其同仁抓住科技部“863”机器人主题的契机，全力展开对神经康复机器人关键技术的研究。作为国内第一套具有自主知识产权的神经康复临床训练系列机器人系统，其提供的治疗训练是十分全面的，整套系统包括单关节（肩、肘关节）康复辅助训练机器人、上肢复合运动神经康复机器人、腕手部神经康复机器人。与国外的同类技术相比，季林红教授及其团队研制的神经康复机器人已具备国际领先水平，尤其在将反馈控制技术应用于临床的训练模式以及对缓解痉挛等康复治疗等技术方面。

中国科学院深圳先进技术研究院下肢外骨骼机器人项目取得新突破，成功实现截瘫患者穿戴机器人站立行走。采用小型化的动力系统及欠驱动机械结构，运用安全可靠的柔性控制来实现外骨骼机器人稳定的步态，从而实现一位看护照看多个患者、同步记录患者生理状态、穿戴简便省时省力、训练可因地制宜等多个优势。与国内外同类型机器人相比，深圳先进技术研究院外骨骼机器人具有结构紧凑、多控制模式、智能步态规划、康复训练与残障人士助力行走兼顾的特色。

天津大学研制的“神工一号”是全球首台适用于全肢体脑卒中康复的“纯意念控制人工神经机器人系统”。人工神经机器人系统通过电脑屏幕提示患者做出曲肘、展臂、耸肩、伸膝等动作，患者依照指令集中意念做动作，此时机器人通过安装在患者头皮上的电极来读取脑电信息，解码其中的意念特征，再编码去刺激相应的肢体肌群，患者原本因脑卒中无法运动的肢体在这种刺激下完成了相应动作。“神工一号”不同于外骨骼机器人。机械外骨骼本质上是把患者嵌在机器里面，人体被动接受机械牵引，并非肌肉主动收缩激活。而“神工一号”与人体自主运动原理一样——利用脑控神经肌肉电刺激，解码大脑的运动意图，模拟神经冲动的电刺激，促使肌肉产生主动收缩，带动骨骼和关节产生自主动作。

浙江大学流体与传动控制国家重点实验室采用气动系统设计了一种新型的可穿戴式下肢步行外骨骼机构，并基于自适应模糊神经网络（ANFIS）控制理论，开展了下肢外骨骼的人机耦合控制策略研究。并在上述理论研究的基础上，开发出了一套下肢步行外骨骼的原型试验系统。

国内主要的康复机器人品牌及产品如下。

1. 安阳神方

安阳神方机器人公司开发了两款康复机器人产品：上肢康复机器人和下肢康复机器人。上肢康复机器人是国内康复机器人行业首家应用于临床并取得医疗器械注册证的二类医疗器械产品，打破了国内上肢康复机器人依靠进口的局面。主要针对上肢运动功能障碍的患者，通过机器人的机械本体和控制系统，帮助患者进行科学有效的康复治疗，有效促进神经系统的功能重组、代偿和再生，延缓肌肉萎缩和关节挛缩，同时提高患者的上肢运动能力，产品已经于2013年上市。下肢康复机器人能够实现人体下肢在矢平面的康复训练，运动控制模式可实现单关节和多关节的被动运动、助力运动、阻抗运动、主从运动等多种训练模式。在患者进行一段康复治疗后，系统可以通过采集运动相关数据，

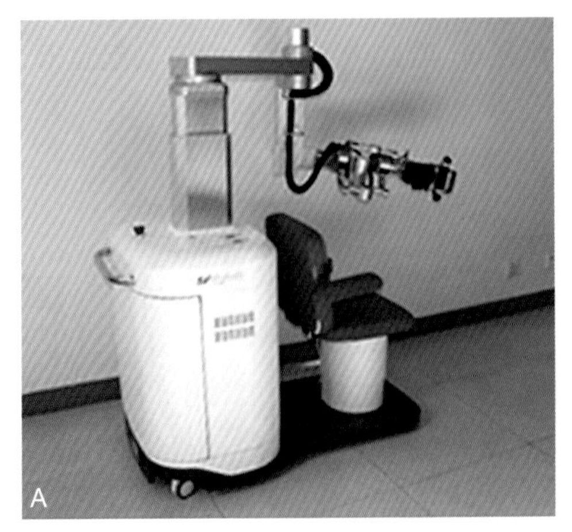

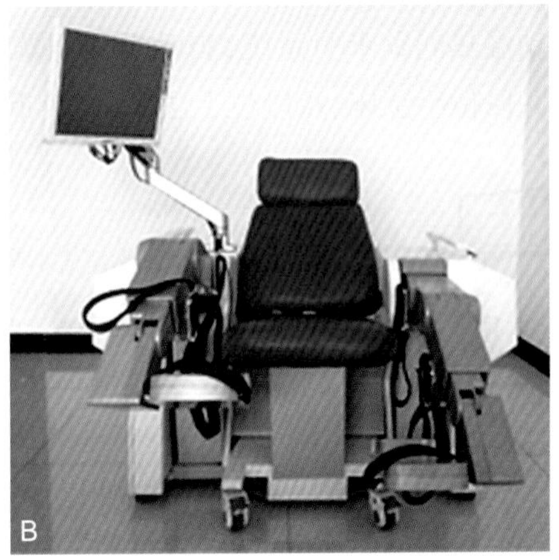

图6-4-13　安阳神方康复机器人

注：A. 上肢康复机器人；B. 下肢康复机器人

对康复的效果进行定量评估，并给出康复建议。

2. 和技创

上海璟和技创机器人有限公司推出的Flexbot，主要是针对因脑卒中、颅脑损伤、脊髓损伤等疾病引起的下肢运动功能障碍患者，用机器人辅助其进行步态训练，重塑患者大脑运动功能，使患者重新掌握步行运动技能。该产品主要面向医疗机构、康复中心和残联。

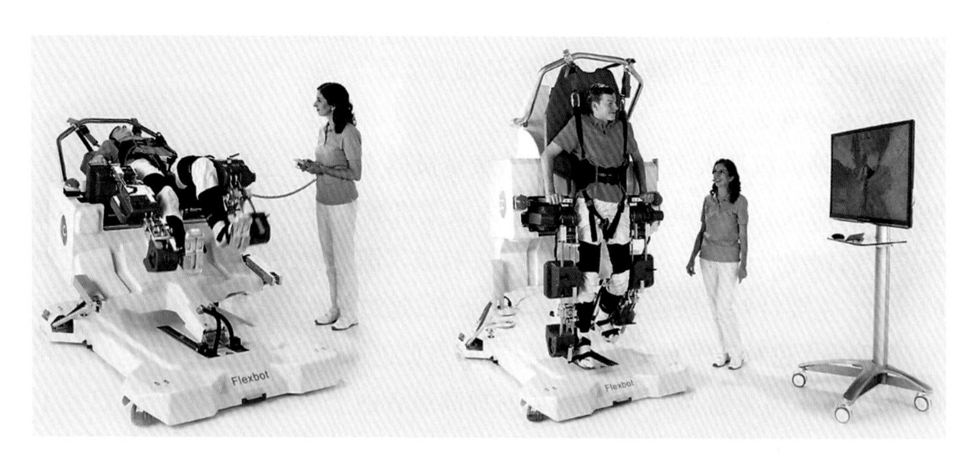

图6-4-14　璟和技创Flexbot康复机器人

3. 广州一康

广州一康医疗设备实业有限公司成立于2000年，公司主要设备包括全自动温热间歇牵引系统、自动温热间歇牵引系统、温热牵引系统、全自动起立床、九段位手法床、八段位手法床、反负重训练系统等。

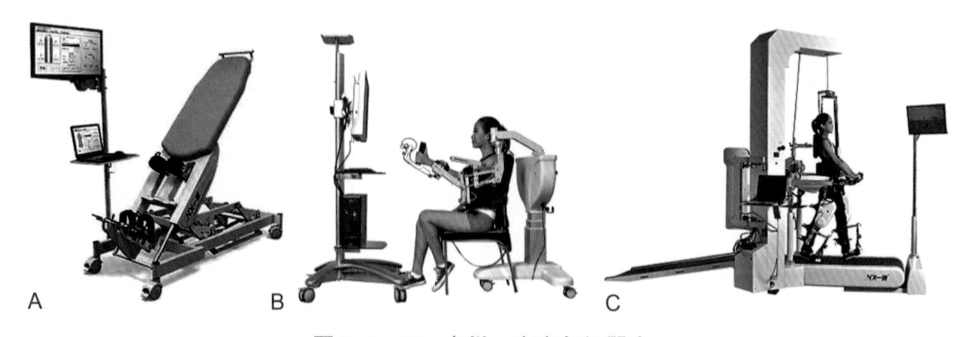

图6-4-15　广州一康康复机器人

注：A. 下肢智能反馈训练系统；B. 上肢智能反馈训练系统；C. 步态训练与评估系统

4. 深圳迈康信

深圳市迈康信医用机器人有限公司，成立于2014年11月，是一家致力于Ⅰ、Ⅱ、Ⅲ类医疗器械产品研发、生产、销售的民营科技企业。该公司的康复机器人，是全球首创的医用实时监测康复机器人，主要针对残疾人、老年人等行动不便的人群，希望能为他们提供安全可靠的代步工具。医用实时监测康复机器人其特点一是可实时采集心率、血压等各项数据，一旦出现紧急情况，后台就会报警；二是可以进行相关的辅助治疗，包括颈椎理疗、下肢体康复等，并与医师互动；三是独创性地解决了机器人"爬楼"的业界难题，通过履带及自动平衡装置调节座位与地面平行。此外，还可以根据客户要求自主增减智能模块，实现"私人定制"。

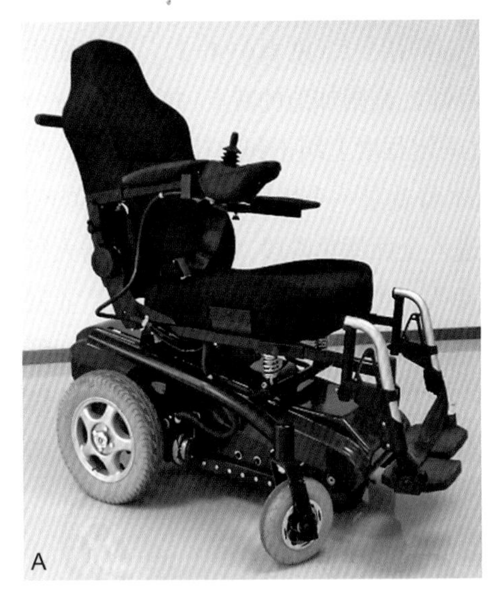

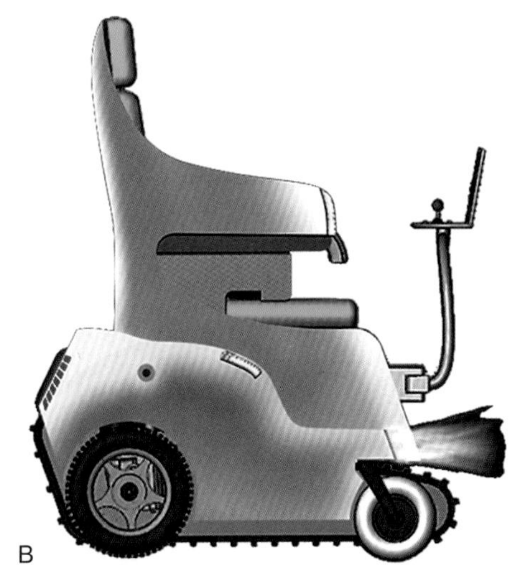

图6-4-16　迈康信康复机器人

注：A. 电动爬楼轮椅MKX-LY-02-A；B. 医用实时监测康复型机器人

四、我国康复机器人的应用现状

国内康复机器人行业尚处于幼稚期，百亿市场亟待开发。我国处于机构普及阶段，牵引式或悬挂式康复机器人大有可为。随着我国康复医疗行业春天的来临，医疗机构对康复机器人认可度在提高，而且国内医院开始关注外骨骼机器人并尝试引进。据不完全统计，在全国34个省、自治区及直辖市中，已经有

17个地区的三甲、三乙、康复专科、老年专科及军队疗养医院开展了康复机器人临床效果研究，其中不乏一些地级市、县级市医院。其中，湖北省梨园医院在湖北省首次引入医用康复机器人，陆军军医大学第二附属医院（原第三军医大学新桥医院）在重庆地区率先引进上肢康复机器人，潍坊市妇幼保健院首次在山东引进下肢智能康复机器人，而且引进医用康复机器人的医院以三乙医院和二甲医院最多，说明中国医用康复机器人市场才刚刚开始启动。

五、康复机器人的未来发展

（一）国家政策对国内康复机器人行业的导向作用巨大

国家政策对国内康复机器人行业的导向作用巨大（**见表6-4-2**）。一方面康复机器人属于高新技术产业，具有高投资、高风险、高附加值的特点，并具有部分公共产品的属性，需要政府的引导与扶持，以在一定程度上纠正和弥补市场失灵。另一方面，康复机器人属于大型医疗器械。这本身就是一个受国家政策导向影响明显的行业，特别是“十三五”期间，医疗改革进入全面深化阶段，将对康复机器人行业产生深远影响。工业和信息化部、发展改革委、财政部联合印发《机器人产业发展规划（2016—2020年）》，提出了我国机器人产业“十三五”总体发展目标，即形成较为完善的机器人产业体系，其中，要求在2020年，在产业规模上，助老助残、医疗康复等领域实现小批量生产及应用，在技术水平上，医疗健康、家庭服务、反恐防暴、救灾救援、科学研究等领域的服务机器人接近国际水平。

表6-4-2 政府推进康复机器人产业相关政策

部门	时间	发展规划	主要内容
人社部、国家卫计委	2016年6月	《关于新增部分医疗康复项目纳入基本医疗保障支付范围的通知》	纳入医保的康复项目由此前的9项增加至29项，并且各地原已纳入支付范围的医疗康复项目继续保留
工业和信息化部、发展改革委、财政部	2016年4月	《机器人产业发展规划（2016—2020年）》	在2020年，在产业规模上，助老助残、医疗康复等领域实现小批量生产及应用，在技术水平上，医疗健康等领域的服务机器人接近国际水平
国务院办公厅	2016年3月	《关于促进医药产业健康发展的指导意见》	加快医疗器械转型升级，发展康复辅助器具中高端产品

续 表

部 门	时 间	发 展 规 划	主 要 内 容
北京市科委	2015年6月	《北京市科学技术委员会关于促进北京市智能机器人科技创新与成果转化工作的意见》	机器人将在物流、救援、监护以及医疗、养老康复等领域“上岗”,并逐步形成3到5个机器人行业应用示范基地,要求突破服务机器人尤其是医疗健康服务机器人的技术瓶颈
国务院办公厅	2015年5月	《中国制造2025》	提出要提高医疗器械的创新能力和产业化水平,重点发展医用机器人等高性能诊疗设备等,此为中国版“工业4.0”规划的重点内容之一,积极鼓励国内医疗器械的创新

(二) 医疗器械国产化是医疗改革的一大受力点,康复机器人国产化是大势所趋

政府鼓励公立医院采购国产设备。2014年5月,受国家卫计委委托,中国医学装备学会在开展了一场“优秀国产医疗设备产品遴选”活动,遴选出一批“符合临床需要、产品质量优良、具有市场竞争力和发展潜力的国产医疗设备”,形成一份优秀产品目录。同年8月,国家卫计委和工信部联合提出要推动三甲医院应用国产医疗设备。可以预见,未来将有更多促进医疗器械国产化的政策推出,国内康复机器人厂商将因此受益。

(三) 先进的机器人技术广泛应用到康复领域

各种先进的机器人技术广泛地应用到康复领域是康复机器人发展最直接的推动力。轻型臂和灵巧手在灵巧性、柔顺性和动态响应特性等方面要远远优于现有的康复机器人的手臂和手爪,它们应用到康复领域将会极大地提高康复机械手和假肢的操作能力和控制水平;目前传感技术、导航技术和避障技术等移动机器人技术已经开始应用于康复领域,它们在康复机械手、医院机器人系统和智能轮椅等领域的应用将会增强康复机器人的自制能力、扩大患者的作用空间,计算机技术和虚拟现实技术已经在康复治疗机器人中得到应用。另外随着各种先进的机器人控制技术、人机接口技术、电子产品集成技术、遥控操作技术、微驱动与微操作技术等引入到康复领域,康复机器人的技术水平将会迅速得到提高。

（四）康复理论的发展催生新的康复机器人

康复机器人的产生和发展有赖于康复理论的发展，而康复机器人的临床实践又检验了康复理论的正确性并推动着康复理论的发展。用于运动学习方面的康复治疗机器人的发展是基于运动学习理论的发展而发展的。运动学习理论目前有很多的学说和流派，而不同的理论就可能对应制造出不同的康复治疗机器人，因而运动学习理论的丰富和发展也为相应的康复治疗机器人的发展提供了发展的潜力。

（五）仿生学的发展指引着康复机器人的未来

随着生物学和仿生学的发展，假肢和假器官会从外形、功能甚至组织结构上更加接近于真的肢体和器官。目前，人工晶体、人工肌肉、人造组织和人造骨骼等研究已相当深入，人体肌电信号和神经信号的提取已在实验室初步得到实现。人类将来会“克隆”出人的肢体和器官，这也许是机器人在康复领域应用的最高境界。

（金巧蓉）

参考文献

[1] 段星光，陈悦，于华涛．微创血管介入手术机器人控制系统与零位定位装置设计[J]．机器人，2012，34(2)：129-136.
[2] 李会军，宋爱国．上肢康复训练机器人的研究进展及前景[J]．机器人技术与应用，2006(4)：32-36.
[3] 李庆玲，孙立宁，杜志江．上肢康复机器人发展现状的分析与研究[J]．机械设计，2008，25(9)：1-3.
[4] 刘达，刘登岭．血管介入手术机器人推进机构的精度试验研究[J]．机械设计与研究，2010，26(6)：41-44.
[5] 穆光宗，张团．我国人口老龄化的发展趋势及其战略应对[J]．华中师范大学学报：人文社会科学版，2011，50(5)：29-36.
[6] 潘舟．3D打印技术及应用趋势[J]．科技风，2017，(23)：1.

[7] 杨文娟，王振才. 脑卒中发病率的季节特性及年龄变化趋势[J]. 中西医结合心脑血管病杂志，2015，13(9)：1123–1125.

[8] 张秀峰，季林红，王景新. 辅助上肢运动康复机器人技术研究[J]. 清华大学学报：自然科学版，2006，46(11)：1864–1867.

[9] Beyar R, Gruberg L, Deleanu D, et al. Remote-control percutaneous coronary interventions: concept, validation, and first-in-humans pilot clinical trial[J]. J Am Coll Cardiol, 2006, 47(2): 296–300.

[10] Brewer BR, McDowell SK, Worthen–Chaudhari LC. Poststroke upper extremity rehabilitation: a review of robotic systems and clinical results[J]. Top Stroke Rehabil, 2007, 14(6): 22–44.

[11] Daguo C, Jie S, Yonghua Y. An overview of robot assisted catheter insertion system[J]. Zhongguo Yi Liao Qi Xie Za Zhi, 2010, 34(1): 35–38.

[12] Kesner SB, Howe RD. Force control of flexible catheter robots for beating heart surgery[J]. IEEE Int Conf Robot Autom, 2011: 1589–1594.

[13] Khan EM, Frumkin W, Ng GA, et al. First experience with a novel robotic remote catheter system: Amigo mapping trial[J]. J Interv Card Electrophysiol, 2013, 37(2): 121–129.

[14] Kimura T, Morita A, Nishimura K, et al. Simulation of and training for cerebral aneurysm clipping with 3–dimensional models[J]. Neurosurgery, 2009, 65(4): 719–725, discussion 725–716.

[15] Klein GT, Lu Y, Wang MY. 3D printing and neurosurgery—ready for prime time?[J] World Neurosurg, 2013, 80(3–4): 233–235.

[16] Krebs HI, Ferraro M, Buerger SP, et al. Rehabilitation robotics: pilot trial of a spatial extension for MIT–Manus[J].J Neuroeng Rehabil, 2004, 1(1): 5.

[17] Kwakkel G, Kollen BJ, Krebs HI. Effects of robot-assisted therapy on upper limb recovery after stroke: a systematic review[J]. Neurorehabil Neural Repair, 2008, 22(2): 111–121.

[18] Li J, Zhou N, Wang S, et al. Design of an integrated master-slave robotic system for minimally invasive surgery[J]. Int J Med Robot, 2012, 8(1): 77–84.

[19] Lock J, Laing G, Mahvash M, et al. Quasistatic Modeling of Concentric Tube Robots with External Loads[J]. Rep U S, 2010, 2010: 2325–2332.

[20] Mack MJ. Minimally invasive and robotic surgery[J]. JAMA, 2001, 285(5): 568–572.

[21] Mashiko T, Otani K, Kawano R, et al. Development of three-dimensional hollow elastic model for cerebral aneurysm clipping simulation enabling rapid and low cost prototyping[J]. World Neurosurg, 2015, 83(3): 351–361.

[22] Namba K, Higaki A, Kaneko N, et al. Microcatheter shaping for intracranial aneurysm coiling using the 3-dimensional printing rapid prototyping technology: preliminary result in the first 10 consecutive cases[J]. World Neurosurg, 2015, 84(1): 178-186.

[23] Park JW, Choi J, Pak HN, et al. Development of a force-reflecting robotic platform for cardiac catheter navigation[J]. Artif Organs, 2010, 34(11): 1034-1039.

[24] Thakur Y, Bax JS, Holdsworth DW, et al. Design and performance evaluation of a remote catheter navigation system[J]. IEEE Trans Biomed Eng, 2009, 56(7): 1901-1908.

[25] Wurm G, Lehner M, Tomancok B, et al. Cerebrovascular biomodeling for aneurysm surgery: simulation-based training by means of rapid prototyping technologies[J]. Surg Innov, 2011, 18(3): 294-306.

[26] Xiao N, Guo J, Guo S, et al. A robotic catheter system with real-time force feedback and monitor[J]. Australas Phys Eng Sci Med, 2012, 35(3): 283-289.

[27] Yonekawa Y. Posterior circulation EC-IC bypass via supracerebellar transtentorial SCTT approach applied in a young patient with congenital multiple occlusive cerebrovascular anomalies—case report and technical note[J]. Acta Neurochir Suppl, 2010, 107: 89-93.

[28] Yuen SG, Vasilyev NV, del Nido PJ, et al. Robotic tissue tracking for beating heart mitral valve surgery[J]. Med Image Anal, 2013, 17(8): 1236-1242.

索 引

（按汉语拼音排序）

R

S

T

W

X

Y

Z